专科技能培训教程

神经病学与精神病学分册

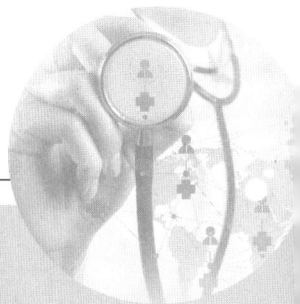

主　编　肖　波　刘哲宁

副主编　沈　璐　江　泓　谷文萍　王绪轶　欧阳萱

编　委（按姓氏笔画排序）

王绪轶　龙小艳　龙莉莉　毕方方　刘运海　刘哲宁
江　泓　李则宣　杨　欢　杨晓苏　肖　波　吴国伟
谷文萍　沈　璐　宋明谕　张　乐　欧阳萱　罗月贝
周　罗　贺　莹　夏　健　徐　倩　殷　俊　高雪屏
郭纪锋　陶好娟　黄小军　曹玉萍　崔夕龙　蒲唯丹
解媛媛

人民卫生出版社
·北京·

图书在版编目（CIP）数据

专科技能培训教程. 神经病学与精神病学分册 / 肖波，刘哲宁主编. —北京：人民卫生出版社，2022.5
ISBN 978-7-117-32651-3

I. ①专… Ⅱ. ①肖…②刘… Ⅲ. ①神经病学 —技术培训 —教材②精神病学 —技术培训 —教材 Ⅳ. ①R

中国版本图书馆 CIP 数据核字（2021）第 272388 号

人卫智网	www.ipmph.com	医学教育、学术、考试、健康，购书智慧智能综合服务平台
人卫官网	www.pmph.com	人卫官方资讯发布平台

专科技能培训教程
神经病学与精神病学分册
Zhuanke Jineng Peixun Jiaocheng
Shenjingbingxue yu Jingshenbingxue Fence

主　　编：肖　波　刘哲宁
出版发行：人民卫生出版社（中继线 010-59780011）
地　　址：北京市朝阳区潘家园南里 19 号
邮　　编：100021
E - mail: pmph @ pmph.com
购书热线：010-59787592　010-59787584　010-65264830
印　　刷：廊坊一二〇六印刷厂
经　　销：新华书店
开　　本：787×1092　1/16　印张：26
字　　数：633 千字
版　　次：2022 年 5 月第 1 版
印　　次：2022 年 7 月第 1 次印刷
标准书号：ISBN 978-7-117-32651-3
定　　价：79.00 元

打击盗版举报电话：010-59787491　E-mail: WQ @ pmph.com
质量问题联系电话：010-59787234　E-mail: zhiliang @ pmph.com

丛书前言

2020年国务院办公厅《关于加快医学教育创新发展的指导意见》明确提出要"深化住院医师培训和继续医学教育改革"。临床医师在完成住院医师规范化培训后,需要进一步完成专科医师规范化培训,才能成为能独立从事某一专科临床医疗工作的专科医师。而专科技能作为临床实践能力的一环,在专科医师规范化培训及医护人员的继续医学教育中尤为重要。

中南大学湘雅医学院是久负盛名的老校,创办于1914年,是我国第一所中外合办的医学院,具备医学本科生、研究生、进修生、住院医师规范化培训等完整的学位教育和继续教育教学体系。中南大学湘雅医学院素来治学严谨,坚持把培养具有扎实的临床实践能力和高尚的职业精神作为教学的根本任务;各附属医院历来重视住院医师规范化培训,尤其在专科医师规范化培训上投入大量的人力和物力,培养了一大批专科高端人才,积累了丰富的专科培训经验。

目前尚无一套涵盖临床医学各专科的专科技能培训教材,为了更好地帮助医护人员提高专科技能操作水平,中南大学湘雅医学院召集各附属医院的临床专科教师,讨论需要撰写的专科技能培训项目和内容,编写了这套《专科技能培训教程》系列教材。

《专科技能培训教程》系列教材涵盖范围广、系统性强,综合了各专科的临床技能培训内容。丛书包括临床各专科和护理共12分册,是一套系统的临床专科技能培训教材。内容不但包括常见的各专科技能操作的规范流程、评估标准及操作易犯错误分析,还列出了目前常用的训练方法和相关知识测试题。每一个分册均附有操作视频等数字化资源,生动直观地将专科技能操作全方位多角度展示给学员,让学员有更加身临其境的感受。

本丛书汇聚了湘雅医学院各附属医院临床专家的智慧,紧跟各专科新技术的前沿,对提高各专科医师的专业技能水平有很大的帮助。适用于住院医师及专科医师规范化培训,亦可以用作高等医学院校的专科技能教学的指导用书。

本套丛书由于首次编写,难免有遗漏或错误之处,敬请读者及同仁不吝赐教,予以斧正,以资完善。

陈　翔　吴　静　陈俊香
2022年4月

前　言

　　神经病学与精神病学是临床医学的重要学科,与心血管系统、呼吸系统、泌尿系统、消化系统、内分泌系统、眼科及耳鼻咽喉科疾病密切相关。以上学科的疾病可在病程不同时间点出现神经功能异常或精神障碍,与此同时,神经内科或精神科疾病也可能首先表现为其他系统的疾病症状。

　　神经内科与精神科相关疾病具有临床表现复杂多样、疾病种类众多、诊断思维逻辑性强的特点,在住院医师规范化培训及医护人员的继续医学教育中,临床技能的培训尤为重要。本教材为"专科技能培训教程"丛书中一分册,内容包括当前神经内科与精神科临床工作中常用的操作技能,如脑电图、肌电图及诱发电位、经颅多普勒超声、脑血管造影术、脑组织活检术、经颅磁刺激治疗、改良电休克治疗、心理评估量表与问卷、精神心理治疗技术等内容。

　　本教材内容包含各项专科技能的概述、操作规范流程、规范操作表、常见操作错误及分析、常用训练方法简介及相关知识测试题等方面。本教材有内容翔实、图表清晰、去陈辟新、实用性强的特点,且配合数字化视频资源,对核心知识多视角、多层次阐述,可有效提高临床医师的专科技能水平。

　　本教材编委均来自教育部国家重点学科及国家卫生健康委临床重点专科的临床一线工作者,具有丰富的临床经验和住院医师规范化培训经验。教材适用于神经病学与精神病学专业的住院医师、专科医师规范化培训,亦可用作高等医学院校临床医学技能教学的指导用书。

　　由于编写时间仓促,内容涵盖较广,难免有遗漏或错误之处,敬请读者及同仁不吝赐教,提出宝贵意见,以便再版时修正。

肖　波　刘哲宁

2022 年 4 月

目 录

第一篇 神经病学专科技能

第二篇　精神病学专科技能

第一篇　神经病学专科技能

第一章

神经内科常用检查

第一节　颈部血管超声检查

一、概述

颈部血管超声检查是通过灰阶成像、多普勒频谱分析和彩色多普勒成像技术,对颈部血管(颈动脉、椎动脉和锁骨下动脉)的结构和功能状态进行检测的一项无创性检查手段,能客观评价颈部血管狭窄、闭塞等病变产生的血流动力学变化,为各种脑血管病的诊断和治疗研究提供依据。颈部血管超声因其简便、经济、可重复的特点而广泛应用于临床。

二、操作规范流程

(一) 适应证

1. 正常人群或脑血管病高危人群(高血压、糖尿病、高脂血症等)的筛查。

2. 缺血性脑血管病的病因学检查　检测卒中和短暂性脑缺血发作的患者是否有颈部动脉狭窄或闭塞性病变,对颈部血管斑块的性质进行初步判定。

3. 对实施颈动脉内膜切除术(CEA)、颈动脉支架植入术(CAS)或颅内 - 外血管移植术等血管重建术的患者进行围手术期血流动力学评估及随访。

4. 锁骨下动脉盗血的评估。

5. 检测颈动脉夹层、颈动静脉瘘或动脉瘤等血管结构及血流动力学变化。

6. 颈部搏动性肿块的评估。

(二) 禁忌证

1. 绝对禁忌证

(1)患者生命体征不平稳、极度躁动及不能耐受检查者。

(2)患者颈部皮肤严重感染者。

2. 相对禁忌证

(1)急性病发作经治疗后可恢复配合检查者,如心肺功能不全等。

(2)颈部术后伤口敷料等影响颈部暴露的患者。

(三) 操作前准备

1. 患者的准备

(1) 告知患者颈部血管超声检查的目的。

(2) 告知患者勿佩戴项链、玉佩等首饰，冬季请在检查前脱去高领衣服。

(3) 检查前告知患者可进食。

2. 仪器设备的准备 彩色多普勒超声仪。常规采用 5~10MHz 线阵探头。对于颈动脉分叉位置高、血管位置较深、体型肥胖或颈部短粗者，可用低频线阵探头或凸阵探头。

3. 操作者的准备

(1) 核对患者信息，包括姓名、性别、年龄、主诉。

(2) 询问病史，如患者有无脑血管病的危险因素（高血压、糖尿病、高脂血症、吸烟等）、脑血管病相关临床症状、颈动脉支架植入术或颈动脉内膜切除术等病史，以及既往相关影像学检查资料。

(四) 检查步骤

1. 颈部动脉超声检查

(1) 患者取平卧位，颈后垫枕，颈部伸张放松，头稍转向对侧暴露颈部。

(2) 颈动脉超声检查

1) 二维灰阶成像：首先观察横断切面，右侧自无名动脉分叉处，左侧从主动脉弓起始部开始，连续观察颈总动脉（CCA）全程（近段、中段、远段）、颈动脉分叉处、颈动脉球部（即颈内动脉起始处局部膨大的部分）、颈内动脉（ICA）颅外段、颈外动脉（ECA）主干及其分支血管壁三层结构和血管腔内回声、有无动脉粥样硬化斑块。再以纵切面测量 CCA 远段（分叉水平下方 1.0~1.5cm 范围）、颈动脉球部、颈内动脉、颈外动脉内径及 CCA 远段及颈动脉球部的内 - 中膜厚度（IMT）。

测量 IMT 与内径时，应避开动脉粥样硬化斑块。IMT 是指血管内膜下缘与外膜上缘的垂直距离。内径是指血管后壁内膜上缘至前壁内膜下缘之间的垂直距离。当出现血管狭窄时，应测量血管的残余内径与原始内径。

2) 彩色多普勒血流成像（color Doppler flow imaging，CDFI）：在二维灰阶显示下，将取样框置于所要检测的血管中，超声束与血流方向的夹角 <60°。通过 CDFI 模式观察血管的血流充盈状态，在二维超声的基础上对斑块，尤其是溃疡型斑块进行进一步评估。

3) 脉冲波多普勒（pulsed wave Doppler，PW Doppler）超声：可以此测量 CCA 远段、颈动脉球部、ICA 近 - 远段、ECA 的收缩期峰值流速（PSV）、舒张期末流速（EDV）。对 ≥50% ICA 狭窄，应计算 PSV_{ICA}/PSV_{CCA} 或狭窄段与远段比值，记录血管阻力指数（RI），并观察远段血流频谱的变化。

4) 颈内动脉与颈外动脉的鉴别（表 1-1-1）：准确区分 ICA 和 ECA，避免在 ICA 闭塞时，将 ECA 主干误认为 ICA，或将 ECA 分支误认为 ECA 主干。

(3) 椎动脉（vertebral artery，VA）超声检查：颅外段椎动脉的走行分为 3 段。①入横突孔前段，起始段（V_1 段）；②走行于横突孔内段，椎间隙段（V_2 段）；③出横突孔入枕骨大孔前段，枕段（V_3 段）。

1) 二维灰阶成像：通过灰阶成像观察椎动脉血管壁、管腔内结构与回声，测量 V_1 段（特别是开口处）、V_2 段（C_6~C_2）血管内径。

表 1-1-1 颈内动脉与颈外动脉鉴别

项目	颈内动脉	颈外动脉
内径	较粗	较细
解剖特征	无分支	多个分支
检测位置	后外侧	前内侧
频谱形态	低阻型	高阻型
颞浅动脉敲击试验	无明显变化	传导性震颤型血流频谱

2）彩色多普勒血流成像：以 CDFI 或能量多普勒成像模式观察椎动脉从 V_1~V_3 段全程血流充盈状态及动脉走行，注意椎动脉管径的对称性比较异常、血管走行、起源异常等生理性变异的判断。

3）脉冲波多普勒超声：以脉冲波多普勒超声测量记录 V_1、V_2、V_3 段的 PSV、EDV 及 RI。

（4）锁骨下动脉超声检查

1）二维灰阶成像：通过锁骨上窝检查双侧锁骨下动脉（SA）。观察 SA 的血管壁、管腔内结构与回声。

2）彩色多普勒血流成像：以 CDFI 进一步观察锁骨下动脉血流充盈情况，注意血管狭窄或闭塞病变。

3）脉冲波多普勒超声：可以此检测 SA 的血流频谱，测量 PSV、EDV，血管狭窄时，要注意狭窄位置与椎动脉开口处之间的关系。

（5）无名动脉超声检查

1）二维灰阶成像：以灰阶成像显示无名动脉血管壁、管腔结构。注意 SA 与 CCA 分支结构特点。

2）彩色多普勒血流成像：以 CDFI 观察无名动脉血流充盈情况。

3）脉冲波多普勒超声：测量无名动脉的血流速度，存在无名动脉狭窄病变时，测量病变处原始与残余内径及 PSV 与 EDV。

2. 结果评判

（1）动脉内 - 中膜增厚：正常情况下，动脉 IMT<1.0mm。当 1.0mm ≤ IMT<1.5mm 时，为内 - 中膜增厚。

（2）动脉粥样硬化斑块

1）动脉粥样硬化斑块：是指 IMT ≥ 1.5mm，凸出于管腔内或局限性增厚高于周边 IMT 的 50%。斑块的测量及描述包括斑块的位置、大小、形态、回声。斑块的大小以"长度（mm）×厚度（mm）"表述。长度为凸出管腔斑块上下端之间的水平距离，厚度是指斑块表面最高点（顶部）至血管壁外膜上缘的垂直距离。

2）斑块的形态学评估

①规则形斑块：灰阶超声显示斑块为扁平形，表面纤维帽完整。

②不规则形斑块：灰阶超声显示斑块表面不光滑，纤维帽显示不完整。CDFI 显示斑块所在的管腔血流充盈不全。

③溃疡性斑块：斑块表面纤维帽破裂不连续，形成"火山口"征，"火山口"长度和宽

度≥2.0mm。CDFI显示血流向斑块内灌注。

　　3)斑块声学特征评估:根据斑块回声特征分为2类。①均质回声斑块:二维灰阶成像显示斑块内回声均匀一致,包括均质低回声、均质等回声和均质强回声斑块。②不均质回声斑块:斑块内有20%以上的回声不一致;描述不均质回声斑块时,应进一步描述以哪种回声为主。

　　(3)血管狭窄和闭塞性病变

　　1)颈动脉狭窄和闭塞

　　①颈动脉狭窄评估标准:根据2003年北美放射年会超声会议16个专业及相关专业委员会发布的标准,颈内动脉狭窄闭塞性病变程度分类为4级(表1-1-2)。狭窄<50%(轻度);50%~69%(中度);70%~99%(重度);血管闭塞。2006年,首都医科大学宣武医院华扬等发表了以血管造影为参考标准,通过大样本量研究确定了单参数和多参数联合评估不同程度颈动脉狭窄的诊断标准(表1-1-3)。

表1-1-2　颈内动脉狭窄闭塞性病变的血流参数标准(2003年北美放射年会)

狭窄程度	$PSV/(cm \cdot s^{-1})$	$EDV/(cm \cdot s^{-1})$	PSV_{ICA}/PSV_{CCA}
正常或<50%	<125	<40	<2.0
50%~69%	125~<230	40~<100	2.0~4.0
70%~99%	≥230	≥100	≥4.0
闭塞	无血流信号	无血流信号	无血流信号

注:PSV,收缩期峰值流速;EDV,舒张期末流速;ICA,颈内动脉;CCA,颈总动脉。

表1-1-3　不同程度颈动脉狭窄的诊断标准(2006年首都医科大学宣武医院)

狭窄程度	$PSV/(cm \cdot s^{-1})$	$EDV/(cm \cdot s^{-1})$	$PSV_{狭窄段}/PSV_{狭窄远段}$
<50%	<155	<60	<1.6
50%~69%	155~<220	60~<100	2.0~<3.5
70%~99%	≥220	≥100	≥3.5
闭塞	无血流信号	无血流信号	无血流信号

注:PSV,收缩期峰值流速;EDV,舒张期末流速。

　　②颈动脉狭窄:检测动脉粥样硬化斑块病变的特征,测量病变血管残余内径及原始内径,测量动脉狭窄近段、狭窄段、狭窄远段(以距离狭窄段3~4cm处的最低血流速度为取值结果)的血流动力学参数。

　　③颈动脉闭塞:动脉血管腔内可见均质或不均质回声充填,CDFI或能量多普勒成像检测无血流信号。闭塞分类:完全闭塞、次全闭塞。

　　2)椎动脉狭窄和闭塞

　　①椎动脉狭窄评估标准:见表1-1-4。

表 1-1-4　椎动脉狭窄血流参数标准(2009 年,首都医科大学宣武医院)

狭窄程度	PSV/(cm·s⁻¹)	EDV/(cm·s⁻¹)	PSV_OR/EDV_IV
<50%	85~<140	27~<35	1.3~<1.2
50%~69%	140~<220	35~<50	2.1~<4.0
70%~99%	≥220	≥50	≥3.5
闭塞	无血流信号	无血流信号	无血流信号

注:PSV,收缩期峰值流速;EDV,舒张期末流速;OR,起始段(V₁段);IV,椎间隙段(V₂段)。

②椎动脉闭塞:灰阶成像表现为管腔内异常回声充填,但闭塞的节段不同,CDFI 的血流影像特征也不同。闭塞分类:全程闭塞、节段性闭塞、颅内段闭塞。

3)锁骨下动脉狭窄和闭塞

①锁骨下动脉狭窄评估标准:见表 1-1-5。

表 1-1-5　锁骨下动脉狭窄评估标准(2011 年首都医科大学宣武医院)

狭窄程度	PSV	PSV	PSV_OR/PSV_IV	椎动脉频谱
<50%	—	—	—	无改变
50%~69%	—	—	—	切迹(部分逆转)隐匿型(部分型盗血)
70%~99%	≥343	≥60	≥4.0	部分逆转(部分型盗血)
闭塞	无血流信号	无血流信号	无血流信号	完全逆转(完全型盗血)

注:PSV,收缩期峰值流速;EDV,舒张期末流速;OR,起始段(V₁段);IV,椎间隙段(V₂段);"—"表示无数据。

②锁骨下动脉闭塞:动脉管腔内充填均质或不均质回声,CDFI 检测血流信号消失。由于病变与椎动脉分支的解剖位置关系,导致患侧椎动脉血流动力学变化可能不同。若锁骨下动脉闭塞于椎动脉分支以近,患侧椎动脉血流方向完全逆转(与同侧 CCA 方向不一致),出现完全型盗血征。若闭塞于椎动脉分支以远,患侧椎动脉血流动力学不受影响。

③锁骨下动脉盗血分级:Ⅰ级,隐匿型盗血,患侧椎动脉收缩期血流频谱可见"切迹"征;Ⅱ级,部分型盗血,患侧椎动脉收缩期血流方向部分逆转,舒张期血流方向正常,呈"振荡型"血流频谱改变;Ⅲ级,完全型盗血,患侧椎动脉收缩期血流方向完全逆转。

(五)并发症及处理

颈部血管超声检查相对安全,无明确并发症。检查过程中应注意手法,动作轻柔,避免引起患者不适。

(六)操作注意事项

1. 在检测动脉粥样硬化斑块时,注意探头方位、纵横切面联合对斑块的连续性检测进行综合评估,实时调节仪器参数,使斑块显示清晰。

2. 注意仪器的调节,包括深度、聚焦、灰阶及彩色多普勒增益、脉冲重复频率、滤波等。多普勒超声检测血流动力学参数时,要注意声束与血流之间的角度 ≤60°。

3. 诊断重度狭窄时,须获得远段 PSV、EDV 及频谱形态,综合评估以提高准确性。

4. 注意次全闭塞与完全闭塞的鉴别,采用 CDFI 与能量多普勒超声联合可提高检测灵敏性。

(七) 相关知识

颈动脉粥样硬化斑块引起卒中的机制如下:

在斑块进展过程中,表面可有胆固醇结晶或其他粥样物质碎屑不断脱落,碎屑流至远端形成栓塞;碎屑脱落后,斑块内胶原等促血栓形成物暴露引起血栓形成,血栓形成后不断脱落导致远端血管反复栓塞;斑块致血管狭窄造成远端脑组织血流低灌注;动脉壁结构破坏致颈动脉夹层或内膜下血肿等,导致血管狭窄或闭塞。因此,斑块破裂继发血栓形成的识别至关重要。

颈部血管超声检查对识别斑块表面纤维帽断裂所继发的血栓形成存在一定的难度。典型的斑块破裂继发血栓形成具有以下特点:①斑块表面呈均质低回声;②斑块表面不稳定血栓可附壁不良或随血流漂动;③斑块破裂继发血栓形成是导致颈动脉闭塞的主要原因之一,需要对颈动脉闭塞管腔内的病变结构进行仔细检查,分析潜在责任斑块的特征(部位、界限、表面纤维帽结构等),若发现颈动脉易损斑块且表面纤维帽不连续及低回声附着,应考虑斑块破裂继发血栓形成;④短期随访显示斑块体积缩小也可作为斑块破裂血栓形成的诊断依据。

三、检查规范操作表

颈部血管超声检查规范操作核查、评估见表 1-1-6、表 1-1-7。

表 1-1-6 颈部血管超声检查规范操作核查表

项目	内容	是	部分	否
检查前准备	核对患者信息:包括姓名、性别、年龄、主诉			
	询问病史,如患者有无脑血管病的危险因素(高血压、糖尿病、高脂血症、吸烟等)、脑血管病相关临床症状、颈动脉支架植入术或颈动脉内膜切除术等病史,以及既往相关的影像学检查资料			
检查过程	患者体位正常,颈部暴露充分			
	颈部动脉扫查			
	无名动脉			
	右侧锁骨下动脉			
	右侧颈总动脉(包括颈动脉分叉处)			
	右侧颈内动脉(包括颈动脉球部)			
	右侧颈外动脉			
	右侧椎动脉			
	左侧锁骨下动脉			
	左侧颈总动脉(包括颈动脉分叉处)			
	左侧颈内动脉(包括颈动脉球部)			

续表

项目	内容	是	部分	否
检查过程	左侧颈外动脉			
	左侧椎动脉			
	病变整体评估			
	斑块显示完整性			
	血管狭窄或闭塞性病变显示清晰			
	超声描述及诊断			
检查后处置	向患者简要介绍检查情况			

表 1-1-7　颈部血管超声检查规范操作评估表 [1]

项目	好(5分)	一般(3分)	差(1分)
操作过程流畅度			
操作检查熟练度			
人文关怀			

注:评价标准如下。
好:操作过程流畅,检查手法熟练、标准;人文关怀到位,有检查前交流、检查过程中安慰及检查后注意事项的交代。
一般:操作过程能整体完成,检查手法基本正确;能有部分的检查前交流、检查过程中安慰及检查后注意事项的交代。
差:操作过程不熟练,检查手法不到位;无人文关怀。

四、常见操作错误及分析

1. 颈动脉长轴检查时,探头角度过于局限,血管内结构显示不完整,需根据具体情况选择探头方位(后侧位、超后侧位等)。

2. 初学者不能准确鉴别颈内动脉与颈外动脉,在遇到复杂病例时容易出错,需熟悉其解剖位置及血流频谱特点,掌握两者的鉴别要点。

3. 评估颈部血管狭窄程度分级时,不能只考虑狭窄部位的血流速度,要综合狭窄处残余内径与原始内径的比值、狭窄段流速与狭窄远段流速的比值、狭窄远段血流频谱的改变等进行判断,提高诊断的准确性。

五、常用训练方法简介

目前颈部血管超声检查的训练主要包括理论学习和操作实践两部分,在检查经验丰富的神经内科血管超声医师指导下,严格遵循相关检查指南开展培训,学员不仅能熟练掌握颈

1　该表可应用于本书中神经内科全部专科技能的操作评估。

部血管超声检查的操作流程,同时能准确进行颈部血管超声报告的书写。

六、相关知识测试题

1. 关于颈动脉内膜中层厚度(IMT)的测量,下列选项中**错误**的是
   A. 测量部位在 CCA 远端距分叉处 1.5~2.0cm 的位置,纵切测量后壁的内膜中层
   B. 扫查时要声束与管壁垂直
   C. 测量时要两点连线与内膜相垂直
   D. 颈动脉 IMT 的正常值为 0.5~1.0cm
   E. 测量 IMT 时应避开动脉粥样硬化斑块

2. 多普勒检测血流速度时,声束与血流之间的角度为
   A. $\leq 60°$　　　　　　B. $\leq 65°$　　　　　　C. $\geq 70°$
   D. $\geq 65°$　　　　　　E. $\geq 60°$

3. 正常颈部血管多普勒超声表现**不包括**
   A. 颈动脉血流呈湍流样充盈
   B. 颈动脉血流呈中央明亮、外周暗淡样色彩
   C. 颈动脉分叉处可见少许杂乱的彩色血流
   D. 椎动脉呈单一色彩显示
   E. 椎动脉内血流颜色与同侧颈总动脉的颜色相同

4. 关于颈内动脉、颈外动脉的描述,下列选项中**错误**的是
   A. 颈内动脉内径较粗,颈外动脉内径较细
   B. 解剖特征:颈内动脉无分支,颈外动脉多个分支
   C. 频谱形态:颈内动脉为低阻型,颈外动脉为高阻型
   D. 检测位置:颈内动脉在前内侧,颈外动脉在后外侧
   E. 颞浅动脉敲击试验中,颈外动脉呈"锯齿样"血流频谱

5. 2003 年北美放射年会超声会议发布的颈动脉狭窄超声评价标准**不包括**
   A. 狭窄程度正常或<50% 时,PSV<125cm/s
   B. 狭窄程度为 50%~69% 时,125cm/s<PSV<230cm/s
   C. 狭窄程度为 50%~69% 时,40cm/s<EDV<100cm/s
   D. 狭窄程度为 70%~99% 时,PSV$\geq$230cm/s
   E. 狭窄程度为 70%~99% 时,$PSV_{ICA}/PSV_{CCA}<4.0$

答案:1. A　2. A　3. A　4. C　5. E

第二节　经颅多普勒超声检查

一、概述

经颅多普勒超声(transcranial Doppler,TCD)检查是选择人类颅骨自然薄弱的部位作为检测声窗(如颞骨鳞部、枕骨大孔、眼眶),利用超声多普勒效应,对颅内外动脉血流动力学变化进行客观评价的一项无创性检查技术,是检测颅内外动脉狭窄闭塞性病变的重要方法。

二、操作规范流程

(一) 适应证

1. 颅内动脉狭窄或闭塞病变的诊断和侧支循环评估及随访。

2. 脑血流微栓子监测。

3. 蛛网膜下腔出血或颅脑外伤继发的脑血管痉挛的诊断和随访。

4. 锁骨下动脉盗血的诊断。

5. 颅内压增高和脑死亡的辅助诊断。

6. 颈动脉病变介入手术的术前、中、后血流状态评估。

7. 较大的脑血管畸形和颅内动静脉瘘的辅助诊断。

8. 急性卒中患者溶栓的监测,有助于证实血管再通和发现再狭窄。

(二) 禁忌证

1. 绝对禁忌证

(1)生命体征不平稳、极度躁动及不能耐受检查者。

(2)局部皮肤严重感染者。

(3)颅脑外伤影响声窗检查者。

2. 相对禁忌证

(1)急性病发作经治疗后可恢复配合检查者,如心肺功能不全者等。

(2)检测的声窗穿透差,会影响检测结果者。

(三) 操作前准备

1. 患者的准备　TCD 检查前一般无须特殊准备,可告知受检者注意正常进餐、适量饮水,以减少血液黏度升高导致的脑血流速度减低,避免影响检测结果的准确性。

2. 仪器的准备

(1)检查采用的超声仪应配备 1.6MHz 或 2.0MHz 的脉冲波探头用于检测颅内动脉,颅外段颈部动脉检测需配备 2.0MHz 或 4.0MHz 的探头,且需具有多普勒频谱分析功能。

(2)调整好仪器检测的角度(仪器预设置多普勒角度 ≤30°)、深度、取样容积、多普勒频谱信号噪声比、滤波、音频信号的强度、流速的量程等。

(3)如需要开展微栓子监测,需使用:①具有监护探头与监护头架的设备;②具有微栓子监测功能的分析软件(可识别栓子与干扰信号);③具有数字化动态 M 模功能的仪器。

3. 操作者的准备

(1)核对患者信息:包括姓名、性别、年龄、主诉。

(2)询问病史:患者有无脑血管病的危险因素(如高血压、糖尿病、高脂血症、吸烟等)、脑血管病的相关临床症状、是否进行过脑动脉介入治疗及治疗后时间和相关用药、与脑血管病相关的其他影像学检查资料。

(四) 操作步骤

1. 颅外段颈部动脉检查　患者取平卧位,检查者坐于患者头顶上方的位置,右手持探头检查右侧颈动脉,左手检查左侧颈动脉。

(1)颈总动脉(CCA):从胸锁乳突肌内侧缘搏动明显部位开始检查,探头方向朝下,先检查 CCA 近段,然后探头朝向头部并略偏向中线,向上沿 CCA 长轴移动探头,检查 CCA 全长范围。

(2)颈内动脉(ICA):沿 CCA 信号向上移动探头,至下颌骨下方,探头偏向后外侧方,即为 ICA。ICA 血流方向朝向上,因此检测到的频谱方向背离探头,阻力相对较低。

(3)颈外动脉(ECA):在检测到 ICA 水平,将探头偏向前内侧可找到 ECA。ECA 血流方向为背离探头,频谱的阻力相对较高。可以通过颞浅动脉震颤试验对 ECA 及 ICA 进行鉴别,震颤试验时 ECA 可见明显锯齿样震动波,ICA 不出现明显的扰动波。

(4)锁骨下动脉:探头位于锁骨上窝胸锁乳突肌外侧,探头向纵隔方向时,可以检测到锁骨下动脉的近端,血流方向朝向探头,呈外周动脉频谱。

(5)椎动脉(VA)颅外段:在锁骨上窝检测到锁骨下动脉血流后,将探头稍向内上提起,可以检测到 VA 起始段血流,但难度较大。VA 寰枢段位置比较固定,建议常规检测。探头置于乳突尖端下或后方,探头向对侧耳垂下缘方向检测,可以检测到 VA 寰枢段频谱,其血流方向背离探头。

2. 颅内动脉检查

(1)椎动脉(VA)、小脑后下动脉(PICA)和基底动脉(BA):患者取坐位或侧卧位,探头放置在枕外隆凸下或旁开处,选择深度为 55~80mm,通过调整检测角度,分别获得左右侧椎动脉负向血流频谱及小脑后下动脉正向血流频谱。然后以不间断的椎动脉血流信号为基准,逐渐增加检测深度,在 80~110mm 处可以获得负向、相对 VA 升高的基底动脉血流频谱。

(2)大脑中动脉(MCA):患者平卧,经颞窗检测,在深度 45~65mm 范围内检测到朝向探头的血流即为 MCA。若压迫同侧的 CCA,血流速度立即明显减低但血流信号不消失。逐渐减低深度,可连续探测到 30~40mm 的 MCA 远端 M2 分支水平,要注意血流信号的连续性。

(3)颈内动脉终末段(TICA):沿 MCA 主干连续加深检测深度到 60~70mm 范围,调整检测角度使负向大脑前动脉血流信号消失,获得单纯的正向血流频谱即为 TICA。若压迫同侧的 CCA,TICA 血流速度会短暂降至零,并立即出现代偿血流。

(4)大脑前动脉(ACA):在 TICA 水平适当增加检测深度,在 60~75mm 时将探头向前上方倾斜,获得的负向血流频谱即为 ACA。当前交通动脉发育正常时,行同侧 CCA 压迫试验,ACA 血流速度下降并反转,对侧 ACA 血流速度明显升高。当颞窗穿透不良时,可经眼窗来检测对侧 ACA、MCA,声束向内上方倾斜,与正中矢状面的夹角为 15°~30°,深度为 60~70mm,可通过 CCA 压迫试验鉴别。眼窗探测到对侧 ACA 为正向血流频谱,MCA 为负向血流频谱。

(5)大脑后动脉(PCA):经颞窗检测深度为 55~70mm,检测完 ACA 后,将探头向后枕部倾斜,当 ACA 血流信号消失,随后出现的相对低流速的正向血流频谱就是 PCA 的交通前段(P1 段);探头方向进一步向后外侧调整,可检测到负向血流频谱,此为 PCA 交通后段(P2 段)。

(6)眼动脉(OA):嘱患者闭眼,探头置于眼睑上,方向朝向正下方或略偏向内侧。将探头发射功率减至 5%~10%,当检测深度在 40~50mm 时,可检测出一较低流速高阻力型的正向血流信号,即为 OA。若压迫同侧 CCA,OA 血流速度会减低或消失。

(7)颈内动脉虹吸段:经眼窗探测首先获得 OA 血流信号后,增加深度至 55~75mm,声束向内下或内上,分别可获得正向的海绵窦段(C4 段)和负向的床突上段(C2 段)血流频谱,

TCD还可以检测到膝部的双向血流频谱（C3段）。

3. TCD常用检测指标及频谱分析

（1）血流速度：是TCD检测中判断血管病变的重要参数，计量单位是"cm/s"，包括峰值流速（Vs）、平均血流速度（Vm）、舒张末期流速（Vd）。

（2）血流方向：血流方向是判断颅内动脉血流动力学正常与否的重要指标。在TCD检测中，通常认为朝向探头的血流为正向，其频谱位于基线上方；血流背离探头则为负向，其频谱位于基线下方。当多普勒取样容积位于血管的分支处或血管走行迂曲时，可检测到双向血流信号。

（3）搏动指数（PI）和阻力指数（RI）：PI和RI可以反映动脉弹性、血管阻力，以及脑血流压力灌注情况。公式如下：

$$PI=(Vs–Vd)/Vm$$
$$RI=(Vs–Vd)/Vs$$

常规TCD检测结果分析多采用PI，正常颅内动脉的PI值为0.65~1.10。

（4）血流频谱形态和声频信号：TCD正常血流频谱周边显示为明亮色彩（如红色或粉黄色），靠近基线水平为相对低流速状态，显示为蓝色，形成"频窗"特征。正常的血流状态为层流，TCD检测脑血流时可听到柔和的乐音；当血管病变时，声频可发生变化，血管狭窄后声频粗糙，严重狭窄时可伴有高调乐性、机械样或鸥鸣样杂音。

（五）并发症及处理

经颅多普勒超声检查相对安全，无明确并发症。检查过程中需注意手法轻柔，避免引起患者不适。

（六）操作注意事项

1. 探头的位置和声束方向是检测动脉准确性的关键，检查时要探寻正确的声窗位置，并根据患者的头围大小调整检测深度及声束方向。

2. 探测血管时，不能只取一点，需渐进增加血管深度，检测动脉的全长，注意血流信号的连续性，是观察血流动力学正常与否的重要因素。

3. 注意颅内动脉之间的解剖位置关系，比较双侧同名动脉血流速度和搏动指数的对称性，是判断血管病变的重要指标。

4. 注意动脉血流频谱方向的改变，是判断颅内侧支循环开放的标志。

5. 正确利用颈动脉压迫试验判断所检动脉的准确性及侧支循环开放情况，注意要压迫位置准确、手法轻柔。压迫颈动脉的位置，应在锁骨上窝水平颈总动脉的近段，避免压迫颈动脉球部。

6. 经眼窗检测血管时，要降低功率，不超过20%，耦合剂涂抹充分。注意检查时间不要过长，用力也不要过大，避免患者不适或损害眼球。

7. 注意不同生理因素对脑血流速度的影响，如年龄、脑脊液压力、中心静脉压升高、动脉血二氧化碳分压增加、心输出量增加、血液黏度升高、贫血、血管扩张或收缩药物等。

（七）相关知识

脑动脉血流流速增快和减慢的意义如下：

1. 脑动脉血流流速增快

（1）动脉狭窄：表现为动脉流速增快，伴频谱紊乱、声频粗糙，以及节段性血流改变。

（2）侧支循环代偿：表现为动脉流速增快,但频谱形态正常。通常出现于邻近动脉有狭窄或闭塞时,例如颈内动脉严重狭窄或闭塞后,若前交通动脉开放,对侧大脑前动脉血流速度会代偿性增快。

（3）动静脉畸形的供血动脉：表现为动脉流速增快,尤以舒张期流速增快明显,搏动指数显著减低,可有"隆隆样"杂音。

（4）血管痉挛：表现为多条血管对称性全程流速增高,频谱形态大致正常。常见于蛛网膜下腔出血、颅脑外伤和可逆性脑血管收缩综合征等。

（5）其他原因：一些全身性和局部因素,如甲状腺功能亢进、贫血、发热、颅内占位病变压迫动脉等。

2. 脑动脉血流流速减慢

（1）狭窄远段：重度狭窄或闭塞部位远段的动脉血流灌注下降,血流流速减慢,搏动指数降低,TCD 表现为低流速低搏动指数的"波浪状"频谱。

（2）狭窄近段：由于动脉狭窄前阻力增高,舒张期血流下降会更显著,TCD 出现血流流速减慢、搏动指数增高的频谱。

（3）锁骨下动脉盗血：盗血侧 VA 可以表现为血流流速减慢,常伴有收缩期切迹或者收缩期血流方向逆转等变化;需注意,VA 开口处重度狭窄或闭塞时,VA 也可以表现为类似的切迹改变。

（4）脑死亡：表现为舒张期血流方向逆转或者血流消失。

（5）血管先天发育不良：最常见于一侧 VA 流速较对侧明显减慢,但频谱形态正常,无明显低搏动性改变。

（6）其他原因：心脏功能不全和老年性重度脑动脉粥样硬化病变等。

三、检查规范操作表

经颅多普勒超声检查规范操作核查见表 1-2-1。

表 1-2-1　经颅多普勒超声检查规范操作核查表

项目	内容	是	部分	否
操作前准备	核对患者信息：包括姓名、性别、年龄、主诉			
	询问进食情况			
	询问患者既往病史			
	仪器准备：配备 1.6MHz 或 2MHz 脉冲波探头用于检测颅内动脉,颅外段颈部动脉检测需配备 2MHz 或 4MHz 探头			
操作过程	双侧颈总动脉			
	双侧颈内动脉			
	双侧颈外动脉			
	双侧锁骨下动脉			

续表

项目	内容	是	部分	否
操作过程	双侧椎动脉颅外段			
	双侧椎动脉颅内段			
	双侧小脑后下动脉			
	基底动脉			
	双侧大脑中动脉			
	双侧颈内动脉终末段			
	双侧大脑前动脉			
	双侧大脑后动脉			
	双侧眼动脉			
	双侧颈内动脉虹吸段			
	超声描述及诊断			
操作后处置	向患者简要介绍检查情况			

四、常见操作错误及分析

1. 经颅多普勒超声检查属于盲探,易因探头角度以及深度问题导致颅内血管判断错误,若检查对象为复杂病例,还会影响对侧支循环的判断。

2. 初学者欠缺综合考虑,易根据单一血管判断狭窄或闭塞情况。

3. 在进行颅内椎动脉检查时,容易遗漏锁骨下动脉盗血的诊断,尤其是完全型,需对比双侧椎动脉频谱形态的改变。

五、常用训练方法简介

目前经颅多普勒超声检查的训练主要包括理论学习和操作实践两部分,通过教材和文献指南认真学习理论知识,在检查经验丰富的神经内科经颅多普勒超声医师指导下,严格遵循检查指南开展培训;在自己或同事身上适当练习,不仅能熟练掌握操作流程,还能准确书写检查报告。

六、相关知识测试题

1. 关于多普勒频移与角度的关系,**错误**的是
   A. 声束与血流方向夹角为 0° 时,可测得最大正向频移
   B. 声束与血流方向夹角为 60° 时,可测得正向频移
   C. 声束与血流方向夹角为 90° 时,可测得最佳频移
   D. 声束与血流方向夹角为 120° 时,可测得负向频移
   E. 声束与血流方向夹角为 180° 时,可测得最大负向频移

2. 枕窗的最佳探测深度是

　A. 50~90mm 　　　　　　B. 60~80mm 　　　　　　C. 60~90mm

　D. 50~80mm 　　　　　　E. 50~70mm

3. 血流速度增高时，**不需要**考虑的疾病是

　A. 痉挛 　　　　　　　　B. 脑梗死 　　　　　　　C. 狭窄

　D. 脑出血、蛛网膜下腔出血 　E. 动静脉畸形（AVM）

4. 关于频谱多普勒技术，**错误**的是

　A. 测量血流速度 　　　　　　　　B. 确定血流方向

　C. 判断血流性质 　　　　　　　　D. 了解组织器官结构

　E. 获得速度时间积分、压差等血流参数

5. 人体不同部位诊断根据超声照射强度规定（美国 FDA），不宜超过 $20mW/cm^2$ 的是

　A. 心脏 　　　　　　　　B. 血管 　　　　　　　C. 肝脏

　D. 眼部 　　　　　　　　E. 胎儿

答案：1. C 　2. C 　3. B 　4. D 　5. D

第三节　肌电图检查

一、概述

肌电图是记录肌肉静息、随意收缩及周围神经受刺激时各种电特性的一项技术。狭义的肌电图通常指运用常规同芯圆针电极，记录肌肉静息和随意收缩时的各种电特性；广义的肌电图除了神经传导检测（nerve conduction study，NCS）和常规同芯圆针极肌电图（needle electromyography，EMG）之外，还包括电生理检测的其他项目，如重复神经刺激（repetitive nerve stimulation，RNS）、F 波、H 反射、瞬目反射（blink reflex，BR）、单纤维肌电图（single fiber electromyography，SFEMG）、运动单位计数（motor unit number estimation，MUNE）、运动诱发试验等。

二、操作规范流程

（一）适应证

1. 脊髓前角和 / 或脑干运动核，感觉神经元及其以下部位的定位诊断和鉴别，包括脊髓前角细胞、神经根、神经丛、周围神经、神经肌肉接头和肌肉病变部位的定位诊断；确定病变部位性质和范围；提供损害程度、病程和预后等方面的信息。

2. 可协助肌内注射肉毒毒素部位的选择。

（二）禁忌证

1. 绝对禁忌证　植入心脏起搏器的患者应避免进行 NCS。

2. 相对禁忌证

（1）植入心律转复设备或除颤器的患者，应咨询心脏专科医师，刺激器应距离植入设备15cm 以上，接好地线，刺激电流时限限制在 0.2 毫秒内。

（2）意识障碍患者或有精神症状的患者，在进行检测时应咨询相关专科医师检查是否有

必要,并避免意外损伤。

(3)对于血小板减少、凝血功能障碍、使用抗血小板药或抗凝药物的患者,应评估检查的利弊并对患者进行充分解释、交代,尽量避免进行针极肌电图检查。

(三) 操作前准备

1. 患者的准备

(1)患者充分放松,最好平卧,充分暴露所检查肢体,检查部分神经或肌肉时,要求患者采取特殊的体位。

(2)患者肢体温度保持在32℃以上,如温度太低,可用热水浸泡肢体以升高皮肤温度。

(3)服用溴吡斯的明的患者,病情允许的情况下,停药16小时以上,行重复神经刺激检查。

2. 物品(器械)的准备

(1)肌电图相关设备正常,包括肌电图仪、各种连接线、刺激电极等。

(2)盘状电极、一次性针电极、棉签、络合碘等准备就绪。

(3)图像采集系统及图文报告系统操作正常。

(4)保证电源稳定和电线完整,遵守仪器使用安全要求。

3. 操作者的准备

(1)核对患者信息:包括姓名、性别、年龄、主诉。

(2)询问患者有无安装心脏起搏器,有无植入心律转复设备或除颤器,有无服用抗血小板药、抗凝药物,如阿司匹林、氯吡格雷等的情况,以及有无出凝血异常疾病史。

(3)详细询问患者病史并进行神经系统体格检查,评估患者病情,权衡检查利弊,设计适合患者的个性化检查程序。

(4)对受检者进行充分解释并取得配合。

(5)确定患者已签署肌电图检查知情同意书。

(四) 操作步骤

1. 神经传导检测(NCS)

(1)电极的放置

1)记录电极:行运动 NCS 时,将阴极置于肌腹,阳极置于远端的肌腱或骨关节处。行感觉 NCS 时,记录电极置于神经干走行部位。

2)刺激电极:行运动 NCS 时,刺激电极位于记录电极的近端神经干走行部位,阴极置于远端,阳极在距近端 2cm 处。

3)地线:置于刺激电极与记录电极之间。

(2)刺激强度和时限:从较小电流开始逐渐加量,直至达到超强刺激,以诱发出最大复合肌肉动作电位(compound muscle action potential,CMAP)或最大感觉神经动作电位(sensory nerve action potential,SNAP)的刺激强度,再增加 10%~30% 电量为宜。刺激时限一般为 0.1~0.2 毫秒,必要时可增大至 0.3~0.5 毫秒。

(3)运动 NCS

1)运动神经传导速度:神经干近端和远端 2 个不同刺激点的距离除以 2 个不同点刺激所记录的 CMAP 的潜伏期之差,为运动神经传导速度(motor conduction velocity,MCV)。

2)末端运动潜伏期(distal motor latency,DML):远端刺激至 CMAP 的起始时间即为 DML。

3）CMAP 波幅（mV）：为基线 - 负相波波幅或正负波峰 - 峰波幅。

（4）感觉 NCS：可以用顺行法或逆行法检测，不同的方法有不同的参考值。

1）感觉神经传导速度：刺激电极与记录电极之间的距离除以 SNAP 的起始潜伏期，即为感觉传导速度（sensory conduction velocity，SCV）。

2）SNAP 波幅（μV）：为正负波峰 - 峰波幅，有些实验室也可选用基线 - 负相波波幅。

（5）异常神经传导的判断：可根据各自实验室或公认的标准进行判断。潜伏期延长、传导速度减慢、波幅降低都可判断为异常。

2. F 波检测　F 波的检测方法与运动 NCS 的检测方法相同，不同的是刺激电极阴极置于近端，一般需要连续刺激 10~20 次。

（1）观察指标：①最短潜伏期、最长潜伏期和平均潜伏期；②F 波出现率；③F 波传导速度。

（2）F 波异常的判断：潜伏期延长、传导速度减慢、出现率降低或波形消失。

3. H 反射检测方法

（1）记录电极置于肌肉的肌腹处，阴极在近端，阳极在远端。刺激电极在近端神经干，地线置于记录电极和刺激电极之间。通常在比目鱼肌或肱二头肌或尺侧腕屈肌处记录。刺激强度为低强度开始逐渐加量，通常在出现 M 波后降低刺激强度可出现稳定的 H 反射，随着刺激强度增加又逐渐消失。

（2）观察指标：潜伏期、波幅和波形。

（3）H 反射异常的判断：潜伏期延长或波形消失，两侧差值≥（2.5~3.0）± 标准差。

4. 瞬目反射　瞬目反射是眼轮匝肌的反射性收缩活动，反射弧由三叉神经的眶上神经传入，经脑干整合，由双侧面神经传出。该检查主要用于评估面神经、三叉神经以及脑干的功能。

（1）检测方法：记录电极的阴极置于双侧眼轮匝肌下缘的瞳孔正下方，阳极置于外眦。刺激电极置于眶上神经处。在刺激的同侧记录到波形 R_1 和 R_2，对侧记录到波形 R_2'。

（2）观察指标：R_1、R_2、R_2' 潜伏期、波幅及双侧潜伏期差值。

（3）异常判断：各波潜伏期延长或波形消失；双侧潜伏期差值增加。

5. 皮肤交感反应（SSR）

（1）检测方法：记录电极阴极置于双侧掌心和足心，阳极置于双侧掌背和足背。

（2）观察指标：潜伏期和波幅。

（3）异常判断：潜伏期延长、波幅下降或波形消失。

6. 重复神经刺激（RNS）

（1）检测方法：电极放置同运动 NCS，超强重复刺激周围神经。该检查用于评估神经肌肉接头功能。

（2）刺激频率

1）低频：<5Hz，连续记录 10 个波形。

2）高频：≥10Hz，持续时间 3~20 秒或 75~100 个波形。

3）易化方法代替高频：静息状态下测定 CMAP，而后肌肉以最大力收缩 10 秒后即刻予以单次刺激，以代替高频刺激。

（3）常用神经：面神经（眼轮匝肌）、副神经（斜方肌）、腋神经（三角肌）、尺神经（小指展肌)。

(4)异常判断

1)低频 RNS:计算第 4 波或第 5 波对比第 1 波的波幅下降百分比,下降 10%~15% 或以上为低频递减。

2)高频 RNS:计算最末和起始波幅升高的百分比,波幅升高 100% 以上为高频递增。

7. 同芯圆针极肌电图　检查者将针电极插入被检肌肉,观察肌肉放松状态(电静息)、轻度随意收缩状态和大力收缩状态(募集相)的电活动。

(1)自发电位:肌肉放松状态下的电活动(静息状态)。

1)插入电位:针电极插入肌肉时瞬间对肌纤维的机械刺激产生的成簇、伴有清脆声音、持续时间不超过 300 毫秒的电位。

2)终板噪声和终板棘波:是来自终板区的正常自发电位,常伴随患者疼痛感,轻轻移动针尖即消失。前者为反复出现的单相负性电位,波幅为 10~50μV,时限为 1~2 毫秒;后者典型波形为先有负相波后有正相波的一个双向波,波幅为 100~200μV,时限为 3~4 毫秒。

3)异常自发电位

①纤颤电位和正锐波:来源于肌纤维的自发电位,发放频率为 0.5~15.0Hz,规律性发放;纤颤电位通常为三相或双相棘波,波幅为 20~200μV,时限为 1~5 毫秒,初始为正相;与终板棘波不同的是,终板棘波的起始波向上。正锐波为长时限的双相电位,初始为锐利的正相,其后为时限较长的负相,波幅为 20~200μV,时限为 10~30 毫秒。纤颤电位和正锐波不仅可见于失神经支配的肌肉,也可见于肌病。

②束颤电位:来源于运动单位的自发电位,发放通常比较慢,且不规则,形态与运动单位电位相同,临床上可表现为肌肉的自发性抽动,常见于慢性神经源性疾病,注意需与健康人中偶尔可见的良性束颤电位相鉴别。

③肌纤维颤搐:同一运动单位有节律、成组、反复放电而形成,也可称为成组发放的束颤电位,临床上可表现为皮肤下肌肉蠕动。一般为 2~10 个电位,以 40~60Hz 的频率暴发性发放,并以 0.1~10.0 秒的间隔规律性出现。

④复合重复放电(complex repetitive discharges,CRD):相邻运动单位的成群肌纤维重复放电,曾称为"假性肌强直放电或肌强直样放电"。发放形式多变,每次发放的波形较为复杂。特征性的表现为突然开始,以恒定的频率发放一段后突然停止,发放频率均匀一致,波动于 20~150Hz 范围。扬声器可听见类似"机关枪"的声音。CRD 在慢性神经源性或肌源性疾病中均可出现。

⑤肌强直放电:是肌纤维的持续性异常放电,通常为 20~150Hz 的正相波或棘波形态。特征在于波幅和频率的衰减,伴随典型的"摩托车发动样"声音,常见于强直性肌病。

(2)运动单位动作电位(motor unit action potential,MUAP):肌肉轻度随意收缩状态时的电活动,即 1 个前角细胞支配的一组肌纤维同步放电的总和。

1)波形:大多数是三相波和双相波。

2)时限:指电位偏离基线至回到基线的时间。

3)波幅:通常指的是峰峰之间的高度。

4)相位变化:一般由电位跨越基线的次数加上 1 而得到。正常情况下为 2~4 相;超过者为多相波,正常肌肉多相波百分比为 15%~20%,但不同肌肉差异较大。

（3）募集运动单位电位：肌肉大力收缩状态时的电活动（募集相）。

1）相型：大多数为干扰相，即大力收缩时所有运动单位募集在一起，难以分辨基线。

2）波幅：正常为 2~4mV。

（4）异常肌电图的判断

1）插入电位：延长或减少。

2）自发电位：包括正锐波、纤颤电位、束颤电位、复合重复放电、肌颤搐电位、肌强直放电等。健康人的肌肉可见 1 处正锐波或纤颤电位。

3）MUAP：是鉴别神经源性损害及肌源性损害的重要参数。神经源性损害表现为时限延长、波幅升高及多相波百分比增高；肌源性损害表现为时限缩短、波幅降低和多相波百分比增高。

4）募集电位：神经源性损害表现为募集减少的单纯相或混合相；肌源性损害表现为低波幅的干扰相，即病理干扰相。

8. 数据采集与保存　按照个体化要求，进行以上操作后保存数据。

（五）并发症及处理

肌电图检查为安全性较高的检查，常见并发症有出血和感染。

1. 出血　可发生在针极肌电图检查时，多为小血管出血。若为伴随血小板异常、凝血功能障碍的患者，可出现明显血肿，严重者可出现筋膜室综合征。

预防措施：①扎针时保持视野清晰，避开肉眼可见的血管；②仔细了解局部解剖结构，避免扎入大血管；③检查前询问有无出血倾向、血小板异常或凝血障碍及服用抗凝药物等情况。

处理：检查中若发现出血，应及时采取止血措施，包括局部压迫止血、止血钳钳夹、灌注冰盐水、药物止血等，必要时外科协助处理。

2. 感染　可发生在针极肌电图检查后，引起扎针部位局部感染；若为伴随免疫功能低下的患者，或检查中操作不当，可引起全身感染。

预防措施：严格无菌操作、使用一次性无菌针电极。

处理：抗感染药物治疗、病因治疗。

（六）操作注意事项

1. 在操作前，需系统学习相关理论知识，包括检查的适应证、禁忌证；熟悉相关神经及肌肉的解剖结构，掌握常见神经系统疾病及其他相关疾病的肌电图表现和检查方案；熟悉肌电图仪器的各种性能，尽量将各种干扰降到最低；熟练掌握各项检查的操作技能。

2. 对于急性神经损伤，症状出现 2~3 周后行肌电图检查。

3. 伴随肢端水肿的患者，需考虑到其状态对检查数据的影响。

4. 伴随局部感染的患者，需避开感染部位检查。

5. 操作过程中可根据具体肌电图表现及时调整检查方案，必要时行自身左右对比，以确定其参考值。

6. 检查过程中若患者出现疼痛、恐惧等不适，应及时予以安抚，若安抚无效，或出现心悸、呼吸急促等躯体症状，则停止检查，根据具体情况选择合适时机再行检查。

7. 如需行心肌酶谱检查，应在肌电图检查前或检查完成 48 小时后行血清学检查。

8. 如需活检，应保留相关肌肉，不行针极肌电图检查。

(七) 相关知识

神经纤维按直径、大小可分为以下三类。

1. A 类神经纤维　直径最大,主要是有髓躯体传入纤维(司深感觉)及传出纤维(司运动)。

2. B 类神经纤维　自主神经有髓节前纤维。

3. C 类神经纤维　无髓纤维,包括自主神经传出节后纤维,以及后根、周围神经传入纤维(司痛温觉)。

常规针极肌电图检查主要检测 A 类神经纤维,SSR 可以检测 B、C 类神经纤维。

三、检查规范操作表

肌电图检查规范操作核查见表 1-3-1。

表 1-3-1　肌电图检查规范操作核查表

项目	内容	是	部分	否
操作前准备	核对患者信息:包括姓名、性别、年龄、主诉			
	询问有无安装心脏起搏器			
	询问有无服用抗血小板药、抗凝药物的情况,以及有无出凝血异常疾病史			
	查看患者既往结果			
	确定患者已签署检查知情同意书			
	物品(器械)准备:确定肌电图相关设备,包括肌电图仪、各种连接线、刺激电极等是否正常;确认图像采集系统及图文报告系统操作是否正常			
操作过程	基本检查模块			
	NCS			
	根据所查神经解剖,放置记录电极及地线			
	放置刺激电极,从较小电流开始逐渐加量,直至达到超强刺激			
	保留 CMAP 或 SNAP 图形			
	测量距离			
	获取波幅、速度、潜伏期等参数值			
	F 波			
	放置记录电极及地线			
	放置刺激电极,从较小电流开始逐渐加量,直至达到超强刺激			
	保留 F 波图形			
	获取最长、最短、平均潜伏期,以及出现率、速度、波幅等参数值			
	H 反射			
	放置记录电极及地线			

续表

项目	内容	是	部分	否
操作过程	放置刺激电极,从小电流开始逐渐加量,直至获取稳定的 H 波			
	获取潜伏期、波幅等参数值			
	EMG			
	消毒局部皮肤,手持肌电针扎入靶肌肉			
	嘱患者放松靶肌肉,多点观察、采集并倾听电静息状态下的肌肉电活动,包括插入电位及自发电位,保存图形及音频			
	嘱患者轻度收缩靶肌肉,多点观察、采集并倾听运动单位的动作电位,保存图形及音频,记录波幅、时限、多相波百分比等参数			
	嘱患者以最大力收缩靶肌肉,观察、采集并倾听募集状态下电活动,保存图形及音频,记录波幅、募集相形等参数			
	拔针,消毒局部皮肤,棉签按压止血			
	可选择模块			
	瞬目反射			
	放置记录电极于双眼轮匝肌,地线置于额部			
	刺激眶上神经,调节电流量,获得双侧稳定、重复性好的波形			
	获取 R_1、R_2、R_2' 潜伏期、波幅、侧间差等参数值			
	皮肤交感反应			
	记录电极阴极置于双侧掌心和足心,阳极置于双侧掌背和足背			
	刺激正中神经,保留图形,记录潜伏期、波幅等参数			
	重复神经刺激			
	放置记录电极及地线			
	放置刺激电极,从较小电流开始逐渐加量,直至达到超强刺激			
	分别以低频及高频刺激频率刺激,保留一系列 CMAP 波形			
	获取波幅、面积等参数值			
	计算递减及递增百分比			
	其他:寸移技术、肛门括约肌检查、运动单位计数、单纤维肌电图、运动诱发试验等			
	根据参数数值、波形等数据,规范化书写报告			
操作后处置	交代患者检查后的注意事项,如观察有无局部血肿、有无局部感染等情况			

四、常见操作错误及分析

1. 神经传导检测　记录电极、刺激电极放置位置不准确,导致波形获取不满意,数值出现偏差。

2. 同芯圆针极肌电图　混淆各种干扰信号与肌电信号;混淆正常自发电位与异常自

发电位；观察电静息状态下肌电活动时，患者放松不佳，从而混淆自发电位与 MUAP；采集 MUAP 时，由于肌电针位置欠佳（如 MUAP 上升时间>500 微秒），导致 MUAP 参数值出现偏差；同一 MUAP 反复采集；采集位点过少，导致电活动观察不全面等。

3. 对患者的个性化肌电图流程设计不合理　可导致假阴性结果、对于患者的结果判读不准确、书写不规范。

4. 主观性过强，导致结果判断不准确　以上均为操作者技能掌握欠熟练及理论知识欠丰富所致，需增加专业技能训练及理论的学习。

五、常用训练方法简介

1. 目前肌电图的训练方法主要是定期举行培训班，以及长时间的进修学习。内容包括理论授课及操作演习。操作演习涵盖仪器学习及对患者的实践演习。

2. 训练评估主要包括操作实践及结果判读两部分，要求在经验丰富的神经电生理医师和肌电图技师的指导下进行。学员完成学习后，要求能熟练掌握肌电图的操作方法、仪器参数的调试，以及准确识别肌电图各种常见图形、准确判读正常及常见异常结果并出具报告。

六、相关知识测试题

1. 下列情况中，属于神经传导检查绝对禁忌证的是
   A. 凝血障碍　　　　　　　　B. 昏迷　　　　　　　　　C. 植入心脏起搏器
   D. 血液透析患者　　　　　　E. 佩戴假牙

2. 低频重复神经刺激是指刺激频率为
   A. <1Hz　　　　　　　　　 B. <3Hz　　　　　　　　　C. <5Hz
   D. >5Hz　　　　　　　　　 E. >10Hz

3. 重复电刺激高频递增的标准是
   A. 第 4/5 波较第 1 波的波幅升高>10%
   B. 第 4/5 波较第 1 波的波幅升高>60%
   C. 第 4/5 波较第 1 波的波幅升高>100%
   D. 最末波较起始波的波幅升高>40%
   E. 最末波较起始波的波幅升高>100%

4. 下列说法中，**错误**的是
   A. 温度会影响 EMG 结果
   B. EMG 用于检测上运动神经元的改变
   C. H 反射的刺激强度为次强刺激
   D. F 波的刺激强度为超强刺激
   E. 感觉传导中逆行与顺行检测的参照值不同

5. 下列有关于自发电位的说法中，正确的是
   A. 异常自发电位包括终板电位　　　　B. 只要出现自发电位即为异常
   C. 自发电位来自肌纤维　　　　　　　D. 自发电位提示神经源性损害
   E. 复杂重复放电出现在病程慢性期

答案：1. C　2. C　3. E　4. B　5. E

第四节 诱发电位检查

一、概述

诱发电位（evoked potential，EP）指神经系统某特定部位给予适宜刺激后，在中枢神经系统的相对部位检出的与刺激有锁时关系的电位变化，其反映了中枢神经系统各种传导通路功能的完整性。在实际应用中，最常用和比较容易检测到的诱发电位包括：脑干听觉诱发电位（brainstem auditory evoked potential，BAEP）、视觉诱发电位（visual evoked potential，VEP）、短潜伏期躯体感觉诱发电位（short-latency somatosensory evoked potential，SLSEP）。

二、操作规范流程

（一）适应证

1. 怀疑存在神经传导通路受损，而影像学检查等未发现相应病灶，如多发性硬化。
2. 脊柱和颅脑外科手术中的神经监护。
3. 昏迷患者的脑功能判断。
4. 脑死亡判定。

（二）禁忌证

1. 头皮有未愈合伤口的患者。
2. 精神病患不稳定期。

（三）操作前准备

1. 患者的准备

（1）检查前一天洗头、洗澡，不使用发胶。

（2）穿舒适、宽松衣服。

（3）关闭电子设备，放松身体。

2. 物品（器械）的准备

（1）诱发电位相关设备正常，包括诱发电位仪，视觉、听觉刺激器等正常。

（2）图像采集系统及图文报告系统操作正常。

（3）盘状电极或一次性针电极、磨砂膏、导电膏、棉签、酒精、络合碘、胶带等准备就绪。

（4）保证独立电源稳定和电线完整，遵守仪器使用安全要求。

3. 操作者的准备

（1）核对患者信息：包括姓名、性别、年龄、主诉。

（2）告知患者检查目的、程序、需要患者配合做什么。

（3）保证实验室安静舒适，避免外界干扰。

（四）操作步骤

1. 脑干听觉诱发电位

（1）嘱患者取放松坐位或仰卧位。

（2）安放电极：确定记录电极、参考电极及地线的位置，通常采用的记录 - 参考电极导联如下。

1)通道1:Ai(刺激侧耳)-Cz(中央中线点)。

2)通道2:Ac(刺激对侧耳)-Cz,地线通常置于Fz(额正中点)或FPz(额极中点)。盘状电极安放前,用酒精和磨砂膏去皮脂、去角质,然后涂抹适量导电膏,使电阻降至最低(≤5kΩ)。插入针电极前消毒皮肤。

(3)给患者佩戴耳机。

(4)测定主观听阈,给予双耳听觉刺激,刺激强度为听阈值+60dB。

(5)记录时,平均每次叠加1 000次,直到波形稳定光滑,每侧至少重复测试2次,测试一侧后再测试另一侧,并分别保存双侧2次测试波形。

(6)识别BAEP波形,测量各波参数值(包括潜伏期、波幅、波间期)。

(7)异常判断:潜伏期、波间期延长,波幅下降,波形分化差或消失。

2. 视觉诱发电位

(1)嘱患者取放松坐位,如为棋盘格翻转刺激,刺激眼需距离屏幕1m,且在同一水平面。

(2)安放电极:确定记录电极、参考电极及地线的位置,通常采用的记录-参考电极导联如下。

1)通道1:Oz(枕点)-FPz。

2)通道2:L5(Oz向左旁开5cm)-FPz。

3)通道3:R5(Oz向右旁开5cm)-FPz;地线通常置于Cz。盘状电极安放前,用酒精和磨砂膏去脂、去角质,然后涂抹适量导电膏,使电阻降至最低(≤5kΩ)。插入针电极前消毒皮肤。

(3)双眼分别检查,检查一眼时,遮盖未检查眼,要求患者注视屏幕中央。

(4)记录时,平均每次叠加200~500次,直到波形稳定光滑,每侧至少重复测试2次,测试一侧后再测试另一侧,并分别保存双侧2次测试波形;必要时分别进行全视野、半视野及象限刺激。

(5)识别VEP波形,测量P100的参数值(包括潜伏期、波幅)。

(6)异常判断:潜伏期延长、波幅下降、波形分化差或消失。

3. 短潜伏期躯体感觉诱发电位

(1)嘱患者取放松卧位。

(2)安放电极:确定记录电极、参考电极及地线的位置,通常采用的记录-参考电极导联如下。

1)上肢

①通道1:C'c-Fz/FPz(N20);②通道2:C'c-CLc(P14、N18);③通道3:Cv5/Cv6/Cv7-Fz/FPz/CLc(N13);④通道4:CLi-CLc(N9)。地线通常置于腕部正中神经刺激点上方5cm处。

2)下肢

①通道1:C'z-Fz/FPz(P38);②通道2:L1-Ic(N22);③通道3:PF-K(N8);地线通常置于踝部胫神经刺激点上方5cm处。

盘状电极安放前,用酒精和磨砂膏去皮脂、去角质,然后涂抹适量导电膏,使电阻降至最低(≤5kΩ)。插入针电极前消毒皮肤。

(3)电刺激:上肢通常选择正中神经,下肢通常选择胫神经;刺激量以引起拇指或蹈趾运动幅度约 1cm 而不伴随明显疼痛为标准,刺激频率为 1~5Hz。

（4）记录时,平均每次叠加 500~1 000 次,直到波形稳定光滑,重复测试 2 次,并分别保存 2 次测试波形。

（5）识别各导联的 SLSEP 波形,测量其参数值（包括潜伏期、波幅、中枢传导时间等）。

（6）异常判断:潜伏期、波间期延长,波幅下降,波形分化差或消失。

（五）并发症及处理

感染:偶有发生局部感染,多为皮肤消毒不充分或者磨砂膏擦拭破皮所致,可予以局部消毒、保护伤口,必要时抗感染治疗。

（六）操作注意事项

1. 在操作前,需学习有关诱发电位检查的相关理论,熟悉其神经传导通路,各波的神经发生源,熟练识别及处理各种常见干扰。

2. 皮肤处理过程中,动作需轻柔。

3. 行视觉诱发电位前,不能散瞳,如平时佩戴眼镜,则如常佩戴;如患者视力有显著下降,则不推荐行视觉诱发电位检查。

（七）相关知识

各波的神经发生源:

1. 脑干听觉诱发电位

Ⅰ:听神经颅外段。

Ⅱ:听神经颅内段和／或耳蜗核。

Ⅲ:上橄榄核。

Ⅳ:外侧丘系。

Ⅴ:下丘脑的中央核团。

2. 视觉诱发电位

P100:枕叶皮层。

3. 短潜伏期躯体感觉诱发电位

（1）上肢

N9:臂丛神经电位。

N13:下颈段脊髓后角突触后电位。

P14、N18:皮质下电位;P14 可能源于内侧丘系,N18 可能源于丘脑。

N20:中央后回体感上肢皮质区。

（2）下肢

N8:腘窝的胫神经复合电位。

N22:腰髓节段突触后电位。

P38:中央后回体感下肢皮质区。

三、检查规范操作表

诱发电位检查规范操作核查见表 1-4-1。

表 1-4-1　诱发电位检查规范操作核查表

项目	内容	是	部分	否
操作前准备	核对患者信息:包括姓名、性别、年龄、主诉			
	物品(器械)准备:确定诱发电位相关设备正常,包括诱发电位仪、视觉、听觉刺激器等;确定图像采集系统及图文报告系统操作正常			
操作过程	**脑干听觉诱发电位(BAEP)**			
	嘱患者取放松坐位或仰卧位			
	安放电极:局部皮肤处理,安放记录电极、参考电极及地线,使电阻降至最低($\leqslant 5k\Omega$)			
	给患者佩戴耳机,测定主观听阈			
	给予双耳听觉刺激,记录侧刺激强度为听阈值 +60dB。			
	平均每次叠加 1 000 次,重复测试 2 次以上,分别保存双侧 2 次测试波形			
	标记 BAEP 波形,测量各波参数值			
	视觉诱发电位(VEP)			
	嘱患者取放松坐位,刺激眼距离屏幕 1m,且在同一水平面			
	安放电极:局部皮肤处理,安放记录电极、参考电极及地线,使电阻降至最低($\leqslant 5k\Omega$)			
	两眼分别检查,检查一眼时,遮盖未检查眼,要求患者注视屏幕中央			
	平均每次叠加 200~500 次,每侧至少重复测试 2 次,并分别保存双侧 2 次测试波形			
	标记 VEP 波形,测量 P100 的参数值			
	短潜伏期躯体感觉诱发电位(SLSEP)			
	嘱患者取放松卧位			
	安放电极:局部皮肤处理,安放记录电极、参考电极及地线,使电阻降至最低($\leqslant 5k\Omega$)			
	电刺激:上肢通常选择正中神经,下肢通常选择胫神经;刺激量以引起拇指或踇趾运动幅度约 1cm 而不伴随明显疼痛为标准			
	平均每次叠加 500~1 000 次,重复测试 2 次,并分别保存 2 次测试波形			
	标记各导联的 SLSEP 波形,测量其参数值			
操作后处置	向患者简要介绍检查结果情况			
	交代患者观察有无特殊不适			

四、常见操作错误及分析

常见操作错误包括导联连接错误、波形识别错误,这两种错误均是由操作者理论知识欠缺所致,应进一步学习及熟练操作。

五、常用训练方法简介

1. 目前诱发电位检查的训练主要包括操作实践及图形判读两部分,要求在经验丰富的神经电生理医师和技师的指导下进行。该训练不仅能让学员熟练掌握诱发电位的操作流程,同时能使其准确进行结果判读。

2. 学员应熟练讲述各种诱发电位的电极安放位置及刺激方法,并能在人体模型头部正确进行电极安放;还应掌握诱发电位仪器参数的调试方法,并在诱发电位仪器上进行操作。

3. 学员应掌握诱发电位的判读方法,独立出具诱发电位报告。

六、相关知识测试题

1. BAEP 的刺激强度为
   A. 主观听阈   B. 60dB   C. 105dB
   D. 主观听阈 +60dB   E. 主观听阈 +10dB

2. 诱发电位的皮肤电阻要求为
   A. $<20k\Omega$ B. $<10k\Omega$ C. $\leq 5k\Omega$
   D. $>5k\Omega$ E. 无要求

3. SLSEP 中,通道 3 中 Cv7-CLc 记录的波形是
   A. N9   B. N13   C. P14
   D. N18   E. N20

4. BAEP 中Ⅲ波的神经发生源是
   A. 听神经颅外段   B. 听神经颅内段和 / 或耳蜗核
   C. 上橄榄核   D. 外侧丘系
   E. 下丘脑的中央核团

5. SLSEP 中 N20 的神经的发生源是
   A. 臂丛   B. 颈段脊髓后角突触后电位
   C. 内侧丘系   D. 丘脑
   E. 中央后回体感上肢皮质区

答案:1. D   2. C   3. B   4. C   5. E

第五节 动态脑电图检查

一、概述

脑电图(electroencephalograhpy,EEG)是通过安置在头皮或颅内的电极来记录大脑皮质神经元的自发性、节律性电活动,是癫痫诊断和鉴别中很重要的一项检查工具。动态脑电图

监测通常可连续记录 24 小时左右,因此又称"24 小时脑电图监测"。动态脑电图检查采用便携式记录设备,患者的活动相对不受限,可在完全自然活动的条件下记录脑电图,但由于没有录像设备,不能观察患者发作中的情况。

该检查主要适用于:发作频率相对稀少、短程脑电图不易记录到发作者;癫痫发作已得到控制,准备减停抗癫痫药前或完全减停药物后需复查脑电图的患者。

二、操作规范流程

(一) 适应证

动态脑电图检查主要用于鉴别癫痫及非癫痫性发作,协助诊断发作类型及起源部位。特别是临床怀疑为癫痫发作但常规脑电图无阳性发现者,或发作稀少、短程脑电图记录不易捕捉到时,或发作以主观感觉为主、缺乏可观察到的体征时。

(二) 禁忌证

1. 绝对禁忌证 有严重头皮外伤、开放性颅脑外伤、颅脑手术后切口未愈合,无法安放电极或可能因检查造成感染者。

2. 相对禁忌证 极度躁动不安或严重精神行为异常,无法镇静使其配合检查者。

(三) 操作前准备

1. 患者的准备

(1)检查前一天患者应洗头,以减少头皮油脂造成的皮肤电阻增加。

(2)避免服用镇静催眠药物和中枢兴奋药物,尤其是苯二氮䓬类药物。癫痫患者若正在服用抗癫痫药物,除有特殊诊断需要,一般不应停药。

(3)检查中应安慰患者,使其情绪放松,避免紧张焦虑。

(4)检查室应安静、光线柔和,温度适宜,避免使患者过热出汗或过冷寒战而影响记录效果。

2. 物品(器械)的准备

(1)准备好盘状电极或一次性针电极、棉签、95% 酒精、安尔碘、磨砂膏、导电膏、火棉胶或医用胶带、网状弹力头套。

(2)脑电图仪运行正常。

3. 操作者的准备

(1)核对患者信息:包括姓名、性别、年龄、主诉。

(2)确认患者有无服用镇静催眠药物、中枢兴奋药物、抗癫痫药物。

(3)询问患者既往有无以下病史:急性卒中、近期颅内出血、大血管严重狭窄和伴有短暂性脑缺血发作(TIA)、确诊的烟雾病(moyamoya 病)、颅内压增高、严重心肺疾病、镰状细胞病。有以上病史的患者,禁止进行过度换气试验,因过度换气试验会造成低碳酸血症,当二氧化碳分压低到一定程度时,会引起反射性血管收缩,导致脑血流量减少,增加上述患者发生缺血性卒中事件的风险。

(四) 操作步骤

1. 安放电极

(1)用酒精或丙酮仔细擦拭头皮,去除油脂和角质层,患者一般不需要剃头。

(2)按照国际 10-20 系统的位置安放盘状电极,最好增加心电图同步记录。在有条件和需要时,可适当增加其他生理参数记录,如表面肌电图。

(3)根据患者头颅大小选择不同型号的弹力电极固定带,可使用火棉胶固定盘状电极,或在导电膏固定的基础上再使用医用胶带和网状弹力头套固定。

2. 仪器的准备和调试 应在为患者安放电极之前首先接通电源,开启仪器,然后开始安放电极。电极安放完毕后,按照以下顺序对仪器进行操作和调试。

(1)测试电阻,尽可能使每个电极的电阻不超过 5kΩ,并特别注意电极之间的阻抗匹配,即电阻差不能过大;电阻过高时应随时修正电极。

(2)记录并测量方波,校准电压。

(3)生物校准,即各通道均连接到 O_1 或 O_2 并记 10 秒数据,确保所有导联的图形在波幅、波形和位相上一致。

(4)调整仪器参数,包括灵敏度(7~10μV/mm)、高频滤波(70Hz)、低频滤波(0.3Hz)或时间常数(TC 为 0.3 秒)、50Hz 陷波、噪声水平等。

(5)导联选择。

在确定仪器各项性能正常后,开始脑电图记录。

3. 诱发试验

(1)睁闭眼诱发试验:在清醒状态下的脑电图描记中令患者闭眼放松,每间隔 10 秒左右令患者睁眼 3~5 秒,如此反复 2~3 次。技术员在图中对每次睁闭眼时间作出标记,并以睁闭眼时的瞬目伪差作为参考点。检查时室内光线应适中,不宜过暗,以免影响检查结果。对闭眼不合作的婴幼儿,可由家长或检查者帮助遮盖其双眼。

(2)过度换气试验:令患者在闭目状态下连续进行 3 分钟的深呼吸,儿童不合作时,可逗引其吹纸条或吹纸风车,但 3 岁以下幼儿及严重智力低下的儿童一般难以完成。对高度怀疑癫痫的患者,如 3 分钟未能获得阳性结果,可适当延长至 5 分钟。过度换气结束后应继续记录至少 3 分钟的闭目状态脑电图,以观察恢复情况。如 3 分钟后异常脑电活动仍未恢复,应继续记录,直至恢复到过度换气前的基线水平为止。有以下情况的患者不应进行过度换气试验:急性卒中、近期颅内出血、大血管严重狭窄和伴有短暂性脑缺血发作、确诊的烟雾病(moyamoya 病)、颅内压增高、严重心肺疾病、镰状细胞病及临床情况危重的患者。

(3)间断闪光刺激:测试应在较暗的环境下进行,房间背景光的亮度应达到可以观察到患者情况的程度,并应在过度换气结束至少 3 分钟后开始。被试者最好取坐位接受测试,睡眠状态下进行间断闪光刺激效果不好。用闪光刺激器以不同的频率进行刺激,每个频率刺激持续 10 秒,间隔至少 7 秒。

(4)睡眠诱发:动态脑电图检查一般可监测到患者的睡眠期,因此不需要改变患者的睡眠习惯。

4. 记录过程中的事件标记 在记录过程中或事后回看时,应对以下情况进行标记,并在打印脑电图时于每一张图上标记出状态和其他特殊情况。

(1)导联方式和各种记录参数的调整改变(数字化脑电图仪器多数可自动标记)。

(2)过度换气和闪光刺激(仪器自动标记)。

(3)患者状态的改变,包括意识水平、睁眼、闭眼、思睡、睡眠、觉醒或唤醒及儿童哭闹等。

(4)记录中患者出现的症状,如头痛、意识障碍、惊厥发作等。

(5)各种来源的伪差。

(6)记录中给予的声、光躯体刺激及患者的反应情况。

(7)记录中给予的特殊药物或其他处置。

(8)记录中出现的各种特殊情况。

5. 回放分析 动态脑电图检查结束后,应对脑电数据进行回放分析,脑电图报告应全面、简洁地描述各种记录状态下(清醒、睡眠、各种诱发试验等)出现的各种正常及异常脑电图特征。如有发作性事件,应详细描述同步脑电图改变。出具脑电图报告,选择脑电图形进行打印时应注意以下内容。

(1)需选择典型图形,能反映该患者的脑电图特点。

(2)对阵发性或发作期图形,要保留一定的前后背景活动作为对照。

(3)对每次发作期脑电图尽量完整打印,一般从发作开始前 30~60 秒直至发作后完全恢复背景活动后 60 秒,对肌阵挛、痉挛等短暂发作也要保留其前后各 10 秒左右的图形。如果发作持续时间较长,可间断打印几个有代表性的片段,但一定要注意突出发作的起始和结束部分。

(4)所有打印的片段应标注状态和临床情况,如清醒、睡眠、发作起始、发作结束、发作表现等。

(五) 操作注意事项

1. 在对患者进行具有某些危险的特殊操作程序时(如使用中枢兴奋性药物进行诱发试验),需要具有相应专业资质的医师在场,并应具备适当的抢救设备。

2. 当癫痫患者出现临床发作时,应在保证患者安全的前提下继续进行脑电图记录,以获取有价值的诊断信息。

(六) 检查期间事件及处理

检查期间患者若出现病情发作导致电极线松动或脱落,应及时安放回正确位置。对癫痫频繁发作、持续状态或电持续状态的患者,应与临床医师联系,必要时给予抗癫痫药物来控制发作。脑电图技术人员应标明给药时间、种类和剂量,并在给药后持续记录 1~2 小时或更长时间,以观察药物对脑电图的影响和发作控制情况。

(七) 相关知识

1. 脑电图在癫痫诊断中的敏感性 指癫痫样放电在癫痫人群中的发生率,并不是所有癫痫患者的脑电图都能监测到发作间期的癫痫样放电。一般来说,癫痫样放电在癫痫儿童中的发生率明显高于成人,且癫痫起病年龄越早发生率越高。

2. 脑电图癫痫样放电的特异性 指相比癫痫患者而言,癫痫样放电在正常人群中的发生率。10% 正常人可有非特异性脑电图异常,1% 的正常人可检测到癫痫样放电,对于有神经系统异常而无癫痫发作的儿童,其癫痫样放电的检出率会更高。常见有三种类型癫痫样放电可出现在非癫痫人群(特别是儿童)中:①中央颞区放电;②广泛性棘慢波放电;③光阵发反应。因此,不能仅凭借脑电图异常而不考虑临床表现来诊断癫痫。

3. 正确评价脑电图的作用

(1)少数癫痫发作的发作期头皮脑电图正常或被伪差遮盖而难以识别。

(2)癫痫发作频率与发作间期放电有时不成比例,放电的多少不一定能反映癫痫的严重性,如儿童良性癫痫伴中央颞区棘波患者在睡眠中常有多量的放电,但癫痫发作频率常较低,预后良好。

三、检查规范操作表

动态脑电图检查规范操作核查见表 1-5-1。

表 1-5-1　动态脑电图检查规范操作核查表

项目	内容	是	部分	否
操作前准备	核对患者信息:包括姓名、性别、年龄、主诉			
	询问用药史			
	询问患者既往有无急性卒中、近期颅内出血等病史			
	物品(器械)准备:确认脑电图仪运行正常			
操作过程	**安放电极**			
	用酒精或丙酮仔细擦拭头皮			
	按照国际 10-20 系统的位置安放盘状电极			
	根据患者头颅大小选择不同型号的弹力电极固定带来固定电极			
	仪器的准备和调试			
	测试电阻,电阻过高时应及时修正电极			
	记录并测量方波校准电压			
	生物校准			
	调整仪器参数			
	导联选择			
	诱发试验			
	睁闭眼诱发试验			
	过度换气试验			
	间断闪光刺激			
	记录过程中的事件标记			
操作后处置	向患者和 / 或其家属简要介绍检查情况			
	向患者和 / 或其家属确定检查过程中有无发作性事件,以及相应的时间点和具体表现			
	能准确进行动态脑电图判读和临床意义解释			

四、常见操作错误及分析

1. 安置电极之前未对头皮进行认真清洁,导致电阻过高,脑电信号质量较差,可用 95% 酒精去除头皮脂质,必要时用磨砂膏去除头皮角质层,以降低电阻。

2. 对不宜进行过度换气试验的患者进行过度换气试验。

五、常用训练方法简介

1. 目前动态脑电图检查的训练主要包括操作实践及图形判读两部分,要求在经验丰富的癫痫专科医师和脑电图技师的指导下,不仅能熟练掌握动态脑电图的操作流程,同时能准确进行脑电图判读。

2. 学员应熟练讲述国际 10-20 系统的电极位置,并在人体模型的头部进行电极安放;应掌握脑电图机器参数的调试方法,并在脑电图机器上进行操作;正确作出诱发试验的指令。

3. 学员应掌握动态脑电图的判读方法,独立出具脑电图报告;可通过学习图库中的正常脑电图、异常脑电图、良性变异型和临床意义不确定的脑电图、癫痫发作间期及发作期的脑电图,认识图形并进行正确描述。

六、相关知识测试题

1. 患者,男,20 岁,因"反复四肢抽搐伴意识障碍 3 年"就诊。下列检查中,对诊断最为必要的是

 A. 心电图检查   B. 动态脑电图检查

 C. 肝肾功能检查   D. 血常规检查

 E. 测量血压

2. 不宜行过度换气试验的是

 A. 确诊的烟雾病   B. 严重心肺疾病

 C. 镰状细胞病   D. 急性卒中、近期颅内出血

 E. 以上全是

3. 患者,女,7 岁,因"反复突然出现意识障碍 1 年"就诊,发作表现为正在进行的自主性活动停止,双眼茫然凝视,呼之不应,发作持续数秒至数十秒后自行恢复。下列检查中,对诊断最为必要的是

 A. 心电图检查   B. 脑电图检查

 C. 颅脑 CT 检查   D. 血常规检查

 E. 测量血压

4. 关于动态脑电图检查中患者的准备,**不适当**的是

 A. 检查前一天洗头

 B. 避免服用镇静催眠药物和中枢兴奋药物

 C. 癫痫患者检查前一律停用抗癫痫药

 D. 避免过热出汗或过冷寒战

 E. 避免因饥饿造成低血糖

5. 患者,男,30 岁,因"车祸后意识障碍 2 天"就诊,有开放性颅脑外伤。下列检查中,**不适当**的是

 A. 脑电图检查   B. 心电图检查

 C. 颅脑 CT 检查   D. 血常规检查

 E. 测量血压

答案: 1. B 2. E 3. B 4. C 5. A

第六节 视频脑电图检查

一、概述

视频脑电图检查是指在长程脑电图监测的同时应用视频录像系统记录患者的临床情况。根据脑电图的导联数,可以分为 32 导视频脑电图、64 导视频脑电图和 128 导视频脑电图等。监测时间可根据患者病情需要调整,从数小时至数天不等。随着电子计算机技术的不断发展,将脑电图与视频录像系统相结合,并通过软件使每一时刻的脑电图和视频图像一一对应,大大提高了对癫痫和其他神经系统疾病的认识。视频脑电图检查已经成为现代神经系统疾病诊断、治疗中不可缺少的诊疗手段。

二、操作规范流程

(一) 适应证

1. 确定发作性事件的性质,鉴别癫痫和非癫痫发作。

2. 明确癫痫发作类型和癫痫综合征的分型。

3. 判断发作起源部位,以辅助确定癫痫外科手术范围。

4. 辅助评估抗癫痫药物疗效及撤药后复发风险。

5. 中枢神经系统疾病和可能累及中枢神经系统的全身性疾病,如颅内感染、代谢性脑病等。

6. 评估危重患者脑功能损伤程度、治疗反应及远期预后。

7. 协助睡眠障碍的诊断、分类及鉴别诊断。

(二) 禁忌证

1. 绝对禁忌证 严重头皮外伤、开放性颅脑外伤、颅脑手术后切口未愈合,无法安放电极或可能因检查造成感染者。

2. 相对禁忌证 极度躁动不安、严重精神行为异常,无法镇静使其配合检查者。

(三) 操作前准备

1. 患者的准备

1)检查前一天应洗头,且洗后不用发胶等,确保检查时头部清洁干燥。

2)检查前一天避免服用镇静催眠药物和中枢兴奋药物。癫痫患者若正在服用抗癫痫药物,一般不应停药,除非有特殊诊断需要,且减停抗癫痫药物必须在癫痫专科医师的指导下进行,同时取得患者和家属知情同意,检查后及时恢复服药。

3)患者应在进食后 3 小时内开始进行脑电图检查,避免低血糖影响结果。

4)患者应携带病历本、已经完成的重要影像学检查资料,以及既往脑电图报告等详细资料,最好有熟悉其病情和惯常发作的家属陪同。

5)检查前应与患者及家属进行充分沟通:说明检查目的和检查过程的无痛苦、无伤害性,以消除其紧张恐惧心理;检查时应保持平静放松,解释和示范睁闭眼、过度换气及闪光刺激试验检查过程;检查过程中如有发作性事件,患者或家属应及时标记,在保证患者安全的前提下,避免对患者进行不必要的搬动或其他操作,以减少干扰,且应立即掀开被子,充分显示患者全身,仔细观察和记录,并告知脑电图医师或技师。

2. 物品(器械)的准备

(1)视频脑电图检查应在专门的监测室内进行,最好在病房内,以便处理监测过程中各种情况。

(2)监测室内应保持温度适宜、安静,避免人员走动和过热/过冷而造成干扰。

(3)确认视频监测系统是否正常,包括摄像镜头和麦克风等。

(4)确认视频脑电图像采集系统及图文报告系统操作是否正常。

(5)确认监护设备、氧气及急救药品是否准备妥当。

3. 操作者的准备

(1)核对患者信息:包括姓名、性别、年龄、主诉。

(2)确认患者已经洗头,且洗后未用发胶等。

(3)询问患者药物服用情况,尤其是有无服用抗癫痫药物、镇静催眠药物和中枢兴奋药物等。

(4)询问患者末次进食时间。

(5)询问患者详细病史,重点是惯常发作史,包括发作前状态、发作时演变过程和发作后表现;同时还包括既往病史、出生史、生长发育史、手术史、家族史,以及有无新生儿惊厥及热惊厥史。

(6)查看患者病历本及既往影像学、脑电图结果。

(7)评估患者意识状态。

(8)明确患者有无视频脑电图检查的禁忌证。

(四) 操作步骤

1. 安置电极

(1)患者可采用坐位、仰卧位,一般不需要剃头。

(2)安置电极之前应对头皮进行认真清洁,可用95%酒精去除头皮脂质,必要时用磨砂膏去除头皮角质层,以降低电阻,增加导电性能。

(3)根据国际10-20系统的位置安放电极,可用火棉胶固定电极,也可使用导电膏初步固定后,再使用医用胶纸、绷带或网状弹力帽固定。如使用针电极操作,应注意消毒。

(4)睡眠脑电图最好增加眼动、心电、表面肌电等多种生理参数,表面肌电常规放置在左右三角肌和/或下颌部,必要时增加左右下肢或四肢远端肌群,每一个部位放置一对盘状电极互为参考,电极之间间隔2~3cm。

附电极位置:根据国际脑电图学会建议,目前通用国际10-20系统电极设置,其包括19个记录电极和2个参考电极的标准位置。双侧参考电极置于左右耳垂(A1,A2),新生儿和婴儿可置于双侧乳突。应用皮尺测量基线长度后,按比例安置电极才能称为国际10-20系统(图1-6-1),否则只能称为近似10-20系统。

2. 仪器调试 安置电极前首先接通电源,打开仪器,然后开始安置电极。电极安放完毕后,按照以下顺序对仪器进行调试。

(1)电极阻抗测试:对每个电极的阻抗进行测试,使其尽可能不超过5kΩ,而且各电极之间阻抗应基本匹配,当电阻过高需及时调整。

(2)仪器校准:记录并测量方波校准电压,以检测放大器的性能和灵敏度。

（3）生物校准：即各通道均连接到 O1 或 O2 记录 10 秒，观察所有导联的图形，确保其波幅、波形和位相一致。

（4）参数调整：仪器校准及生物校准完全一致后，再调整仪器参数，包括灵敏度（一般为 7~10μV/mm）、高频滤波（70Hz）、低频滤波（0.3Hz 或 0.5Hz）或时间常数（0.3 秒或 0.6 秒）、50Hz 陷波、屏显时间（10 秒 / 屏）等。

（5）导联设置：确定仪器各项性能正常后开始脑电图采集，同时采用参考导联（单极导联）和双极导联记录，此外根据临床还可另增加环状导联、三角导联等。

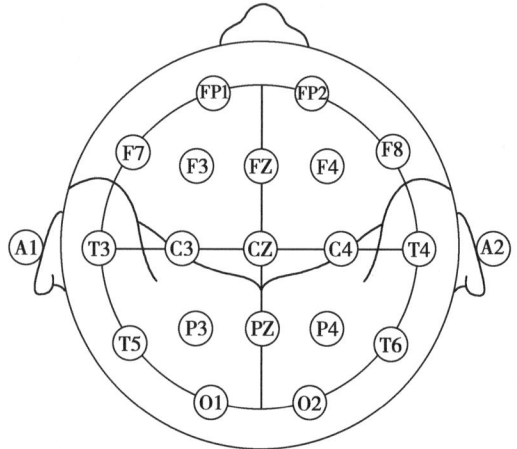

图 1-6-1　国际 10-20 系统的电极位置

3. 视频脑电记录　视频脑电图长程监测时需随时调整摄像头角度，以观察患者行为。在记录开始时或结束前进行各种诱发试验，包括睁闭眼诱发试验、过度换气试验和闪光刺激试验等。

（1）睁闭眼诱发试验：清醒安静状态下，待基线平稳时进行 2~3 次睁闭眼，每次 3~5 秒，间隔约 10 秒。

（2）过度换气试验：取坐位或立位时进行，闭目状态下，连续做 3 分钟深呼吸，20~25 次 /min。儿童不能合作者可令其吹置于嘴前纸片或风车。过度换气后至少描记 3 分钟，如有异常应描记到异常消失。高度怀疑癫痫者，可重复进行多次。急性脑血管病、严重心肺疾病、颅内压增高等临床危重患者不宜进行此项试验。

（3）闪光刺激试验：在相对暗环境下，过度换气结束 3 分钟后进行。患者最好取坐位，将闪光刺激器置于患者眼睛前 30cm 处，首先递增序列：1、2、4、6、8、10、12、14、16、19、20Hz，然后递减序列：60、50、40、30、25Hz，用不同频率给予闪光刺激，每个频率刺激 10 秒，间隔至少 7 秒，依次在睁眼 5 秒后、闭眼 5 秒后、每次刺激开始同时闭眼及结束即刻睁眼这三种状态下进行。

（4）事件标记：记录过程中患者状态改变和出现发作性症状，各种来源的伪差、各种诱发试验患者反应情况均需标记。尤其对于年龄较小的儿童，更需仔细观察和记录。

4. 回放分析　视频脑电监测结束后，对录像和脑电数据进行同步回放分析，脑电图报告应全面、简洁描述各种记录状态下（清醒、睡眠、各种诱发试验等）出现的各种正常及异常脑电图特征。如有发作性事件，应根据同步录像，详细描述发作同步的临床表现和脑电图改变。如脑电图显示类似发作期图形，而录像未见明显临床发作，需反复回看录像，以确定有无轻微临床发作或电发作。此外，还需进行对脑电图正常或异常程度的判定，与以前记录的结果进行比较，但一般不涉及临床疾病的诊断。

出具脑电图报告，选择脑电图形进行打印时应注意以下几点：

（1）需选择典型图形，能反映该患者的脑电图特点。

（2）对阵发性或发作期图形，要保留一定的前后背景活动作为对照。

（3）每次发作期脑电图尽量完整打印，一般从发作开始前 0.5~1.0 分钟直至发作后完全恢复背景活动后 1.0 分钟，对肌阵挛、痉挛等短暂发作也要保留其前后各 10 秒左右的图形。

如果发作持续时间较长,可间断打印几个有代表性的片段,但一定要注意突出发作的起始和结束部分。

(4)所有打印的片段均应标注状态和临床情况,如清醒、睡眠、发作起始、发作结束、发作表现等。

(五) 检查期间事件及处理

1. 视频脑电监测期间应始终有技术人员在场　观察患者和脑电图形的情况,随时调整摄像镜头、处理电极接触不良或电极线掉落等事件。

2. 发作性事件处置　视频脑电监测过程中如有发作性事件,特别是癫痫发作时,既要保证患者安全,也要保证脑电记录的质量,可进行以下操作。

(1)在保证患者安全的前提下,避免对其不必要的搬动,以减少干扰,还要避免人员对摄像镜头的遮挡。

(2)立即掀开被子,充分显露患者全身。

(3)调整摄像镜头,保证图像质量。

(4)呼唤患者姓名或要求其完成一些简单指令性动作,如"把左手抬起来",观察其意识和反应性。

(5)观察患者瞳孔和症状及演变过程。

(6)注意肌张力和局部抽动情况。

(7)发作结束后观察患者意识恢复情况,并询问其对发作的记忆和感受,以及有无托德瘫痪(Todd 瘫痪)等。

3. 必要时控制发作　对癫痫频繁发作、持续状态或电持续状态的患者,应与临床负责医师联系处理,必要时静脉给予抗癫痫药物控制发作。如有用药,应标明给药时间、种类和剂量,并在给药后持续监测 1~2 小时或更长时间,以观察药物对脑电图的影响和发作控制情况。

(六) 操作注意事项

1. 在学习视频脑电图检查操作前,需学习有关临床脑电图学的相关理论,包括脑电图的适应证、禁忌证,以及正常、异常脑电图的表现;熟悉脑电图的电生理学基础,掌握癫痫及其他中枢神经系统疾病的脑电图表现,以及脑电图的分析原则。

2. 根据相关指南和共识意见进行视频脑电图检查操作,监测过程中及时发现并排除伪差和其他故障,以降低假阳性率和假阴性率。

3. 视频脑电图回放分析时,要注意将录像与脑电图形进行同步对照分析,以准确判断发作性事件的性质和发作类型。

(七) 相关知识

目前视频脑电图检查临床主要应用于癫痫的诊断与鉴别诊断,但需要注意以下问题:

1. 癫痫患者的脑电图异常包括非特异性背景活动异常和阵发性异常,其中阵发性异常中癫痫样放电与癫痫发作有密切关系。以下因素可能影响癫痫样放电的检出率:

(1)记录时间:因癫痫样放电随机出现,若记录时间过短则难以观察,因此癫痫患者常需要长时间的视频脑电图检查。

(2)记录状态:癫痫样放电和 / 或癫痫发作常在睡眠期出现,因此视频脑电图检查应尽可能监测到更多的睡眠周期。

（3）记录电极：目前推荐使用 16 导及以上记录电极，8 导已不建议使用，因减少电极数目有可能遗漏某些局灶放电。有条件的脑电图室或出于特殊需要，可以增加更多导联记录。

（4）头皮电极常难以记录到大脑半球内侧面、底面、脑沟或脑裂内的局灶性放电。

2. 虽然癫痫样放电与癫痫发作有密切关系，但并非高度特异，也可见于非癫痫人群，包括健康人群和非癫痫性疾病人群。癫痫是一种临床诊断，所以仅有临床的癫痫样放电，不能作为癫痫的诊断依据，必须结合临床情况进行判定。视频脑电图记录到的癫痫样放电表明脑内存在异常兴奋区或癫痫性刺激区，仅可作为癫痫发作风险增加的一个指标。

三、检查规范操作表

视频脑电图检查规范操作核查见表 1-6-1。

表 1-6-1 视频脑电图检查规范操作核查表

项目	内容	是	部分	否
操作前准备	核对患者信息：包括姓名、性别、年龄、主诉			
	确认患者已经洗头，且洗后未用发胶等			
	询问患者药物服用情况（尤其是有无服用抗癫痫药物、镇静催眠药物和中枢兴奋药物等）和末次进食时间			
	询问患者详细病史，重点是惯常发作史，包括发作前状态、发作时演变过程和发作后表现；同时包括既往病史、出生史、生长发育史、手术史、家族史，以及有无新生儿惊厥及热惊厥史			
	查看患者病历本及既往影像学、脑电图检查结果			
	评估患者意识状态			
	明确患者有无视频脑电图检查的禁忌证			
	检查前应和患者及家属充分沟通：说明检查目的和检查过程的无痛苦、无伤害性；检查时应嘱患者保持平静放松，解释和示范睁闭眼、过度换气及闪光刺激试验检查过程；检查过程中如有发作性事件，患者或家属应及时标记，仔细观察和记录，并告知脑电图医师或技师			
	环境和检查仪器的准备：监测室内应保持安静、温度适宜、避免人员走动和过热过冷造成干扰；确认视频监测系统正常，包括摄像镜头和麦克风等；确认视频脑电图像采集系统及图文报告系统操作正常；监护设备、氧气及急救药品准备妥当			
操作过程	安置电极：根据国际 10-20 系统的位置安放至少 16 个记录电极			
	仪器调试			
	电极阻抗测试			
	仪器校准			
	生物校准			
	参数调整（包括灵敏度、高频滤波、低频滤波等）			
	导联设置			

续表

项目	内容	是	部分	否
操作过程	**视频脑电记录**			
	睁闭眼诱发试验			
	过度换气试验			
	闪光刺激试验			
	事件标记			
	监测期间事件及处理			
	回放分析：观察并能准确描述视频脑电图情况			
	基本节律			
	各种诱发试验的脑电图表现			
	发作间期的脑电图特征			
	发作期的临床表现和脑电图特征			
操作后处置	向患者和/或其家属简要介绍检查情况			
	与患者和/或其家属确定检查过程中有无发作性事件,以及相应的时间点和具体表现			
	能准确进行视频脑电图判读和临床意义解释			

四、常见操作错误及分析

1. 安置电极之前未对头皮进行认真清洁,导致电阻过高,脑电图形质量较差;可用95%酒精去除头皮脂质,必要时用磨砂膏去除头皮角质层,以降低电阻。

2. 由于操作者未将仪器参数调整到标准参考范围,导致脑电图形失真,应在仪器校准及生物校准完全一致后,调整仪器参数,包括灵敏度、高频滤波、低频滤波或时间常数、50Hz陷波、屏显时间等。

3. 检查过程中患者有发作性事件,但由于患者家属遮挡摄像镜头,导致不能充分观察患者发作表现。应在检查前与患者及家属交代常见发作性时间及应对措施,在保证患者安全的前提下,避免对患者进行不必要的搬动或其他操作,以全面录像、减少干扰。

五、常用训练方法简介

1. 目前视频脑电图检查的训练主要包括理论学习和操作实践两部分,要求在经验丰富的神经内科癫痫亚专科医师和脑电图技师的指导下,不仅能熟练掌握视频脑电图的操作流程,同时能准确进行视频脑电图判读。

2. 规范的视频脑电图检查方法是视频脑电图判读质量的基本保证。学员可在人体模型头部进行电极安放,并能讲述完整的操作过程(图1-6-2);之后,学员可在脑电图技师的指导下分管至少1例患者,负责全部检查过程,包括检查前向患者和家属交代注意事项、监测期间各种事件的处理,以及视频脑电图仪器的维护等。

3. 熟悉癫痫和其他神经系统疾病的脑电图表现、掌握视频脑电图的判读方法、独立出具视频脑电图报告。学员可通过学习视频脑电图图库中不同神经系统疾病,尤其是各类癫痫发作的视频脑电图报告,独立出具新患者的报告,并由癫痫亚专科医师和脑电图医师审核并指正。

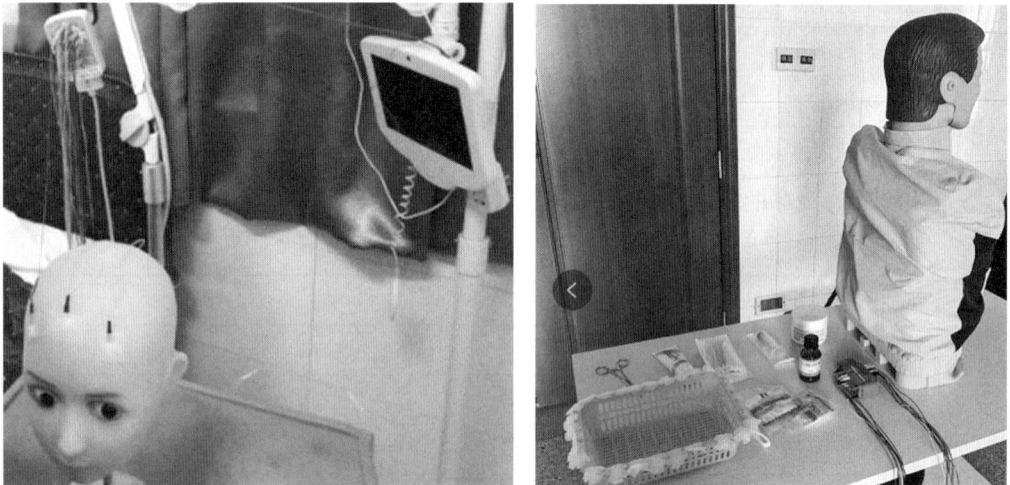

图 1-6-2　人体模型头部进行电极安放

六、相关知识测试题

1. 患者,女,21 岁,因"发作性神志不清、四肢抽搐 3 个月"就诊,既往无特殊病史,具体用药不详。下一步处理中,最为必要的是

    A. 血常规检查　　　　　　　　B. 肌电图检查　　　　　　　　C. 腹部超声检查

    D. 凝血常规检查　　　　　　　E. 视频脑电图检查

2. 患者,男,20 岁,因"发作性愣神 1 年"就诊。下列检查中,对诊断最为必要的是

    A. 心电图检查　　　　　　　　B. 视频脑电图检查　　　　　　C. 腰椎穿刺检查

    D. 血常规检查　　　　　　　　E. 颅脑 CT 检查

3. 患者,45 岁,因"开放性颅脑外伤"入院。下列检查中,**不能**进行的是

    A. 测量血压　　　　　　　　　B. 心电图检查　　　　　　　　C. 腹部超声检查

    D. 视频脑电图检查　　　　　　E. 颅脑 CT 检查

4. 下列选项中,**不属于**脑电图诱发试验的是

    A. 睁闭眼诱发试验　　　　　　B. 过度换气试验　　　　　　　C. 剥夺睡眠

    D. 闪光刺激试验　　　　　　　E. 视频脑电图

5. 患者,男,65 岁,因"1 年前行胶质瘤切除术,此次出现发作性抽搐"就诊。下列检查中,最为必要的是

    A. 视频脑电图检查　　　　　　B. 血常规检查　　　　　　　　C. 心电图检查

    D. 腹部超声检查　　　　　　　E. 血管超声检查

答案:1. E　2. B　3. D　4. E　5. A

第七节　经颅黑质超声检查

一、概述

经颅超声(transcranial sonography,TCS)是通过颞窗来获取中脑、丘脑等深部脑组织结构高分辨率图像的一种检查方法。1995 年,由 Becker 等首次应用经颅超声发现帕金森病患者的中脑黑质存在异常强回声。目前已将通过颞窗探测到黑质异常高回声(substantia nigra hyperechogenicity)作为帕金森病诊断标准中的支持标准之一纳入《中国帕金森病的诊断标准(2016 版)》。

二、操作规范流程

(一) 适应证

1. 经颅黑质超声检查主要适用于帕金森病及帕金森综合征的诊断与鉴别诊断。

2. 特发性震颤、肌张力障碍、不宁腿综合征、亨廷顿病、肝豆状核变性、遗传性共济失调、正常颅内压脑积水等运动障碍疾病的辅助诊断。

(二) 禁忌证

经颅黑质超声检查无明确禁忌证,但下列情况不适宜接受检查或结果会受到一定影响。

1. 受检部位有溃疡或脓肿的患者。

2. 危重病患者及不能配合检查者。

(三) 操作前准备

1. 患者的准备　检查前向患者解释经颅黑质超声检查的目的和该项检查无痛、无创的特点,使被检者保持放松合作。

2. 检查环境和仪器的准备

(1)经颅黑质超声检查应在专门的检查室内进行,灯光柔和、微弱。

(2)检查室内应保持安静、温度适宜,备有检查床。

3. 操作者的准备

(1)核对患者信息:包括姓名、性别、年龄、主诉及临床诊断。

(2)确认被检者头皮无明显溃疡、脓肿,能够配合完成检查。

(四) 操作步骤

1. 超声设备参数设置　需配备 2.0~3.5MHz 的相控阵探头,穿透深度为 14~16cm,动态范围为 45~55dB,图像亮度及时间增益补偿根据需要进行调整。

2. 检查方法

(1)依据目前国际经颅黑质超声探查规范,被检者取仰卧位,室内避光。检查者位于受检者头顶上方或侧方。

(2)在检查部位或探头上涂以适量超声耦合剂。将探头分别紧贴于其两侧颞窗,保持探头检查面与皮肤紧密接触。

(3)检查时在颞窗附近移动探头,寻找最佳的声窗位置,探头沿耳眶线轴向可扫描中脑横断面;探头于中脑平面朝受检者头部偏转 10°~20° 即可扫描丘脑横断面。

（4）通过声窗看到脑内结构和对侧颅骨的回声信号时,用小指及手的尺侧控制好探头的稳定性并调整探头,使图像尽量清晰。

（5）冻结图像,用光标手工标记需要测量的异常高回声信号,仪器自动计算出面积,也可保存图像脱机后测量。

3. 检查内容

（1）声窗条件评估:经颅黑质超声检查是经过颞骨声窗完成的,声窗对超声波的透声条件好坏对检查能否顺利完成至关重要。因此,检查前需要首先评估声窗情况。声窗条件分为声窗良好、声窗欠佳、透声不良 3 种情况。

（2）中脑平面:此平面的标志是相对均质的蝴蝶形中脑低回声被周围高回声的基底池所环绕,在低回声的中脑内可看到红核的回声,中线部位的高回声信号为脑干中缝和导水管。观察中脑黑质区有无异常高回声,如发现黑质区强回声信号,应找到最清楚的部位,冻结图像。半定量评估回声强度并将图像放大 2~3 倍后,测量高回声信号的面积。中脑黑质回声的判定方法如下:

1）根据回声强度进行半定量分级

①Ⅰ级:黑质呈均匀分布的低回声;②Ⅱ级:黑质内见散在点状或细线状稍高回声;③Ⅲ级:黑质回声呈斑片状增强,回声强度低于周围脑池;④Ⅳ级:黑质回声呈斑片状增强,回声强度等于周围脑池;⑤Ⅴ级:黑质回声呈斑片状增强,回声强度高于周围脑池。将黑质回声强度Ⅰ级、Ⅱ级判定为正常,≥Ⅲ级判定为异常。

2）当回声强度 ≥Ⅲ级时,计算双侧黑质强回声总面积 / 中脑总面积（hyper-substantia nigra/midbrain,S/M）,若黑质强回声面积 ≥0.2cm^2 或 S/M ≥7%,则判定黑质异常强回声。

在中脑平面还可以观察到脑干中缝核回声信号是否连续,正常时中缝核高回声信号为一条连续的线,中断或无回声则提示异常。中缝核分级:1 级,中缝核回声中断或无回声;2 级,中缝核呈高回声连续线。

（3）第三脑室及丘脑平面:将探头从中脑平面向上倾斜约 10° 为第三脑室平面,此层面可以看到两条平行的第三脑室回声信号、基底节区和丘脑。测量第三脑室宽度,观察双侧基底节区豆状核、尾状核、丘脑有无异常高回声信号。

第三脑室宽度测量:两条亮线间的垂直距离,即同侧内缘至对侧内缘距离。第三脑室最大横径:20~60 岁 <7mm,60 岁及以上 <10mm。位于第三脑室两侧呈相对均质等或低回声的区域为丘脑,丘脑前外侧呈外宽内窄的扇形低回声即为豆状核。豆状核回声的判定方法:根据回声强度进行半定量分析,均质低回声视为正常,回声增强高于周围脑实质则视为异常强回声。

（4）侧脑室平面:将探头从中脑平面向上倾斜约 25° 为侧脑室平面。此平面可观察侧脑室宽度。侧脑室额角距离:20~60 岁 <17mm,60 岁及以上者 <20mm。

（5）后颅凹小脑平面:探头从中脑平面向背侧旋转 45° 并向小脑方向倾斜 10°~45° 为后颅凹小脑层面。此平面可观察小脑齿状核有无异常回声信号,第四脑室有无异常扩大。

（五）并发症及处理

经颅黑质超声检查无创、安全、简便,无明显并发症及风险。

（六）操作注意事项

1. 被检者需保持安静状态;操作者手法要轻柔,避免过度的压力,导致被检者局部不适。

2. 被检者若颞窗局部头发浓密,需要备皮处理。被检者经声窗条件评估后,发现其声透条件差且不适宜行经颅黑质超声检查时,需向被检者进行充分解释。

3. 根据患者头围大小调整检测深度和探头声束的方向。

4. 注意增益调节,使黑质部位的声像图显示最清晰。

（七）相关知识

1. 经颅黑质超声检查的优势　具有无创、无辐射、操作简便、费用低廉、无须受检者完全制动,以及对基底节等深部脑结构有较好的灵敏度和特异度的优点。

2. 经颅黑质超声检查的局限性　对受检者颞窗的声透条件依赖性较大,且易受操作者技术和经验的影响。

三、检查规范操作表

经颅黑质超声检查规范操作核查见表 1-7-1。

表 1-7-1　经颅黑质超声检查规范操作核查表

项目	内容	是	部分	否
操作前准备	患者准备:核对患者信息;明确适应证,判断是否存在禁忌证;签署知情同意书			
	物品准备:超声耦合剂、超声成像系统调试为经颅超声二维灰阶模式、耦合剂擦拭纸			
	操作者准备:再次核对患者信息;说明检查目的和检查过程的无痛苦、无伤害性;检查时应嘱患者保持平静放松;检查过程中如有特殊不适,患者或其家属应及时告知医师或技师			
操作过程	仪器调试:调整超声诊断系统的动态范围 45~55dB;选择 2.0~3.5MHz 探头、调整探查深度为 14~16cm			
	嘱咐患者取仰卧或侧卧位,充分暴露耳屏上方			
	输入患者的基本信息			
	评估声窗条件:选择颞窗最佳的探查部位,根据需要适当进行参数调整,包括图像亮度、时间增益补偿等,以获得理想声像图			
	依次从中脑水平、丘脑水平探查相应结构			
	结果判定			
	第三脑室最大横径:20~60 岁 <7mm,60 岁及以上 <10mm			
	中脑黑质:黑质区强回声面积 ≥0.2cm^2 或 S/M ≥7%,则判定黑质区异常强回声			
	观察丘脑水平豆状核区、尾状核头部是否存在异常回声			
操作后处置	向患者和 / 或其家属简要介绍检查情况			
	保存受检者声像图,根据诊断标准规范书写报告,并准确描述经颅黑质超声异常情况及临床意义			

四、常见操作错误及分析

1. 检查前未切换选用 2.0~3.5MHz 的相控阵探头,而使用了高频浅表探头,从而误认为受检者颞窗声透条件差。

2. 经颅黑质超声检查操作中未将中脑黑质区域的声像图清晰度调节至最佳状态,导致黑质异常回声面积测算偏差,影响超声诊断及分级。

五、常用训练方法简介

1. 目前经颅黑质超声检查的训练主要包括理论学习和操作实践两部分,要求在经验丰富的颅脑超声医师的指导下,能熟练掌握经颅黑质超声的操作流程,同时能准确进行经颅黑质超声声像图的判读。

2. 熟悉帕金森病及其他运动障碍疾病的经颅超声特点,掌握经颅超声图像的判读方法。学员可通过学习经颅超声的国际指南及相关文献,结合实践操作和探索,独立出具经颅超声报告,由经颅超声专科医师审核并指正。

六、相关知识测试题

1. 黑质高回声对 PD 诊断的灵敏度和特异度大致是
   A. 60%、80%　　　　　　B. 90%、30%　　　　　　C. 83%、87%
   D. 90%、100%　　　　　　E. 50%、50%

2. 若要判定为高回声,中脑黑质回声应
   A. $\geq 0.1cm^2$　　　　　　B. $\geq 0.2cm^2$　　　　　　C. $\geq 0.3cm^2$
   D. $\geq 0.4cm^2$　　　　　　E. $\geq 0.5cm^2$

3. 患者,女,62 岁,因"肢体震颤,行动迟缓 1 年"就诊,颅脑 MRI 平扫未见明显异常。为寻找诊断的支持依据,最应进行的检查是
   A. 血常规检查　　　　　　　　B. 肌电图检查
   C. 颅脑 CT 检查　　　　　　　　D. 脑涨落图检查
   E. 经颅黑质超声检查

4. 患者,女,48 岁,双手震颤 2 年,头皮车祸外伤 2 天。下列检查中,**不能**进行的是
   A. 测量血压　　　　　　　　　B. 心电图检查
   C. 腹部超声检查　　　　　　　D. 经颅黑质超声检查
   E. 颅脑 CT

5. 多系统萎缩患者经颅黑质超声常见表现为
   A. 黑质异常强回声
   B. 黑质及豆状核强回声
   C. 黑质回声正常、豆状核异常强回声
   D. 黑质、豆状核回声正常
   E. 黑质回声正常、豆状核低回声

答案: 1. C　2. B　3. E　4. D　5. C

第八节　脑涨落图检查

一、概述

脑涨落图检查是指分析脑内神经递质与脑电超慢波的动态规律,并采取频谱分析、非线性和涨落等方法,从脑电信号中提取神经递质所对应的超慢波,根据超慢频率谱中的特征频率与神经递质的对应关系,对超慢波进行分析,进而得出脑内数种神经递质的功率、相对功率及大脑功能的相关参数,以定量反映脑内多种神经递质系统各环节活动的整合功能(是功能而不是浓度)的一种方法。脑涨落图检查可用于神经精神系统疾病的辅助诊断、治疗方案的选择,以及亚健康人群大脑功能的检查和评估。

二、操作规范流程

(一) 适应证

主要用于成人神经精神心理疾病的辅助诊断。

(二) 禁忌证

1. 绝对禁忌证　严重头皮外伤、开放性颅脑外伤、颅脑手术后切口未愈合,无法安放电极或可能因检查造成感染者。

2. 相对禁忌证　极度躁动不安或严重精神行为异常,无法使其配合检查者。

(三) 操作前准备

1. 患者的准备

(1)检查前 24~48 小时内需清洗头发,且洗后不用发胶等,确保检查时头部清洁、干燥。

(2)检查前一天避免服用含咖啡因、苯丙胺、麻黄素(如感冒药)等的药物;抗癫痫药可能影响检测结果,不能停药者要说明药名、剂量和用法,以便医师阅片时参考。

(3)检查前向患者做好解释:勿穿尼龙衣,避免静电干扰;避免紧张、眨眼、咬牙、吞咽、摇头或全身活动;有汗者应休息等汗干后再做检查,以避免误差影响结果。检查时,嘱患者保持自然,不要有恐惧心理,全身肌肉放松,以免产生肌电干扰。

2. 物品(器械)的准备

(1)脑涨落图检查应在专门的检查室内进行,灯光柔和、微弱,避免强磁场、高频手术设备及手机信号等干扰,20m 内避免大功率设备工作。

(2)检查室内应保持安静、温度适宜,被检者 1m 范围内避免外界活动,避免人员走动和过热过冷造成干扰。

3. 操作者的准备

(1)核对患者信息:包括姓名、性别、年龄、主诉。

(2)确认患者头皮、头发干净,未用发胶等。

(四) 操作步骤

1. 安置电极

(1)患者可采用坐位、仰卧位。

(2)安置电极之前应对头皮进行认真清洁,可用 95% 酒精去除头皮脂质,必要时用磨砂膏去除头皮角质层,以降低电阻,增加导电性能。

(3)头皮电极的准备:使电极纱布端保持干净,并在盐水中充分浸泡。

(4)电极的安装位置:目前通用的为国际 10-20 系统电极设置,包括 16 个记录电极及 2 个参考电极的标准位置。双侧参考电极置于左右耳垂(A1、A2)。用皮尺测量基线长度后,按比例安置电极才能称之为国际 10-20 系统,否则只能称为近似 10-20 系统。

测量时应用标志笔在头皮上点出电极位置。先用皮尺测量两条基线,一条为鼻根至枕外隆凸的前后连线,另一条为双侧外耳孔的左右连线。两者在头顶的交点为 Cz(中央中线)电极的位置。从鼻根向后 10% 处为 FPz(额极中线)电极,从 FPz 向后 20% 处为 Fz(额中线),之后依次每 20% 距离处为一个电极位置,从 Fz 向后依次为 Cz(中央中线)、Pz(顶中线)及 Oz(枕中线),Oz 与枕外隆凸间的距离应为 10%。

另一基线为双侧外耳孔连线,从左向右距左外耳孔 10% 处为 T3(左中颞),之后向右每 20% 处放置一个电极,依次为 C3(左中央)、C4(右中央)、T4(右中颞),T4 应在距右外耳孔 10% 处。FPz 通过 T3 至 Oz 联线为左颞平面,距 FPz 向左 10% 处为 FP1(右额极),从 FP1 每向后 20% 依次为 F7(左前颞)、T3、T5(左后颞)及 O1,其中 T3 为此线与双外耳道连线的交点,O1 应在距 Oz 10% 处。右侧与此相同,从前到后依次为 Fp2(右额极)、F8(右前颞)、T4、T6(右后颞)及 O2(右枕)。从 Fp1 至 O1 及 Fp2 至 O2 各做一连线,为矢状旁平面,从 Fp1 向后各距离 20% 处依次为 F3(左额)、C3(左中央)及 P3(左顶),P3 应在距 O1 20% 处。右侧与此相同,从 Fp2 向后各距离 20% 处依次为 F4(右额)、C4(右中央)及 P4(右顶),P4 应在距 O2 20% 处。

2. 脑电信号采集 按国际标准 18 导联(Fp1、Fp2、F3、F4、F7、F8、C3、C4、T3、T4、T5、T6、P3、P4、O1、O2、A1、A2)放置好点极,开启脑电信号采集按钮,记录 10 分钟脑电信号,手动去除电生理伪迹,经模数转换后储存分析。

3. 报告书写 点击"分析报告预览",浏览分析结果,填写报告信息,具体如下:

(1)查看报告中的"递质功率分析"部分:若全部神经递质功率下降,则书写"全部递质功率下降";若有多于 6 种的神经递质功率下降,则书写"多项神经递质功率下降";若大部分或全部神经递质功率上升,则不予报告。

(2)查看报告中的"递质相对功率分析"部分:若 γ- 氨基丁酸(γ-aminobutyric acid,GABA)的相对功率下降,则书写"GABA 相对功率下降";若谷氨酸(glutamic acid,Glu)相对功率下降,则报告"Glu 相对功率下降";若两者相对功率同时下降,则书写"GABA、Glu 相对功率下降";若有上升则不予报告。

(3)查看报告中的"递质相对功率分析"部分:除 GABA 和 Glu 外,其余 7 项神经递质相对功率的变化,包括上升和下降,皆需要报告。

(4)结论的书写:根据"提示"部分"全部神经递质功率下降"或"多项神经递质功率下降",则书写"大脑整体递质功能下降";若"提示"部分为"GABA 和 / 或 Glu 相对功率下降",则报告"GABA 和 / 或 Glu 功能下降"。

查看报告中递质间的兴奋抑制平衡状况,综合判断,予以报告。

1)若仅有兴奋性神经递质相对功率上升,则书写"脑内递质兴奋功能增强"。

2)若仅有兴奋性神经递质相对功率下降,则书写"脑内递质兴奋功能不足"。

3)若仅有抑制性神经递质相对功率上升,则书写"脑内递质抑制功能增强"。

4)若仅有抑制性神经递质相对功率下降,则书写"脑内递质抑制功能不足"。

5)若兴奋性神经递质和抑制性神经递质相对功率同时上升或者同时下降,则书写"脑内递质兴奋抑制功能平衡紊乱"。

6)若兴奋性神经递质 A 相对功率有上升,同时兴奋性神经递质 B 相对功率下降,则书写"脑内递质兴奋抑制功能平衡紊乱"。

7)若抑制性神经递质 A 相对功率有上升,同时抑制性神经递质 B 相对功率下降,则书写"脑内递质兴奋抑制功能平衡紊乱"。

8)若兴奋性神经递质相对功率上升,同时抑制性神经递质相对功率降低,则书写"脑内递质兴奋功能增强,脑内递质抑制功能不足"。

9)若兴奋性神经递质相对功率下降,同时抑制性神经递质相对功率上升,则书写"脑内递质兴奋功能不足,脑内递质抑制功能增强"。

(五) 并发症及处理

1. 脑电信号采集期间应始终有相关技术人员在场,观察患者和脑电图形的情况,随时观察患者是否出现头、面部等随意动作,并及时处理电极接触不良或电极线掉落等事件。

2. 发作性事件处置　脑电信号采集过程中,如有发作性事件,特别是癫痫发作时,既要保证患者安全,也要保证脑电信号采集的质量,可进行以下操作:

(1)在保证患者安全的前提下,避免对其进行不必要的搬动,以减少干扰。

(2)呼唤患者姓名或要求其完成一些简单的指令性动作,如"把左手抬起来",观察其意识和反应性。

(3)观察其瞳孔和症状及演变过程。

(4)注意肌张力和局部抽动情况。

(5)发作结束后观察患者意识恢复情况,并询问患者对发作的记忆和感受等。

3. 对癫痫频繁发作、持续状态的患者,应与临床负责医师联系处理,必要时静脉给予抗癫痫药物控制发作,且应待患者症状控制后,再酌情行脑电信号采集。

(六) 操作注意事项

1. 在信号采集过程中,受检者周围 1m 范围内禁止外界事物活动。

2. 在信号采集过程中,患者应始终保持清醒、安静、闭目及放松状态,避免受检者在检查过程中频繁瞬目、口面部频繁动作等,同时监测各导联的连接性,避免因电极与头皮的接触不良或电极线通路损害而导致相应导联伪差出现时间过久,影响计算机记录数据的真实性。

3. 电极使用一段时间后,电极纱布端会被头屑等堵塞,导致导电性能下降,必须定期更换电极端的纱布,一般 1 个月更换一次。

(七) 相关知识

1. 递质功率分析了 9 种递质所对应超慢波的功率,递质功率的高低直接反映了递质功能的高低。由于大脑的强大自我调节作用,9 种递质的功率常同时升高或同时降低。

2. 递质功率升高常见于急性脑疲劳或急性脑病、兴奋性食物或药物、头痛或头晕等脑部缺血缺氧、儿童、弱抑制药物影响。

3. 递质功率降低常见于各种慢性脑病,如精神心理疾病、慢性脑疲劳等;抑制类药物的作用也可导致。

4. 递质相对功率反映了各个递质之间的平衡关系;脑功能指数反映了参与调解大脑某

项功能的多个神经递质之间的平衡关系。

三、检查规范操作表

脑涨落图检查规范操作核查见表 1-8-1。

表 1-8-1　脑涨落图检查规范操作核查表

项目	内容	是	部分	否
操作前准备	核对患者信息：包括姓名、性别、年龄、主诉			
	确认患者已经洗头，且洗后未用发胶等			
	询问患者药物服用情况（尤其是有无服用抗癫痫药物、镇静催眠药物和中枢兴奋药物等）和末次进食时间			
	明确患者有无脑涨落图检查的禁忌证			
	检查前应和患者及家属充分沟通：说明检查目的和检查过程的无痛苦、无伤害性；检查时应嘱患者保持平静放松；检查过程中如有发作性事件，患者或家属应及时标记，仔细观察和记录，并告知医师或技师			
	环境和检查仪器的准备：监测室内应保持安静、温度适宜，避免人员走动和过热过冷造成干扰；脑电采集系统及图文报告系统操作正常			
操作过程	安置电极：根据国际 10-20 系统的位置安放 16 个记录电极，2 个耳垂参考电极			
	仪器调试			
	检查放大器接口是否良好			
操作后处置	向患者和 / 或其家属简要介绍检查情况			
	与患者和 / 或其家属确定检查过程中有无发作性事件，以及相应的时间点和具体表现			

四、常见操作错误及分析

1. 安置电极之前未对头皮进行认真清洁，导致电阻过高，脑电信号质量较差，可用 95% 酒精去除头皮脂质，必要时用磨砂膏去除头皮角质层，以降低电阻。

2. 脑电信号采集过程中，由于操作者未及时发现某若干导联出现的伪差，伪差记录时间过久，导致脑电信号失真，所得数据偏差过大。

五、常用训练方法简介

1. 目前脑涨落图检查的训练主要包括理论学习和操作实践两部分，要求在经验丰富的神经内科医师的指导下，不仅能熟练掌握脑涨落图的操作流程，同时能准确进行脑涨落图结果的判读。

2. 规范的脑涨落图检查方法是保证脑涨落图报告质量关键。学员可在人体模型头部上进行电极安放，并讲述完整的操作过程；之后，学员可在检查医师的指导下分管至少一例患者,负责全部检查过程,包括检查前向患者和家属交代注意事项,以及脑涨落图仪器的维护等。

3. 熟悉常见神经精神疾病的脑涨落图表现、掌握脑涨落图的判读方法、独立出具脑涨落图报告。

六、相关知识测试题

1. 患者,女,21 岁,因"头部不适 3 个月"就诊,既往无特殊病史,体格检查未见异常,颅脑 MRI 检查示正常。下一步应建议患者进行的检查是

  A. 血常规检查   B. 肌电图检查   C. 颅脑 CT 检查

  D. 脑涨落图检查   E. TCD 检查

2. 患者,32 岁,开放性颅脑外伤。**不能**进行的检查是

  A. 测量血压   B. 心电图检查   C. 腹部超声检查

  D. 脑涨落图检查   E. 颅脑 CT 检查

3. 脑涨落图检查过程中,需要患者完成的是

  A. 保持安静、清醒、闭目   B. 过度换气试验   C. 剥夺睡眠试验

  D. 闪光刺激试验   E. 睁闭眼诱发试验

4. 脑涨落图检查过程中,如遇患者头部持续不自主抖动,合理的处理是

  A. 无须特殊处理,继续完成上述检查

  B. 操作人员双手固定患者头部,继续完成上述检查

  C. 告知患者及家属头部不自主运动对脑电信号采集的影响,征求患者及家属意见,
   决定是否终止该项检查

  D. 嘱咐患者躺于检查床上,继续完成上述检查

  E. 给予患者镇静处理后完成上述检查

5. 因操作人员未及时观察发现某一电极接触不良,导致该导联的基线在大部分采集时间段中均存在明显干扰。下列处理中正确的是

  A. 无须处理,采用系统生成的数据

  B. 调整好相关电极,重新采集脑电信号

  C. 建议完善脑电图检查

  D. 通过干扰清除模块删除干扰部位的脑电数据

  E. 放弃该项检查

 答案:1. D 2. D 3. A 4. C 5. B

第二章

神经内科常用评估方法

第一节 美国国立卫生研究院卒中量表

一、概述

美国国立卫生研究院卒中量表（National Institutes of Health Stroke scale，NIHSS）是目前国际通用的、简明易行的评估急性卒中患者神经功能缺损程度的评分量表，它较为全面地评价卒中后的功能障碍，评价标准客观，信度和效度经临床试验证实较高，对卒中预后的预测价值高。

该量表包括意识水平、凝视、视野、面瘫、上肢运动、下肢运动、共济失调、感觉、语言、构音障碍、忽视症 11 项内容，其适用范围有一定的局限性，除视野、忽视症、共济失调外，其他均是反映前循环病变的条目，后循环卒中所分配的分值权重较少。同时，NIHSS 评分量表在急性期灵敏度高，对于卒中恢复期和后遗症期灵敏度欠佳（附表 1）。

二、操作规范流程

（一）适应证

1. 卒中患者神经功能缺损程度的评估及患者神经功能变化的监测。

2. 卒中患者急性期、病情进展及预后情况的评估。

3. 卒中患者静脉溶栓的决策和溶栓后预后的判断。

4. 临床研究中基线资料的匹配和一致的结局评价。

（二）禁忌证

NIHSS 评分相对安全，无明确禁忌证。在评估过程中需注意对患者的保护，避免患者从床旁跌落。

（三）操作前准备

1. 患者的准备

（1）使患者处于舒适、安静的环境，病情相对稳定。

（2）家属注意护理和监护，避免摔倒等不良事件。

（3）患者不宜空腹，并尽量选择在自己最不疲劳的状态下接受评估。

2. 物品(器械)的准备

(1)NIHSS 评分表。

(2)大头针或棉签。

(3)记录用笔 1 支。

3. 操作者的准备

(1)操作者评估前需熟悉掌握 NIHSS 评分的各项流程和注意事项,如有条件,可在经过规范化培训后,或者在有经验医师的指导下对患者进行评分。

(2)核对患者个人信息:包括姓名、性别、年龄、床号等。

(3)评分前征得患者本人及其家属的知情同意,并告知患者进行 NIHSS 评分的目的和注意事项,避免患者的紧张情绪。

(4)确认患者目前的病情状态,避免在患者病情危重或极度不适状态下进行评估。

(四) 操作步骤

1. 意识水平(LOC)

(1)LOC- 反应:评估患者的反应,可以对患者打招呼、自我介绍、问哪里不舒服等,进行语言刺激;也可按摩胸骨、按压甲床等,对患者进行疼痛刺激,即使不能全面评价(如气管插管、语言障碍、气管创伤及绷带包扎等),检查者也须至少选择 1 个反应。只有在患者对有害刺激无反应(不是反射)时,才记录 3 分(表 2-1-1)。

表 2-1-1 LOC- 反应评分

评分/分	测试结果
0	清醒:反应灵敏
1	嗜睡:轻微刺激能唤醒,可回答问题,执行指令
2	昏睡或反应迟钝:需反复刺激、强烈或疼痛刺激才有非刻板的反应
3	昏迷:仅有反射性活动或自发性反应,或完全无反应、弛缓性瘫痪、无反射

(2)LOC- 提问:提问当前月份、患者年龄。仅对初次回答评分。因失语和昏迷而不能理解问题,记 2 分;因气管插管、气管创伤、严重构音障碍、语言障碍或其他任何原因不能完成者(非失语所致),记 1 分。可书面回答(表 2-1-2)。

表 2-1-2 LOC- 提问评分

评分/分	测试结果
0	两项均正确
1	一项正确,或非失语所致,如气管创伤等原因不能完成者
2	两项均不正确,或失语和昏迷者不能理解问题,默认昏迷评分(GCS)

(3)LOC- 指令:让患者睁闭眼、非瘫痪侧握拳再松开。每项指令只可重复一次,仅对最初反应评分。有明确努力但由于虚弱而未完成者视为成功。若患者无法理解语言指令,可用动作示意,不影响评分。对创伤、截肢或其他生理缺陷者,应予适当的指令(表 2-1-3)。

表 2-1-3　LOC- 指令评分

评分 / 分	测试结果
0	两项均正确
1	一项正确
2	两项均不正确

2. 凝视　只测试水平眼球运动。对随意或反射性眼球运动记分。若眼球偏斜能被随意或反射性活动纠正,记 1 分。若为孤立的周围性眼肌麻痹记 1 分。对失语者,凝视是可以测试的。对眼球创伤、绷带包扎、盲人或有其他视力、视野障碍者,由检查者选择一种反射性运动来测试。与患者建立眼神交流,然后从一侧向另一侧运动,通过患者能否保持眼神接触发现凝视麻痹(表 2-1-4)。

表 2-1-4　凝视评分

评分 / 分	测试结果
0	正常
1	部分凝视麻痹(单眼或双眼凝视异常,但无强迫凝视或完全凝视麻痹);孤立的周围性眼肌麻痹
2	强迫凝视或完全凝视麻痹(不能被头眼反射克服)

3. 视野　保持双眼注视前方,遮住一只眼,若能看到另一侧的上或下象限有几根手指,则为正常。若单眼盲或眼球摘除,则检查另一只眼。明确的非对称盲(包括象限盲),记 1分;全盲(任何原因),记 3 分;濒临死亡,记 1 分。可以通过动作回答。昏迷患者根据视威胁检查法观察其视野,即检查者的手指从每个象限快速地移向患者的眼,查看其是否眨眼,视威胁检查正常记为 0 分(表 2-1-5)。

表 2-1-5　视野评分

评分 / 分	测试结果
0	无视野缺损
1	明确的非对称盲(包括象限盲)或部分偏盲或濒临死亡
2	完全偏盲
3	双侧偏盲(包括皮质盲)或任何原因的全盲

4. 面瘫　言语指令或动作示意,观察患者面部表情是否对称,如要求患者示齿、闭眼、抬眉等。对反应差或不能理解的患者,根据伤害性刺激时表情的对称性评分。有面部创伤 /绷带、经口气管插管、胶带或其他物理障碍影响面部检查时,应尽可能移开。评分的一个有效方法:任何明确的上运动神经元面瘫,记 2 分;必须功能完全正常,才可记 0 分;二者之间的状况,包括鼻唇沟变浅,记 1 分;严重昏睡或昏迷、双侧瘫痪、单侧下运动神经元面部无力的患者,记 3 分(表 2-1-6)。

表 2-1-6　面瘫评分

评分分	测试结果
0	正常
1	轻微(微笑时鼻唇沟变平,不对称)
2	部分(下面部完全或几乎完全瘫痪)
3	完全(单或双侧瘫痪,上下面部缺乏运动)

5. 上肢运动　肢体置于合适的位置:伸臂(掌心向下)90°(坐位)或45°(仰卧)。根据上肢是否在10秒内落下,给予评分。评定者可以抬起患者的上肢到要求的位置,并鼓励患者坚持,在释放肢体的瞬间开始计数;不要用语言训练患者,也不要看着患者大声喊着计数并用手指示意计数;不要同时测双侧肢体;对失语者用声音或手势引导,不要用伤害性刺激。依次检查每个肢体,从非瘫痪侧上肢开始。只有在截肢或肩关节融合时,才记为无法测量(UN),且要写明原因。上肢运动评分需评估双侧肢体,合计8分(表2-1-7)。

表 2-1-7　上肢运动评分

评分/分	测试结果
0	于要求位置,10秒内无下落
1	能抬起但不能坚持10秒,下落时不撞击床或其他支持物
2	试图抵抗重力,但不能维持坐位90°或仰卧位45°
3	无法抵抗重力,肢体立即下落,但仍可进行某些运动(如耸肩)
4	无运动,无法引发上肢的随意运动
8	默认昏迷评分(GCS)
UN	截肢或关节融合(解释:5a 左上肢;5b 右上肢)

注:UN 表示无法测量。

6. 下肢运动　肢体置于合适的位置:下肢卧位抬高30°,根据下肢是否在5秒内落下,给予评分。评定者可以抬起患者的下肢到要求的位置,并鼓励患者坚持,在释放肢体的瞬间开始计数;不要用语言训练患者,也不要看着患者大声喊着计数并用手指示意计数;不要同时测双侧肢体;对失语者用声音或手势引导,不要用伤害性刺激。依次检查每个肢体,从非瘫痪侧下肢开始。只有在截肢或髋关节融合时,才记为无法测量(UN),且要写明原因。下肢运动评分需评估双侧下肢,合计8分(表2-1-8)。

7. 肢体共济失调　目的是发现一侧小脑病变。检查时睁眼,若有视力障碍,应确保检查在无视野缺损中进行。进行双侧指鼻试验、跟膝胫试验。若患者明显虚弱无法完成动作、不能理解治疗或肢体瘫痪不记分。盲人用伸展的上肢摸鼻。从非瘫痪侧开始测试。截肢或关节融合患者记为无法解释(UN),并做好记录(表2-1-9)。

表 2-1-8　下肢运动评分

评分 / 分	测试结果
0	于要求位置,5 秒内无下落
1	5 秒内下落,虽不能保持在要求位置,但未碰到床或其他支持物
2	试图抵抗重力,但 5 秒内下落至床或其他支持物
3	无法抵抗重力,肢体立即下落,但仍可进行某些运动(例如屈髋)
4	无运动,无法引发下肢的随意运动
8	默认昏迷评分(GCS)
UN	截肢或关节融合(记录:6a 左下肢;6b 右下肢)

注:UN 表示无法测量。

表 2-1-9　肢体共济失调评分

评分 / 分	测试结果
0	无共济失调:动作流畅、准确
1	1 个肢体有共济失调:动作僵硬或不准确
2	2 个或更多肢体有共济失调:一侧肢体动作僵硬或不准确
UN	截肢或关节融合(记录)

注:UN 表示无法解释。

8. 感觉　检查患者肢体远端对针刺的感觉并观察表情,或意识障碍及失语者对有害刺激的躲避情况。只对与卒中有关的感觉缺失评分。偏身感觉丧失者需要精确检查,应测试身体多处部位:上肢(不包括手)、下肢、躯干、面部。严重或完全的感觉缺失,记 2 分;昏睡或失语者,记 1 分或 0 分;脑干卒中双侧感觉缺失,记 2 分;无反应或四肢瘫痪者,记 2 分;昏迷患者(1a=3),记 2 分(表 2-1-10)。

表 2-1-10　感觉评分

评分 / 分	测试结果
0	无感觉缺失
1	轻 - 中度感觉缺失:患者感觉针刺不尖锐或迟钝,或针刺缺失但有触觉
2	一侧重度~完全感觉缺失:单侧肢体完全无触觉,默认昏迷评分(GCS)

9. 语言　命名、阅读测试:根据一幅图画描述一个场景、阅读几个句子、说出图画上几个物品的名字。记录患者最好的一次得分。若视觉缺损干扰测试,可让患者识别放在手上的物品,重复和发音;气管插管者手写回答。给恍惚或不合作者选择一个记分,但 3 分仅给

不能说话且不能执行任何指令者(表 2-1-11)。昏迷者记 3 分。

表 2-1-11 语言评分

评分 / 分	测试结果
0	正常:语言功能无障碍
1	轻 - 中度失语:流利程度和理解能力部分下降,但表达无明显受限
2	严重失语:患者语言破碎,听者须推理、询问、猜测,交流困难
3	完全失语:无法言语或无听力理解能力,默认昏迷评分(GCS)

10. 构音障碍 读或重复表上的单词;若有严重的失语,则评估自发语言时发音的清晰度;若患者因气管插管或其他物理障碍无法发音,记为无法测量(UN),但要写明原因。2 分只给予任何有意义的方式都不能听懂的人、哑人,以及无反应者;正常语言记为 0 分(表 2-1-12)。

表 2-1-12 构音障碍评分

评分 / 分	测试结果
0	正常:发音清晰、流畅
1	轻 - 中度构音障碍:有些发音不清,但能被理解
2	严重构音障碍:言语不清、不能被理解、失音、默认昏迷评分(GCS)
UN	气管插管或其他物理障碍(记录)

注:UN 表示无法测量。

11. 忽视 通过检验患者对左右侧同时发生的皮肤感觉和视觉刺激的识别能力来判断患者是否有忽视。若患者严重视觉缺失影响双侧视觉的同时检查,但皮肤刺激均正常,记 0 分;若患者失语,但确实表现为双侧注意,记 0 分;视空间忽视或疾病失认也可认为是异常的证据(表 2-1-13)。

表 2-1-13 忽视评分

评分 / 分	测试结果
0	正常:正确回答所有问题
1	视、触、听或空间觉:某一种刺激模式下对一侧的忽视
2	偏侧忽视:在一种以上的刺激模式中对同一侧的忽视,默认昏迷评分(GCS)

12. 结果解读 无卒中症状:0 分;轻度:1~4 分;中度:5~15 分;中 ~ 重度:16~20 分;重度:21~42 分。

评分越高提示卒中越严重,并与卒中引起的脑损害的体积呈正相关。基线评估>16 分的患者很有可能死亡；而基线评估<6 分的患者则很有可能恢复良好；每增加 1 分，患者有良好转归的可能性就降低 17%。NIHSS 中语言功能所占比例很高（7 分），提示其对左脑损害的评估价值更高（98% 的语言处理在左脑进行）。

（五）并发症及处理

NIHSS 评分为神经内科常用功能检查，相对安全，无明确并发症。检查过程中需注意预防摔倒等意外情况发生。

（六）操作注意事项

1. NIHSS 评分最具重现性的反应都是第一反应。这要求医师对患者进行评分时要根据其第一反应进行判断，不能反复指导，不能反复练习。

2. 在任何项目上不能对患者进行辅导，除非有特殊说明。

特殊说明：在对患者语言功能进行评分时，通过让患者看句子、看图说话来评判患者的失语情况和构音问题，在进行这一环节时，如果患者反应稍慢，可以就这幅图画对患者进行辅导。

3. 有些项目只有绝对存在时才能打分。比如某些患者因为肌力问题，不能很好地完成指鼻试验和跟膝胫试验，且影像学证据无法为共济失调这一诊断提供依据，这时不能认为共济失调绝对存在，不能给这类患者评分，共济失调记为“无”。

4. 按表评分，记录结果。不要随意更改记分，记分所反映的是患者实际情况，记录患者所做的，而不是测试者认为患者可以做的，即使结果看起来有矛盾。

5. 患者的分数应当在检查后立即记录，这样做可以避免回忆偏倚。

6. 患者存在认知障碍、多次卒中、周围性面瘫，均有可能高估严重程度，为了统一评分，遵循“从重”原则。记录看到的而不是患者症状是否和本次卒中相关。例如患者并非首次卒中，而是复发的卒中，既往遗留周围性面瘫，此时基线评分仍需将其纳入评价，即观察到什么就记录什么。

7. 如部分项目未评定，应在表格中详细说明。如有条件，可以通过录像进行回顾研究，并与检查者共同记录。

（七）相关知识

尽管 NIHSS 得到广泛应用，但也存在一些问题。

1. NIHSS 对后循环卒中不敏感，后循环卒中患者多表现头痛、眩晕、恶心及躯干共济失调症状，这些项目常被 NIHSS 漏掉，可导致重型后循环卒中患者的 NIHSS 评分为 0 分。

2. NIHSS 的某些项目信度受到质疑，测量者之间的一致性较低。其中面神经麻痹、共济失调、意识水平、构音障碍和凝视项目的信度较差，会出现不同测评者因对评分标准理解的差异而影响评分结果一致性，不利于病情交流和治疗方案选择。有研究者因此设计了改良美国国立卫生研究院卒中量表（modified National Institutes of Health Stroke scale，mNIHSS），与传统的 NIHSS 基本结构相似，但对意识水平和感觉项目评分进行了简化，剔除了共济失调、面神经麻痹和构音障碍等信度较差的项目。改良后的量表采用较少的项目和简单的分级，在临床应用中耗时更少且简便，整体和每个项目均具有较高的信度和效度。

3. NIHSS 评分偏向于左半球，相同的梗死体积，左半球梗死的 NIHSS 评分会大于右半球，NIHSS 会低估右半球卒中的严重程度。有研究发现，左侧卒中患者 NIHSS 评分比右侧的得分平均值高 4 分。

4. NIHSS可能不适用于脑小血管病,缺少对伴皮质下梗死和白质脑病的常染色体显性遗传性脑动脉病(cerebral autosomal dominant arteriopathy with subcortical infarcts and leukoencephalopathy,CADASIL)的常见症状,如认知减退及步态异常评价的项目。美国一项研究显示NIHSS评分不能反映CADASIL慢性、弥漫性小血管病变引起的神经功能缺损和临床严重程度。

目前除了NIHSS之外,还有很多与其功能相似的神经功能评价量表。例如:专为大脑中动脉卒中设计的欧洲卒中量表;比NIHSS评分在临床应用更简便及信度更高的斯堪的纳维亚卒中量表(Scandinavian stroke scale,SSS)。但NIHSS评分已经被全球的卒中专家应用了20余年,很多早期的卒中试验也是应用NIHSS评分,作为目前最为公认的可靠、有效、敏感的神经功能评价量表,仍将继续被广泛地使用。

三、检查规范操作表

NIHSS规范操作核查见表2-1-14。

表2-1-14　NIHSS规范操作核查表

评分项目	评分要素	是	部分	否
操作前准备	患者准备:患者处于舒适安静的环境,病情相对稳定。家属注意护理和监护,避免摔倒等不良事件。患者不宜空腹,并尽量选择在自己最不疲劳的状态下接受评估			
	操作者准备:操作者评估前需熟悉掌握NIHSS评分的各项流程和注意事项,如有条件,可在经过规范化培训后或者在有经验医师的指导下对患者进行评分。核对好患者的个人信息,包括姓名、性别、年龄、床号等。评分前征得患者本人及家属的知情同意,并告知患者进行NIHSS评分的目的和注意事项,避免患者的紧张情绪。确认患者目前的病情状态,避免在患者病情危重或极度不适状态下进行评估			
	物品准备:NIHSS评分表、大头针或棉签、记录用笔1支			
操作过程	根据NIHSS评分表内容逐条评估并记录结果			
操作后处理	结果解读: 无卒中症状:0分;轻度:1~4分;中度:5~15分;中-重度:16~20分;重度:21~42分。评分越高提示卒中越严重,并与卒中引起的脑损害的体积呈正相关。基线评估>16分的患者很有可能死亡;基线评估<6分的患者则很有可能恢复良好;每增加1分,患者有良好转归的可能性就降低17%。NIHSS中语言功能所占比例很高(7分),提示其对左脑损害的评估价值更高(98%的语言处理在左脑进行)			

四、常见操作错误及分析

1. 在意识水平提问项,患者需说出其年龄和当前的月份。若患者最初回答错误,但后来纠正了,要记为错误反应,因为最具重现性的往往是患者的第一反应。

2. 肢体运动评分时,只评估瘫痪侧肢体,而忽略给非瘫痪侧肢体评分。需要注意的是肢体运动评分是双侧肢体评分;以上肢为例,左、右上肢各4分,合计8分。

3. NIHSS总分为42分,但即使是病情最重的患者(如昏迷、四肢瘫痪),因共济运动无法完成,最高分只有40分。

4. 对于昏迷患者,共济运动评分为0分;此外,除凝视和视野两个检查项目外,其余评分项目皆为满分,这就意味着昏迷患者总分不低于35分。

5. 在某些中文版NIHSS中,用"9"代替"UN",意为"无法解释"。"9"不是9分,在最后统计得分时,不应计入在内。

五、常用训练方法简介

目前NIHSS主要在有丰富临床经验的医师指导下,严格按照评估标准开展。

六、相关知识测试题

1. 轻度卒中的NIHSS评分的范围应在
   A. 0分 　　　　　　　　　　　　 B. 1~4分
   C. 5~15分 　　　　　　　　　　　 D. 16~20分
   E. 21~42分

2. 下列NIHSS评分范围中,患者的卒中严重程度归类为重度的是
   A. 18~42分 　　　　　　　　　　 B. 19~42分
   C. 20~42分 　　　　　　　　　　 D. 21~42分
   E. 22~42分

3. 在对一名56岁卒中患者进行NIHSS评分时,患者的右下肢抬离床面3秒后迅速下落到床面。该患者的下肢运动评分应为
   A. 0分 　　　　　　　　　　　　　 B. 1分
   C. 2分 　　　　　　　　　　　　　 D. 3分
   E. 4分

4. 一复发性卒中患者,首次发生卒中后遗留有周围性面瘫,此次入院检查时,发现患者微笑时鼻唇沟变平,两侧不对称。该患者的NIHSS面瘫评分应为
   A. 0分 　　　　　　　　　　　　　 B. 1分
   C. 2分 　　　　　　　　　　　　　 D. 3分
   E. 4分

5. 患者,男,75岁,因"右侧肢体活动障碍3天"入院。在对患者进行NIHSS评分时,发现患者语言破碎,听者必须通过推理、猜测、反复询问等方式与之沟通,交流困难。根据该患者的临床表现,应判断其语言评分为
   A. 0分 　　　　　　　　　　　　　 B. 1分
   C. 2分 　　　　　　　　　　　　　 D. 3分
   E. 4分

答案:1. B　2. D　3. C　4. B　5. C

附表:

附表 1　美国国立卫生研究院卒中量表

项目	评分标准 / 分
1a. 意识水平: 即使不能全面评价(如气管插管、语言障碍、气管创伤及绷带包扎等),检查者也必须选择 1 个反应。只在患者对有害刺激无反应时(不是反射)才能记录 3 分	0　清醒,反应灵敏 1　嗜睡,轻微刺激能唤醒,可回答问题,执行指令 2　昏睡或反应迟钝,需反复刺激、强烈或疼痛刺激才有非刻板的反应 3　昏迷,仅有反射性活动或自发性反应或完全无反应、弛缓性瘫痪、无反射
1b. 意识水平提问: 月份、年龄。仅对初次回答评分。失语和昏迷者不能理解问题记 2 分,因气管插管、气管创伤、严重构音障碍、语言障碍或其他任何原因不能完成者(非失语所致)记 1 分。可书面回答	0　两项均正确 1　一项正确 2　两项均不正确
1c. 意识水平指令: 睁闭眼;非瘫痪侧握拳松开。仅对最初反应评分,有明确努力但未完成的也给分。若对指令无反应,用动作示意,然后记录评分。对创伤、截肢或其他生理缺陷者,应予适当的指令	0　两项均正确 1　一项正确 2　两项均不正确
2. 凝视: 只测试水平眼球运动。对随意或反射性眼球运动记分。若眼球偏斜能被随意或反射性活动纠正,记 1 分。若为孤立的周围性眼肌麻痹记 1 分。对失语者,凝视是可以测试的。对眼球创伤、绷带包扎、盲人或有其他视力、视野障碍者,由检查者选择一种反射性运动来测试,确定眼球的联系,然后从一侧向另一侧运动,偶尔能发现部分性凝视麻痹	0　正常 1　部分凝视麻痹(单眼或双眼凝视异常,但无强迫凝视或完全凝视麻痹) 2　强迫凝视或完全凝视麻痹(不能被头眼反射克服)
3. 视野: 若能看到侧面的手指,记录正常,若单眼盲或眼球摘除,检查另一只眼。明确的非对称盲(包括象限盲),记 1 分。若全盲(任何原因)记 3 分。若濒临死亡记 1 分,结果用于回答问题 11	0　无视野缺损 1　部分偏盲 2　完全偏盲 3　双侧偏盲(包括皮质盲)
4. 面瘫: 言语指令或动作示意,要求患者示齿或扬眉和闭眼。对反应差或不能理解的患者,根据伤害性刺激时表情的对称性评分。有面部创伤 / 绷带、经口气管插管、胶带或其他物理障碍影响面部检查时,应尽可能移开。打分的一个有用办法是:任何明确的上运动神经元面瘫记 2 分。记 0 分时,必须功能完全正常。二者之间的状况,包括鼻唇沟变浅,打 1 分。严重昏睡或昏迷的患者,双侧瘫痪的患者,单侧下运动神经元面部无力的患者,记 3 分	0　正常 1　轻微(微笑时鼻唇沟变平、不对称) 2　部分(下面部完全或几乎完全瘫痪) 3　完全(单或双侧瘫痪,上下面部缺乏运动)

项目	评分标准 / 分
5. 上肢运动： 肢体置于合适的位置：伸臂(掌心向下)90°(坐位)或45°(仰卧)。根据上肢是否在10秒内落下,给予评分。不要用语言训练患者。看着患者大声喊着计数,并用手指示意计数。释放肢体的瞬间开始计数。不要同时测双侧肢体。对失语者用声音或手势引导,不用伤害性刺激。依次检查每个肢体,从非瘫痪侧上肢开始。只有在截肢或肩关节融合时,才记为无法测量(UN),要写明原因	上肢： 0　无下落,置肢体于90°(或45°)坚持10秒 1　能抬起但不能坚持10秒,下落时不撞击床或其他支持物 2　试图抵抗重力,但不能维持坐位90°或仰位45° 3　不能抵抗重力,肢体快速下落 4　无运动 UN　截肢或关节融合,解释： 5a　左上肢;5b　右上肢
6. 下肢运动： 肢体置于合适的位置：下肢卧位抬高30°。根据下肢是否在5秒内落下,给予评分。不要用语言训练患者。看着患者大声喊着计数,并用手指示意计数。释放肢体的瞬间开始计数。不要同时测双侧肢体。对失语者用声音或手势引导,不用伤害性刺激。依次检查每个肢体,从非瘫痪侧下肢开始。只有在截肢或髋关节融合时,才记为无法测量(UN),要写明原因	下肢： 0　无下落,于要求位置坚持5秒 1　5秒末下落,不撞击床 2　5秒内下落到床上,可部分抵抗重力 3　立即下落到床上,不能抵抗重力 4　无运动 UN　截肢或关节融合,解释： 6a　左下肢;6b　右下肢
7. 肢体共济失调： 目的是发现一侧小脑病变。检查时睁眼,若有视力障碍,应确保检查在无视野缺损中进行。进行双侧指鼻试验、跟膝胫试验,共济失调与无力明显不成比例时记分。若患者不能理解或肢体瘫痪不记分。若为截肢或关节融合记为UN,要写明原因。盲人用伸展的上肢摸鼻	0　无共济失调 1　一个肢体有 2　两个肢体有,共济失调在： 左下肢 1= 有,2= 无 UN　截肢或关节融合,解释：
8. 感觉： 检查对针刺的感觉和表情,或意识障碍及失语者对有害刺激的躲避。只对与卒中有关的感觉缺失评分。偏身感觉丧失者需要精确检查,应测试身体多处[上肢(不包括手)、下肢、躯干、面部]确定有无偏身感觉缺失。严重或完全的感觉缺失记2分。昏睡或失语者记1或0分。脑干卒中双侧感觉缺失记2分。无反应或四肢瘫痪者记2分。昏迷患者(1a=3)记2分	0　正常 1　轻 - 中度感觉障碍,(患者感觉针刺不尖锐或迟钝,或针刺感觉缺失但有触觉) 2　重度 - 完全感觉缺失(面、上肢、下肢无触觉)
9. 语言： 命名、阅读测试。若视觉缺损干扰测试,可让患者识别放在手上的物品,重复和发音。气管插管者手写回答。昏迷者记3分。给恍惚或不合作者选择一个记分,但3分仅给不能说话且不能执行任何指令者	0　正常 1　轻 - 中度失语:流利程度和理解能力部分下降,但表达无明显受限 2　严重失语,交流是通过患者破碎的语言表达,听者须推理、询问、猜测,交流困难 3　不能说话或者完全失语,无言语或听力理解能力

续表

项目	评分标准 / 分
10. 构音障碍： 读或重复表上的单词。若有严重的失语,评估自发语言时发音的清晰度。若因气管插管或其他物理障碍不能讲话,记为无法测量(UN),要写明原因。不要告诉患者为什么要进行测试。2 分只给予任何有意义的方式都不能听懂的人或哑人。正常语言记为 0 分,无反应患者记 2 分	0　正常 1　轻 - 中度,至少有些发音不清,虽有困难但能被理解 2　言语不清,不能被理解,但无失语或与失语不成比例,或失音 UN 气管插管或其他物理障碍,解释：
11. 忽视： 若患者严重视觉缺失影响双侧视觉的同时检查,皮肤刺激正常,记为正常。若失语,但确实表现为对双侧的注意,记分正常。视空间忽视或疾病失认也可认为是异常的证据	0　正常 1　视、触、听、空间觉或个人的忽视；或对一种感觉的双侧同时刺激忽视 2　严重的偏侧忽视或一种以上的偏侧忽视；不认识自己的手；只能对一侧空间定位

第二节　简易精神状态检查

一、概述

认知功能评定量表是应用心理测验的方法对被试者的记忆力、注意力、计算力、执行力、定向力、视空间、语言等能力进行评估,可以相对客观地了解被试者在上述各方面的能力有无减退、明确主要受损能力,以及判断受损严重程度,为痴呆的诊断和鉴别诊断、药物治疗后疗效的评定、康复治疗及康复评定提供一定的依据。认知功能评定量表种类繁多,评估的侧重点各有不同。简易精神状态检查(mini mental status examination,MMSE),该量表由 Folstein 等于 1975 年编制,因其操作容易、耗时少、易于推广,是目前运用最广泛的认知筛查量表之一。

二、操作规范流程

(一) 适应证

MMSE 是总体认知功能评估工具,包括多个认知域的测查项目,能较全面地了解患者的认知状态和认知特征,对认知障碍和痴呆的诊断及病因分析有重要作用。

(二) 禁忌证

认知功能评定量表无绝对禁忌证,但下列情况不适宜用量表进行评估,或者结果会受到一定影响。

1. 病情危重者。

2. 听力、视力受损严重的患者。

3. 出现严重精神症状不能配合检查的患者。

(三) 操作前准备

1. 患者的准备

(1)保持心情平静、精神状态良好。如遇被试者情绪激动,或因路程奔波而表现疲乏,可让其在候诊区先休息 10~20 分钟,必要时与其家属一起予以劝导,以便帮助被试者调整至最佳精神状态。

(2)将手表、手机等物品交给家属保管,以免干扰评估的进行。

2. 物品(器械)的准备

(1)操作应在独立、安静的评估室进行。

(2)不能在评估室墙上或桌上显著位置悬挂或放置时钟、日历等物品,以免对评估造成干扰。

(3)备好评估需要使用的量表和道具(铅笔、手表、卡片、计时器等)。

(4)确认电脑系统正常。

3. 操作者的准备

(1)核对被试者信息:包括姓名、性别、年龄、主诉。

(2)确认被试者精神状态是否适合评估。

(3)简要询问病史。

(4)向被试者及其家属说明评估的必要性和无创性,得到被试者和家属的理解并愿意配合完成评估。

(四) 操作步骤

1. 评估开始　评估者自我介绍,简单说明评估必要性,请被试者配合。

2. 评估步骤

(1)定向力:依次询问定向力评估中的 10 个问题,共计 10 分,每回答正确 1 个问题计 1 分:

1)现在是哪一年?

2)现在是什么季节?

3)现在是几月份?

4)今天是几号?

5)今天是星期几?

6)这是什么城市(城市名)?

7)这是什么区(城区名)?

8)这是什么街道?

9)这是第几层楼?

10)这是什么地方?

(2)即刻记忆:现在我告诉您三种东西的名称(皮球、国旗、树木),我说完后请您重复一遍(依次念 3 个词语一遍)。共计 3 分,每正确回答 1 个计 1 分。

(3)注意力和计算力:现在请您算一算,从 100 中减去 7,然后用所得的数再减 7,一直减下去,直到我说停为止(共减 5 次)。共计 5 分,每正确回答 1 次计 1 分。

(4)回忆:现在请您说出刚才我让您记住的是哪三种东西。共计 3 分,每正确回答 1 个计 1 分。

(5)命名:请问这是什么?（依次展示手表、铅笔）。共计 2 分,每正确回答 1 个计 1 分。

(6)重复:请您跟我说一句话,"大家齐心协力拉紧绳"。回答正确计 1 分。

(7)阅读:请您念一念这句话,并按这句话的意思去做(展示"请闭上您的眼睛"卡片)。正确完成计 1 分。

(8)3步指令:下面我给您一张纸,请您按我说的去做(依次说出"用右手拿起纸、将纸对折、将纸放在左腿上"3个指令)。共计3分,每正确完成1个指令计1分。

(9)表达:请您写一个完整的句子。正确完成计1分。

(10)绘图:请您照着这个样子把它画下来(图2-2-1)。正确完成计1分。

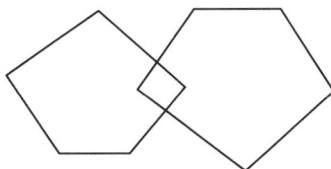

图2-2-1 MMSE绘图展示

3. 评估结束 说结束语"这次的评估到此结束,感谢您的配合"。

(五) 结果判定

中文版MMSE通常依据不同教育程度制订划界分,目前尚无统一标准。

1. 1990年张明园等调查社区人群,制订的划界分为:文盲组≤17分,小学组≤20分,中学及以上组≤24分,低于划界分为认知功能受损。

2. 1999年张振馨通过大样本流行病学调查,制订的划界分为:文盲组≤19分,小学组≤22分,中学及以上组≤26分,低于划界分为认知功能受损。

(六) 操作注意事项

1. 评估前,应与被试者进行简短交流,以获得被试者的信任,这有利于评估顺利进行。

2. 评估内容

(1)MMSE中"即刻回忆"项目:以被试者第一次回答的答案计分。若被试者第一次未全部回答出3个词语,则评估者可再重复这三个词语,直到被试者能够全部回答出,但重复不超过5次,且不计分。

(2)MMSE中"注意力和计算力"项目:一共计算5次,以每一次计算结果单独计分,即前面计算结果错误不影响后续计算结果的判定,每算对一次计1分。

(3)MMSE中"阅读"项目:指导语必须一次性说完,不可分步骤提示。

(4)MMSE中"3步指令"项目:评估者必须在说完全部指令后,再让被试者开始执行,切不可边说边做。

(5)MMSE中"绘图"项目:以是否画出相互交叉的两个五边形且交叉后形成四边形来判定结果的正确性。细微的角不锐、边不直不算错误。

3. 评估者在评估所有量表时都必须记录被试者的原始答案,无论答案是否正确,以便后续自查或他查时,判断计分的准确性。

(七) 相关知识

痴呆是一种以获得性认知功能损害为核心,并导致患者日常生活、社会交往和工作能力明显减退的综合征。轻度认知损害(mild cognitive impairment,MCI)指患者具有主观或客观的记忆或认知损害,但其日常生活能力并未受到明显影响,尚未达到痴呆的标准。

三、检查规范操作表

简易精神状态检查规范操作核查见表2-2-1。

表 2-2-1 简易精神状态检查规范操作核查表

项目	内容	是	部分	否
操作前准备	确认被试者精神状态是否适合评估			
	将被试者的手表、手机等物品交给其家属保管,以免干扰评估的进行			
	确认评估室独立、安静			
	确认评估室未在墙上或桌上显著位置悬挂或放置时钟、日历等物品			
	确认量表和道具(铅笔、手表、卡片、计时器、电脑等)已准备好			
	核对被试者信息:包括姓名、性别、年龄、主诉,并简要询问病史			
	向被试者和家属说明评估的必要性和无创性,得到被试者和家属的理解并确认其愿意配合完成评估,签署知情同意书			
操作过程	**判定顺序及检查方法**			
	念开场白			
	检查步骤:按顺序提问并计分			
	定向力:依次询问定向力评估中的 10 个问题			
	即刻记忆:讲述三种东西的名称(皮球、国旗、树木),请患者重复一遍(依次念 3 个词语一遍)			
	注意力和计算力:受试者从 100 中减去 7,然后用所得的数再减 7,一直减下去(共减 5 次)			
	回忆:三种东西的名称(皮球、国旗、树木)			
	命名:依次展示手表、铅笔			
	重复:"大家齐心协力拉紧绳"			
	阅读:展示"请闭上您的眼睛"卡片			
	3 步指令:给受试者一张纸,并依次说出 3 个指令,请受试者完成			
	表达:请受试者写一个完整的句子			
	绘图:向受试者展示图片,请其照着样子画下来			
	念结束语:这次的评估到此结束,感谢您的配合			
操作后处置	结果判定:尚无统一标准,参考以下标准进行判定 张明园采用标准:文盲组 ≤17 分、小学组 ≤20 分、中学或以上组 ≤24 分,低于划界分为认知功能受损 张振馨采用标准:文盲组 ≤19 分、小学组 ≤22 分、中学或以上组 ≤26 分,低于划界分为认知功能受损			
	记录:电脑中记录评估情况、计分并签名			

四、常见操作错误及分析

1. MMSE 中的"注意力和计算力"项目的问题 被试者在进行计算的过程中,评估者不应将被试者上一次计算回答的得数告诉被试者,或在被试者忘记当前任务时,重复指导语。该项目考察的不只是计算力,还包括注意力,评估中这两方面的提醒会影响该项目对被试者注意力的考察,使评估结果不准确。

2. MMSE 中的"3 步指令"项目的问题　不可评估者一边说指令,被试者一边做;或者被试者做的过程中忘记指令,评估者再次进行提醒。该项目考察被试者执行多步骤项目能力,边说边做和重复提醒指令,都会影响该项目对被试者执行能力的评估。

五、常用训练方法简介

目前认知功能评定量表主要采取理论和实操相结合的培训方法。先由专业评估员介绍量表背景、操作注意事项、适用范围等理论知识,再进行真实案例现场评估示范。学员熟悉相关流程和评估要点后,在评估员的督导下进行实操评估。

六、相关知识测试题

1. 下列说法中,**错误**的是
   A. 认知功能评定量表评估可以随时随地进行
   B. 认知功能评定量表评估应做好原始记录
   C. MMSE 操作容易、耗时少,易于推广
   D. 不同的认知功能评定量表评估的侧重点不同
   E. 若被试者执行过程中忘记指令,评估者不应进行提醒

2. MMSE 中的"绘图"项目评分要点**不包括**
   A. 两个五边形
   B. 两个图形相互交叉
   C. 相互交叉形成一个四边形
   D. 允许有细微的边不直
   E. 相互交叉形成一个三角形

3. 以下关于 MMSE 评估说法中,正确的是
   A. "注意力和计算力"项目中,可以提醒被试者前一次计算的得数
   B. "回忆"项目中,被试者回答的词语可以不按顺序
   C. "阅读"项目中,可以分步骤提示
   D. "3 步指令"项目中,被试者可以一边听指令一边做
   E. 被试者执行过程中忘记指令,评估者可以进行提醒

4. MMSE 评估中"100 减 7"项目需要连续减的次数是
   A. 3 次　　　　　　B. 4 次　　　　　　C. 5 次　　　　　　D. 6 次　　　　　　E. 2 次

5. 下列关于 MMSE 说法中,正确的是
   A. "绘图"项目中,若被试者画的边不直应判定为错误
   B. 评估者开始量表评定前不允许自我介绍
   C. 评估过程不计总时长
   D. "即刻记忆"项目不计入总分
   E. "命名"项目中只需展示一件物品

答案:1. A　2. E　3. B　4. C　5. C

第三节　蒙特利尔认知评估量表

一、概述

蒙特利尔认知评估量表(Montreal cognitive assessment,MoCA)是由 Nasreddine 等于 2004 年编制的一种用于快速筛查 MCI 的评定工具,其操作较容易,是目前运用最广泛的认知筛查量表之一。

二、操作规范流程

(一) 适应证
同本章第二节"简易精神状态检查"。

(二) 禁忌证
同本章第二节"简易精神状态检查"。

(三) 操作前准备
同本章第二节"简易精神状态检查"。

(四) 操作步骤

1. 评估开始　评估者进行自我介绍,简单说明评估必要性,请被试者配合。

2. 评估步骤

(1)交替连线测验:请您按照从数字到汉字并逐渐升高的顺序画一条连线。从这里开始(指向数字1),从1连向甲,再连向2,并一直连下去,到这里结束(指向汉字戊)。正确完成计1分。连线目标的选择根据评估者习惯或实际情况决定,通常选择"1、2、3……"和汉语的"甲、乙、丙……"来表示顺序。

(2)画立方体:请您参照这幅图,在下面的空白处再画一遍,并尽可能精确(展示卡片)。正确完成计1分。

(3)画钟:请您在此处画一个钟表,填上所有的数字,并指示出"11 点 10 分"。共计 3 分,轮廓正确计1分,数字正确计1分,指针正确计1分。

(4)命名:请您告诉我这个动物的名字(依次指向量表中 3 个图片,狮子、犀牛、骆驼)。共计 3 分,每正确回答 1 个计 1 分。

(5)记忆:下面我会给您读几个词,您要注意听,一定要记住;当我读完后,把您记住的词告诉我。回答时想到哪个就说哪个,不必按照我读的顺序(依次读 5 个词,面孔、天鹅绒、教堂、菊花、红色)。被试者回答完后,再读一遍这 5 个词并嘱被试者将其记住,然后让被试者再次说出全部记住的词语。第 2 遍结束后,告诉被试者评估结束时还会让其把这些词回忆一次。本题不计分。

(6)注意力

1)顺背:下面我说一些数字,您仔细听,当我说完时您就跟着照样背出来(读出数字2、1、8、5、4)。正确回答计 1 分。

2)倒背:下面我再说一些数字,您仔细听,当我说完时,请您倒着背出来(读出数字7、4、2)。正确回答计 1 分。

3）现在我读一组数字,当读到 1 的时候,请用手拍一下桌面,其他数字不要拍(依次读出数字 5、2、1、3、9、4、1、1、8、0、6、2、1、5、1、9、4、5、1、1、1、4、1、9、0、5、1、1、2)。正确回答计1 分。

4）现在请您算一算,从 100 中减去 7,然后用所得的数再减 7,一直减下去,直到我说停为止(共减 5 次)。共计 3 分,4~5 个正确计 3 分,2~3 个正确计 2 分,1 个正确计 1 分,全部错误计 0 分。

(7)句子复述:现在我会对您说一句话,我说完后,请您把我的话尽可能原原本本地复述出来(依次读出两句话"我只知道今天张亮是来帮过忙的人""狗在房间的时候,猫总是躲在沙发下面")。共计 2 分,每正确回答 1 句计 1 分。

(8)抽象:请您说说橘子和香蕉在什么方面相类似? 若被试者回答"都有皮"或"都能吃"等,则告诉被试者您说的没错,但能不能换一种更好的说法。若被试者仍未回答正确,则告诉被试者它们都是水果。练习结束后,依次询问接下来的两组词语在什么方面相类似(火车 - 自行车,手表 - 尺子),但不要给出其他任何说明和提示。共计 2 分,正确回答 1 组计1 分。

(9)延迟回忆:下面请您尽量回忆一下,告诉我刚才让您记住的几个词语。共计 5 分,正确回答 1 个计 1 分。

(10)定向力:依次询问定向力评估中的 6 个问题(日期、月份、年代、星期几、地点、城市)。可参照 MMSE 中定向力的提问方式。共计 6 分,每正确回答 1 个计 1 分。

3. 评估结束 说结束语"这次的评估到此结束,感谢您的配合"。

(五)结果判定

中文版 MoCA 的划界分目前尚无统一标准。英文原版认为,如果受教育年限 ≤12 年则加 1 分, ≥26 分属于正常。但 MoCA 对于文盲与低教育水平老人的适用性较差。

(六)操作注意事项

1. 评估前 应与被试者进行简短交流,以获得被试者的信任,这有利于评估顺利进行。

2. 评估内容

(1)MoCA 中"记忆"项目:重复进行两遍,但均不计分,只为后面的"回忆"项目做准备。

(2)MoCA 中"100 减 7"项目:操作方法与 MMSE 相同,但计分方法不同。MoCA 该项目共 3 分,回答 4~5 个正确答案计 3 分,2~3 个正确答案计 2 分,1 个正确答案计 1 分。

(3)MoCA 中"定向力"项目:日期的答案判定与 MMSE 不同。MMSE 中回答日期误差在 ±1 天都算正确,但 MoCA 中必须回答精确,多一天少一天都算错误。

3. 评估者在评估所有量表时都必须记录被试者的原始答案,无论答案是否正确,以便后续自查或他查时,判断计分的准确性。

(七)相关知识

MoCA 量表常用于快速筛查 MCI,但其缺点是对于文盲和受教育水平较低的受试者适用性较差。除 MMSE、MoCA 之外,临床常用量表还包括记忆与执行筛查量表、阿尔茨海默病评估量表 - 认知行为、波士顿命名测验等诸多量表,需要结合评估对象、评估目的等进行选择。

三、检查规范操作表

MoCA 规范操作核查见表 2-3-1。

表 2-3-1 MoCA 规范操作核查表

项目	内容	是	部分	否
操作前准备	确认被试者精神状态是否适合评估			
	将被试者的手表、手机等物品交给其家属保管,以免干扰评估的进行			
	确认评估室独立、安静			
	确认评估室未在墙上或桌上显著位置悬挂或放置时钟、日历等物品			
	确认量表和道具(铅笔、手表、卡片、计时器、电脑等)已准备好			
	核对被试者信息:包括姓名、性别、年龄、主诉,并简要询问病史			
	向被试者和家属说明评估的必要性和无创性,得到被试者和家属的理解并确认其愿意配合完成评估,签署知情同意书			
操作过程	**判定顺序及检查方法**			
	念开场白			
	检查步骤:按顺序提问并计分			
	交替连线测验			
	画立方体			
	画钟			
	命名			
	记忆			
	注意力			
	句子复述			
	抽象			
	延迟回忆			
	定向力			
	结束语:这次的评估到此结束,感谢您的配合			
操作后处置	结果判定:尚无统一标准,英文原版 MoCA 中为如果受教育年限 ≤12 年则加 1 分,≥26 分属于正常			
	记录:电脑中记录评估情况、计分并签名			

四、常见操作错误及分析

1. MoCA 中"记忆"项目　重复进行两遍,但均不计分,只为后面的"回忆"项目做准备;但若评估者对量表不熟悉,可能会将其计入总分,影响评估。

2. MoCA 中"100 减 7"项目　操作方法与 MMSE 相同,但计分方法不同;评估者可能有思维定式,按照 MMSE 的计分方法计分,导致计分错误。

五、常用训练方法简介

目前 MoCA 主要采取理论和实操相结合的培训方法。先由专业评估员介绍量表背景、操作注意事项、适用范围等理论知识,再进行真实案例现场评估示范。学员熟悉相关流程和评估要点后,可在评估员的督导下进行实操评估。

六、相关知识测试题

1. 下列对 MoCA 的"记忆"项目的描述中,**错误**的是
   A. 受试者回答时不必按照读的顺序　　　B. 依次读 5 个词
   C. 依次读 3 个词　　　　　　　　　　　D. 重复进行两遍
   E. 不计得分

2. 下列关于 MMSE 和 MoCA 的说法,正确的是
   A. 两者"100 减 7"项目计分方法相同
   B. 两者"定向力"项目回答日期的答案判定标准相同
   C. 两者评估过程均不计总时长
   D. 两者"即刻记忆"项目均计入总分
   E. 两者"即刻记忆"的词汇数一致

3. MoCA "命名"项目中的图片数目是
   A. 5 个　　　　　　　　B. 6 个　　　　　　　　C. 4 个
   D. 3 个　　　　　　　　E. 2 个

4. 下列对 MoCA "计算"项目的描述中,**错误**的是
   A. 操作方法与 MMSE 相同,但计分方法不同
   B. MoCA 该项目共 3 分
   C. 回答 5 个正确答案计 5 分
   D. 回答 2~3 个正确答案计 2 分
   E. 回答 1 个正确答案计 1 分

5. 关于 MMSE 和 MoCA,下列描述中**错误**的是
   A. MoCA 在日期答案的判定上与 MMSE 不同
   B. MMSE 中回答日期 ±1 天都算正确
   C. MoCA 中日期回答必须精确
   D. MMSE 较 MoCA 对于识别 MCI 更加敏感
   E. MMSE 和 MoCA 均应在独立、安静的评估室内进行

答案:1. C　2. C　3. D　4. C　5. D

第四节　重症营养评估

一、概述

重症疾病患者(简称"重症患者")可能发生与营养障碍因素相关的营养不良及不良临床结局,如感染等并发症、住院时间延长和住院费用增加等。营养不良可影响组织、器官功能,若进一步恶化还可使器官功能衰竭。因此,营养支持已经成为重症患者治疗中不可缺少的重要内容。

重症患者在给予营养支持前,应进行营养风险筛查(screening)及营养评估(assessment),此筛查与评估是指由临床专业人员通过膳食调查、人体组成测定、人体测量、生化检验、临床检查等方法,对患者的营养代谢、机体功能等进行全面检查和评估的过程。该工作既可确定患者有无营养风险,又可确定营养不良的类型、程度、影响等,为营养支持治疗提供依据,以及为治疗效果判断提供客观指标。

二、操作规范流程

(一) 适应证

1. 所有重症患者均应在住院后 24 小时内接受营养状态和营养风险评估。

2. 所有重症患者除入院时评估外,还应在治疗期间定期评估,以判断营养支持治疗的疗效。

(二) 禁忌证

重症营养评估相对安全,无明确禁忌证。

(三) 操作前准备

1. 患者的准备

(1)如患者神志清楚,则详细告知患者营养评估的目的以及所需时间。

(2)如患者有神志障碍,则告知护理人员营养评估的目的以及所需时间。

(3)在评估前采集患者空腹静脉血,检测血清白蛋白等指标。

2. 物品(器械)的准备　营养评估所需的皮褶厚度计(又称皮脂厚度计)(图 2-4-1)。

3. 操作者的准备

(1)核对患者信息:包括姓名、性别、年龄、诊断。

(2)确认患者评分时的病情状态,避免因评估导致患者病情加重。

(3)校正皮褶厚度计:将皮褶厚度计上下两臂结点合拢,检查指针是否在"0"位,如不在"0"位,则轻轻转动刻度盘,使指针对准"0"位。

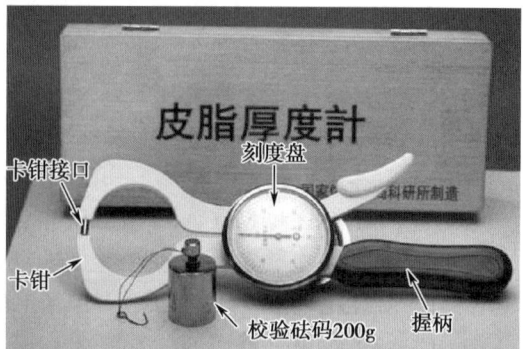

图 2-4-1　皮褶厚度计

(四) 操作步骤

1. 饮食史　了解患者在最近数月是否食欲良好并保持体重稳定,包括饮食种类、食欲改变、体重改变、进食困难,以及精神有无倦怠、疲劳、情感淡漠等,均应予以记录。

2. 人体测量

(1)体重比及体重指数(body mass index,BMI):体重变化可反映营养状态,常用评价指标有体重比(实际体重/理想体重)(表 2-4-1)及 BMI(体重/身高^2)(表 2-4-2),但应排除脱水或水肿等影响因素。

表 2-4-1　体重比等级

体重比 /%	等级
<80	消瘦
80~<90	偏瘦
90~<110	正常
110~120	超重
>120	肥胖

表 2-4-2　体重指数(BMI)等级

BMI/(kg·m^{-2})	等级
>40.0	肥胖 III 级
30.0~40.0	肥胖 II 级
25.0~29.9	肥胖 I 级
18.5~24.9	正常值
17.0~18.4	蛋白质能量营养不良 I 级
16.0~16.9	蛋白质能量营养不足 II 级
<16.0	蛋白质能量营养不足 III 级

(2)皮褶厚度测量:皮褶厚度(skinfold thickness)是指皮肤和皮下组织的厚度。皮褶厚度测量可以评价机体脂肪贮存及能量缺乏的程度,通常用皮褶厚度计的卡钳测量三头肌(代表四肢)、肩胛下(代表躯体)、腹部等处的皮褶厚度。此法简单而经济。

1)上臂部测量点:上臂肩峰后面与鹰嘴连线中点处,沿上肢长轴方向纵向捏提皮褶。

2)肩胛部测量点:肩胛骨下角下方 1cm 处,与脊柱成 45° 方向捏提皮褶。

3)腹部测量点:脐水平线与右锁骨中线交界处,沿躯干长轴方向纵向捏提皮褶。

测试时皮褶厚度计的卡钳钳口连线应与皮褶走向垂直,测量皮褶捏提点下方 1cm 处的厚度(图 2-4-2),连测 3 次,取平均值或 2 次相同的值,记录以毫米为单位,精确到小数点后 1 位(表 2-4-3)。

表 2-4-3　皮褶厚度测量结果评估　　　　　　　　　　单位:mm

部位	测量结果	
	男性	女性
三头肌	11.3~13.7	14.9~18.1
肩胛下	10~40	20~50
腹部	5~15	12~20

注:轻度体脂消耗,正常范围 80%~90%;中度体脂消耗,正常范围 60%~80%;重度体脂消耗,正常范围 60% 以下。

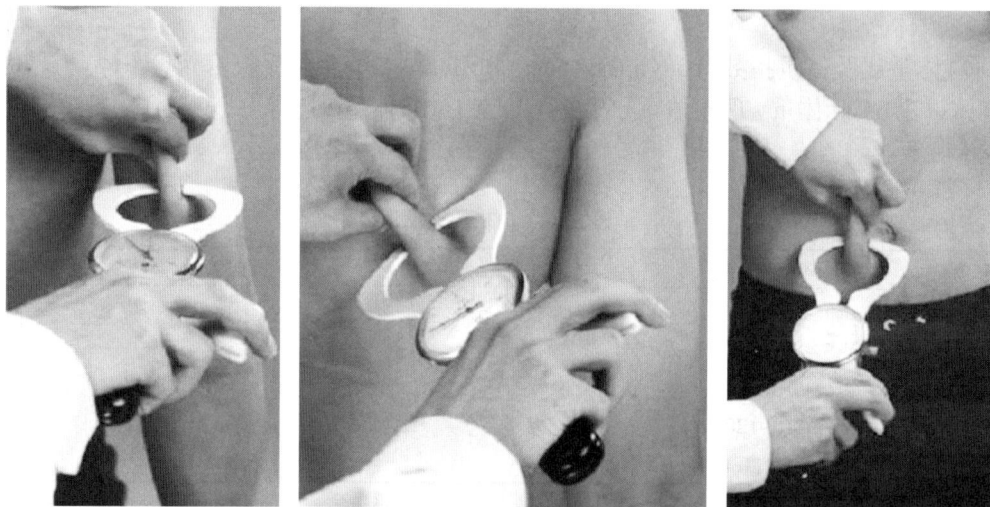

图 2-4-2　皮褶厚度测量示意图

3. 血清蛋白测定　包括血清白蛋白、转铁蛋白及前白蛋白的浓度测定。在大多数疾病情况下,血清白蛋白水平可以代表机体和内脏器官蛋白储备情况,是预测营养不良状况最好的指标之一,但是血清白蛋白半衰期为 20 天且体内贮存量大,对急性营养改变不敏感;转铁蛋白半衰期为 8 天,较血清白蛋白对营养改变的反应更快,是连续检测的首选;前白蛋白半衰期为 2 天且体内含量极少,在蛋白质和热能摄入不足或体内急需合成蛋白(如创伤、急性感染等)时,其含量于短期内即有变化;内脏蛋白正常值及营养不良指标见表 2-4-4。

表 2-4-4　内脏蛋白正常值及营养不良指标表

项目	正常值	营养不良		
		轻度	中度	重度
白蛋白 /(g·L^{-1})	>35.0	28.0~34.0	21.0~27.0	<21.0
转铁蛋白 /(g·L^{-1})	2.5~2.0	1.8~2.0	1.6~1.8	<1.6
前白蛋白 /(mg·L^{-1})	240.0~350.0	100.0~200.0	50.0~100.0	<50.0

4. 免疫学测定

(1)皮肤迟发型超敏反应:可评定细胞免疫功能。常用结核菌素、腮腺炎病毒、念珠菌素为皮试抗原。结果判断:皮试部位 48 小时后,若两个以上皮肤硬结直径 5mm 为免疫功能正常;仅一个硬结 5mm 为免疫功能减弱;三种抗原结节均 5mm,无皮肤硬结,提示无免疫反应,可由营养不良引起。

(2)周围血淋巴细胞计数:可反映机体免疫状态,计数<1.5 × 10^9/L 常提示营养不良。

5. 氮平衡试验　氮平衡是评价蛋白质在体内合成与分解代谢的重要参数,是通过计算摄入氮与排泄氮之差得来的。测定尿中尿素氮含量,加常数 2~3g(表示以非尿素氮形式排出的含氮物质和经粪便、皮肤排出的氮)即为出氮量,应注意要精确收集 24 小时尿液并计量;入氮量则是静脉输入的氨基酸液的含氮量,其公式为:氮平衡 = 蛋白质摄入量(g)÷6.25– 尿素氮 +4(每天必须丢失的氮)。

氮平衡值为零:肌肉蛋白和内脏蛋白耗损与修复处于动态平衡之中。

氮平衡值为正值：为蛋白合成状态。

氮平衡值为负值：为蛋白分解状态。

以上方式可评估患者对氨基酸和蛋白质的需要。

6. 判断营养需要 判断患者的营养需要是营养评估的最后阶段,通常用基础能量的需要估计患者对营养的需求。基础能量消耗(basal energy expenditure,BEE)指禁食条件下,维持基础代谢所需要的能量,可由 Harris-Benedict 公式计算,见表 2-4-5。

表 2-4-5 不同状态能量消耗(Harris-Benedict 公式)

状态		能量消耗 /kcal
正常(基础能量需求)	男性	$66.5+13.7 \times W+5.0 \times H-6.8 \times A$
	女性	$655.1+9.56 \times W+1.8 \times 5H-4.68 \times A$
应激状态	轻度应激及外科小手术	$1.3 \times$ 基础能量消耗
	中等应激及外科大手术	$1.5 \times$ 基础能量消耗
	严重应激	$2.0 \times$ 基础能量消耗
	肿瘤	$1.6 \times$ 基础能量消耗

注:W,体重(kg);H,身高(cm);A,年龄(岁)。

通过评估,一旦确认营养缺乏是急性或潜在的问题后,应在治疗中尽早提供营养支持,以维持生命及促进愈合。

7. 营养风险筛查 2002(NRS2002) 筛查内容见表 2-4-6。

表 2-4-6 营养风险筛查 2002(NRS 2002)

分值	营养状况受损评分标准	疾病严重程度评分标准
无 =0 分	营养状况正常	营养需求正常
轻度 =1 分	①3 个月内体重丢失>5% ②最近 1 周内食物摄入量低于正常需求量的 50%~75%	髋骨骨折、慢性病患者出现急性并发症、肝硬化、COPD、长期透析、糖尿病、肿瘤
中度 =2 分	①2 个月内体重丢失>5% ②BMI 在 18.5~20.5kg/m²,同时一般情况差 ③最近 1 周内食物摄入量是正常需求量的 25%~60%	腹部大手术、卒中、重症肺炎、恶性血液系统肿瘤
重度 =3 分	①1 个月内体重丢失>5%(3 个月内丢失>15%) ②BMI<18.5kg/m²,同时一般情况差 ③最近 1 周内食物摄入量是正常需求量的 0%~25%	颅脑创伤、骨髓移植、ICU 患者(APACHE>10 分)

注:1. 总分值 = 营养状况受损分值 + 疾病严重程度分值。

2. 年龄调整总评分:如果年龄≥70 岁,总分加 1 分。

3. 评分≥3 分:患者存在营养风险,应给予需营养治疗。

4. 评分<3 分:无营养风险,应每周复查;择期大手术的患者,需要考虑预防性营养治疗。

BMI,体重指数;COPD,慢性阻塞性肺疾病;ICU,重症监护病房;APACHE,急性生理学和慢性健康状况评价。

对于没有明确列出诊断的疾病,参考以下标准,依照调查者的理解进行评分。

1分:慢性疾病患者因出现并发症而住院治疗;患者虚弱但不需卧床;蛋白质需要量略有增加,但可以通过口服和补液来弥补。

2分:患者需要卧床,如腹部大手术后蛋白质需要量相应增加。但大多数人仍可以通过营养支持得到恢复。

3分:患者在加强病房中靠机械通气支持,蛋白质需要量增加而且不能被营养支持所弥补,但是通过营养支持可能使蛋白质分解减少。

8. 重症营养风险评分(NUTRIC score) 具体见表2-4-7。急性生理学和慢性健康状况评价Ⅱ(APACHE Ⅱ)评分表、脓毒症相关性器官功能衰竭评价(SOFA)评分表见表2-4-8、表2-4-9。

表2-4-7 重症营养风险评分表

项目	范围	评分/分
年龄/岁	<50	0
	50~75	1
	>75	2
APACHE Ⅱ/分	<15	0
	15~19	1
	20~28	2
	>28	3
SOFA/分	<6	0
	6~10	1
	>10	2
并发症数量/个	0~2	0
	>2	1
入住ICU前住院时间/d	0~1	0
	>1	1
IL-6/$(ng \cdot L^{-1})$	0~400	0
	>400	1

注:1. 低营养风险组,0~5分;高营养风险组,6~10分。

2. 无IL-6指标时,低营养风险组,0~4分,高营养风险组,5~9分。

3. 评分越高表明患者死亡风险越高。

APACHE Ⅱ,急性生理学和慢性健康状况评价Ⅱ;SOFA,脓毒症相关性器官功能衰竭评价;ICU,重症监护病房。

表2-4-8 急性生理学和慢性健康状况评价Ⅱ(APACHE Ⅱ)评分表

参数	标准	评分/分
A:年龄	≤44岁,0分;45~54岁,2分;55~64岁,3分;65~74岁,5分;≥75岁,6分	
B:严重器官系统功能不全或免疫损害者	非手术或择期手术术后:2分 不能手术或急诊手术术后:5分 无上述情况:0分	

C:GCS评分

项目	6分	5分	4分	3分	2分	1分	评分
1.睁眼反应	—	—	自发睁眼	遵嘱睁眼	疼痛睁眼	无睁眼	(1,2,3项目分值相加)
2.语言反应	—	正常交谈	言语错乱	说出单字	只能发音	无发音	
3.肢体运动	遵嘱动作	疼痛定位	疼痛躲避	疼痛屈曲	疼痛伸直	无反应	

D:生理指标

指标	+4分	+3分	+2分	+1分	0分	-1分	-2分	-3分	-4分	评分
体温(腋下)/℃	≥41	39.0~40.9	—	38.5~38.9	36.0~38.4	34.0~35.9	32.0~33.9	30.0~31.9	≤29.9	
平均血压/mmHg	≥160	130~159	110~129	—	70~109	—	50~69	—	≤49	
心率/(次·min⁻¹)	≥180	140~179	110~139	—	70~109	—	55~69	40~54	≤39	
呼吸频率/(次·min⁻¹)	≥50	35~49	—	25~34	12~24	10~11	6~9	—	≤5	
PaO_2/mmHg($FiO_2<0.5$)	—	—	—	—	>70	61~70	—	55~60	<55	
$P_{A-a}O_2$/mmHg($FiO_2≥0.5$)	≥500	350~499	200~349	—	<200	—	—	—	—	
动脉血pH	≥7.7	7.60~7.69	—	7.50~7.59	7.33~7.49	—	7.25~7.32	7.15~7.24	<7.15	
静脉血HCO_3^-/(mmol·L⁻¹)(无动脉血气时)	≥52	41.0~51.9	—	32.0~40.9	22.0~31.9	—	18.0~21.9	15.0~17.9	<15	
Na^+/(mmol·L⁻¹)	≥180	160~179	155~159	150~154	130~149	—	120~129	111~119	≤110	
K^+/(mmol·L⁻¹)	≥7	6.0~6.9	—	5.5~5.9	3.5~5.4	3.0~3.4	2.5~2.9	—	<2.5	
血肌酐/(μmol·L⁻¹)	≥305	172~304	128~171	—	53~127	—	<53	—	—	
血细胞比容/%	≥60	—	50.0~59.9	46.0~46.9	30.0~45.9	—	20.0~29.9	—	<20	
白细胞计数/(10⁹·L⁻¹)	≥40	—	20.0~39.9	15~19.9	3.0~14.9	—	1.0~2.9	—	<1	

评分

注:APACHE Ⅱ评分=A+B+C+D。GCS,格拉斯哥昏迷量表;PaO_2,动脉氧分压;FiO_2,吸入气氧浓度;$P_{A-a}O_2$,肺泡-动脉血氧分压差。

表 2-4-9 脓毒症相关性器官功能衰竭评价（SOFA）

系统	检测项目	评分 / 分					评分/分
		0	1	2	3	4	
呼吸	PaO$_2$/FiO$_2$/kPa	>53.33	40.00~53.33	26.67~40.00	13.33~26.67	<13.33	
	呼吸支持（是 / 否）	—	—	—	是	是	
凝血	血小板计数 /(10^9·L^{-1})	>150	101~150	51~100	21~50	<21	
肝	胆红素 /(μmol·L^{-1})	<20	20~32	33~101	102~204	>204	
循环	平均动脉压 /mmHg	≥70	<70	—	—	—	
	多巴胺剂量 / [μg·(kg·min)$^{-1}$]	—	—	≤5 或	>5 或	>15 或	
	肾上腺素剂量 / [μg·(kg·min)$^{-1}$]	—	—	—	≤0.1 或	>0.1 或	
	去甲肾腺剂量 / [μg·(kg·min)$^{-1}$]	—	—	—	≤0.1	>0.1	
	多巴酚丁胺（是 / 否）	—	—	是	—	—	
神经	GCS 评分 / 分	15	13~14	10~12	6~9	<6	
肾脏	肌酐 /(μmol·L^{-1})	<110	110~170	171~299	300~440	>440	
	24 小时尿量 /(ml·24h^{-1})	—	—	—	201~500	<200	

注:1. 每天评估时应采取每天最差值。

2. 分数越高,预后越差。

PaO$_2$/FiO$_2$,氧合指数;GCS,格拉斯哥昏迷量表。

9. 微型营养评估（mini-nutritional assessment,MNA）

（1）营养筛检

1）确认既往 3 个月内是否由于食欲下降、消化问题、咀嚼或吞咽困难而摄食减少

0 分: 食欲完全丧失

1 分: 食欲中等程度下降

2 分: 食欲正常

2）近 3 个月内体重下降情况

0 分: >3kg

1 分: 1~3kg

2 分: 无体重下降

3 分: 不知道

3）活动能力

0 分: 需卧床或长期坐着

1 分: 能不依赖床或椅子,但不能外出

2 分: 能独立外出

4)确认既往 3 个月内有无重大心理变化或急性疾病

0 分:有

1 分:无

5)神经心理问题

0 分:严重智力减退或抑郁

1 分:轻度智力减退

2 分:无问题

6)体重指数(BMI)

0 分: $<19kg/m^2$

1 分:19~<21

2 分:21~<23

3 分: ≥ 23

营养筛检评分(满分 14 分):

≥ 12 分:表示正常(无营养不良危险性),无须以下评价。

<11 分:提示可能营养不良,请继续以下评价。

(2)一般评估

1)独立生活(无护理或不住院)

0 分:否;1 分:是

2)每天应用处方药超过三种

0 分:是;1 分:否

3)压疮或皮肤溃疡

0 分:是;1 分:否

4)每天完整进食的餐数

0 分:1 餐;1 分:2 餐;2 分:3 餐

5)蛋白质摄入情况

①每天至少一份奶制品　　A. 是　　B. 否

②每周二次或以上蛋类　　A. 是　　B. 否

③每天肉、鱼或家禽　　　A. 是　　B. 否

0 分:0 或 1 个"是";0.5 分:2 个"是";1.0 分:3 个"是"。

6)是否能每天食用两份或以上蔬菜或水果

0 分:否;1 分:是

7)每天饮水量(水、果汁、咖啡、茶、奶等)

0 分:<3 杯;0.5 分:3~5 杯;1 分:>5 杯

8)进食能力

0 分:无法独立进食;1 分:独立进食稍有困难;2 分:完全独立进食

9)自我评定营养状况

0 分:营养不良;1 分:不能确定;2 分:营养良好

10)与同龄人相比,你对自我营养状况的评定是

0 分:不太好;0.5 分:不知道;1 分:好;2 分:较好

11）中臂围（cm）

0 分：<21 ;0.5 分:21~<22 ;1 分：≥22

12）腓肠肌围（cm）

0 分：<31 ;1 分：≥31

一般评估分数（满分 16 分）;MNA 总分（量表总分 30 分）。

MNA 分级标准：总分 ≥24 分表示营养状况良好,总分 17 分 ~<24 分为存在营养不良的危险,总分<17 分明确为营养不良。

10. 患者参与的主观全面评定（patient-generated subjective global assessment,PG-SGA）

（1）体重丢失评分（表 2-4-10）：评分使用 1 个月内的体重数据,若无此数据则使用 6 个月内的体重数据。使用以下分数计分,若过去 2 周内有体重丢失则额外增加 1 分。

表 2-4-10 体重丢失评分表

1 个月内体重丢失	6 个月内体重丢失	评分 / 分
10% 或更大	20% 或更大	4
5.0%~9.9%	10.0%~19.9%	3
3.0%~4.9%	6.0%~9.9%	2
2.0%~2.9%	2.0%~5.9%	1
0%~1.9%	0%~1.9%	0

评分（Box 1）:

（2）疾病和年龄评分（表 2-4-11）

表 2-4-11 疾病和年龄评分表

分类	评分 / 分
癌症	1
艾滋病	1
肺源性或心脏恶病质	1
压疮、开放性伤口或瘘	1
创伤	1
年龄 ≥65 岁	1

评分（Box 2）:

（3）代谢应激状态评分（表 2-4-12）

表 2-4-12　代谢应激状态评分

状态	程度及分数			
	无(0 分)	轻度(1 分)	中度(2 分)	高度(3 分)
发热 /℃	无	37.2~38.2	38.3~<38.8	≥38.8
发热持续时间 /h	无	<72	72	>72
糖皮质激素(泼尼松)用量 /(mg·d^{-1})	无	<10	10~<30	≥30
评分(Box 3):				

(4)体格检查评分(表 2-4-13)

表 2-4-13　体格检查评分

项目		消耗及评分 / 分			
		无消耗	轻度消耗	中度消耗	重度消耗
脂肪	眼窝脂肪垫	0	1	2	3
	三头肌皮褶厚度	0	1	2	3
	肋下脂肪	0	1	2	3
肌肉	颞肌	0	1	2	3
	肩背部	0	1	2	3
	胸腹部	0	1	2	3
	四肢	0	1	2	3
体液	踝部水肿	0	1	2	3
	髋部水肿	0	1	2	3
	腹水	0	1	2	3
总体消耗的主观评估		0	1	2	3
评分(Box 4):					

注:按多数部位情况确定最终得分,如多数部位为中度消耗,则最终得分为 2 分。

(5)PG-SGA 整体评估分级(表 2-4-14)

表 2-4-14　PG-SGA 整体评估

项目	评级		
	A 级:营养良好	B 级:中度或可疑营养不良	C 级:严重营养不良
体重	无丢失或近期增加	1 个月内丢失 5% 或 6 个月内丢失 10% 或不稳定或不增加	1 个月内丢失>5% 或 6 个月内丢失>10% 或不稳定或不增加
营养摄入	无不足或近期明显改善	确切的摄入减少	严重摄入不足

续表

项目	评级		
	A 级: 营养良好	B 级: 中度或可疑营养不良	C 级: 严重营养不良
营养相关的症状	无或近期明显改善, 摄入营养充分	存在营养相关的症状 (表 2-4-12 中 Box3 评分)	存在营养相关症状 (表 2-4-12 中 Box3 评分)
功能	无不足 或近期明显改善	重度功能减退 或近期加重 (表 2-4-13 中 Box4 评分)	严重功能减退 或近期明显加重 (表 2-4-13 中 Box4 评分)
体格检查	无消耗或慢性消耗, 但近期有临床改善	轻 - 中度皮下脂肪和肌肉消耗	有明显营养不良体征, 如严重的皮下组织消耗、水肿

11. 营养不良通用筛查工具 (malnutrition universal screening tool, MUST) 见表 2-4-15。

表 2-4-15 营养不良通用筛查工具

项目	标准	评分 / 分
体重指数 (BMI) / (kg·m^{-2})	≥ 20.0	0
	> 18.5 ~ < 20.0	1
	≤ 18.5	2
近 3~6 个月内体重丢失情况 /%	≤ 5	0
	> 5 ~ < 10	1
	≥ 10	2
是否因急性疾病导致禁食或摄食量不足超过 5 天	否	0
	是	2

注:0 分:"低" 营养风险状态,需要定期重复筛查;1 分:"中等" 营养风险状态,需记录 3 天膳食摄入情况并重复筛查;2 分:"高" 营养风险状态,需进行营养干预。

(五) 并发症及处理

以上重症营养评估均相对安全,无明显并发症。

(六) 操作注意事项

1. 若多次进行评估,时间应尽量一致。

2. 注意评估时保护患者,如保暖等。

(七) 相关知识

1. 营养风险筛查 (nutritional risk screening, NRS) NRS 2002 是欧洲肠内肠外营养学会 (European Society of Parenteral and Enteral Nutrition, ESPEN) 于 2002 年提出并推荐使用的营养筛查工具。该工具是迄今为止唯一以 128 个随机对照研究作为循证基础的营养筛查工具,其信度和效度在欧洲已得到验证。其包括四个方面的评估内容:人体测量、近期体重变化、膳食摄入情况和疾病的严重程度。评分由三个部分构成:营养状况评分、疾病严重程度评分和年龄调整评分 (若患者 ≥ 70 岁,加 1 分); 三部分评分之和为总评分 (0~7 分),若评分 ≥ 3 分,可确定患者存在营养不良风险。

NRS 2002 的突出优点在于能预测营养不良的风险,并能前瞻性地动态判断患者营养状态变化,便于及时反馈患者的营养状况,并为调整营养支持方案提供证据。这是其他方法所缺乏的。NRS 2002 的不足之处在于若患者卧床则无法测量体重,或有水肿、腹水等,会影响体重测量,以及意识不清则无法回答评估者的问题等。同时,使用者也需经过一定的培训。因此,推荐 NRS 2002 的使用者进行专门培训。

2. 重症营养风险评分(NUTRIC score)　加拿大学者 Heylend 等人在 2011 年提出重症营养风险评分,适用于重症监护病房(ICU)中病情危重、意识不清、卧床、急危重症患者进行营养风险评估,能弥补常用营养风险筛查工具的缺陷。最终纳入了年龄、急性生理学和慢性健康状况评价 Ⅱ(APACHE Ⅱ)、脓毒症相关性器官功能衰竭评价(sepsis related organ failure assessment,SOFA)、并发症数量、入 ICU 前住院时间和血浆白细胞介素 -6(IL-6)等 6 个项目,同时将各指标赋值,总分相加即为 NUTRIC 评分。低营养风险组为 0~5 分,高营养风险组为 6~10 分。无 IL-6 指标时,低营养风险组为 0~4 分,高营养风险组为 5~9 分,得分越高表明患者死亡风险越高。

有学者因许多医院不能常规检查 IL-6 从而对 NUTRIC 评分进行了改良。改良后的 NUTRIC 评分包括两种方式:① NUTRIC 评分去除 IL-6 项目,即通常所说的 mNUTRIC (modified NUTRIC)评分;②使用 C 反应蛋白(CRP)替代 IL-6。研究显示,改良后的两种评分与原始评分评估效果相似,但使用 CRP 的改良 NUTRIC 评分可能评价效果更好。

3. 微型营养评估(mini-nutrition assessment,MNA)　是 20 世纪 90 年代初由 Vellas、Garry、Guigoz 等创立和发展的一种人体营养状况评定方法。其评定内容包括人体测量、整体评定、膳食问卷和主观评定等。根据上述各项评分标准计分并相加,可进行营养不良和营养风险的评估。MNA 有快速、简单、易操作的特点,一般 10 分钟即可完成,主要用于老年患者的营养评估。有研究证明,该工具既可用于有营养不良风险的患者,也可用于已发生营养不良的住院患者。此外,还可用于预测健康结局、社会功能、病死率、就诊次数和住院费用等。但对是否能监测患者对治疗的反应、MNA 评分与患者临床结局的关系等方面,还需进一步的研究。

4. 主观全面评定(subjective global assessment,SGA)　是美国肠外肠内营养学会推荐的临床营养状况评估工具。其特点是以详细的病史与临床检查为基础,省略人体测量和生化检查。其理论基础认为机体组成的改变与进食改变、消化吸收功能改变、肌肉消耗、身体功能与活动能力改变等相关。有研究显示,通过 SGA 评估发现的营养不足患者,并发症的发生率是营养良好患者的 3~4 倍。

但 SGA 作为营养风险筛查工具有一定的局限性,如 SGA 更多反映的是疾病状况,而非营养状况;SGA 不适用于区分轻度营养不足,侧重反映慢性或已存在的营养不足,且其不能及时反映患者营养状况的变化。

目前,该筛查工具缺乏筛查结果与临床结局的证据支持,同时因其未把观察指标和如何将患者进行分类直接联系起来,使该工具不能满足临床快速筛查的目的。且因该工具是一个主观评估工具,使用者要接受专门培训,故作为常规营养筛查工具并不实用。

5. 营养不良通用筛查工具(MUST)　由英国肠外肠内营养协会多学科营养不良咨询小组开发,是一种适用于不同医疗机构的营养风险筛查工具,且适合不同专业人员使用,如护士、医师、营养师、社会工作者和学生等。

该工具主要用于蛋白质-能量营养不良及其风险的筛查,包括三方面评估内容:①BMI;②体重减轻者;③疾病导致进食量减少的患者。通过三方面评分得出总分,分为低风险、中风险和高风险。Stratton 等研究显示,MUST 可预测老年住院患者的病死率和住院时间,即使是无法测量体重的卧床老年患者,MUST 也可进行筛查,并预测临床结局。将 MUST 与其他 7 个目前被使用的营养风险筛查工具进行比较的研究显示,MUST 与 SGA 和 NRS 有较高的一致性;MUST 在不同使用者间也具有较高的一致性。该工具的优点在于容易使用和快速,一般可在 3~5 分钟内完成,并适用于所有的住院患者。MUST 是新近发展的一种营养风险筛查工具,还需进一步的研究证明其预测性和有效性。

目前可用于重症营养评估的工具较多,各有优缺点,能较好地同时满足多维度评价、广泛适用、有效性、敏感性、可重复性及易于操作等要求的评价方式则不多。2002 年 ESPEN 制订的 NRS 2002 营养风险筛查工具,结合了患者的营养状况和疾病严重程度,以发现高营养风险的患者,为营养支持治疗的开始提供了依据。2011 年颁布的重症营养风险评分 NUTRIC 则是运用了多元回归的方法纳入了影响营养状况和预后的关键指标,并在临床研究的基础上不断改良(mNUTRIC),与主观综合性营养评估(SGA)一起被认为对重症患者的营养评估有重要意义。

应用营养风险筛查工具是对重症患者营养评估的重要一步,也是营养治疗的第一步,只有早发现、早干预,营养支持疗法的实施才有价值,评估工具的不断改进也将逐步提高其临床适用性,为营养筛查的普及奠定基础。

营养评估除了营养风险筛查以外,还包含了所患合并症、胃肠道功能及误吸风险的综合评估。但危重患者病理生理过程复杂,仍缺乏准确的营养评价指标及方法。实验室检查中的血清蛋白标志物并不能准确地反映重症患者的营养状态,而 C 反应蛋白以及白细胞介素等炎症指标对营养状况的评估价值仍有待进一步研究证实。床旁超声作为一项新的检查方法,可以通过检查胃内液体、液固混合物的排空来评价胃肠道的运动功能,间接评估消化道对营养的耐受情况,超声还可以测量骨骼肌的厚度和横截面积,间接评价患者的营养风险。相对于 CT 而言,超声没有放射性损伤且价格低廉,便于重症患者床旁检查,可以作为营养评估及动态监测的新手段。

三、检查规范操作表

重症营养评估规范操作核查见表 2-4-16。

表 2-4-16　重症营养评估规范操作核查表

项目	内容	是	部分	否
操作前准备	核对患者信息:包括姓名、性别、年龄			
	查看患者病史及既往史			
	查看患者血常规、电解质、肝肾功能等相关检测指标			
	物品(器械)准备:皮褶厚度计并校正,准备相关表格			
	告知患者或护理人员营养评估的目的及所需时间			

续表

项目	内容	是	部分	否
操作过程	患者平卧于病床上			
	询问患者饮食情况			
	询问患者身高体重及变化			
	检测患者生命体征及氧饱和度、血气分析等指标			
	检查患者的运动反应			
	用皮褶厚度计测量患者腹部皮褶厚度			
	完成 NRS 2002、NUTRIC、SOFA 评分			
	计算患者能量需求			
操作后处理	评分表数据汇总翔实，无遗漏			
	正确计算患者能量需求			
	操作后进行物品复原整理，污物的处理要到位			

四、常见操作错误及分析

皮褶厚度测量值误差：误差主要与检测者用手捏皮褶时施加压力的稳定性、卡钳头夹皮时间的长短、被测患者皮褶厚度厚薄不同等有关。

五、常用训练方法简介

目前尚缺乏模具训练，主要通过临床实习和见习训练，可在带教老师的指导下选择非重症病房患者进行上述操作，或学员间相互练习。

六、相关知识测试题

1. 人体腹部皮褶厚度的正常范围是
   A. 男性 5.0~12.0mm，女性 10.5~20.0mm
   B. 男性 5.0~15.0mm，女性 12.0~20.0mm
   C. 男性 5.0~12.5mm，女性 11.0~20.0mm
   D. 男性 5.0~16.5mm，女性 12.0~25.0mm
   E. 男性 5.0~18.0mm，女性 11.0~25.0mm
2. BMI（kg/m²）的正常范围是
   A. 30.0~40.0　　　　　　　B. 25.0~29.9　　　　　　　C. 18.5~25.0
   D. 17.0~18.4　　　　　　　E. 16.0~16.9
3. 预测营养不良状况的指标有
   A. 年龄、体重/BMI　　　　　B. 皮褶厚度　　　　　　　C. 血清白蛋白
   D. 疾病严重程度　　　　　　E. 以上均是
4. 常用的重症营养评估量表有
   A. 营养风险筛查（NRS 2002）　　　　　B. 营养获益评估（NUTRIC 评分）

C. 患者参与的主观全面评定(PG-SGA) D. 营养不良通用工具(MUST)

E. 以上都是

5. 营养因素对患者临床结局(包括感染有关并发症、住院日等)发生不利影响的风险为

A. 营养风险 B. 营养不良 C. 营养不足

D. 营养缺乏 E. 营养过剩

答案:1. B 2. C 3. E 4. E 5. A

第五节 脑死亡判定

一、概述

脑死亡概念始于1968年美国哈佛医学院特设委员会提出的"关于脑死亡的哈佛标准",随后国际上多个组织提出了关于脑死亡判定的指导标准。根据《中国成人脑死亡判定标准与操作规范(第二版)》,脑死亡是指包括脑干在内的全脑功能不可逆转的丧失。诊断脑死亡有严格的操作规程。脑死亡判定标准的提出和实施,不仅有助于合理利用医疗资源,同时对推动器官移植的规范开展具有重要意义。

二、操作规范流程

(一) 适应证
各类原发性或继发性脑损伤引起的不可逆性深昏迷。

(二) 禁忌证
1. 昏迷原因不明

2. 可逆性昏迷

(1)急性中毒,如一氧化碳中毒、酒精中毒。

(2)镇静催眠药、抗精神病药、全身麻醉药和肌肉松弛药的过量使用、作用消除时间延长和中毒。

(3)休克、低温(膀胱、直肠、肺动脉内温度 ≤ 32℃),以及严重电解质及酸碱平衡紊乱。

(4)严重代谢及内分泌功能障碍,如肝性脑病、肾性脑病、低血糖或高血糖性脑病等。

(三) 操作前准备
1. 患者的准备

(1)完成病史采集,并完善颅脑 CT 或 MRI 影像学,以及血生化、动脉血气分析、毒物检测等检验检查。

(2)患者取平卧位。

(3)监测患者生命体征(体温、呼吸、心率、脉搏、血压)及血氧饱和度。

(4)向患者家属告知脑死亡判定的目的及意义,并签署知情同意书。

2. 物品(器械)的准备

(1)临床判定相关物品:大头针、棉签、电筒、注射器、弯盘、吸引管、耳镜、无菌手套、无菌生理盐水、络合碘、酒精等。

(2)脑电图检测相关物品:脑电图仪、盘状电极、磨砂膏、导电膏等。

（3）短潜伏期躯体感觉诱发电位检测相关物品：诱发电位仪、盘状电极、磨砂膏、导电膏等。

（4）经颅多普勒超声检查相关物品：经颅多普勒超声仪（配备 1.6MHz 或 2.0MHz 脉冲波多普勒超声探头）、导电膏等。

（5）抢救设备及药品准备妥当。

3. 操作者的准备

（1）核对患者信息：患者姓名、性别、年龄、主诉等。

（2）明确患者是否具备脑死亡判定的适应证并排除禁忌证，确认家属已签署知情同意书。

（3）进行外科洗手消毒并穿戴口罩、帽子和无菌手套。

（4）确认相关设备的环境条件、参数设置及运作均正常。

（四）操作步骤

1. 判定标准

（1）深昏迷、脑干反射消失、无自主呼吸 3 项临床判定标准必须全部符合。

（2）脑电图、短潜伏期躯体感觉诱发电位、经颅多普勒超声 3 项确认试验至少 2 项符合。

2. 判定步骤

（1）进行脑死亡临床判定，深昏迷、脑干反射消失、无自主呼吸 3 项符合判定标准后进行下一步。

（2）进行脑死亡确认试验，至少 2 项符合判定标准则进行下一步。

（3）进行自主呼吸激发试验，验证无自主呼吸。

3. 判定次数　3 项临床判定和 2 项确认试验完整无疑，并均符合脑死亡判定标准，即可判定为脑死亡。如果临床判定缺项或存疑，则再增加一项确认试验项目（共 3 项），并在首次判定 6 小时后再次判定（至少完成一次自主呼吸激发试验并证实无自主呼吸），复判结果符合脑死亡判定标准，即可确认为脑死亡。

4. 判定人员　脑死亡判定医师应为从事临床工作 5 年以上的执业医师（仅限神经内科医师、神经外科医师、重症医学科医师、急诊科医师和麻醉科医师），并经过规范化脑死亡判定培训且通过考核。脑死亡判定时，应至少两名临床医师同时在场（其中至少一名为神经科医师），分别判定后且意见一致。

5. 判定内容

（1）深昏迷检查

1）拇指分别强力按压受检者双侧眶上切迹或针刺面部，观察面部肌肉活动。

2）进行格拉斯哥昏迷量表（Glasgow coma scale，GCS）评分。

3）以上步骤重复至少 2 次。

（2）脑干反射检查

1）瞳孔对光反射。

2）角膜反射。

3）头眼反射。

4）前庭眼反射。

5）咳嗽反射。

（3）无自主呼吸

1）观察机械通气是否显示无自主触发。

2）自主呼吸激发试验：①先决条件，核心体温 ≥36.5℃；收缩压 ≥90mmHg（1mmHg=0.133kPa）或平均动脉压 ≥60mmHg；动脉氧分压（PaO_2）≥200mmHg；动脉二氧化碳分压（$PaCO_2$）35~45mmHg，慢性二氧化碳潴留者，可 $PaCO_2$>45mmHg。②抽取动脉血检测 $PaCO_2$。③脱离呼吸机。④即刻将输氧导管通过人工气道置于隆突水平，以 6L/min 的速度输入 100% 氧气。⑤密切观察胸、腹部有无呼吸运动。⑥脱离呼吸机 8~10 分钟后，再次抽取动脉血检测 $PaCO_2$。⑦恢复机械通气。

（4）脑电图检查

1）仪器操作前准备：①开机并输入受检者信息。②检查脑电图仪参数设定。③进行 10 秒仪器校准，将 $10\mu V$ 方形波输入放大器，使各导联灵敏度一致。

2）安放盘状电极：①安放前先用酒精和磨砂膏去脂、去角质，并涂抹适量导电膏。②记录电极按照国际 10-20 系统至少安放 8 个，参考电极安放于双侧耳垂或双侧乳突，接地电极安放于额极中点（F_{Pz}），公共参考电极安放于中央中线点（C_z）。

3）描记脑电图：①采用单极和双极 2 种导联方式描记（同时描记心电图）。②描记过程中任何来自外界、仪器和受检者的干扰均应实时标记。③完整保存无明显干扰的脑电描记至少 30 分钟。④描记过程中需行脑电图反应性检查，即分别、重复双手甲床疼痛刺激和耳旁声音呼唤刺激，观察脑电图波幅和频率变化。

（5）短潜伏期躯体感觉诱发电位检查

1）仪器操作前准备：①开机并输入受检者信息。②检查参数设定。

2）安放盘状电极：安放前先用酒精和磨砂膏去脂、去角质，然后涂抹适量导电膏，之后按照国际 10-20 系统安放盘状电极。

3）给予刺激：①刺激部位，刺激电极安放在腕横纹中点上 2cm（正中神经走行部位）。②刺激电流，控制在 5~25mA，当受检者肢端水肿或合并周围神经疾病时，电流强度可适当增加。③刺激强度，以诱发出该神经支配肌肉轻度收缩为宜，即引起拇指屈曲约 1cm，每次检测过程中，强度指标均应保持一致。

4）记录波形：记录时，平均每次叠加 500~1 000 次，直到波形稳定光滑，分别测试两侧，每侧至少重复测试 2 次，并保存测试曲线。

（6）经颅多普勒超声检查

1）仪器操作前准备：①开机并输入受检者信息；②检查参数设定。

2）判定前循环血管

①选择判定血管：以双侧大脑中动脉为主要判定血管，双侧颈内动脉终末段或颈内动脉虹吸段为备选。②检查部位：颞窗，仰卧体位，于眉弓与耳缘上方水平连线区域内检测双侧大脑中动脉和颈内动脉终末段；眼窗，仰卧体位，于闭合上眼睑处，检测对侧大脑中动脉和同侧颈内动脉虹吸部。③血管识别：大脑中动脉，经颞窗，深度 40~65mm，收缩期血流方向朝向探头，或经对侧眼窗，深度 80mm 以上，收缩期血流方向背离探头，当一侧颞窗穿透不良时，可选择对侧颞窗，深度 90mm 以上，收缩期血流方向背离探头，必要时通过颈总动脉压迫试验予以确认；颈内动脉虹吸部，经眼窗，深度 60~70mm，血流方向朝向或背离探头。

3) 判定后循环血管

①选择判定血管:以基底动脉为主要判定血管,双侧椎动脉颅内段为备选。②检查部位:枕窗或枕旁窗,仰卧体位(抬高头部,使颈部悬空)或侧卧体位,于枕外隆凸下方枕骨大孔或枕骨大孔旁,检测椎动脉和基底动脉。③血管识别:基底动脉,经枕窗或枕旁窗,深度80~120mm,收缩期血流方向背离探头;椎动脉,经枕窗或枕旁窗,深度55~80mm,收缩期血流方向背离探头。

4) 检测次数:2 次,间隔 30 分钟。

（五）结果判定

1. 深昏迷

(1) 面部未出现任何肌肉活动。

(2) GCS 为 2T 分(运动 =1 分,睁眼 =1 分,语言 =T)。

2. 脑干反射消失　瞳孔对光反射、角膜反射、头眼反射、前庭眼反射、咳嗽反射消失。

3. 无自主呼吸

(1) 机械通气显示无自主触发。

(2) 自主呼吸激发试验

1) 如果先决条件的 $PaCO_2$ 为 35~45mmHg,试验结果显示 $PaCO_2 \geqslant 60$mmHg 或 $PaCO_2$ 超过原有水平 20mmHg 仍无呼吸运动,即可判定无自主呼吸。

2) 如果先决条件的 $PaCO_2 > 45$mmHg,试验结果显示 $PaCO_2$ 超过原有水平 20mmHg 仍无呼吸运动,即可判定无自主呼吸。

4. 脑电图　时程($\geqslant 30$ 分钟)显示电静息状态(脑电波活动 $\leqslant 2\mu V$),符合脑死亡判定标准。

5. 短潜伏期躯体感觉诱发电位　双侧 N9 和 / 或 N13 存在,P14、N18 和 N20 消失,符合脑死亡判定标准。

6. 经颅多普勒超声　颅内前循环和后循环血流呈振荡波、尖小收缩波,或血流信号消失,符合脑死亡判定标准。

（六）操作注意事项

1. 判定深昏迷时任何刺激必须局限于头面部,当三叉神经或面神经病变时,判定应慎重。

2. 眼部疾病或头面复合伤可影响瞳孔对光反射检查,判定应慎重。

3. 眼部疾病或头面复合伤、三叉神经或面神经病变均可影响角膜反射检查,判定应慎重。

4. 眼外肌疾病或头面复合伤可影响头眼反射检查,判定应慎重。

5. 颈椎外伤时禁止头眼反射检查,以免损伤脊髓。

6. 前庭眼反射检查前,应确认无鼓膜损伤,或耳镜检查双侧鼓膜无损伤;若鼓膜有破损,则免做此项检查。外耳道内有血块或堵塞物时,应清除后再行检查;头面复合伤、出血、水肿均可影响前庭眼反射检查,判定应慎重。

7. 自主呼吸激发试验过程中,一旦出现明显血氧饱和度下降、血压下降、心率减慢或心律失常等,需即刻终止试验,此时如果 $PaCO_2$ 升高达到判定要求,仍可进行结果判定;如果 $PaCO_2$ 升高未达到判定标准,宣告本次试验失败。

(七) 相关知识

脑死亡判定在我国起步较晚，国家卫生健康委员会脑损伤质控评价中心于 2019 年发布了《中国成人脑死亡判定标准与操作规范(第二版)》，对脑死亡判定的步骤及要求作出详细阐述。国家卫生健康委员会脑损伤质控评价中心每年均面向全国三级医院医师开展脑死亡规范化判定的培训、建立质控示范医院、对全国脑死亡病例进行监督质控，旨在促进我国该项神经重症专业技术的良好发展。

三、检查规范操作表

脑死亡规范判定核查见表 2-5-1。

表 2-5-1　脑死亡规范判定核查表

项目	内容	是	部分	否
操作前准备	患者准备：病史采集并完善相关检验检查；平卧位；监测生命体征及血氧饱和度；家属签署知情同意书			
	物品准备：临床判定、脑电图检查、短潜伏期躯体感觉诱发电位检查、经颅多普勒超声检查相关物品；抢救设备及药品			
	操作者准备：核对患者信息；明确脑死亡判定的适应证、禁忌证及判定标准；洗手、戴口罩、帽子、无菌手套；确认设备环境条件、参数设置、运作正常			
操作过程	**判定顺序及检查方法**			
	临床判定			
	深昏迷：拇指分别强力按压受检者双侧眶上切迹或针刺面部，观察面部肌肉活动；进行格拉斯哥昏迷量表评分			
	脑干反射：瞳孔对光反射、角膜反射、头眼反射、前庭眼反射、咳嗽反射			
	机械通气显示无自主触发			
	确认试验			
	脑电图检查：输入信息，检查参数设定；安放电极；脑电图描记			
	短潜伏期躯体感觉诱发电位检查：输入信息，检查参数设定；安放电极；给予刺激记录波形			
	经颅多普勒超声检查：输入信息，检查参数设定；判定前后循环血管			
	验证无自主呼吸			
	自主呼吸激发试验			
	结果判定			
	深昏迷：面部未出现任何肌肉活动；GCS 评分为 2T 分			
	脑干反射消失：瞳孔对光反射、角膜反射、头眼反射、前庭眼反射、咳嗽反射消失			
	无自主呼吸：机械通气显示无自主触发；自主呼吸激发试验验证无自主呼吸			

续表

项目	内容	是	部分	否
操作过程	脑电图:长时程(≥30分钟)显示电静息状态			
	短潜伏期躯体感觉诱发电位:双侧N9和/或N13存在,双侧P14、N18和N20消失			
	经颅多普勒超声:2次检测颅内前循环和后循环均为振荡波、收缩早期尖小收缩波,或者血流信号消失			
	判定次数			
	3项临床判定和2项确认试验完整无疑,均符合脑死亡判定标准,即可判定为脑死亡			
	临床判定缺项或有疑问,再增加一项确认试验项目(共3项),并在首次判定6小时后再次判定			
操作后处置	进行物品复原整理,以及污物的处理			
	记录:病历中记录脑死亡时间并签名			

四、常见操作错误及分析

1. 深昏迷检查时给予刺激未局限于头面部 颈部以下刺激时可引起脊髓反射,且脑死亡时脊髓可能存活,因此仍可能存在脊髓反射和/或脊髓自动反射。脊髓反射包括部分生理反射和病理反射。脊髓自动反射大多与刺激部位相关,刺激颈部可引起头部转动;刺激上肢可引起上肢屈曲、伸展、上举、旋前和旋后;刺激腹部可引起腹壁肌肉收缩;刺激下肢可引起下肢屈曲和伸展。

2. 判定步骤无序 脑死亡判定过程规范、有序是判定结果安全无误的保障。国家卫生健康委员会脑损伤质控评价中心的脑死亡质控病例分析显示,严格按照临床判定、确认试验和自主呼吸激发试验3个步骤进行脑死亡判定,可使判定过程更加顺畅、无误。

五、常用训练方法简介

目前,国家卫生健康委员会脑损伤质控评价中心通过培训班的方式,由省中心获国家卫生健康委员会脑损伤质控评价中心师资认证的教师人员对相关专业技术人员进行培训与考核。培训对象如下:

1. 脑死亡临床判定医师 需在三级医院神经内科、神经外科、重症监护病房、急诊科或麻醉科从事临床工作,并取得执业医师资格5年以上(不含器官移植手术医师和人体器官捐献协调员)。

2. 脑死亡诱发电位、脑电图和经颅多普勒超声判定人员 需在三级医院相关科室工作并熟练掌握相关技术,具备2年以上操作经验。培训内容包括理论部分(各项脑死亡评估技术及质控相关内容)及操作训练(神经系统检查、诱发电位操作、脑电图操作和经颅多普勒超声操作)两个部分。参培人员通过理论考核和技能考核后,将颁发国家卫生健康委员会脑损伤质控评价中心认可的合格证书(分临床评估证书、脑电图评估证书、诱发电位评估证书、经颅多普勒超声评估证书4类)。

六、相关知识测试题

1. 脑死亡临床判定时应首先
   A. 进行脑干反射检查　　　　　　　B. 明确昏迷病因，排除可逆性深昏迷
   C. 进行确认试验　　　　　　　　　D. 进行自主呼吸激发试验
   E. 进行昏迷检查

2. 明确患者深昏迷病因后，脑死亡判定流程正确的是
   A. 临床判定、自主呼吸激发试验、确认试验
   B. 自主呼吸激发试验、临床判定、确认试验
   C. 临床判定、确认试验、自主呼吸激发试验
   D. 确认试验、自主呼吸激发试验、临床判定
   E. 确认试验、临床判定、自主呼吸激发试验

3. 脑电图脑死亡判定标准中，脑电波活动为
   A. ≤10μV　　　　　　　B. ≤5μV　　　　　　　C. ≤3μV
   D. ≤2μV　　　　　　　E. ≤6μV

4. 以下符合 SLSEP 脑死亡判定标准的是
   A. 正中神经 SLSEP 显示双侧 N9、N13、P14、N18 存在，N20 消失
   B. 正中神经 SLSEP 显示双侧 N9、N13、P14、N18、N20 消失
   C. 正中神经 SLSEP 显示单侧 N9、N13 存在，P14、N18、N20 消失
   D. 正中神经 SLSEP 显示双侧 N9 和 / 或 N13 存在，P14、N18、N20 消失
   E. 正中神经 SLSEP 显示双侧 N9、N13、N20 消失，P14、N18 存在

5. 下列频谱中，属于 TCD 脑死亡判定血流频谱的是
   A. 振荡波　　　　　　　　　　　　B. 收缩早期尖小收缩波
   C. 血流信号消失　　　　　　　　　D. 以上均属于
   E. 以上均不属于

答案：1. B　2. C　3. D　4. C　5. D

第六节　重症肌无力定量评分

一、概述

重症肌无力定量（quantitative myasthenia gravis，QMG）评分是客观测量重症肌无力患者受累肌群的肌力和耐力情况的标准化量表，此量表最早由 Besinger 等于 1983 年研制。Tindal 等于 1987 年进行了修改，条目从 8 项扩展为 13 项。Barohn 等于 1998 年在此基础上将量表中不易量化的条目进行修改，评价内容包括眼睛、面肌、咽喉、呼吸、颈部、双手握力、四肢力量等共 13 项条目，分为正常、轻度、中度、重度 4 个等级，总分 39 分。2000 年，美国重症肌无力基金会推荐所有的前瞻性研究使用 QMG 评分对患者的变化进行定量评价，并制订了统一的评分手册。

二、操作规范流程

(一) 适应证

QMG 评分适用于各种类型的重症肌无力患者,用于对患者病情严重程度、治疗效果、调整药物剂量种类、术前评估、放化疗前评估等。

(二) 禁忌证

QMG 评分相对安全,无明确禁忌证。但对于重症患者,停药时间应避免过长,以防发生重症肌无力危象。

(三) 操作前准备

1. 患者的准备

(1)在评估前停用溴吡斯的明(或任何乙酰胆碱酯酶抑制剂)12 小时(医学安全性允许的情况下)。

(2)勿空腹接受评估。

2. 物品(器械)的准备

(1)可校准的肺活量计。

(2)与肺活量计匹配的吹嘴、鼻夹。

(3)一次性手套(如需要)。

(4)秒表。

(5)吞咽检查用杯子(容量至少 120ml)和饮用水。

(6)测力计。

3. 操作者的准备

(1)核对患者信息:包括姓名、性别、年龄、主诉等。

(2)注意检查期间对患者的保护。

(四) 操作步骤

1. 向左 / 右注视时出现复视的时间

(1)患者准备:患者取坐位。询问患者直视前方是否有视物成双。如果此时有视物成双,评分表上记录为 0/3(实际时间 / 等级)。如果没有出现视物成双,则请患者先快速向右看一下,然后向左看,不要移动头部;如果患者仅在一个方向上看到两个物象,则记录为侧向视物成双(勾选左或者右)并将结果记录为 0/3,如果两个方向上都看到两个物象,任取其中一侧,记录为 0/3;如果眼球没有运动,记录为 0/3。如果患者没有看到两个物象,则让其按照下面的描述向左 / 右边注视进行检查。

(2)向患者解释:"我需要您面朝前。当我说开始的时候,向您的左 / 右侧看,但不要转头。如果您看到的物象开始变成两个,请告诉我。"

(3)检查者须知:尽量保持头部面向正前方的姿势。记录时间和等级,例如:15 秒时出现明确视物成双,则在评分部分,记录 15/1。如果左、右两个方向上都看到两个物象,取最重的一只眼评估得分。

2. 向上注视时眼睑下垂的时间

(1)患者准备:患者取坐位。要求患者直视前方。如果上睑已经明显下垂或接触瞳孔上缘,直接记录为 0/3。如果直视时患者没有明显眼睑下垂,则要求患者向上方看天花板,不要移动头部,此时检查者可以用手指予以引导。建议向前上方看天花板,否则患者不容易保持。

(2)向患者解释:"我需要您面朝前。当我说开始的时候,眼睛往上看天花板,但是不要移动您的头部。一直向上看,直到我告诉您放松为止。"

(3)检查者须知:尽量保持患者头部不动,检查者可用一只手距离患者眼部 50cm,引导患者双眼向上看天花板。当看到眼睑(睫毛)开始下垂时,记录时间和等级。

3. 眼睑闭合

(1)患者准备:患者面朝前坐。

(2)向患者解释:"闭上眼睛保持紧闭状态。不要让我撑开您的眼睛。"

(3)检查者须知:如果患者有任何一只眼不能完全闭上(露出白色巩膜),则记录为 3 级。本检查不需要时间评分。记录弱眼的分级。

4. 吞咽约 120ml(4 盎司)水

(1)患者准备:患者坐位。将 120ml 常温水倒入杯中。

(2)向患者解释:"我需要您像平常一样喝这杯水。"

(3)检查者须知:检查期间和检查后立即观察咳嗽和 / 或清喉咙情况。患者喝水速度不应过快,以保证其舒适度。

5. 从 1 数到 50 出现构音障碍

(1)患者准备:患者坐位。

(2)向患者解释:"以舒适的节奏从 1 到 50 大声报数,患者在读 10 以上的数字时,需要读出'十'的音,例如:21 要读'二十一';以约每秒一个数的速度进行读数。"

(3)检查者须知:当听到鼻音或言语不清时记录数字。

6. 左 / 右臂侧平举 90°

(1)患者准备:患者需要坐在椅子上,双脚踩地。患者坐在椅子上时,后背一定不能靠椅背。双侧手臂同时进行检查。手臂需要向两侧平伸出,与身体纵轴保持 90°,手掌向下(演示这一姿势)。如果患者由于肩部问题无法将手臂抬高至 90°,则不要检查该手臂。在此过程中,肘关节需完全伸展。

(2)向患者解释:"我需要您像这样把双臂伸出来。尽量将手臂向两侧伸出。如果一只手臂比另一只手臂更累,您可以降低那只手臂,保持另一只手臂的抬起状态。"

(3)检查者须知:手臂开始下垂并不少见。如果手臂从起始位置下降超过 10°,则提醒患者将手臂向上拉动。如果患者可以向上拉动手臂,但不能维持该位置超过 2 秒,则停止检查并计分。如果一只手臂降低,请注意患者没有向手臂降低的一侧倾斜,以使其看起来保持 90° 角。记录时间 / 等级,例如:右臂为 45/2;而左臂为 100/1。如果患者离开侧平举位置时身体往前偏倚 10°,则需要纠正,如果不能纠正,则停止检查并计分。

7. 肺活量

(1)患者准备:患者必须保持坐姿进行本检查。

(2)向患者解释:"我正在检测肺总容量。我将会告知您把这个吹嘴放在您的脸前一点距离;然后我将把鼻夹放在您的鼻子上;再然后我会让您深吸一口气,接着把吹嘴放在嘴上。您尽可能快速、用力地吹气,一直吹到不能吹为止。"

(3)检查者须知:仅检测用力肺活量(FVC)。将进行至少 3 次、最多 5 次检测。目标是获得最佳的两次检测结果,且尽量两次检测值相差在 10% 以内。在患者吹气前应给患者佩戴鼻夹,以防止在吹气时漏气。在表格上记录最佳 FVC 和等级。

鉴于目前检索到的"国民体质调查"等官方统计中无相关肺活量的预计值公式,建议采用以年龄、身高来预计肺活量。

以年龄、身高来预计肺活量(VC)

$$男:VC(ml)=[27.630-0.112×年龄(岁)]×身高(cm)$$

$$女:VC(ml)=[21.780-0.101×年龄(岁)]×身高(cm)$$

正常值:男性为 2 500~5 170ml,平均 3 000ml;女性为 1 700~3 000ml,平均 2 000ml。

8. 左/右手握力

(1)患者准备:患者坐在椅子上。肘关节屈曲 90°,手朝上,前臂自然内旋到最舒适、最有力的角度。

(2)向患者解释:"我正在测试握力,需要您尽可能用力握紧挤压。测力计不会移动,但它会衡量您挤压的力度。"

(3)检查者须知:给予语言鼓励。在表格中记录两次尝试的结果(kg)并取较高的记录值进行评分。例如:如果检测女性的握力,结果为 10kg 和 8kg,则记录为 10/1。

9. 仰卧抬头 45°

(1)患者准备:患者躺下,头部下方不垫枕头。双膝弯曲以保证足部平放于床上。

(2)向患者解释:"我需要您把头从床面上抬起来。尽可能长时间地保持这种状态。"

(3)检查者须知:如果患者头部下落,将手放在其头部下方(不要触摸)以垫靠缓冲。头部应该向上和向前,而不是向上直面天花板。鼓励患者保持,如果头部下降到平常位的 10° 范围内,则停止检查。

10. 仰卧左/右腿抬高 45°

(1)患者准备:患者仰卧,头部下方垫一个枕头。双腿必须伸直,脱鞋。

(2)向患者解释:"我需要您抬起右腿。将腿伸直并尽可能长时间保持这个姿势。"

(3)检查者注意:抬腿尽量保持髋关节屈曲 45°~50°。如果腿开始下垂,则请患者抬起腿。如果患者腿部抬起,但不能维持该姿势 2 秒,则停止检查并计分。需要留意手在臀部下方和/或腿部旋转的情况(避免患者用手帮忙或用腿部特殊姿势借力)。如果患者不能伸直腿也要予以纠正,允许膝关节屈曲 15° 以内。如果出现借力,请注意纠正,如果不能纠正,应停止检查并计分。如果患者抬腿起始位置不到 45°(如<40°),即使可以继续保持该位置 30 秒,也应该评分为 3 分,重度,即为 0/3。

重症肌无力定量(QMG)评分表见表 2-6-1。

表 2-6-1 重症肌无力定量(QMG)评分表

检测项目	严重程度及评分				评分/分
	无(0分)	轻度(1分)	中度(2分)	重度(3分)	
向左/右注视时出现复视的时间/s	>60	11~60	1~10	自发出现	
向上注视时眼睑下垂的时间/s	>60	11~60	1~10	自发出现	

续表

检测项目	严重程度及评分				评分/分
	无(0分)	轻度(1分)	中度(2分)	重度(3分)	
眼睑闭合	闭目有力	闭合完全,力弱,部分抵抗	闭合完成,无抵抗	闭合不完全	
吞咽约120ml(4盎司)水	正常	轻度咳嗽和清喉	严重咳嗽或哽咽甚至鼻腔回流	不能吞咽	
从1数到50出现构音障碍	数到50时仍无	30~49	10~29	<9	
右臂侧平举90°维持时间/s	≥240	90~239	10~89	0~9	
左臂侧平举90°维持时间/s	≥240	90~239	10~89	0~9	
肺活量(预计值)/%	≥80	65~79	50~64	<50	
右手握力/kg 男性	≥45	15~44	5~14	0~4	
右手握力/kg 女性	≥30	10~29	5~9	0~4	
左手握力/kg 男性	≥35	15~34	5~14	0~4	
左手握力/kg 女性	≥25	10~24	5~9	0~4	
仰卧抬头45°维持时间/s	≥120	30~119	1~29	0	
仰卧右腿抬高45°维持时间/s	≥100	31~99	1~30	0	
仰卧左腿抬高45°维持时间/s	≥100	31~99	1~30	0	

(五) 并发症及处理

QMG评分为肌力检查,相对安全,无明确并发症。检查过程中需注意预防呛咳、摔倒等意外情况发生。

(六) 操作注意事项

1. 按照操作步骤中给出的顺序进行检查。

2. 对于所有测量,记录实际数字和等级。

3. 患者必须保持坐姿进行呼吸检查。

4. 在评分表末尾,将该患者的评分相加,即为总QMG评分。

(七) 相关知识

目前可用于重症肌无力患者临床评估的量表较多,除QMG外,还包括重症肌无力(MG)绝对和相对评分法、MG生活质量量表(MG-ADL)、15项重症肌无力生活质量量表(MG-QOL-15r)、MGC量表等。

1. MG绝对和相对评分法 由许贤豪教授等研制的一种评分法。

(1)绝对评分法:包括眼球、肢体、面肌、延髓、呼吸共8项条目,可反映MG受累肌群肌无力和疲劳的严重程度,分值为 0~60 分,分数越高,肌无力程度越重。

(2)相对评分法:为(治疗前总分 – 治疗后总分)/ 治疗前总分,可用于判定疗效。

2. MG-ADL　主要用于评估 MG 患者的症状对日常生活质量的影响,从而反映疾病的严重程度,包含 8 项条目,以及眼球、延髓、呼吸、肢体 4 个方面内容,各项条目分值为 0~3 分,总分 24 分,得分越高表明日常生活受影响越严重。

3. MG-QOL-15r 量表　是针对 MG 患者的简便易行的生活质量评价量表,其条目是通过对 MG-QOL 量表进行分析优化后,挑选出其中的 15 条项目,即为 MG-QOL-15r 量表,涉及生理、社会、心理 3 个领域,分值为 5 个等级,均为从 0 分至 4 分,得分越高表明生活质量越差。

4. MGC 量表　是由 Muscle Study Group 于 2008 年研制,覆盖最常见的受 MG 影响的 10 个重要功能域,分值为 0~50 分,得分越高表明肌无力越重。

三、检查规范操作表

QMG 评分规范操作核查见表 2-6-2。

表 2-6-2　重症肌无力定量评分规范操作核查表

项目	内容	是	部分	否
操作前准备	核对患者信息:包括姓名、性别、年龄、主诉			
	询问患者是否停用溴吡斯的明 12 小时			
	询问患者是否空腹			
	物品(器械)的准备:确认肺活量仪、握力计、秒表正常;确认吹嘴、鼻夹、纸杯、手套等物品齐全			
操作过程	**向左、右注视时出现复视的时间**			
	患者保持坐位,面朝正前方			
	患者向左、右凝视约 45°,注视距检查者约 1m 处的手指(或物体)			
	记录时间和分级			
	向上注视时眼睑下垂的时间			
	患者坐位,面朝正前方			
	患者面朝正前方,眼睛向上看检查者的手指,并保持头不动,一直向上看天花板			
	记录时间和分级			
	眼睑闭合			
	患者坐位,面朝前方			
	患者闭目,检查者用手指轻上抬其眼睑,观察眼睑有无抵抗			
	记录力量较弱的眼睛的分级			
	吞咽约 120ml(4 盎司)水			
	患者坐位,将 120ml 水倒入杯中,水温冷热适中			

续表

项目	内容	是	部分	否
操作过程	告知患者像平常一样,一口一口把水喝下去			
	若在测试中听到患者咳嗽和/或清嗓,立即记录			
	交代不要让患者喝得太快(喝水速度以患者感舒适为宜)			
	从 1 数到 50 出现构音障碍			
	患者坐位,告知患者用合适的节奏,大声、匀速地从 1 数到 50			
	当听到鼻音或言语不清时,记录数字			
	左、右臂侧平举 90°			
	患者坐于椅上,双脚放于地上,不靠椅背。双臂同时外展 90°,肘关节全部伸展开,手心向下			
	记录时间和分级			
	肺活量			
	患者取坐位			
	患者手持吹嘴,深吸一口气,然后把吹嘴放在嘴上,尽快、尽力地吹气,一直吹到不能再吹为止			
	测试 3~5 次,记录最好的肺活量(升和百分比)和分级			
	左、右手握力			
	患者坐在椅上,肘部弯曲 90° 置于桌上			
	告知患者尽可能用力地抓握握力计			
	每只手测试两次,记录较好的那次测试结果和得分			
	仰卧抬头 45°			
	患者去枕取平卧位,双膝弯曲以保证足部平放于床上			
	告知患者把头抬离床面,并尽可能长时间保持这一姿势,须抬头 45°			
	当头部下降到平常位的 10° 范围内即停止测试并计分			
	左、右腿抬高 45°			
	患者取仰卧位,头下垫枕,脱鞋并伸直双腿			
	告知患者保持直腿抬高 45°~50°,尽可能长时间地保持这个姿势			
	如果腿从起始位置开始下垂,则提醒患者抬腿。如果患者可以抬腿,但不能继续维持起始位置 2 秒以上,则停止测试并记分			
操作后处置	交代患者检查后注意事项,如尽早服用溴比斯的明、及时复诊等			

四、常见操作错误及分析

1. 对于双眼球固定的患者,即使没有复视,复视的评分也应该为 3 分。

2. 评估侧平举时,当患者手臂下降超过 10°,应提醒患者抬高,若抬高后不能维持超过 2

秒,则应计时;同时侧平举过程中若患者出现手臂前倾,也应停止测试。

3. 直腿抬高时不能将手臂放于大腿下,腿部也不应旋转。

五、常用训练方法简介

目前 QMG 评分主要采用临床见习和实习方法,在评估经验丰富的神经内科医师指导下,严格按照评估标准开展。

六、相关知识测试题

1. 目前最常见的用于重症肌无力临床试验治疗效果的评估是
    A. QMG   B. MG-QOL-15r   C. SF-36
    D. MGC   E. MG 临床绝对评分

2. QMG 评分前应**停用**的药物是
    A. 泼尼松   B. 他克莫司   C. 溴吡斯的明
    D. 硫唑嘌呤   E. 吗替麦考酚酯

3. 下列选项中,QMG 评分需要用到的工具是
    A. 肺活量仪   B. 音叉   C. 九孔钉板
    D. 视力表   E. 大头针

4. 患者,男,20 岁,诊断 MG,双上睑自发下垂,双眼球固定,闭目不全,无复视。该患者在 QMG 评分中的眼部总分是
    A. 6 分   B. 7 分   C. 8 分
    D. 9 分   E. 5 分

5. 患者,女,35 岁,诊断 MG,双腿直腿抬高可抬起 30°,可维持时间为 100 秒。该患者的腿部评分为
    A. 0 分   B. 2 分   C. 6 分
    D. 4 分   E. 5 分

    答案:1. A 2. C 3. A 4. D 5. C

第七节　中枢神经系统炎性脱髓鞘病评估

一、概述

中枢神经系统炎性脱髓鞘病(inflammatory demyelinating disease of central nervous system,IDDCNS)是一类以神经元的脱髓鞘破坏为特征的慢性中枢神经系统炎性疾病。目前 IDDCNS 类疾病主要包括多发性硬化(multiple sclerosis,MS)、视神经脊髓炎谱系疾病(neuromyelitis optica spectrum disorders,NMOSD)、抗髓鞘少突胶质细胞糖蛋白抗体相关疾病(myelin oligodendrocyte glycoprotein antibody-associated disease,MOGAD)和急性播散性脑脊髓炎(acute disseminated encephalomyelitis,ADEM)等。其中多发性硬化是 IDDCNS 的最常见形式和原型疾病;对于 IDDCNS 疾病的评估方法几乎均是来源于对多发性硬化的评估。

目前 IDDCNS 类最常使用的评估工具是 John Kurtzke 发明的扩展残疾状态量表（expanded disability status scale，EDSS）。EDSS 基于标准化的神经系统检查，对视觉、脑干、锥体系、小脑、感觉、肠/膀胱、脑和行走能力 8 个功能系统（functional systems，FS）进行了评定。然后将这些评分与有关步态的信息及行走辅助设备使用情况相结合对 EDSS 进行评级，以评估中枢神经系统残疾情况。目前几乎所有的多发性硬化治疗研究均将 EDSS 作为主要的结局评价指标。

二、操作规范流程

（一）适应证

1. EDSS 评分适用于对 IDDCNS 患者的严重程度和功能残疾情况进行评估。

2. EDSS 评分可用于临床治疗方法的疗效评价，也可作为临床试验中评估治疗干预措施有效性的终点指标。

3. EDSS 评分变化可作为多发性硬化患者疾病修正治疗药物选择的重要依据。

（二）禁忌证

EDSS 评分相对安全，无明确禁忌证。对于视力和/或行走能力严重受损的患者及妊娠患者，在评估期间要注意保护，避免摔倒等意外发生。

（三）操作前准备

1. 患者的准备

（1）详细告知患者 EDSS 评分的目的以及所需时间。

（2）家属注意护理和监护，避免摔倒等不良事件。

（3）多次的评估时间尽量一致。

（4）患者勿空腹接受评估，同时应选择自己最不疲劳的状态接受评估。

2. 物品（器械）的准备

（1）Snellen 视力表。

（2）检眼镜。

（3）叩诊锤。

（4）音叉。

3. 操作者的准备

（1）核对患者信息：包括姓名、性别、年龄、主诉。

（2）了解患者大概的视力及行走能力，注意检查期间对患者的保护，避免意外发生。

（3）确认患者评分时的疲劳状态，避免在患者明显疲劳时进行评估。

（四）操作步骤

1. 功能系统评分（functional systems scale，FSS）

（1）视觉功能：视觉功能包括四个部分，分别为视敏度（视力）、视野、盲点和视神经乳头（可选检查项目）。

1）视敏度：视敏度的评价采用 Snellen 视力表，测试距离约 6m（20 英尺），受试者出现一个以上的错误时，即应上移 1 行。如存在近视、远视、散光等屈光问题，应在矫正达到最佳状态后进行视敏度测试，而且每次测试均应采取一致的矫正措施。

对于视敏度直接记录 Snellen 视力表上每只眼睛测得的视力数值。

2)视野:按照下列方法进行计分。

0分:正常。1分:仅有体征,视野缺损仅在检查时出现。2分:中度,患者自己能察觉视野缺损,但检查时发现不完全性的偏盲。3分:重度,完全性同向偏盲。

3)盲点:按照下列方法进行计分(对于视力20/30以上的眼睛,必须单独记录盲点检查结果)。0分:无。1分:小,仅在检查时出现。2分:大,患者自述。

4)视神经乳头苍白:按照下列方法进行计分。0分:无。1分:有。

视觉功能系统评分如下:

0分:正常。

1分:视神经乳头苍白;和/或小盲点;和/或较差眼视敏度(矫正)在0.67(20/30)~1.00(20/20)。

2分:较差眼最高视力(矫正)在0.34(20/59)~0.67(20/30)。

3分:较差眼有大盲点;和/或中度视野缺损;和/或最高视敏度(矫正)在0.21(20/99)~0.33(20/60)。

4分:较差眼有重度视野缺损;和/或最高视敏度(矫正)在0.1(20/200)~0.2(20/100);或较差眼评分为3,同时较好眼视敏度在0.33(20/60)以下。

5分:较差眼最高视力(矫正)低于0.1(20/200);或较差眼评分为4,同时较好眼视敏度在0.33(20/60)及以下。

6分:较差眼评分为5,同时较好眼视敏度在0.33(20/60)及以下。

视觉功能系统评分需先进行转换后才能进入最后的EDSS评分。

实际得分为6分、5分、4分、3分、2分、1分,转换得分为4分、3分、3分、2分、2分、1分。

(2)脑干功能系统

1)眼外肌运动评估

0分:正常。1分:仅有体征,轻微眼外肌麻痹,患者无视物模糊、复视或不适主诉。2分:轻度,患者自知但有轻微眼外肌麻痹;或有患者不自知的眼外肌不全麻痹。3分:中度,有患者自知的明显眼外肌不全麻痹;或任一眼单方向凝视麻痹。

2)眼球震颤评估

0分:正常。1分:仅有体征或为轻度,注视诱发眼震,不达中度眼震标准。2分:中度,30°水平或垂直注视出现持续眼震,但在原位无眼震,患者可自知或不自知。3分:重度。原位时即可见持续眼震或向各方向均有的粗大眼震,影响视力;完全性核间性眼肌麻痹伴有持续外展眼震;震动幻视。

3)三叉神经功能评估

0分:正常。1分:仅有体征。2分:轻度,患者自知有面部麻木感,临床可发现。3分:中度,在三叉神经第1、2、3支的支配区域不能分辨锐/钝觉;三叉神经痛(最近的24小时内至少有1次发作)。4分:重度,单侧或双侧三叉神经支配区域不能分辨锐/钝觉或完全性感觉丧失。

4)面神经功能评估

0分:正常。1分:仅有体征。2分:轻度,临床可发现患者面肌无力,患者能自知。3分:中度,出现不完全面肌麻痹,包括闭目无力或流涎。4分:重度,完全性单侧或双侧面瘫伴眼睑闭合不全;饮水困难。

5)听力评估

0分:正常。1分:仅有体征,单侧或双侧手指摩擦音测试发现听力减弱,Weber试验偏向一侧,但患者无听力问题主述。2分:轻度,同1分内容,但患者有听力问题主述。3分:中度,单侧或双侧不能听到手指摩擦音,会遗漏部分用耳语播报的数字。4分:重度,完全不能听清用耳语播报的数字。

6)构音障碍

0分:正常。1分:仅有体征。2分:轻度,临床上可以发现构音障碍,且患者能自知。3分:中度,日常对话时存在明显的构音障碍,影响对话的理解。4分:重度,被检查者说话不能被理解。5分:不能说话。

7)吞咽困难

0分:正常。1分:仅有体征。2分:轻度,饮水困难。3分:中度,饮水及吞咽固体食物均困难。4分:重度,出现持续性的吞咽困难;需要流质饮食。5分:无法吞咽。

8)其他脑神经功能障碍

0分:正常。1分:仅有体征。2分:临床检查可以发现体征,但患者能自觉。3分:中度功能障碍。4分:重度功能障碍。

脑干功能系统评分如下:

0分:正常。1分:仅有体征。2分:中度眼震;和/或伴中度眼外肌运动障碍;和/或伴轻度其他脑神经损害。3分:重度眼震;和/或伴重度眼外肌运动障碍;和/或伴中度其他脑神经损害。4分:重度构音障碍;和/或伴重度其他脑神经损害。5分:无法吞咽或讲话。

(3)锥体系功能系统

1)四肢腱反射

0分:消失。1分:减弱。2分:正常。3分:亢进。4分:非持续性震挛(敲击后出现几次阵挛)。5分:持续性震挛。

2)跖反射

0分:足趾跖屈。1分:足趾无跖屈或跖伸。2分:足趾跖伸。

3)腹壁反射

0分:正常。1分:减弱。2分:消失。

4)掌颏反射(选做项目)

0分:无。1分:存在。

5)肢体肌力:以一组中肌力最差的肌肉作为本组肌力计分。评价3~5级的肌力建议采用单足跳以及脚跟/脚尖走行走等方式。

①BMRC计分

0分:无肌肉收缩。1分:可见肌肉收缩,无关节位置变化。2分:肢体能移动,不能抗重力。3分:能抗重力,但不能抗阻力。4分:不能完全抵抗阻力。5分:正常肌力。

②脚跟/脚尖走行走(选做)计分

0分:正常。1分:脚跟/脚尖走路异常。2分:不能脚跟/脚尖走路。

③单足跳(选做)计分

0分:正常。1分:6~10次。2分:1~5次。3分:不能跳。

6)功能性试验

①旋前肌漂移 - 轻瘫试验(上肢)

0分:阴性。1分:轻度。2分:显著。

②位置性试验(要求患者同时抬起两条腿,膝盖完全伸直)- 轻瘫试验(下肢)

0分:阴性。1分:轻度。2分:显著。3分:一次仅能抬起一侧肢体。4分:一次不能抬起一侧肢体。

7)肢体僵硬(肢体快速屈曲之后)

0分:正常。1分:轻度,仅肌张力轻度增高。2分:中度,肌张力中度增高,但能完成关节各方向上完整的运动。3分:重度,肌张力显著增高,不能克服肌张力而做完整的运动。4分:活动受限。

8)步态僵硬

0分:正常。1分:轻度异常,几乎无法察觉异常。2分:中度异常,但对行走功能影响较小。3分:永久拖曳步态,严重影响行走功能。

9)整体运动表现

0分:正常。1分:力弱,正规(对抗)检查四肢肌力正常,但较同龄人比不能完成高强度的任务,如行走较长的距离或相比同龄人异常虚弱。2分:肌力减退,正规(对抗)检查中发现一个或多个肌群肌力减退。

锥体系功能系统评分如下:

0分:正常。

1分:仅有体征,无明显功能障碍。

2分:轻度运动功能受限,较强的活动后容易疲劳或功能下降(总体运动功能1分);和/或有1~2组肌群 BMRC 肌力4级。

3分:轻到中度轻瘫或轻偏瘫,有2组以上肌群 BMRC 肌力4级;和/或1~2组肌群 BMRC 肌力3级;和/或严重单瘫(一个肢体 BMRC 肌力在2级)。

4分:重度的截瘫或偏瘫,2个肢体 BMRC 肌力2级或1个肢体单瘫(BMRC 肌力为1级或0级);和/或中度四肢瘫(3个及以上肢体 BMRC 肌力3级)。

5分:截瘫,双下肢所有肌群 BMRC 肌力为1级或0级;和/或明显的四肢瘫(三个或以上肢体 BMRC 肌力为2级及以下)。

6分:四肢瘫,四肢全部肌群 BMRC 肌力为1级或0级。

(4)小脑功能系统

1)头部震颤

0分:正常。1分:轻度异常。2分:中度异常。3分:重度异常。

2)躯干共济失调

0分:无。1分:仅有体征。2分:轻度,闭眼出现摇晃。3分:中度,睁眼时有摇晃。4分:重度,维持坐位需要帮助。

3)肢体共济失调(震颤/共济失调及快速轮替动作)

0分:无。1分:仅有体征。2分:轻度,震颤或活动笨拙易被发现,功能轻微受累。3分:中度,有震颤或活动笨拙,影响所有方向运动功能。4分:重度,多数功能严重受累。

4）直线行走

0分：无障碍。1分：不稳。2分：不能直线行走。

5）步态共济失调

0分：无。1分：仅有体征。2分：轻度，患者自己或亲人能察觉到平衡异常。3分：中度，正常行走时平衡异常。4分：重度，因共济失调不能独立行走数步，或者需要助行器或他人搀扶。

6）Romberg试验

0分：正常。1分：轻度，闭眼时轻度摇晃。2分：中度，闭眼时不稳。3分：重度，睁眼时不稳。

小脑功能系统评分如下：

0分：正常。

1分：仅有体征，无明显功能障碍。

2分：轻度共济失调；和/或中度Romberg试验为2分（中度）；和/或无法直线步行。

3分：中度肢体共济失调；和/或中度或重度的步态/躯干共济失调。

4分：重度的步态/躯干共济失调和3~4个肢体出现重度共济失调。

5分：因共济失调无法完成指令动作。

×分：因锥体系统受损（肢体肌力BMRC肌力为3级或更低）或感觉障碍影响小脑功能的检查。

说明：如果肌力减退（BMRC肌力为3级及更低）影响了共济运动的检查，应记录患者实际表现的得分，并标记"×"，以表明受肌力影响的可能。

(5) 感觉功能系统

1）浅感觉（轻触觉与痛觉）

0分：正常。1分：仅有体征，临床正式检查中有轻微的感觉减退（温度、手指书写），但患者对缺陷不自知。2分：轻度，患者对触/痛觉减退能自知，但能分辨锐/钝。3分：中度，分辨锐/钝有困难。4分：重度，不能分辨锐/钝和/或轻触觉消失。5分：感觉完全消失。

2）振动觉（最远端关节）

0分：正常。1分：轻度，仅能察觉大于10秒的震动。2分：中度，能察觉2~10秒的震动。3分：重度，振动觉消失。

3）位置觉

0分：正常。1分：轻度，仅有远端关节运动方向判断有误，出现1~2个错误判断。2分：中度，不能判断大部分手指和脚趾的运动方向，近端关节亦受累。3分：重度，对运动无感受，站立不能。

4）莱尔米特征（Lhermitte sign）（选做，不影响功能系统评分）

0分：阴性。1分：阳性。

5）触觉异常（选做，不影响功能系统评分）

0分：无。1分：有。

感觉功能系统评分如下：

0分：正常。

1分：仅1或2个肢体有轻度振动觉或手指书写或轻度温度觉减退。

2分：轻度痛觉或触觉或位置觉减退，或者1~2个肢体有中度振动觉减退；和/或>2个肢体轻度振动觉或手指书写或温度觉减退。

3分：中度痛触觉或位置觉减退，或者1~2个肢体重度振动觉减退；和/或轻度痛觉或触觉减退，或者>2个肢体中度本体感觉减退。

4分：1~2个肢体重度痛触觉减退；和/或>2个肢体痛触觉减退；和/或重度本体感觉减退。

5分：1~2个肢体感觉（基本）丧失；和/或头部以下身体触觉或痛觉中度减退；和/或本体觉重度减退。

6分：头部以下身体感觉基本丧失。

（6）直肠膀胱功能系统

1）膀胱功能障碍

①可通过以下的问题了解患者是否存在尿迟疑与尿潴留：解小便是否费力？是否有尿潴留？有无频繁尿路感染？是否需放置尿管？有无充溢性尿失禁？

0分：无。1分：轻度，不影响生活方式。2分：中度，尿潴留，频繁尿路感染。3分：重度，需要导尿。4分：功能丧失，充溢性尿失禁。

②可通过以下问题了解患者是否存在尿急与尿失禁：想解小便时是否会感到要着急上厕所？尿失禁发生频率？（1次/周，或数次/周，或数次/d）是否需戴尿不湿？膀胱完全失控？

0分：无。1分：轻度，不影响生活方式。2分：中度，不频繁，每周不多于1次；需要穿尿垫。3分：重度，频繁，每周数次甚至每天超过1次；需要穿尿垫。4分：膀胱功能丧失。

③通过以下问题了解患者是否需要导尿：间断导尿？持续放置尿管？

0分：无。1分：间断性自行导尿。2分：持续导尿。

2）直肠功能障碍

可通过以下的问题了解患者是否存在直肠功能障碍：对生活有无影响？有无大便失禁？有无便秘？是否需戴尿不湿？是否需在厕所附近活动？是否需人工灌肠？

0分：无障碍。1分：轻度，无大便失禁，不影响生活方式，轻度便秘。2分：中度，必须使用粪垫或改变生活方式以利于排便。3分：严重，需要灌肠剂或人工方法排便。4分：直肠功能丧失。

3）性功能障碍（选做项目，因性功能的评估缺乏客观性，可记录性功能障碍但不影响FS评分）

男性：性欲减退？同房时是否存在勃起障碍？高潮障碍？

0分：无障碍。1分：轻度，性交时难以维持勃起，但依然能够勃起并性交。2分：中度，难以勃起，性欲降低，但依然能够性交并达到性高潮。3分：重度，性欲显著降低，无法达到完全勃起，难以性交且性高潮减退。4分：功能丧失。

女性：性欲减退？能否完成同房？高潮障碍？

0分：无障碍。1分：轻度，润滑轻度减少，但依然性活跃并达到高潮。2分：中度，性交痛，性高潮减退，性活动减少。3分：重度，性活动显著减少，性快感缺失。4分：功能丧失。

直肠膀胱功能系统评分如下：

0分：正常。

1分：轻度排尿延迟，尿急和/或便秘。

2分：中度尿迟疑或尿潴留；和/或中度尿急或尿失禁；和/或中度肠功能异常。

3分：频繁尿失禁或间断的自行导尿；需要灌肠或人工排空直肠。

4分：几乎需要持续导尿。

5分：膀胱或直肠功能丧失；导尿或膀胱造瘘。

6分：膀胱和直肠功能丧失。

直肠膀胱功能FS分数需先进行转换：实际得分6分、5分、4分、3分、2分、1分，转换得分5分、4分、3分、3分、2分、1分。

（7）大脑功能系统

1）抑郁/欣快（将抑郁和欣快记录在评分表上，但在计算FS和EDSS时并不考虑）

0分：无。1分：有，患者主诉有抑郁，或者被检查者与其他人发现有抑郁或欣快感。

2）精神迟滞（认知功能评估）

0分：无。1分：仅有体征，与他人无显著差异。2分：轻度，快速联想和查询复杂事物的能力受损；对某些需求情况的判断能力受损；能够处理日常活动，但无法接受额外压力；即使面对正常水平的压力也会出现间歇性症状；表现能力下降；因遗忘或疲乏而导致遗漏倾向。3分：中度，在简单的精神状态检查中有明显异常，但时间、空间及人物的定向力无异常。4分：重度，时间、空间及人物的定向力有1或2项异常，明显影响生活方式。5分：痴呆，意识模糊和/或完全失定向。

3）疲乏（因疲乏的评估缺乏客观性，研究中可不把疲乏作为影响FS评分或EDSS评分的项目）

0分：无。1分：轻度，不影响日常活动。2分：中度，影响日常活动不超过50%。3分：重度，日常活动明显受限，超过50%。

大脑功能系统评分如下：

0分：正常。

1分：精神迟滞仅有体征；轻度疲乏。

2分：轻度精神迟滞；中重度疲乏。

3分：中度精神迟滞。

4分：重度精神迟滞。

5分：痴呆。

（8）行走功能

1）行走能力评分与EDSS评分的对应关系

0分：正常。1分：能完全自行独立行走>500m。2分：300m≤行走距离≤500m，无须任何辅助（EDSS为4.5分或5.0分）。3分：200m≤行走距离<300m，无须任何辅助（EDSS为5.0分）。4分：100m≤行走距离<200m，无须任何辅助（EDSS为5.5分）。5分：无辅助，行走距离<100m（EDSS为6.0分）。6分：单侧辅助，行走距离≥50m（EDSS为6.0分）。7分：双侧辅助，行走距离≥120m（EDSS为6.0分）。8分：单侧辅助，行走距离<50m（EDSS为6.5分）。9分：双侧辅助，5m≤行走距离<120m（EDSS为6.5分）。10分：可自行使用轮椅；即便有辅助，行走距离也<5m，基本需依靠轮椅；可自己坐上轮椅，自行推轮椅前进；能够下床依靠轮椅活动约12小时（EDSS为7.0分）。11分：使用轮椅需要帮助；哪怕只有几步距离亦不能行走；限制于轮椅；坐上、离开轮椅，以及推轮椅前进可能需他人辅助

(EDSS 为 7.5 分)。12 分：活动限于床、椅或在轮椅上被他人推行，但是大多数时间不卧床；保留大部分自理功能；通常保留有上肢功能（EDSS 为 8.0 分）。

2）检查指导：如条件允许的话，无须帮助的受试者实际行走应达到 500m。需要支持帮助的受试者行走达 150m。当 EDSS 评分为 6.0 分和 6.5 分时，需要描述需要支持的形式和行走的距离。

一般情况下，要区分患者是需要双侧还是单侧支持。

EDSS 评分详细版本中，要求记录患者报告的无辅助行走最远距离及相应需要的时间。

2. 完整 EDSS 评分表（附表 1）

0 分：神经检查正常（所有的功能系统评分都为 0 分）。

1.0 分：没有残疾，只有 1 个功能系统的轻度异常体征（1 个 FS 1 分）。

1.5 分：没有残疾，有超过 1 个功能系统的轻度异常体征（>1 个 FS 1 分）。

2.0 分：累及 1 个功能系统的轻度残疾（1 个 FS 2 分，其他 FS 0 分或 1 分）。

2.5 分：累及 2 个功能系统的轻度残疾（2 个 FS 2 分，其他 FS 0 分或 1 分）。

3.0 分：行走不受限，同时满足下列其中一项。①累及 1 个功能系统的中度残疾（1 个 FS 3 分，其他 FS 0 分或 1 分）；②累及 3~4 个功能系统的轻度残疾（3~4 个 FS 2 分）。

3.5 分：行走不受限；同时满足下列其中一项。①1 个功能系统的中度残疾（1 个 FS 3 分），合并有 1~2 个系统的 FS 为 2 分，其他 FS 0 分或 1 分；②2 个功能系统的 FS 为 3 分，其他 FS 0 分或 1 分；③5 个功能系统的 FS 为 2 分，其他功能系统 FS 0 或 1 分。

4.0 分：不休息独立行走 ≥500m；起床活动时间约在 12 小时以上，即使有较为严重的残疾（1 个 FS 评分 4 分而其他系统为 0~1 分，或较低的 FS 评分（FS<4 分）总和超过 EDSS 3.5 分级别。

4.5 分：不休息独立行走 ≥300m；每天大多数时间能下床活动，累及 1 个功能系统的相对严重的残疾（FS 4 分）且合并较低的 FS 评分（FS<4 分）超过 EDSS 4.0 分级别。

5.0 分：不休息独立行走 ≥200m（1 个 FS 评分为 5 分，或较低的 FS 评分总和超过 4.5 分级别）。

5.5 分：不休息独立行走 ≥100m，但<200m。

6.0 分：休息或不休息行走 100m 以上需要单侧辅助（参考行走功能 FS 评分，即：无辅助，行走距离<100m；单侧辅助，行走距离 ≥100m）。

6.5 分：不休息行走 20m 以上需要持续双侧辅助（参考行走功能 FS 评分，即：单侧辅助，行走距离<50m；双侧辅助，行走距离 ≥20m 但<120m）。

7.0 分：即便有辅助，行走距离<5m，基本需依靠轮椅；可自行使用轮椅；可自己坐上轮椅，自行推轮椅前进；能够下床依靠轮椅活动约 12 小时。

7.5 分：几步距离亦不能行走；限制于轮椅；坐上离开轮椅、推轮椅前进可能需他人辅助。

8.0 分：活动限于床、椅或在轮椅上被他人推行，但是大多数时间不卧床；保留大部分自理功能；通常上肢功能保留。

8.5 分：每天大多数时间卧床；上肢保留部分功能；生活部分自理。

9.0 分：卧床不起；可以交流和吃饭。

9.5 分：完全卧床不起；不能正常交流或吃饭。

10.0 分：死于多发性硬化。

(五) 并发症及处理

EDSS 评分为标准神经功能检查,相对安全,无明确并发症。检查过程中注意预防摔倒等意外情况发生。

(六) 操作注意事项

1. 每个功能系统评分(FSS)由正常到最严重按顺序记为 0~5 分或 0~6 分。EDSS 的临床等级范围为 0(正常神经系统检查)~10(死亡)分,每 0.5 分为一个等级,共划分为 20 个等级。EDSS ≤ 3 分时,评判的标准主要基于神经系统检查;EDSS>6 分时,主要基于多发性硬化患者的残疾程度;而 EDSS 4~6 分则在很大程度上取决于步行能力。EDSS 数值呈现双峰分布,主要集中于 2~3 分及 6 分。

2. EDSS 评分的评估者在非必要情况下不得询问详细病情,以减少偏倚。

3. 非疾病本身所致的相应症状或体征不纳入评分系统以内,永久性残疾记"P"(如意外导致的腿部截肢),暂时性残疾记"T"(如肢体骨折后的暂时固定)。

4. 在神经功能评估过程中,"仅有体征"是指查体中发现神经系统阳性体征而患者未能察觉存在神经系统功能障碍(不适用于视觉、膀胱/直肠及大脑功能系统)。

(七) 相关知识

目前可用于 IDDCNS 患者临床残疾及治疗效果评价的工具较多(附表 2),但能较好地同时满足多维度评价、广泛适用、有效性、敏感性、可重复性及易于操作等要求的评价方法不多。本节介绍的 EDSS 便是其中之一,另外一个能较好满足上述标准的评价工具是多发性硬化功能复合评分(MSFC)。

MSFC 由美国多发性硬化协会新药临床试验咨询委员会任命的临床评估工作组开发。创建 MSFC 的主要目标是改进用于临床试验的 MS 残疾的标准量度,并开发一个评价整体 MS 临床状况的多维指标。MSFC 是由三部分组成的绩效量表,可用于评估 MS 患者的损伤程度。MSFC 包括通过短距离步行来评估腿部功能的 7.62m(25 英尺)步行测试(T25FW)、评估手功能的钉孔板测试(9 孔钉测试,9HPT),以及评估认知功能的定频听觉连续相加测试(PASAT),最后使用 Z 分数计算综合 MSFC 评分。与 EDSS 评分一样,MSFC 越来越多地应用于临床试验的疗效评价。

三、检查规范操作表

EDSS 评分规范操作核查见表 2-7-1。

表 2-7-1 扩展残疾状态量表(EDSS)规范操作核查表

项目	内容	是	部分	否
操作前准备	患者准备:核对患者信息;明确适应证,判断是否存在禁忌证;家属注意护理和监护,避免摔倒等不良事件;多次的评估时间尽量一致;勿空腹接受评估,同时应选择自己最不疲劳的状态接受评估			
	物品准备:Snellen 视力表、检眼镜、叩诊锤和音叉			
	操作者准备:了解患者大概的视力及行走能力,注意检查期间对患者的保护,避免意外发生;确认患者评分时的疲劳状态,避免在患者明显疲劳时进行评估			

续表

项目	内容	是	部分	否
操作过程	视觉功能系统：视敏度、视野、盲点及视神经乳头苍白			
	脑干功能系统：眼外肌活动、眼球震颤、三叉神经功能、面神经功能、听力、构音障碍、吞咽困难，以及其他脑神经功能			
	锥体系功能系统：四肢腱反射、跖反射、腹壁反射、掌颏反射（选做项目）、肢体肌力、功能性试验、肢体僵硬、步态僵硬，以及整体运动表现			
	小脑功能系统：头部震颤、躯干共济失调、肢体共济失调、直线行走、步态共济失调、Romberg 试验			
	感觉功能系统：浅感觉、振动觉、位置觉，以及莱尔米特征（选做）、触觉异常（选做）			
	直肠膀胱功能系统：膀胱功能障碍和直肠功能障碍			
	大脑功能系统：抑郁/欣快、精神迟滞及疲乏			
	行走功能			
	EDSS 总分判定			
操作后处置	物品复原整理，填写 EDSS 评分表格			
	交代患者保存好评分记录，下次在一天中的同一时间段评分			

四、常见操作错误及分析

1. EDSS 总分不应低于任何转换后的 FS。

2. 计算视觉功能、直肠膀胱功能评分时，需要对原始得分进行转化，记录时应记录原始得分和转化后得分。

3. 使用 Snellen 视力表时，应从 1.0（20/20）视力行开始往上测量。如果测试行错误达到 2 个就上移一行。

4. 如有条件，应亲自观察患者完成至少 500m 行走，并记录下具体的距离及辅助方式；建议记录下完成 500m 行走的时间。

5. 对于 EDSS 0~4.0 分的患者，若 FS 较前次无变化，则 EDSS 评分不应出现变化。因此对于 EDSS 评分，不应只记录 EDSS 最后的分数，而应同时记录下 8 个 FS 的分数。

五、常用训练方法简介

1. 目前 EDSS 评分主要采用临床见习和实习方法，在评估经验丰富的神经内科神经免疫专科医师指导下，严格按照评估标准开展。

2. 为了提高不同评估者之间的一致性和同一评估者进行不同检查之间的一致性，国际 Neurostatus 网站（https://www.neurostatus.net/index.php）作为一个独立的平台，为参与项目的评估者提供培训和认证。该网站使用标准化、量化的神经科检查和评估，对功能系统评分和扩展的多发性硬化症的残疾状态量表进行评估。EDSS 评估者经过 Neurostatus 网站的培训和学习，并通过最终的等级测试后，将获得 EDSS 评估认证。

六、相关知识测试题

1. EDSS 评分的最终确定,主要基于

    A. 功能系统   B. 25 英尺步行测试   C. 9 孔钉测试

    D. 行走能力   E. 听觉连续测验

2. 患者,女,46 岁,3 年前因"左眼视力下降至 0.2,血清 AQP4 抗体(+)"被确诊为视神经脊髓炎。经过治疗后,该患者视力恢复至 0.8。1 年前患者出现双下肢无力,肌力 2 级,需坐轮椅,双上肢肌力正常。治疗后患者可拄拐行走约 200m。近 1 周,患者再次复发,出现右眼视力下降至 0.4,其他情况同前。该名患者 3 年前、1 年前及 1 周前发病时的 EDSS 评分分别是

    A. 3 分;6 分;2 分   B. 1 分;6 分;2 分

    C. 3 分;7 分;6 分   D. 1 分;7 分;6 分

    E. 3 分;7 分;7 分

3. 下列 IDDCNS 评估工具中,属于对上肢 / 手功能进行评估工具的是

    A. 功能系统评分   B. 盒装测试

    C. Scripps NRS 指导   D. 9 孔钉测试

    E. 普渡钉板测验

4. MSFC 评分主要由哪些测试组成

    A. PASAT   B. 25 英尺步行测试

    C. 视敏度测试   D. 9 孔钉测试

    E. 功能系统评分

5. 目前最常见的用作多发性硬化临床试验中评估治疗干预措施有效性的终点指标是

    A. 9HPT   B. T25FW   C. MSFC

    D. EDSS   E. FSS

答案:1. AD 2. C 3. BDE 4. ABD 5. D

附表

附表 1 EDSS 评分报告单

患者信息		功能系统得分			
姓名		1 视觉功能		5 感觉功能	
出生日期		2 脑干功能		6 直肠 / 膀胱功能	
住址		3 锥体功能		7 大脑功能	
检查者		4 小脑功能			
检查日期		EDSS 得分		医生签名	

1. 视觉功能

视觉功能	右	左
视敏度(矫正)		
视野		
盲点		
视盘苍白		
得分		

2. 脑干功能

脑神经检查	右	左
复视		
眼球震颤		
三叉神经		
面瘫		
听力减退		
构音障碍		
吞咽障碍		
其他		
得分		

3. 锥体功能

腱反射	右	左
二头肌		
三头肌		
桡骨膜		
膝		
踝		
跖反射		
腹壁反射		
掌颏反射		
肌力	右	左
肩		
肘（屈）		
肘（伸）		
腕（屈）		
腕（伸）		
指（屈）		
指（伸）		
屈髋		
膝（屈）		
膝（伸）		
足背屈		
足跖屈		
趾背屈		
趾跖屈		
轻瘫试验（上肢）		
轻瘫试验（下肢）		
脚尖行走		
脚跟行走		
单足跳		

续表

痉挛	右	左
上肢		
下肢		
步态		
得分		

4. 小脑功能

小脑检查		
头部震颤		
躯干共济失调（睁眼）		
躯干共济失调（闭眼）		
	右	左
上肢震颤 / 辨距不良		
下肢震颤 / 辨距不良		
上肢快复动作受损		
下肢快复动作受损		
步态共济失调		
Romberg 试验		
得分		

5. 感觉功能

感觉检查	右	左
上肢触 / 痛		
躯干触 / 痛		
下肢触 / 痛		
上肢震动觉		
下肢震动觉		
上肢位置觉		
下肢位置觉		
*Lhermitte 征		
* 上肢感觉异常		
* 躯干感觉异常		
* 下肢感觉异常		
得分		

6. 直肠膀胱功能

膀胱直肠功能	
尿迟疑 / 尿潴留	
尿急 / 尿失禁	
导尿	
直肠功能	
* 性功能	
得分	

7. 大脑功能

精神活动检查	
抑郁 / 焦虑	
认知功能	
疲乏	
得分	

8. 步行能力

步行能力记录	
行走形式	
距离(米)	
时间(分)	

附表 2　用于 IDDCNS 患者临床残疾及治疗效果的评价工具

功能	评估工具
下肢功能 / 步行能力	扩展残疾状态量表(EDSS)
	步行指数(AI)
	金字塔形功能系统评分(FSS)
	Scripps NRS 下肢
	25 英尺步行测试(T25W)
	双人步态
	QENF 下肢复合
上肢 / 手功能	小脑功能系统评分(FSS)
	Scripps NRS 上肢
	9 孔钉测试(9HPT)
	盒装测试(BBT)
	普渡钉板
	QENF 上肢复合材料
认知功能	脑功能系统评分(FSS)
	Scripps NRS 指导
	符号数字模态测试(SDMT)
	听觉序列连续加法测试(PASAT)-3 ",2"
	7/24 或 10/36 空间调用测试
	Buschke 选择性提醒测试(BSRT)
	加州语言学习测验(CVLT)
	受控口语联想测试(COWAT)
	线条方向判断(JLO)

续表

功能	评估工具
视觉功能	视觉功能系统评分(FSS)
	Scripps NRS 脑神经
	视力
感觉功能	未确定
膀胱 / 肠 / 性功能	未确定

第八节 共济失调等级量表评估

一、概述

共济失调等级量表(scale for the assessment and rating of ataxia,SARA)是 Schmitz-Hübsch 等人开发的一种用于评价共济失调的半定量临床量表,其有效性和可靠性已得到国际认可。量表由步态、站姿、坐姿、言语、手指追踪试验、指鼻试验、快速轮替试验和跟膝胫试验共 8 个项目组成(附表 1)。

SARA 已被广泛应用于临床诊断和临床研究。通过量表可评估患者运动能力受到疾病影响的程度,通常较高的 SARA 分数表示更严重的疾病影响程度,同时还用于追踪患者共济失调症状随时间变化的严重程度。

二、操作规范流程

(一)适应证

1. 适用于有共济运动损害临床表现的患者,包括遗传变性、血管、免疫、感染等各种原因引起的共济失调患者的临床症状评估。

2. 共济失调患者症状进展和变化情况随访。

(二)禁忌证

SARA 评定无明确禁忌证,但下列情况不适宜进行量表评定,或者结果会受到一定影响。

1. 病情危重者。

2. 绝对卧床。

3. 听力、视力及语言受损严重。

4. 出现严重精神症状不能配合的患者。

(三)操作前准备

1. 患者的准备

(1)在病情相对稳定的情况下,保持心情平静,精神状态良好,如需要辅助行走的患者可自备助行器。

(2)患者穿着宽松舒适、鞋袜方便穿脱、裤腿可挽起至膝盖以上,以便量表的评定。

2. 物品(器械)的准备

(1)操作应在独立、安静的评估室内进行,有 10m 步行道,环境宽敞明亮,能保障安全隐私,无障碍物。

(2)评估时需要使用量表、秒表、检查桌、检查床。

3. 操作者的准备

(1)核对受试者信息,包括姓名、性别、年龄、主诉等。

(2)确认受试者精神状态是否适合评估。

(3)简要询问病史。

(4)向受试者说明评估的必要性和无创性,得到受试者的理解并愿意配合完成评估。

(四) 操作步骤

1. 评估开始　评估者自我介绍,简单说明 SARA 评估的必要性,请被试者配合。

2. 评估步骤

(1)步态:要求患者步行 10m,然后 180° 转身,之后以一字步向起点行走半程,一字步约走 5m;鼓励患者执行步态任务时仅使用安全、必需的辅助设备,尽可能在最少的辅助下安全地进行活动,允许有一步的失误。其间引导患者应在墙壁安全范围内行走,以便患者能够在需要时利用墙壁做间歇支撑。

(2)站姿:①引导患者自然姿势站立;②脚尖及脚跟并拢站立;③两脚在一条直线上,即脚跟对脚尖站立。每个动作测试 3 次,判断是否摇晃可重点观察肩部运动情况,每次至少观察 10 秒,选最好的一次评分。

(3)坐姿:引导受试者坐在检查床上,睁眼,双脚自然垂于床沿,双脚不能落地,双手平伸。测试 3 次,判断是否摇晃可重点观察肩部运动情况,每次至少观察 10 秒,选最好的一次评分。

(4)言语异常:与患者正常交谈时评分,请患者说出名字和地址,或者谈论日常生活、兴趣爱好,避免刻意讨论患者的言语问题或进行语言测试。

(5)手指追踪试验:受试者舒适坐稳,必要时允许扶持,检查者在受试者正前方,距离 50% 受试者手臂长处,示指进行连续快速 5 点随意运动,运动幅度约 30cm,每 2 秒移动 1 次,要求受试者示指追随检查者示指运动,尽可能又快又准,后 3 次运动的平均值作为评分。

(6)指鼻试验:受试者舒适坐稳,必要时允许扶持,将前臂外旋、伸直,受试者示指重复点鼻尖和检查者手指(距离 90% 受试者臂长),反复上述运动,要求中等速度,取每次动作的震颤幅度最大值,多次后取其平均值,评价平均的运动性震颤幅度。

(7)快速轮替试验:受试者舒适坐稳,必要时可扶持,用一侧手掌和手背反复交替、快速地拍击同侧大腿,完成 10 次快速轮替动作,要求尽可能又快又准,记录每次具体完成时间;检查者应先作示范,示范的频率约为 7 秒 10 次;应每一侧单独评分。

(8)跟膝胫试验:受试者取平卧位,不能看到下肢,挽起裤腿至膝盖以上,先伸直并抬高一侧下肢达 60°,用足跟碰触对侧膝盖(停留 3 秒),然后足跟沿胫骨前缘直线下滑至踝,腿平放回检查床;进行 3 次试验;要求下滑动作时间<1 秒,如果 3 次下滑均未接触胫骨,评为 4 级。

3. 评估结束　结束语"这次的评估到此结束,感谢您的配合"。

（五）结果判定

SARA 是评估共济失调的半定量工具，共分为 8 个项目，总分从 0(无共济失调)~40 分(最严重的共济失调)，指导患者完成 8 项检查，并给出相应的评分。各项之和为最终得分，无严重程度的分级，得分越高病情越严重。

（六）操作注意事项

1. 评估前　应与受试者进行简短交流，以便获得受试者的信任，这有利于评估顺利进行。

2. 评估过程

(1)受试者需保持安静状态，操作者要耐心引导，检查前需向受试者进行充分解释。

(2)进行步态评估时，要求穿舒适的鞋子；站姿评估时，要求不穿鞋；在行走或站立不稳时，注意保护患者，以防跌倒。

(3)检查指鼻试验前将受试者指甲剪短剪平，防止戳伤面部，睁眼时要小心患者戳到自己眼睛。

(4)肢体运动的评分是双侧独立评定的，应该将双侧评分的算术平均值计入 SARA 总分。

（七）相关知识

1. 共济失调的主要症状　①站立时难以维持平衡；②行走困难，包括行走时两脚间距增宽，偏向或倒向一边，不能走直线，由于身体不稳而摔倒；③手部运动不协调、笨拙；④接近目标时震动(震颤)加重，可以累及手臂、腿、头部，甚至全身；⑤语言障碍，主要为语言含糊不清；⑥眼球运动障碍导致重影或视物模糊；⑦头晕等。

2. SARA 的优点　SARA 是 Schmitz-Hübsch 等人开发的临床量表，用于评估共济失调的一系列不同损伤，其也可以作为共济失调卒中患者步态状态和日常生活活动(ADL)独立性的康复指标。因为国际合作共济失调评分量表(ICARS)评估项目较多，包含 19 个项目，在共济失调患者中的日常使用较为困难，因此开发了 SARA 作为 ICARS 的替代品，以便对共济失调患者进行日常评估。且 ICARS 的步速、坐姿、指鼻试验(动作分解和辨距不良)、轮替动作、构音障碍(语言流利度)、眼球追踪异常的项目中，出现轻度、中度、重度等表达模糊且没有量化的词语；而中文版 SARA 中，每一个评分都是具体量化的指标。相对于 ICARS，SARA 具有评估项目较少、操作较为简单、耗时较少，以及更加量化、具体的优点。

3. SARA 的缺点

(1)SARA 为半定量临床量表，且只评估与共济失调相关的症状，而不考虑脊髓小脑性共济失调(spinocerebellar ataxia，SCA)和患者经常出现的非共济失调症状，因此某些具有小脑外特征的疾病严重程度可能不能通过 SARA 评分真实地反映。

(2)SARA 对于临床前遗传性共济失调携带者病情严重程度的评估作用有限。

(3)ICARS 包含 3 个眼球运动障碍相关的评估项目，而 SARA 没有，因此 SARA 不能对某些 SCA 患者的特色性眼球运动功能受损进行评估。

三、检查规范操作表

共济失调等级量表规范操作核查见表 2-8-1。

表 2-8-1 共济失调等级量表规范操作核查表

项目	内容	是	部分	否
操作前准备	患者准备:在病情相对稳定的情况下,保持心情平静,精神状态良好,如需要辅助行走的患者可自备助行器 患者穿着宽松舒适、鞋袜方便穿脱、裤腿可挽起至膝盖以上,以便量表的评定			
	物品准备:操作应在独立、安静的评估室内进行,有10m步行道,环境宽敞明亮,能保障安全隐私,无障碍物 评估时需要使用量表、秒表、检查桌、检查床			
	操作者准备: 核对被试者信息:包括姓名、性别、年龄、主诉;确认被试者精神状态是否适合评估;简要询问病史 向被试者和家属说明评估的必要性和无创性,得到被试者和家属的理解并愿意配合完成评估			
操作过程	评估者自我介绍,简单说明 SARA 评估的必要性,请患者配合			
	判定顺序及检查方法			
	步态: 要求患者步行10m,然后180°转身,之后以一字步向起点行走半程,一字步约走5m;鼓励患者执行步态任务时仅使用安全必需的辅助设备,尽可能在最少的辅助下安全地进行活动 要求患者穿结实的鞋子,步行不限时,以舒服的速度行走 检查者应演示步态和一字步项目 引导患者应在墙壁安全范围内行走,以便患者能够在需要时利用墙壁做间歇支撑 只有在没有帮助的情况下完成步态任务的患者需要接受一字步检查 一字步失误1步以上被认为失败			
	站姿: 指导患者笔直站立,手臂放在身体双侧,抬头,按先后顺序完成自然姿势站立、双脚平行并拢站立(大脚趾相互抵触)、一字步站立(双脚在一条线上,脚跟顶着脚尖) 要求患者在不穿鞋的情况下执行该项目 检查者在开始任务前将定时器设置为10秒,请勿使用手表或秒表 患者有3次尝试机会来完成该任务,选其中最好的一次评分			
	坐姿: 应在检查床上进行,要求患者坐在检查床上,双腿以舒适的方式并拢,双脚离地,自然垂于床边缘且小腿勿靠床边缘,双膝不需要相互抵触,手臂向前平伸 检查者在开始任务前将定时器设置为10秒,请勿使用手表或秒表 仅对躯干摇晃进行评分			
	言语异常: 根据对话性言语进行评分(例如讨论最近的事情、活动或兴趣爱好) 避免刻意讨论患者的言语问题或进行语言测试			

续表

项目	内容	是	部分	否
操作过程	手指追踪试验： 患者舒适坐稳，必要时允许扶持，检查者坐于患者正前方 在距离 50% 患者手臂长处，进行连续快速 5 点随意运动，运动幅度约 30cm、每 2 秒移动 1 次，要求患者示指追随检查者示指运动，尽可能贴近检查中示指但勿碰触到，同时尽可能指得又快又准，后 3 次运动的平均值作为评分 要求每一侧单独评估，取双侧平均值			
	指鼻试验： 患者舒适坐稳，必要时允许扶持，检查者坐于患者正前方 患者示指重复指鼻尖和检查者手指，距离为 90% 患者臂长，反复上述运动，要求中等速度 要求每一侧单独评估，仅对运动性震颤幅度计分，取每次动作的震颤幅度最大值，多次后取其平均值			
	快速轮替试验： 患者舒适坐稳，必要时可扶持 要求患者用一侧手掌和手背反复交替、快速地拍击同侧大腿，在大腿上完成 10 次快速轮替动作，要求尽可能又快又准，记录每次具体完成时间 检查者应先做示范；示范的频率约为每 7 秒 10 次 要求每一侧单独评估			
	跟膝胫试验： 患者取平卧位，不能看到下肢，挽起裤腿至膝盖以上；先伸直并抬高一侧下肢达 60°，用足跟碰触对侧膝盖，停留 3 秒，然后足跟沿胫骨前缘直线下滑至踝，腿平放回检查床（可用口令"1、2、3、4"指导患者完成该任务：1. 抬腿；2. 触膝；3. 下滑；4. 放回检查床） 要求患者重复 3 次试验，要求下滑动作时间<1 秒，要求每一侧单独评估			
	念结束语"这次的评估到此结束，感谢您的配合。"			
操作后处置	记录：电脑中记录评估情况、计分并签名			

四、常见操作错误及分析

1. 行走评定时需要走 10m 距离含有转身，才能更准确地反映出患者的行走能力。

2. 指鼻试验主要是观察患者动作完成过程中是否有震颤，不是通过患者辨距能力计分。

3. 跟膝胫试验评定时，需要患者脱袜、裤腿挽到膝盖以上，以免影响该项评定结果。

五、常用训练方法简介

目前 SARA 评定主要采取理论和实操相结合的培训方法。先由专业评估员介绍量表背景、操作注意事项、适用范围等理论知识,再进行真实案例现场评估示范。学员熟悉相关流程和评估要点后,可在评估员的指导下进行实操评估。

六、相关知识测试题

1. 下列选项中,**不属于** SARA 内容的是
    A. 指鼻试验　　　　　　B. 快速轮替试验　　　　　C. 跟膝胫试验
    D. Romberg 测试　　　　E. 坐姿

2. SARA 评估包括的项目数量为
    A. 8　　　　　　　　　　B. 6　　　　　　　　　　　C. 4
    D. 2　　　　　　　　　　E. 10

3. SARA 总分最高为
    A. 40 分　　　　　　　　B. 30 分　　　　　　　　　C. 20 分
    D. 10 分　　　　　　　　E. 100 分

4. SARA 行走评定时,下列要求中**错误**的是
    A. 平行墙走一段距离　　　　　　　B. 行走时需要包括一个转身
    C. 不可以穿鞋　　　　　　　　　　D. 需要走一字步
    E. 可以用助行器辅助

5. 下列手指追踪试验的要求中,**错误**的是
    A. 检查者在患者正前方　　　　　　B. 患者需站立
    C. 连续进行 5 点随意运动　　　　　D. 后 3 次运动的平均值作为得分
    E. 左右手分别测试

答案:1. D　2. A　3. A　4. C　5. B

附表

附表 1　共济失调等级量表(SARA)

姓名		性别		年龄		日期	
评估项目							评分 / 分
步态: 0 分:正常,常规行走,转身,走一字步(允许一步失误)均正常 1 分:轻度异常,仅见于走一字步时(连续 10 步) 2 分:明显异常,走一字步不能超过 10 步 3 分:摇晃,转身困难,但不需扶持 4 分:明显摇晃,需间断扶墙 5 分:严重摇晃,一直需要拐杖或一只手轻轻扶 6 分:有力扶持(2 根特制的拐杖或陪人扶)才能走超过 10m 7 分:有力扶持(2 根特制的拐杖或陪人扶)也走不到 10m 8 分:扶持也无法走							

评估项目	评分/分	
站姿： 0分：正常,能脚跟对脚尖站立>10秒 1分：不能脚跟对脚尖站立>10秒,但能脚尖并拢站稳 2分：能脚尖并拢站立>10秒,但摇晃 3分：能保持自然姿势站立>10秒,但不能脚尖并拢 4分：能保持自然姿势站立>10秒,但需间断扶持 5分：一只手扶能保持自然姿势站立>10秒 6分：一只手扶也不能保持自然姿势站立		
坐姿： 0分：正常,正常坐姿>10秒 1分：轻度异常,间歇摇晃 2分：不停摇晃,不扶可坐>10秒 3分：需要间断扶持才能坐>10秒 4分：需要连续扶持才能坐>10秒		
言语异常： 0分：正常 1分：提示言语可能存在轻微异常(包括言语流利性或清晰度下降) 2分：肯定的言语异常(包括言语流利性或清晰度下降),但易于理解 3分：偶尔出现的个别词难以理解 4分：很多词难于理解 5分：仅个别词能理解 6分：说话无法理解、构音障碍		
手指追踪试验： 0分：无辨距不良 1分：辨距不良,超过或不达目标<5cm 2分：辨距不良,超过或不达目标<15cm 3分：辨距不良,超过或不达目标>15cm 4分：不能完成5点运动	左 右	平均
指鼻试验： 0分：无震颤 1分：震颤幅度<2cm 2分：震颤幅度<5cm 3分：震颤幅度>5cm 4分：不能完成5次指鼻动作	左 右	平均
快速轮替试验： 0分：正常,动作规则(完成时间<10秒) 1分：轻度不规则(完成时间<10秒) 2分：明显不规则,单个动作难于辨认或中断(完成时间<10秒) 3分：非常不规则,单个动作难于辨认或中断(完成时间>10秒) 4分：不能完成10次动作	左 右	平均

续表

评估项目	评分/分	
跟膝胫试验: 0分:正常 1分:轻度异常,足跟能沿胫骨下滑 2分:明显异常,3次动作足跟离开胫骨的累计次数≤3次 3分:严重异常,3次动作足跟离开胫骨的累计次数≥4次 4分:不能完成动作	左 右	平均

第三章

神经内科常用试验

第一节　新斯的明试验

一、概述

重症肌无力（myasthenia gravis，MG）是一种获得性自身免疫性疾病，由乙酰胆碱受体（acetylcholine receptor，ACh receptor，AChR）抗体介导，有细胞免疫依赖，补体参与破坏神经肌肉接头突触后膜 AChR，最终减少乙酰胆碱的传递而导致骨骼肌无力。新斯的明作为乙酰胆碱酯酶抑制剂可减少神经肌肉接头突触间隙中的乙酰胆碱降解，增加乙酰胆碱含量，刺激 AChR 尽可能多地转运乙酰胆碱，以恢复骨骼肌肌力。因此临床常用新斯的明试验来判定患者肌无力现象是否由神经肌肉接头处 AChR 受累所致，新斯的明试验阳性对 MG 诊断有很大的辅助作用。

新斯的明试验是诊断 MG 的重要方法，对于无电生理及免疫实验室条件者，凭临床表现和药理学上的胆碱酯酶抑制剂试验阳性即可诊断。

二、操作规范流程

（一）适应证

临床怀疑为 MG 的患者。

（二）禁忌证

1. 过敏体质者、癫痫、心绞痛、室性心动过速、机械性肠梗阻、泌尿道梗阻、哮喘患者禁用。

2. 心律失常、窦性心动过缓、血压下降、迷走神经张力升高者禁用。

3. 由于新斯的明可导致子宫肌肉收缩，因此孕妇慎用。

（三）操作前准备

1. 患者的准备

（1）在试验前停用溴吡斯的明（或任何乙酰胆碱酯酶抑制剂）12 小时（医学安全性允许的情况下）。

（2）勿空腹接受试验，保持放松心态。

2. 物品(器械)的准备

(1)甲硫酸新斯的明注射液 1.0~1.5mg。

(2)硫酸阿托品注射液 0.5mg(必要时用)。

(3)5ml 注射器 2 个。

(4)棉签。

3. 操作者的准备

(1)核对患者信息:包括姓名、性别、年龄、主诉等。

(2)注射药物前对患者肌无力情况进行评估,记录分数,嘱咐患者去指定的诊室完成药物注射,药物注射后 20~60 分钟内对患者肌无力情况再次评估。

(四) 操作步骤

成人肌内注射甲硫酸新斯的明 1.0~1.5mg,如有过量反应,可予以肌内注射阿托品 0.5mg,以消除 M 胆碱样不良反应;儿童可按 0.02~0.03mg/kg,最大用药剂量不超过 1.0mg。

注射前可参照 MG 绝对临床评分标准(附表 1)。选取肌无力症状最明显的肌群,记录 1 次肌力,注射后每 10 分钟记录 1 次,持续记录 60 分钟。记录改善最显著时的单项绝对分数,依照公式计算相对评分来作为试验结果判定值。

相对评分 =(试验前该项记录评分 – 注射后每次记录评分)/ 试验前该项记录评分 × 100%

其中 ≤ 25% 为阴性,>25%~<60% 为可疑阳性,≥ 60% 为阳性。

(五) 并发症及处理

多为新斯的明的副作用,如腹痛、腹泻、出汗、流涎、肌肉跳动、头晕、言语不清、烦躁不安等,多数患者可耐受,出现反应明显者可肌内注射阿托品拮抗。

(六) 操作注意事项

嘱咐患者记录注射药物的时间。肌内注射新斯的明起效时间为 10~30 分钟,血药浓度达峰时间为 30 分钟,半衰期为 51~90 分钟,因此新斯的明试验需要观察 1 小时左右。一般 20~30 分钟临床症状开始好转,40 分钟后无力症状逐渐恢复。

需注意的是,新斯的明试验阴性并不能排除 MG。

(七) 相关知识

1. 依酚氯铵(腾喜龙)试验　也是一种胆碱酯酶抑制剂类药物试验。

操作方法:依酚氯铵 10mg,注射用水稀释至 1ml 后,先静脉注射 2mg,观察 20 秒后如果没有出汗、唾液增多等不良反应,再给予 8mg 静脉注射,1 分钟内肌无力症状好转则为阳性,持续 10 分钟后肌无力又恢复原状。

2. 冰袋试验　操作简单,不需要专业设备和人员。

操作方法:首先嘱患者双眼向前平视,测量瞳孔轴线上的上下眼睑边缘之间的距离,即睑裂。然后用纱布包裹冰袋,置于下垂眼睑上方 2 分钟,冰敷完毕后迅速地(<10 秒)再次测量睑裂大小,增加 2mm 以上视为阳性。该试验仅适用于临床表现为眼睑下垂的 MG 患者。

可能的机制:低温提高突触后膜 AChR 对 ACh 敏感性;低温降低突触间隙乙酰胆碱酯酶的活性。

三、检查规范操作表

新斯的明试验规范操作核查见表 3-1-1。

表 3-1-1　新斯的明试验规范操作核查表

项目	内容	是	部分	否
操作前准备	核对患者信息：包括姓名、性别、年龄、主诉			
	询问患者是否停用溴吡斯的明 12 小时			
	询问患者是否空腹			
	询问患者是否为过敏体质者			
	询问患者是否患有癫痫、心绞痛、室性心动过速、机械性肠梗阻、泌尿道梗阻及哮喘等禁忌证疾病			
	女性患者还应询问是否怀孕			
操作过程	**用药前评估**			
	参照 MG 绝对临床评分标准进行评估			
	记录每项的绝对分数			
	用药			
	肌内注射新斯的明（根据患者体重确定使用剂量）			
	如需注射阿托品，需与新斯的明分开注射			
	用药后评估			
	用药后 20~30 分钟时开始记录，每 10 分钟记录 1 次，持续记录 60 分钟			
	记录改善最显著时的单项绝对分数，依照公式计算相对评分作为试验结果判定值			
操作后处置	交代患者检查后注意事项，如注意腹痛、呕吐、头晕等药物反应，若有不适应及时随诊			

四、常见操作错误及分析

新斯的明的半衰期为 51~90 分钟，因此新斯的明试验需要观察 1 小时左右，避免出现观察时间过短导致的假阴性结果。

用药前应对患者无力情况进行准确的评估，以此作为基线与用药后进行比较。

五、常用训练方法简介

目前新斯的明试验主要采用临床见习和实习方法，在评估经验丰富的神经内科医师指导下，严格按照评估标准开展。

六、相关知识测试题

1. 目前常用的重症肌无力的诊断试验**不包括**
   A. 依酚氯铵（腾喜龙）试验　　　B. 多巴胺冲击试验
   C. 冰袋试验　　　　　　　　　D. 新斯的明试验
   E. 疲劳试验

2. 新斯的明试验常用的量表是

A. QMG   B. MG 临床绝对评分   C. MG-ADL

D. MGC   E. SF-36

3. 下列患者中,**不适合**进行新斯的明试验的是

A. 单侧眼睑下垂的年轻女性   B. 儿童

C. 四肢无力伴哮喘的老年患者   D. 延髓性麻痹的患者

E. 四肢无力的老年患者

4. 新斯的明试验需在肌内注射新斯的明后的哪个时间点进行观察

A. 30 分钟   B. 40 分钟   C. 50 分钟

D. 60 分钟   E. 以上都需要

5. 新斯的明试验阳性可见于下列哪类疾病

A. 重症肌无力   B. 低钾性周期性瘫痪   C. 肌炎

D. 进行性肌营养不良   E. 脂质沉积性肌病

答案:1. B   2. B   3. C   4. E   5. A

附表

附表 1 重症肌无力绝对临床评分标准

项目	方法	评分 / 分				
		0	1	2	3	4
上睑无力计分	患者平视正前方上睑遮挡角膜的水平,以时钟位记录,左、右眼分别计分 / 点钟方位	11~1 点	10~2 点	9~3 点	8~4 点	7~5 点
上睑疲劳试验	患者持续睁眼向上方注视,记录诱发出眼睑下垂的时间。眼睑下垂:以上睑遮挡角膜9~3点钟范围(上半)为标准,左、右眼分别计分	>60s	31~60s	16~30s	6~15s	≤5s
眼球水平活动受限计分	患者向左、右侧注视,记录同侧眼外展加内收露白毫米数之和,左、右眼分别计分	≤2mm	3~4mm	5~8mm	9~12mm	>12mm
下肢疲劳试验	患者取仰卧位,双下肢同时屈髋屈膝90°,记录诱发出下肢疲劳的时间,左、右侧分别计分	>120s	61~120s	31~60s	11~30s	0~10s
面肌无力计分	根据闭目状态评分	正常	闭目力稍差,埋睫征不全	闭目力差,能勉强合上眼睑,埋睫征消失	闭目不能,鼓腮漏气	噘嘴不能,面具样面容

续表

项目	方法	评分/分				
		0	2	4	6	8
咀嚼、吞咽功能计分	根据进食状态评分	能正常进食	进普食后疲劳,进食时间延长,但不影响每次进食量	进普食后疲劳,进食时间延长,已影响每次进食量	不能进普食,只能进半流质	鼻饲管进食
呼吸肌功能计分	根据呼吸状态评分	正常	轻微活动时气短	平地行走时气短	静坐时气短	人工辅助呼吸

第二节　急性左旋多巴冲击试验

一、概述

急性左旋多巴冲击试验(acute levodopa challenge test),是一种临床上广泛应用、简易且相对安全的帕金森病药物试验。其最初在 19 世纪 80 年代用于评估帕金森病患者接受中脑多巴胺能神经元移植手术前后对于左旋多巴的疗效比较。目前急性左旋多巴冲击试验主要应用于判断帕金森病患者对于左旋多巴的疗效、为患者提供脑深部电刺激(deep brain stimulation,DBS)治疗的术前评估、辅助帕金森病的诊断和鉴别诊断,以及在某些情况下协助进行帕金森病患者运动症状波动及异动症时相的判断和药物调整(附表1)。

二、操作规范流程

(一)适应证

1. 急性左旋多巴冲击试验适用于评估帕金森病患者对于左旋多巴的反应性,以及辅助帕金森病的鉴别诊断。

2. DBS 患者术前急性左旋多巴冲击试验是判断 DBS 疗效的重要预测指标,改善 ≥30% 提示 DBS 疗法可能有良好疗效。

(二)禁忌证

1. 绝对禁忌证

(1)已知对左旋多巴或复方左旋多巴制剂过敏者。

(2)内分泌疾病、肾功能损害(不宁腿综合征透析患者除外)、肝功能损害或心脏疾病失代偿期。

(3)精神类疾病、闭角型青光眼的患者。

(4)25 岁以下的患者(必须骨骼发育完全的患者才能进行此试验)。

(5)妊娠期女性,以及未采用有效避孕措施的有潜在妊娠可能的女性。

2. 相对禁忌证

(1)可能存在严重的"关期"肌张力障碍者。

(2)可能出现帕金森病药物撤药恶性综合征者。

(三)操作前准备

1. 患者的准备

(1)常规：测血压(必要时测卧立位血压)、心率。

(2)详细告知患者急性左旋多巴冲击试验的目的及可能出现的"关期"不适和左旋多巴药物副反应，签署急性左旋多巴冲击试验知情同意书。

(3)患者于试验前72小时前停止服用多巴胺受体激动剂，试验前12小时停止服用复方左旋多巴制剂及其他抗帕金森病药物。

(4)停用左旋多巴制剂后请家属注意护理和监护，避免摔倒等不良事件，试验当天清晨禁食，空腹进行基线评估。

2. 物品(器械)的准备

(1)等效剂量换算后的复方左旋多巴(如多巴丝肼)、多潘立酮。

(2)血压计、听诊器、计时器。

(3)统一帕金森病评定量表(UPDRS)第Ⅲ部分(运动检查)。

3. 操作者的准备

(1)核对患者信息：包括姓名、性别、年龄、主诉等。

(2)确认既往抗帕金森病药物服用状况、效果，以及运动并发症等情况。

(3)确认本次试验前停药情况。

(4)测血压(必要时测卧立位血压)、心率。

(5)确定患者已签署急性左旋多巴冲击试验知情同意书。

(6)根据此前每天首次服用的抗帕金森病药物进行左旋多巴等效剂量(levodopa dose equivalency，LDE)换算，剂量为的左旋多巴等效剂量的1.5倍。

左旋多巴等效剂量 = 左旋多巴标准片×1 + 左旋多巴控释片×0.75+ 多巴丝肼 ×0.8 +(左旋多巴标准片 ×1+ 左旋多巴控释片×0.75)×0.33(同时服用恩他卡朋片)+ 盐酸普拉克索片 ×100 + 吡贝地尔缓释片 ×1 + 罗匹尼罗 ×20 + 盐酸司来吉兰片 ×10 + 雷沙吉兰 ×100 + 金刚烷胺 ×1

(四)操作步骤

1. 基线评估

(1)患者于试验前72小时停止服用多巴胺受体激动剂，试验前12小时停止服用复方左旋多巴制剂及其他抗帕金森病药物。

(2)由两名操作者采用统一帕金森病评定量表(UPDRS)第Ⅲ部分对患者进行运动检查，依次对患者的言语表达、面部表情、静止性震颤、手部动作性或姿势性震颤、强直、手指拍打试验、手运动、快速轮替动作、腿部灵活性、起立、姿势、步态、姿势稳定性，以及身体动作迟缓与减少逐一评价，独立计分。

1)言语表达：可与患者交谈，可以谈患者的工作、家庭、兴趣爱好、既往诊疗情况等，从而评估患者的音量、音调和吐字清晰度。

2)面部表情：可以与患者对坐，观察交谈和不交谈时患者的状态，以评估者为参照，比较患者的瞬目频率，并注意患者有无表情呆板、面具脸，有无自发的微笑和嘴唇张开。

3)静止性震颤：患者静坐于带扶手的椅子上，双手应置于扶手上，分别对面部、嘴唇、下颌、右上肢、左上肢、右下肢、左下肢进行评估。此外,对于静止性震颤的观察评估应贯穿于整个运动检查的评分过程中,估算静止性震颤出现在整个运动检查中的时间比,且将观察到最大的震颤幅度记录为最终的评分。

4)手部动作性或姿势性震颤:患者进行至少 3 次指鼻试验,以及持物动作(如端杯子),观察患者有无动作性震颤及其幅度。患者手臂前伸,手心向下,手指分开,观察患者有无姿势性震颤。注意双手分别检测并以观察到最大的震颤幅度记录为最终的评分。

5)强直:在患者处于完全放松的状态下被动活动患者的肢体和颈部,评估患者颈部和四肢的肌张力情况。如果没有发现肌张力增高,可以让患者受试对侧的肢体进行如对手指拍打等动作,同时检查受试侧的肌张力情况。

6)手指拍打试验:患者连续快速地用示指轻拍拇指(其余三指分开),记录 5 秒内示指轻拍拇指的次数,评估患者拍打动作的速度、幅度,以及有无疲劳和停顿。注意双手分别检测。

7)手运动:患者尽可能大幅度地进行 10 次快速连续的伸掌握拳动作,评估患者动作的速度、幅度,以及有无疲劳、犹豫和停顿。注意双手分别检测。

8)快速轮替动作:患者尽可能大幅度地快速进行手的垂直和水平的旋前 - 旋后运动 10次,评估患者动作的速度、幅度,以及有无疲劳和停顿。

9)腿部灵活性:患者坐在椅子上,双足舒适地放置在地上,连续快速地用脚后跟踏地,腿完全抬高,幅度约为 7.6cm(3 英寸),重复 10 次。评估患者动作的速度、幅度,以及有无疲劳、犹豫和停顿。注意双腿分别检测。

10)起立:患者坐于直背带扶手的椅子上,双足舒适地放在地上,身体向后坐,双手交叉于胸前,尝试从椅子上站起来,最多可重复 3 次。

11)姿势:观察患者起立、行走,以及姿势稳定性检查时的姿势。

12)步态:患者自评估者处向前走 10m,随后转身走回到评估者身边。其间需注意防护,防止患者摔倒。

13)姿势稳定性:患者睁眼直立、双脚适当分开,尽量保持平衡,评估者双手突然向后拉患者双肩,观察患者的姿势反应。应注意评估者背后 1~2m 范围需要有墙体,避免摔倒的同时还可以观察患者的后退情况。可以给予 2 次后拉,第一次后拉力量较轻作为演示,第二次要快而有力的拉患者双肩。后退 2 步或更少是正常的恢复平衡的反应,后退 3 步及以上为异常。注意防护,防止患者摔倒。

14)身体动作迟缓与减少:综合各方面的观察结果,并额外观察患者手部姿势(如梳头)和腿部交叉动作,评估患者整体动作的减少程度、速度、幅度等的总体印象并记录。

2. 基线评估完成后口服多潘立酮 10mg。

3. 30 分钟后口服每天首次抗帕金森病药物等效剂量 1.5 倍的左旋多巴。

4. 随后每 30 分钟进行 1 次 UPDRS 第Ⅲ部分的运动检查评分,至服用左旋多巴药物后4 小时。

5. 计算 UPDRS 的最大改善率,以 2 位操作者的平均数作为患者服用复方左旋多巴的最大改善率。

最大改善率 =(服药前基线评分 - 服药后最低评分)/ 服药前基线评分 ×100%

6. 向患者说明试验结果以及后续药物治疗和 / 或手术方案。

(五) 并发症及处理

1. 撤药恶性综合征　急性左旋多巴冲击试验的清晨停药时间很短暂,撤药恶性综合征罕见,但仍需要警惕其发生。对于拟行急性左旋多巴冲击试验的患者,需要避开患者的感染、劳累、进食不足,以及月经期等阶段。

撤药恶性综合征表现为患者原有帕金森病症状急剧恶化,出现明显肌强直,伴构音障碍和吞咽困难;严重者可以出现缄默、木僵,同时常伴有发热、自主神经功能异常,甚至出现意识障碍、横纹肌溶解、急性肾衰竭和弥散性血管内凝血等,最严重时可危及生命。

一旦出现撤药恶性综合征,原则上应给予发病前剂量的抗帕金森病治疗药物(口服困难者采取胃管给药),结合物理降温、维持水及电解质平衡、防治感染、加强气道管理,以及维护多器官功能等,进行综合治疗。

2. 胃肠道不良反应　为了避免急性左旋多巴冲击试验的胃肠道不良反应,通常在服用左旋多巴前会予以口服适量多潘立酮,必要情况下可以在试验开始前数天预先给予多潘立酮(3 次 /d,口服)(需要注意心电图的 QT 间期);或者予以饮料(非牛奶或乳制品)送服左旋多巴。一旦试验过程中出现恶心、呕吐、腹泻等胃肠道不良反应,需要密切观察,必要时给予对症处理。

3. 直立性低血压　试验开始前需要仔细询问患者是否有直立性低血压的病史、相关症状,并测量患者的卧立位血压,如有明显的直立性低血压,需要预先控制好之后再择期开展急性左旋多巴冲击试验。在急性左旋多巴冲击试验时,服用左旋多巴前通常予以口服多潘立酮,以预防直立性低血压,一旦发生直立性低血压,需要密切监测,其间防止患者跌倒,必要时中止试验,进一步对症治疗。

4. "关期"肌张力障碍　试验前应仔细与患者及其家属沟通,使其充分知晓由于清晨停药可能出现的"关期",以及"关期"可能出现的严重肌张力障碍,导致患者暂时"失能",从而加强照护,防止跌倒等不良事件发生。

(六) 操作注意事项

1. 在开展急性左旋多巴冲击试验前,需学习帕金森病的相关理论知识,作好帕金森病患者的试验前评估,充分与患者及其家属沟通。

2. 通常情况下,急性左旋多巴冲击试验选择在早晨进行,但某些特殊情况下(如为了观察和评估患者特定时间的异动情况),可以选择特定时段开展。

3. 对于急性左旋多巴冲击试验的左旋多巴负荷剂量,在国外某些中心采用 1.2 倍左旋多巴等效剂量,我国绝大部分帕金森病诊疗中心以及《中国帕金森病脑深部电刺激疗法专家共识》均推荐采用 1.5 倍左旋多巴等效剂量。

4. 有条件且必要的情况下,在获得患者知情同意后,可以对接受急性左旋多巴冲击试验的患者,特别是需行 DBS 手术或诊断存在不确定性而需要随诊的患者,进行试验过程的视频录制和存档。

5. 向患者示范动作应在患者开始该项测试前进行,以避免干扰患者测试;计分时需要注意所有的项目均应为整数评分,当遇到某项不适宜或不能评分时,此项应记为"无法评分"。

6. 急性左旋多巴冲击试验存在假阳性和假阴性的可能,单次急性左旋多巴冲击阳性 /阴性不能完全诊断或排除帕金森病,需要结合患者病程、临床表现、其他辅助检查,甚至长期随访情况综合判断。

7. 除运动症状外,如果临床医师更多关注患者的某项特定运动表现、运动并发症(如异动)或非运动症状,还可以采用统一异动症评定量表(UDysRS)、非运动症状量表(NMSS)或者特定单项运动/非运动症状相关量表进行评估。

(七) 相关知识

目前评估帕金森病患者对于左旋多巴反应性的试验主要有以下2种类型。

1. 急性左旋多巴冲击试验 即左旋多巴短时程反应(short-duration response to levodopa),通常在抗帕金森病药物洗脱后给予单次左旋多巴。患者对于左旋多巴的反应大致与血浆中的药物浓度平行,大多在数十分钟起效,持续数小时。

2. 左旋多巴长时程反应(long-duration response to levodopa) 通常在数天至数周内多次给予左旋多巴,其反应时间持续数天至数周,停止给药后药效在数天内逐渐减退,直至消失。除口服左旋多巴外,还可以单用多巴受体激动剂,可用于新发帕金森病患者的疗效观察等。

三、检查规范操作表

急性左旋多巴冲击试验规范操作核查见表3-2-1。

表 3-2-1 急性左旋多巴冲击试验规范操作核查表

项目	内容	是	部分	否
操作前准备	患者准备:试验前停药;核对患者自身信息;测血压(必要时测卧立位血压)、心率;明确适应证,判断是否存在禁忌证;签署知情同意书			
	物品准备:等效剂量换算后的复方左旋多巴、多潘立酮;血压计、听诊器、计时器;量表			
	操作者准备:再次核对患者信息;确认病史和试验前停药情况;确定已签署知情同意书;左旋多巴等效剂量换算			
操作过程	**判定顺序及检查方法**			
	基线评估			
	言语表达:评估患者的音量、音调和吐字清晰度			
	面部表情:评估并记录受试者瞬目频率、有无表情呆板、面具脸,有无自发的微笑和嘴唇张开			
	静止性震颤:受试者静坐于带扶手的椅子上,双手应置于扶手上,分别评估面部、嘴唇、下颌、右上肢、左上肢、右下肢、左下肢;记录静止性震颤出现在整个运动检查中的时间比、最大的震颤幅度			
	手部动作性或姿势性震颤:观察并记录有无动作性/姿势性震颤及其幅度			
	强直:评估受试者颈部和四肢的肌张力情况;必要时行肌张力检查加强试验			

项目	内容	是	部分	否
操作过程	手指拍打试验：计时 5 秒，评估拍打动作的次数、速度、幅度，有无疲劳和停顿；双手分别检测			
	手运动：重复 10 次，评估动作的速度、幅度，有无疲劳、犹豫和停顿；双手分别检测			
	腿部灵活性：重复 10 次，评估动作的速度、幅度，有无疲劳、犹豫和停顿；双腿分别检测			
	起立：受试者坐于直背带扶手的椅子上，双足舒适地放在地上，身体向后坐，双手交叉于胸前，尝试从椅子上站起来；最多可重复 3 次；评估并记录			
	姿势：观察患者起立、行走，以及姿势稳定性检查时的姿势；评估并记录			
	步态：受试者自评估者处向前走 10m，随后转身走回到评估者身边；注意防护，防止受试者摔倒；评估并记录			
	姿势稳定性：给予两次后拉；注意防护，防止患者摔倒；评估并记录			
	身体动作迟缓与减少：综合观察，评估受试者整体动作的减少程度、速度、幅度等的总体印象并记录			
	基线评估完成后口服多潘立酮 10mg			
	30 分钟后口服每天首次抗帕金森病药物等效剂量 1.5 倍的左旋多巴			
	每 30 分钟进行 1 次 UPDRS 第Ⅲ部分的运动检查评分并记录得分，直至服用左旋多巴药物后 4 小时；评估方法同基线评估			
结果判定				
	计算 UPDRS 的最大改善率，最大改善率 ≥30% 提示症状有显著改善			
操作后处置	向患者说明试验结果以及后续药物治疗和 / 或手术方案			

四、常见操作错误及分析

1. 等效剂量换算错误　在进行急性左旋多巴冲击试验时，评估人对于左旋多巴等效剂量换算不正确，比如换算过程中等效药物的剂量计算错误、忘记乘以 1.5 倍、不是以早上第 1 次服药来换算等，因而不能很好地体现患者对于左旋多巴的短时程反应。注意需要以之前每天早上第 1 次服用的抗帕金森病药物剂量来换算为左旋多巴等效剂量的 1.5 倍。

2. 评估不规范　进行运动评估时，评估人请患者同时进行双手或者双下肢的运动（如双手同时轮替、对指），由于帕金森病多存在偏侧受累的差异性，从而使得双侧肢体互相影响，不能反映一侧的真实情况。

3. 沟通不足　试验前缺乏与患者及其家属的沟通交流，试验过程中未按照标准执行评估检查，缺乏人文关怀和照护，从而导致患者在运动检查（特别是后拉试验）中摔倒。

五、常用训练方法简介

目前帕金森病运动评估与急性左旋多巴冲击试验训练主要采用临床见习和实习的方法进行,在评估经验丰富的神经内科神经变性与遗传专科医师的指导下,严格按照评估标准开展。

六、相关知识测试题

1. 患者,女,65 岁,因"肢体抖动、运动迟缓 3 年"就诊。在外院诊断帕金森病,服用"多巴丝肼片"以及"盐酸普拉克索"治疗,自觉效果不理想,拟行急性左旋多巴冲击试验。下列关于下一步处理的选项中,**不恰当**的是

　　A. 试验前 72 小时停用普拉克索

　　B. 试验前 12 小时停用多巴丝肼

　　C. 为避免消化道不良反应,应在试验开始前进食早餐

　　D. 试验前测卧、立位血压

　　E. 试验应选择在早上进行

2. 患者,男,55 岁,5 年前被诊断为帕金森病。现患者要求行 DBS 手术治疗,需完善急性左旋多巴冲击试验术前评估。下列选项中,**错误**的是

　　A. 双侧上肢需要同时进行对指运动检查

　　B. 试验前 72 小时停用普拉克索

　　C. 试验前 12 小时停用多巴丝肼

　　D. 服用左旋多巴前予以多潘立酮口服

　　E. 实验前需要测量血压

3. 患者,男,55 岁,急性左旋多巴冲击试验基线评分 75 分,1 小时为 60 分,2 小时为 50 分,3 小时为 55 分,4 小时为 72 分。计算得该患者的运动检查评分最大改善率为

　　A. 100%　　　　　　　　B. 20%　　　　　　　　C. 33%

　　D. 26%　　　　　　　　E. 4%

4. 患者,男,75 岁,因"肢体抖动、运动迟缓 15 年,加重伴发热 3 天"入院。长期服用"多巴丝肼片"以及"盐酸普拉克索"等药物治疗,曾有明显改善。下列检查中,**不适当**的是

　　A. 肺部 CT 检查　　　　B. 心电图检查　　　　C. 血常规检查

　　D. 急性左旋多巴冲击试验　　E. 肝肾功能检查

5. 关于急性左旋多巴冲击试验,下列描述中,**错误**的是

　　A. 试验用药剂量为每天早上第 1 次服用抗帕金森病药物换算为左旋多巴等效剂量的 1.5 倍

　　B. 受体激动剂需要在试验前 72 小时停服

　　C. 可以 0.5 分计算得分

　　D. 基线评估后予以口服多潘立酮

　　E. 试验通常选择在早晨进行

答案: 1. C　2. A　3. C　4. D　5. C

附表

附表 1 急性左旋多巴冲击试验评分表

姓名			日期				编号		
目前用药情况				预算左旋多巴等效剂量 1.5 倍					
卧位血压		卧位心率			试验服药时间				
立位血压		立位心率			患者知情同意				

评估项目		基线	30分钟	60分钟	90分钟	120分钟	150分钟	180分钟	210分钟	240分钟
UPD-RS Ⅲ运动检查	言语（表达）： 0分：正常 1分：表达、理解和/或音量轻度下降 2分：单音调，含糊但可听懂，中度受损 3分：明显损害，难以听懂 4分：无法听懂									
	面部表情： 0分：正常 1分：略呆板，可能是正常"面无表情" 2分：轻度但肯定是面部表情差 3分：中度表情呆板，有时张口 4分：面具脸，几乎完全没有表情，口张开在约0.6cm（1/4英寸）或以上									
	静止性震颤： 0分：无 1分：轻度，有时出现 2分：幅度小而持续，或中等幅度间断出现 3分：幅度中等，多数时间出现 4分：幅度大，多数时间出现									
	20a. 面部、嘴唇、下颌									
	20b. 右上肢									
	20c. 左上肢									
	20d. 右下肢									
	20e. 左下肢									
	手部动作性或姿势性：震颤 0分：无 1分：轻度，活动时出现 2分：幅度中等，活动时出现 3分：幅度中等，持物或活动时出现 4分：幅度大，影响进食									

	评估项目	基线	30分钟	60分钟	90分钟	120分钟	150分钟	180分钟	210分钟	240分钟
UPD-RSⅢ运动检查	21a. 右上肢									
	21b. 左上肢									
	强直: 0分:无 1分:轻度,或仅在镜像运动及加强试验时可查出 2分:轻到中度 3分:明显,但活动范围不受限 4分:严重,活动范围受限									
	22a. 颈部									
	22b. 右上肢									
	22c. 左上肢									
	22d. 右下肢									
	22e. 左下肢									
	手指拍打试验: 0分:正常(≥15次/5s) 1分:轻度减慢和/或幅度减小(11~14次/5s) 2分:中等障碍,有肯定的早期疲劳现象,运动中可以有偶尔的停顿(7~10次/5s) 3分:严重障碍,动作起始困难或运动中有停顿(3~6次/5s) 4分:几乎不能执行动作(0~2次/5s)									
	23a. 右手									
	23b. 左手									
	手运动: 0分:正常 1分:轻度减慢或幅度减小 2分:中度障碍,有肯定的早期疲劳现象,运动中可以有偶尔的停顿 3分:严重障碍,动作起始时经常犹豫或运动中有停顿 4分:几乎不能执行动作									
	24a. 右手									
	24b. 左手									
	快速轮替动作: 0分:正常 1分:轻度减慢或幅度减小 2分:中度障碍,有肯定的早期疲劳现象,偶在运动中出现停顿 3分:严重障碍,动作起始时经常犹豫或运动中有停顿 4分:几乎不能执行动作									
	25a. 右手									

续表

评估项目	基线	30分钟	60分钟	90分钟	120分钟	150分钟	180分钟	210分钟	240分钟
25b. 左手									
腿部灵活性: 0分: 正常 1分: 轻度减慢或幅度减小 2分: 中度障碍,有确定的早期疲劳现象,偶在运动中出现停顿 3分: 严重障碍,动作起始时经常犹豫或运动中有停顿 4分: 几乎不能执行动作									
26a. 右腿									
26b. 左腿									
起立: 0分: 正常 1分: 缓慢,或可能需要试1次以上 2分: 需扶扶手站起 3分: 向后倒的倾向,必须试几次才能站起,但不需帮助 4分: 没有帮助不能站起									
姿势: 0分: 正常直立 1分: 立得不是很直,轻度前倾,可能是正常老年人的姿势 2分: 中度前倾,肯定是不正常,可能有轻度向一侧倾斜 3分: 严重前倾伴脊柱后突,可能有中度向一侧倾斜 4分: 显著屈曲,姿势极度异常									
步态: 0分: 正常 1分: 行走缓慢,可有曳步,步距小,但无慌张步态或前冲步态 2分: 行走困难,但还不需要帮助;可有某种程度的慌张步态、小步或前冲 3分: 严重步态障碍,行走需帮助 4分: 即使给予帮助也不能行走									
姿势的稳定性: 0分: 正常 1分: 后倾,不需要帮助可自行恢复 2分: 无姿势反应,如果不扶可能摔倒 3分: 非常不稳,有自发的失去平衡现象 4分: 不借助外界帮助不能站立									

(左列: UPDRS Ⅲ运动检查)

续表

评估项目		基线	30分钟	60分钟	90分钟	120分钟	150分钟	180分钟	210分钟	240分钟
UPD-RS Ⅲ运动检查	**身体运动迟缓与减少：** 0分：无 1分：略慢，似乎是故意的，在某些人可能是正常的，幅度可能减小 2分：运动呈轻度缓慢和减少，肯定不正常，或幅度减小 3分：中度缓慢，运动缺乏或幅度小 4分：明显缓慢，运动缺乏或幅度小									
总分										
UPDRS 最大改善率 =(服药前基线评分 – 服药后最低评分)/ 服药前基线评分 × 100%				评估人						

第三节 脑脊液放液试验

一、概述

脑脊液放液试验(tap test),是通过腰椎穿刺释放一定量的脑脊液后观察临床症状有无改善的一种方法,是辅助诊断特发性正常压力脑积水的有效方法之一。1965 年 Adams 和 Hakim 等首先提出正常压力脑积水(normal pressure hydrocephalus,NPH)的概念,并发现腰椎穿刺释放 15ml 的脑脊液可改善 NPH 患者的临床症状。随着研究的进展,脑脊液放液试验在临床实践中也得到不断完善,并主要应用于特发性正常压力脑积水(idiopathic normal pressure hydrocephalus,INPH)的辅助诊断,以及对 NPH 患者进行脑脊液分流手术的术前评估和预测分流手术反应性(附表 1)。

二、操作规范流程

(一) 适应证

1. 脑脊液放液试验适用于评估脑积水患者对脑脊液释放分流的反应性,辅助 INPH 的诊断。

2. NPH 患者在脑脊液分流手术前进行脑脊液放液试验是判断分流手术疗效的重要预测指标,放液试验阳性提示分流手术可能有良好疗效。

(二) 禁忌证

1. 梗阻性脑积水患者。

2. 高颅压并有明显的视神经乳头水肿或有脑疝先兆者、怀疑后颅窝肿瘤者。

3. 病情危重者,如休克、衰竭或濒危患者。

4. 穿刺部位局部皮肤、皮下组织或脊柱有化脓性感染灶或脊椎结核者。

5. 患血液系统疾病且有出血倾向者、使用肝素等药物导致的出血倾向者,以及血小板$<50 \times 10^9/L$ 者。

6. 躁动不安无法配合者(相对禁忌),以及严重脊柱畸形者。

(三) 操作前准备

1. 患者的准备

(1)检查前完善血常规、凝血功能等相关检查。

(2)常规测血压、心率等。

(3)对有麻醉药物过敏史的患者,需先做麻醉药皮肤过敏试验。

(4)详细告知患者腰椎穿刺脑脊液放液试验的目的以及可能出现的不适和副反应,签署腰椎穿刺知情同意书。

(5)对躁动不安或者不能配合的患者,可在穿刺前给予镇静剂。

(6)穿刺前嘱患者排尿。

2. 物品(器械)的准备

(1)腰椎穿刺包、无菌测压管、无菌管、5ml 注射器、治疗盘(络合碘、棉签、胶布、2% 利多卡因)、口罩、帽子等。地塞米松和抢救包准备于床旁。

(2)靠背椅、计时器、10m 标尺、手机或其他录像设备、铅笔、手表、白纸。

(3)简易精神状态检查(MMSE)、国际尿失禁咨询委员会尿失禁问卷简表(ICI-Q-SF)及 INPH 分级评分系统(INPHGS)等评分量表。

3. 操作者的准备

(1)核对患者信息:包括姓名、性别、年龄、主诉等。

(2)核对血常规、凝血功能等检查结果。

(3)评估患者基本状态。

(4)确定患者已签署腰椎穿刺脑脊液放液试验知情同意书。

(5)操作者清洁洗手,衣帽穿戴整齐,戴口罩。

(四) 操作步骤

1. 基线评估　腰椎穿刺前完成。

(1)步态障碍评估

1)10m 行走试验:按照日常行走的状态或者辅助状态,测定患者 10m 直线行走所需的时间和步数。

2)3m 折返行走试验(3m timed up and go test,TUG):测量患者从椅子上站起,直线行走 3m,再转身返回椅子坐下所需的时间。

以上评估全程应录像。此外还可在腰椎穿刺放液前行闭目难立征或加强闭目难立征、走一字步行走的测试评估。

(2)认知功能障碍评估:使用 MMSE 进行认知功能障碍的筛查。必要时完善情绪行为评价和日常生活活动能力评价。此外,还可进行连线测验、数字符号、听语词记忆测验等对患者认知功能进行综合评价。

(3)尿失禁评估:可使用 ICIQ-SF 进行量化评估。可根据问卷调查形式询问患者及照料者,根据严重程度和发生频率进行评分。

2. 腰椎穿刺脑脊液放液

(1)患者体位:通常取左侧卧位,屈颈抱膝,尽量使脊柱前屈,利于拉开椎间隙。背部与检查床垂直,脊柱与床平行。

(2)穿刺点的确定:腰椎穿刺点常选择 $L_{3\sim4}$ 或 $L_{4\sim5}$ 椎间隙。具体为沿双侧髂嵴最高点做一连线,与脊柱中线相交处为第 4 腰椎棘突,选择 $L_{3\sim4}$ 或者 $L_{4\sim5}$ 椎间隙进针。

(3)消毒、铺巾:用络合碘在穿刺部位常规消毒皮肤 3 遍,自内向外进行,消毒范围直径约 15cm,第二遍范围小于第一遍;助手协助或术者本人打开腰椎穿刺包,术者戴无菌手套,检查腰椎穿刺包内物品是否消毒合格、齐全、铺无菌孔巾。

(4)局部麻醉:用 5ml 注射器抽取 2% 利多卡因,于穿刺点自皮肤至椎棘韧带局部逐层浸润麻醉,局部皮肤产生皮丘。注药前应回抽,观察无血液、脑脊液后,方可推注麻醉药。

(5)穿刺:术者以左手示指、拇指固定穿刺部位皮肤,以右手示指、中指和拇指持腰椎穿刺针,针头斜面向上从穿刺点垂直于皮肤缓慢进针。刺入韧带时可感受到一定的阻力,当阻力突然减低有落空感时,提示进入蛛网膜下腔,此时抽出针芯,脑脊液流出。

(6)测压:在放液前先接上测压管测量压力。嘱患者或由助手帮助将患者双下肢缓慢伸直放松,将测压管与腰椎穿刺针连接,测得初压。

(7)放液:撤去测压管,用无菌试管收集脑脊液 2~5ml 送化验检查,释放 30~50ml 脑脊液,之后再接测压管测压,测得终压。

(8)术后处理:终压测定后,放入针芯,再一并拔出腰椎穿刺针。穿刺点用络合碘消毒后,覆盖无菌纱布,稍用力压迫穿刺部位数分钟,用胶布固定。

3. 放液后评估　腰椎穿刺放液结束后 8 小时、24 小时需再次对患者进行步态、认知等评估,如前两次评估为阴性,则 72 小时内再次评估。放液试验后,10m 行走试验若 1 个参数改善 20% 以上或 2 个参数均改善 10% 以上为阳性;3m 折返行走试验所需时间改善 10% 以上为阳性;MMSE 评分增加 3 分以上为阳性。

4. 向患者说明试验结果以及后续治疗方案。

(五)并发症及处理

1. 腰椎穿刺后头痛　腰椎穿刺后头痛是腰椎穿刺脑脊液放液试验最常见的并发症。腰椎穿刺后头痛多在穿刺后 24 小时出现,可持续 5~8 天。头痛以前额和后枕部为著,跳痛或胀痛多见,还可伴有颈部和后背痛。咳嗽、喷嚏或站立时症状加重,严重者可伴有恶心、呕吐和耳鸣。平卧可使头痛减轻,应鼓励患者大量饮水,必要时可静脉滴注生理盐水。

2. 出血　腰椎穿刺出血大多数为损伤蛛网膜或硬膜的静脉所致,出血量通常较少,而且一般不引起明显的临床症状;若出血量较多,应注意与原发性蛛网膜下腔出血相鉴别。

3. 感染　较少见,如消毒不彻底或无菌操作不当,或局部有感染灶等,可能导致腰椎穿刺后感染。

4. 脑疝　是腰椎穿刺最危险的并发症,易发生在颅内压高的患者。需在放液试验前谨慎评估,排除梗阻性脑积水,腰椎穿刺测压时注意颅内压力值。

(六)操作注意事项

1. 在开展脑脊液放液试验前,需学习正常压力脑积水的相关理论知识,掌握腰椎穿刺操作技能,做好患者的试验前评估,充分与患者及其家属沟通。

2. 有条件的情况下，在获得患者知情同意后，应对脑脊液放液试验的患者进行试验过程的视频录制和存档。

3. 尽量在脑脊液放液试验前治疗或鉴别治疗其他疾病，启动治疗（如多巴丝肼）或撤减治疗（如苯二氮䓬类药物）应在放液试验之前完成，或放液之前应该一直是稳定的剂量。如果有谵妄存在，应推迟放液试验，因谵妄缓解可能导致假阳性结果，而谵妄一直不缓解可导致假阴性结果。

4. 进行 MMSE 等认知评估时，环境宜安静无干扰。

5. 腰椎穿刺操作过程中，需反复询问患者有无不适，观察患者反应，如患者神志、瞳孔、呼吸、心率、脉搏、面色等出现异常表现时，应立即停止操作，并作相应紧急处理。

6. 穿刺过程中严格执行无菌操作，以免发生感染。穿刺针进入椎间隙后，如遇到阻力，不可强行进针，需将针尖退至皮下，再调整进针方向重新进针。

7. 腰椎穿刺失败的主要原因通常是患者的体位没有摆好，患者最好以左膝胸位侧卧于硬板床上，以使椎间隙暴露充分。

8. 必要时备用 20% 甘露醇于床旁，术中若发现颅内压极高，可迅速加压静脉滴注甘露醇，以防脑疝。

9. 脑脊液释放时，如释放量不足以达到 30ml，则以腰椎穿刺终压 0 为终止点。

（七）相关知识

目前评估 INPH 患者对于脑脊液放液反应性的试验主要有以下 2 种类型：

1. 单次腰椎穿刺放液试验　即通过腰椎穿刺一次性放出大量脑脊液，通常为 30~50ml，脑脊液释放不足以达到以上标准时，则以腰椎穿刺终压 0 为终止点。该试验穿刺损伤小、操作简单、并发症发生率低，常作为脑脊液放液试验的首选。对于首次引流测试后症状无改善的患者，放液试验的复查至少应在 1 周后进行。

2. 持续腰大池放液试验　又称腰大池持续引流试验（external lumbar drainage，ELD），即通过脊柱导管持续引流脑脊液，建议释放脑脊液的量为 150~200ml/d，连续引流 72 小时。该试验穿刺损伤相对大，导管脱落、疼痛、感染等并发症发生率相对单次腰椎穿刺放液试验高。但是，ELD 的灵敏度和特异度相对高，对高度怀疑为 INPH，且单次腰椎穿刺放液试验阴性的患者，可以考虑行 ELD。

三、检查规范操作表

脑脊液放液试验规范操作核查见表 3-3-1。

表 3-3-1　脑脊液放液试验规范操作核查表

项目	内容	是	部分	否
操作前准备	患者准备：检查前完善相关检查；签署腰椎穿刺知情同意书；排尿；必要时给予镇静			
	物品（器械）准备：腰椎穿刺用品；靠背椅、计时器、10m 标尺、手机或其他录像设备、铅笔、手表、白纸；评分量表			
	操作者准备：核对患者信息；核对相关检查结果；评估患者基本状态；确定已签署知情同意书；清洁洗手，衣帽整齐，戴口罩			

续表

项目	内容	是	部分	否
操作过程	**评估及检查方法**			
	基线评估			
	步态评估:10m 行走试验或 3m 折返行走试验,评估过程录像			
	认知评估:进行 MMSE 检查			
	尿失禁评估:询问患者或完善 ICIQ-SF 量化评估			
	腰椎穿刺放液			
	患者体位:左侧卧位,屈颈抱膝			
	确定穿刺点:$L_{3\sim4}$ 或 $L_{4\sim5}$ 椎间隙			
	消毒、铺巾:从穿刺点自内向外消毒 3 遍			
	局部麻醉:2% 利多卡因,逐层浸润麻醉			
	穿刺:左手固定穿刺部位皮肤,右手持针从穿刺点垂直进针,有落空感时抽出针芯,见脑脊液流出			
	测压:患者双下肢缓慢伸直放松,测压管测压。			
	脑脊液放液:留取脑脊液标本,放 30~50ml 脑脊液			
	术后处理:放入针芯,拔针,穿刺点压迫,消毒,胶布固定			
	放液后评估			
	腰椎穿刺放液结束后 8 小时、24 小时再次对患者进行步态、认知等评估(如均为阴性,72 小时复查)			
	放液试验阳性结果标准: 10m 行走试验的 1 个参数改善 20% 以上或 2 个参数均改善 10% 以上 3m 折返行走试验所需时间改善 10% 以上 MMSE 评分增加 3 分以上			
操作后处置	物品复原整理,污物的处理			
	放液试验结果判断与记录			

四、常见操作错误及分析

1. 在进行腰椎穿刺脑脊液放液试验时,因为患者体位不标准或由于患者认知障碍等原因致配合欠佳,导致穿刺失败。注意穿刺操作前的患者体位的摆放,必要时可提前使用镇静剂,另可请助手立于术者对面,用一手挽住患者头部,另一手挽住其双下肢腘窝处并用力抱紧,使脊柱尽量后凸以增宽椎间隙,便于进针。

2. 进行各项评估时,未注意评估的环境及患者的精神和身体状态,从而使得到的结果受到影响,不能真实反映患者的情况,进而导致放液试验出现假阴性或假阳性结果。

五、常用训练方法简介

目前脑脊液放液试验训练主要采用主要包括理论学习和操作实践两部分,在评估经验丰富的神经内科或神经外科医师指导下,严格按照评估标准开展。

六、相关知识测试题

1. 脑脊液放液试验的特点是

    A. 创伤小、便利、被指南推荐   B. 创伤大,但简便易行

    C. 操作困难,但被指南推荐   D. 创伤大,但简便易行、被指南推荐

    E. 创伤小,但操作困难

2. INPH 患者脑脊液放液试验评估中,单次腰椎穿刺放液的推荐每次放液量为

    A. 10~20ml   B. 20~30ml   C. 30~50ml

    D. 50~70ml   E. >70ml

3. 当临床高度怀疑 INPH,而单次腰椎穿刺脑脊液放液试验结果为阴性时,建议

    A. 立刻重做   B. 行腰大池持续引流试验

    C. 行脑脊液流出阻力试验   D. 行颅内压监测

    E. 行腹腔 - 脑室分流手术

4. 下列关于腰椎穿刺脑脊液放液试验操作流程的叙述中,**不正确**的是

    A. 放脑脊液 60ml   B. 放脑脊液 30ml

    C. 监测症状,患者不耐受时即停止   D. 记录初压、终压、释放脑脊液量

    E. 腰椎穿刺结束后 8、24、72 小时评估

5. 腰大池持续引流试验应留置引流管的时间为

    A. 8 小时   B. 12 小时   C. 24 小时

    D. 48 小时   E. 72 小时

答案:1. A 2. C 3. B 4. A 5. E

附表

附表 1 脑脊液放液试验评分表

姓名		性别		年龄	
文化程度		住院号		科室	
视频录制					
放液日期					
放液量 /ml			初压 /mmH$_2$O		
			终压 /mmH$_2$O		
患者知情同意					

1. 步态评估

10m 行走试验

评估项目	放液前	放液后 8 小时		放液后 24 小时		放液后 72 小时	
		数值	改善率	数值	改善率	数值	改善率
1. 时间 /s							
2. 步数 / 步							

结论：_____（阳性判定标准：单个参数改善 20%，或 2 个参数改善 10%）

3m 折返行走试验

评估项目	放液前	放液后 8 小时		放液后 24 小时		放液后 72 小时	
		数值	改善率	数值	改善率	数值	改善率
时间 /s							

结论：_____（阳性判定标准：所需时间减少 10% 以上）

2. 认知评估

MMSE 评分

评估项目	放液前	放液后 8 小时	放液后 24 小时	放液后 72 小时
MMSE 评分				

结论：_____（阳性判定标准：放液后 MMSE 分数增加 3 分以上）

3. 排尿功能评估

排尿状况

评估项目	放液前 2 天	放液前 1 天	放液后 1 天	放液后 2 天
排尿次数 / 次				
尿急次数 / 次				
遗尿次数 / 次				

结论：_____

总体结论：_____   评估人：_____

第四节 经颅多普勒超声发泡试验

一、概述

经颅多普勒超声发泡试验即对比增强经颅多普勒超声（contrast-enhanced transcranial Doppler，c-TCD），以其灵敏度高、安全无创、易于重复操作等特点已被广泛应用于右向左分流（right-left-shunt，RLS）探查。其原理是在常规 TCD 检查的基础上，经肘静脉注射含有微气泡的超声造影剂，TCD 监测颅内血管［如大脑中动脉（MCA）］中是否出现气体微栓子信号（microembolic signals，MES）。当受检者存在左右心房、心室或体循环与肺循环之间潜在的异常通道时，微气泡会经 RLS 入体循环，不被肺循环吸收，在规定时间内可探测到 MES；如果不存在 RLS 通路，微气泡将在肺循环吸收，规定时间内 TCD 检测不到 MES。

二、操作规范流程

（一）适应证

1. 怀疑右向左分流反常栓塞导致的短暂性脑缺血发作或卒中，如卵圆孔未闭等。

2. 其他可能存在右向左分流的疾病，如偏头痛、潜水减压病、晕厥等。

（二）禁忌证

1. 绝对禁忌证

（1）严重心肺疾病，如严重心律失常、心肌梗死活动期、心力衰竭、哮喘、呼吸衰竭等，无法耐受瓦尔萨尔瓦动作（Valsalva 动作）者。

（2）严重高血压、精神异常及意识障碍，不能配合 Valsalva 动作者。

（3）休克、昏迷、卒中等危重患者。

（4）有破裂风险的动脉瘤患者。

（5）肺栓塞患者。

2. 相对禁忌证

（1）急性或慢性病急性发作，经治疗可恢复者，如心肺功能不全、口腔溃疡、急性扁桃体炎、急性哮喘发作期。

（2）幼儿、妊娠晚期女性。

（三）操作前准备

1. 患者的准备

（1）受检者注意正常进餐、适量饮水，以减少血液黏度升高导致的脑血流速度减低，同时避免低血糖导致的不适。

（2）受检者学习标准的改良 Valsalva 动作：改良 Valsalva 动作是指向连接水银压力计的管道吹气 10 秒，要求压力水平达 40mmHg 以上。

（3）检查前向患者做好解释工作，消除患者的紧张。

2. 仪器的准备

（1）TCD 设备需带有栓子检测软件、实时秒表、血流监护曲线，配备检测所需的 2MHz 探头。头架用或不用均可。

（2）监测探头：推荐监测双侧 MCA。如一侧颞窗穿透差、血流信号差，可监测信号好的一侧 MCA。

（3）器材：静脉留置针（18G）、三通 1~2 个、10ml 注射器 3 个、生理盐水 100ml 1 瓶。

（4）制备激活生理盐水：一个 10ml 注射器，吸取 9ml 生理盐水，另一个 10ml 注射器，从生理盐水袋中吸取 1ml 空气（回吸一滴患者的血液可提高诊断阳性率）。2 个注射器通过三通连接，用力快速来回推吸 10 次以上（图 3-4-1），激活生理盐水需要在推注前制备，制备后立即使用。

（5）Valsalva 动作吹气装置：从水银血压计上改装的自制简易压力计，使用"棒棒冰"袋子或注射器筒作为"吹嘴儿"（图 3-4-2）。

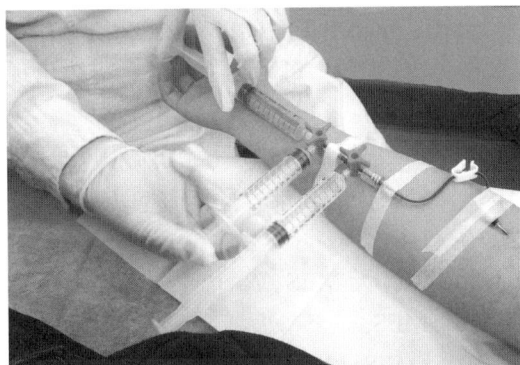

图 3-4-1　制备激活生理盐水

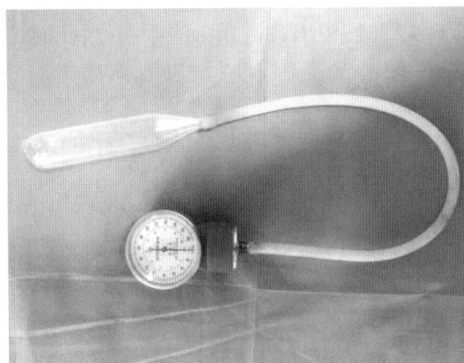

图 3-4-2　Valsalva 动作吹气装置

3. 操作者的准备

（1）核对患者信息：包括姓名、性别、年龄、主诉。

（2）检查前询问卒中、偏头痛、晕厥等病史及相关危险因素，既往是否行卵圆孔封堵术。

（3）明确患者有无检查禁忌证。

（4）对于有晕厥病史的患者，告知患者及其家属在检查过程中可能导致患者再次发生头晕、晕厥等不适，取得其知情同意。

（四）操作步骤

1. 检查步骤

（1）患者取平卧位。戴监护头架（也可以不戴），固定好探头，采用单通道双深度模式，分别监测每侧 MCA，寻找最佳脑血流信号，调整参数，适当降低取样容积、功率、增益，调整扫描速度。双侧颞窗穿透不良或者颈动脉存在严重狭窄或闭塞病变时，可监测左侧椎动脉（VA）。

（2）选择血流监护趋势曲线，可以有助于在操作过程中快速判断 Valsalva 动作执行的效力，有效的 Valsalva 动作会引起血流先下降（MCA 收缩期流速下降约 30cm/s，平均流速下降约 25cm/s），然后升高。

（3）上肢处于水平位置，肘正中静脉穿刺，首选右侧，留置静脉穿刺针，连接三通，三通连接制备好的激活生理盐水。

（4）练习有效的改良 Valsalva 动作。

（5）平静呼吸时：平静呼吸状态下，快速静脉推注激活生理盐水。监测并记录 TCD 之后 20 秒内的 MES。如果患者静息状态就出现大量分流，则不需要进行 Valsalva 动作下的 c-TCD。

（6）改良 Valsalva 动作时：制备激活生理盐水，快速静脉推注激活生理盐水，推注开始 5 秒时，进行改良 Valsalva 动作，待达标后快速喘气。监测并记录 20 秒内的 MES。

（7）每次注射操作后，间隔 2 分钟开始下一次注射操作。

（8）患者取左侧卧位，观察数分钟。拆除监测探头和静脉穿刺。

2. 检测结果解读

（1）MES 特征：①短时程，<300 毫秒；②高信号，信号比背景强度高 3dB 以上；③单方向出现在频谱中（动态范围设置适当时）；④音频信号为尖锐"鸟鸣"或"哨音"。

（2）MES 出现时间：注射开始计时，观察第一个 MES 开始出现时间。总体来说，不存在诊断 RLS 的时间点绝对界值。使用激活生理盐水作为造影剂时，可采用 20~25 秒之内出现 MES 为阳性。

（3）MES 数目、形态：双侧 MCA 分别计数 MES 数目。根据 MES 数目将分流程度分级。如两次操作结果不一致，按最大数目 MES 的操作计算分流程度。推荐操作时同步录像，以便回顾分析。可以使用以下分流程度的分级方法：

1）4 级分类法（一侧 MCA 的 MES 数目）：①无分流，无 MES；②小量分流，1~10 个 MES；③中量分流，10~25 个 MES；④大量分流，>25 个 MES。

2）0~3 级分类法：①0 级，无 MES；②1 级，1~10 个 MES；③2 级，>10 个 MES，但未成"帘状"；④3 级，出现"帘状"，不能区分单个 MES。

3）Spence 的 0~5 级分类法：①0 级，无 MES；②1 级，1~10 个 MES；③2 级，11~30 个 MES；④3 级，30~100 个 MES；⑤4 级，101~300 个 MES；⑥5 级，>300 个 MES。

（五）并发症及处理

1. 头晕、胸闷　患者因用力吹气而容易引起头晕、恶心、胸闷等不适，尤其是老年人或原有心、脑、肺疾病的患者。

预防措施：操作时嘱患者放松，正确完成 Valsalva 动作，避免用力过猛，检查前应询问病史，老年人或原有心、脑、肺疾病的患者在检查前应评估是否能耐受 Valsalva 动作。

2. 晕厥　对于有过晕厥病史的患者，有些因注射空气会再次引发晕厥。

预防措施：在检查过程中需关注患者神志和生命体征变化。

3. 自主神经功能紊乱　部分患者会因紧张或用力吹气引起自觉全身发热、四肢麻木、手抖等自主神经功能紊乱症状。

预防措施：操作时嘱患者放松，适当用力正确完成 Valsalva 动作。

（六）操作注意事项

1. 静脉注射时尽量采用肘静脉，可使空气微泡进入血液循环的时间更快。

2. 制备激活生理盐水时，需充分混匀盐水、空气以及血液，注射时需快速，与患者 Valsalva 动作尽量配合。

3. 经颅多普勒超声发泡试验中，Valsalva 动作要标准有效，否则影响结果判断。

4. 经颅多普勒超声发泡试验中，静脉推注激活生理盐水的总次数不能过多，避免引起患者不适。

5. 检查后应询问患者有无不适,若有不适则应静卧观察患者情况。

(七) 相关知识

经颅多普勒超声发泡试验是检测有无 RLS 的一种常用方法。RLS 是指左右心房、心室或体循环与肺循环之间潜在的异常通道,等容收缩期或心室舒张早期、Valsalva 动作或任何使胸腔压力增加的动作均可使右心系统压力升高,右心 - 左心系统之间的压力梯度增大,血液通过异常通道出现右向左的分流。

RLS 可分为固有型分流和潜在型分流:前者为静息状态下就存在的 RLS,后者为 Valsalva 动作等使胸腔压力增加的因素下激发出的 RLS。另外,RLS 还可根据其出现的部位分为心内型分流和心外型分流:前者包括卵圆孔未闭(patent foramen ovale,PFO)、房间隔缺损、室间隔缺损等;后者包括动脉导管未闭、肺动静脉畸形等。以上所有异常通道类型中,RLS 最常见于 PFO,约 95% 的 RLS 由 PFO 提供通道。

三、检查规范操作表

经颅多普勒超声发泡试验规范操作核查见表 3-4-1。

表 3-4-1　经颅多普勒超声发泡试验规范操作核查表

项目	内容	是	部分	否
操作前准备	核对患者信息:包括姓名、性别、年龄、主诉			
	询问患者既往病史			
	明确患者有无检查禁忌证			
	仪器及器材准备			
操作过程	**检查过程**			
	TCD 检测目标血管,寻找最佳血流信号			
	上肢处于水平位置,肘正中静脉穿刺,留置静脉穿刺针,连接三通			
	练习有效的 Valsalva 动作			
	制备激活生理盐水			
	平静呼吸状态下,快速静脉推注激活生理盐水			
	Valsalva 动作时,制备并快速静脉推注激活生理盐水			
	每次注射操作后,间隔 2 分钟开始下一次注射操作			
	左侧卧位观察数分钟。拆除监测探头和静脉穿刺			
操作后处置	嘱患者放松休息,观察是否有头晕等不适			
	向患者简要介绍检查情况			

四、常见操作错误及分析

1. 制备的激活生理盐水未充分混匀,制备完成后推注不够快速。

2. 检查中,有些患者 Valsalva 动作及快速喘气不达标,易遗漏微栓子信号,导致假阴性的发生。

3. 检查中,容易将干扰信号错当成微栓子信号,尤其当声窗穿透欠佳或患者进行 Valsalva 动作幅度过大时。

五、常用训练方法简介

1. 目前经颅多普勒超声发泡试验的训练主要包括理论学习和操作实践两部分,在检查经验丰富的神经内科经颅多普勒超声医师指导下,严格遵循检查指南开展培训,学员不仅能熟练掌握经颅多普勒超声发泡试验的操作流程,同时能准确进行结果判断和检查报告的书写。

2. 在操作实践过程中,静脉注射的练习可以使用成人手臂模型,用三通和注射器训练制备激活生理盐水,待熟练之后可在专业医师的指导下分管至少一例患者,负责全部检查过程。

六、相关知识测试题

1. 关于 TCD 发泡试验的临床应用,下列选项中,**错误**的是
   A. 偏头痛
   B. 卒中
   C. 晕厥
   D. 风湿性心脏病
   E. 短暂性脑缺血发作

2. 在 TCD 发泡试验中,改良 Valsalva 动作是指向连接水银压力计的管道吹气 10 秒,其要求压力水平超过
   A. 20mmHg
   B. 25mmHg
   C. 30mmHg
   D. 35mmHg
   E. 40mmHg

3. TCD 发泡试验中,MES 的特征**不包括**
   A. 短时程:<300 毫秒
   B. 高信号:信号比背景强度高 3dB 以上
   C. 仅在 Valsalva 动作后出现
   D. 音频信号为尖锐"鸟鸣"或"哨音"
   E. 单方向出现在频谱中(动态范围设置适当时)

4. 关于 TCD 发泡试验,下列选项中,**错误**的是
   A. 如果患者静息状态就出现大量分流,则不需要进行 Valsalva 动作下的 TCD 发泡试验
   B. 在监测 MCA 时,有效的 Valsalva 动作会引起血流先升高,然后下降
   C. 制备激活生理盐水时,回吸一滴患者的血液混匀可提高诊断阳性率
   D. TCD 发泡试验中,静脉推注激活生理盐水的总次数不能过多
   E. TCD 结果解读时,需避免将干扰信号误认为是微栓子信号

5. 关于 TCD 发泡试验,下列选项中,**错误**的是

A. TCD 发泡试验是比较安全的

B. 虽然脑梗死病因明确,但还是有必要行 TCD 发泡试验

C. TCD 发泡试验时,记录到的微栓子数量越多,常提示未闭合的卵圆孔越大

D. 除 PFO 外,存在肺动静脉瘘也可以出现发泡试验阳性

E. TCD 发泡试验阳性提示存在右向左分流

答案:1. E　2. E　3. C　4. B　5. B

第四章

神经内科常用操作技术

第一节　腰椎穿刺及脑脊液检查

一、概述

脑脊液（cerebrospinal fluid，CSF）为无色透明液体，充满在各脑室、蛛网膜下腔和脊髓中央管内，对脑和脊髓具有保护、支持和营养作用。CSF产生于各脑室脉络丛，主要是侧脑室脉络丛，其产生的量占CSF总量的95%左右。CSF经室间孔（Monro孔）进入第三脑室、中脑导水管、第四脑室，最后经第四脑室正中孔（Magendie孔）和两个侧孔（Luschka孔）流到脑和脊髓表面的蛛网膜下腔和脑池。大部分CSF经脑穹窿面的蛛网膜颗粒吸收至上矢状窦，小部分经脊神经根间隙吸收。成人CSF总量平均为130ml，其生成速度为0.3~0.5ml/min，每天生成约500ml。正常情况下血液中的各种化学成分只能选择性地进入CSF中，这种功能称为血脑屏障（blood brain barrier，BBB）。在病理情况下，BBB破坏和其通透性增高可使CSF成分发生改变。CSF生理、生化等特性的改变，对中枢神经系统感染、蛛网膜下腔出血、脑膜癌病和脱髓鞘等疾病的诊断、鉴别诊断、疗效和预后判断具有重要的价值。通常通过腰椎穿刺采集CSF，特殊情况下也可行小脑延髓池穿刺或侧脑室穿刺；诊断性穿刺还可注入造影剂和空气等进行造影；治疗性穿刺（therapeutic puncture）主要用于注入药物或行内外引流术等。

腰椎穿刺术是通过腰椎穿刺针从腰椎间隙进入腰池，测定脑脊液压力并收集脑脊液进行检测的一种技术，是神经内科应用非常普遍的辅助检查，对于疾病的诊断和治疗有重要价值。

二、操作规范流程

（一）适应证

1. 留取CSF进行各种检查以辅助诊断中枢神经系统疾病，如感染、蛛网膜下腔出血、免疫炎性疾病和脱髓鞘病、肿瘤性疾病等。

2. 动态观察CSF变化以助判断病情、预后及指导治疗。

3. 怀疑颅内压增高的诊断性穿刺。

4. 注入放射性核素行脑、脊髓扫描。

5. 注入液体或放出 CSF 以维持、调整颅内压力平衡；或注入药物治疗相应的疾病。

（二）禁忌证

1. 严重颅内压增高或已出现脑疝迹象，尤其是颅后窝占位性病变。

2. 穿刺部位的皮肤、皮下软组织或脊柱有感染时。

3. 出血性疾病、体质衰弱、病情危重、无法搬动等难以耐受操作者。

4. 脊髓压迫症者的脊髓功能处于即将丧失的临界状态。

（三）操作前准备

1. 患者的准备

（1）患者或其家属应在知情同意告知时充分了解病情、腰椎穿刺的意义及风险，以及操作过程需要配合的注意事项，并签署知情同意书。

（2）着宽松衣物，尽量避免在饥饿或过饱的状态下接受操作。

（3）操作前应排空膀胱，意识障碍患者应导尿。

2. 物品（器械）的准备

（1）环境应明亮、温暖，易于观察脑脊液压力及性状，且尽量避免患者受凉。

（2）如非独立检查室，则应备有床帘或屏风，以保护患者隐私。

（3）消毒物品：治疗盘（络合碘、棉签、弯盘）。

（4）麻醉物品：无菌手套、5ml 注射器、2% 利多卡因注射液。

（5）穿刺及测压物品：腰椎穿刺包（消毒指示卡、孔巾、血管钳、带塞无菌玻璃试管 2~3 根、纱布、治疗盆）、腰椎穿刺针、测压管。

（6）脑脊液检查物品：CSF 标本分装容器、标记笔、培养瓶等。

（7）治疗用物品：相应鞘内注射药物或脑脊液置换液体；如考虑为高颅压患者，应建立静脉通路，床旁备用 20% 甘露醇；躁动患者应予镇静药物。

（8）腰椎穿刺前（后）物品：血压计、秒表、胶布等。

3. 操作者准备

（1）与患者沟通：介绍自己，核对患者姓名、性别、床号等。

（2）与患者及其家属沟通，让其签署穿刺知情同意书，并告知可能的并发症：出血、感染；损伤周围组织、血管和神经；药物过敏；麻醉意外；手术不成功；低颅压性头痛；其他不可预料的意外。

（3）再次确认患者的病情、体征：测量脉搏和血压，确认需要的操作无误，并嘱患者排尿，必要时导尿。

（4）如果患者躁动，需要先镇静。

（5）戴口罩、帽子，洗手。

（四）操作步骤

1. 摆放体位，确定穿刺点

（1）患者左侧卧于硬板床上，背部与床面垂直。

（2）头部尽量向前胸屈曲，双手抱膝紧贴腹部，使躯干尽可能弯曲呈弓形；或由助手在术者对面用一手挽患者头部，另一手挽双下肢腘窝处并用力抱紧，使脊柱尽量后凸，以增宽椎间隙而便于进针。

（3）通常以双侧髂嵴最高点连线与后正中线的交汇处为穿刺点，此处相当于第 L_{3-4} 椎间隙,有时也可在上一或下一腰椎间隙进行。

(4)标记穿刺点,穿刺部位充分暴露。

2. 消毒铺巾

(1)以穿刺点为中心,用棉签蘸取络合碘,自内向外进行皮肤消毒,消毒范围直径约15cm,消毒轨迹不重叠、不留白,至少消毒两遍,后一遍消毒范围需小于前一遍消毒范围,最后一次消毒范围需大于孔巾直径。

(2)检查穿刺包有效日期,打开穿刺包外层 3/4(保留靠近操作者方向的 1/4)。

(3)戴无菌手套。

(4)再打开穿刺包外层剩余 1/4 及内层,检查穿刺包内器械是否齐全及完整,检查消毒指示卡有效性,注意穿刺针是否通畅。

(5)铺盖无菌孔巾。

3. 局部麻醉

(1)以 5ml 注射器抽取 2% 利多卡因 2ml,需与助手核对局部麻醉药。

(2)在穿刺点先斜行进针注射一皮丘,再垂直进针,自皮肤到椎间隙韧带进行逐层局部麻醉。注射前应回抽,观察无血液,方可推注麻醉药。

4. 穿刺过程

(1)术者用左手固定穿刺皮肤,右手持穿刺针以垂直背部,针尖稍向头部的方向缓慢刺入,成年人进针深度 4~6cm,儿童 2~4cm。

(2)当针头穿过韧带与硬脊膜时,有阻力突然消失的落空感。此时可将针芯慢慢抽出(以防脑脊液迅速流出,造成脑疝),见脑脊液流出后再将针芯插入。

(3)用手固定穿刺针并接上测压管,嘱患者充分放松并缓慢伸直下肢。脑脊液平面在测压管中上升到一定高度而不再继续上升,此时的压力为初压;放出一定量的脑脊液后再测的压力为终压。正常侧卧位脑脊液压力为 80~180mmH$_2$O(40~50 滴 /min)。

(4)如脑脊液流出不顺利,可行压腹试验。正常情况下助手以手掌压迫患者的腹部 10~20 秒,脑脊液压力迅速上升,松手后 20 秒内恢复初压水平;如无上述反应,表示穿刺位置不当或穿刺针不通畅。

(5)若要了解脊髓蛛网膜下腔有无阻塞,可行奎肯施泰特试验(Queckenstedt test)。即在测初压后,由助手先压迫一侧颈静脉约 10 秒,再压另一侧,最后同时按压双侧颈静脉。正常情况下,压迫静脉后,脑脊液压力会迅速升高 1 倍左右,解除压迫后 10~20 秒,迅速降至原来水平,判定为试验阴性,提示蛛网膜下隙通畅;若压迫颈静脉后脑脊液压不上升,提示蛛网膜下隙完全阻塞;若施压后压力上升和下降缓慢,提示有不完全阻塞。颅内压增高者,禁做此试验。

(6)标本送检:①无菌试管收集脑脊液 2~5ml 送检常规、生化、细胞学、病原学(革兰氏染色)等(第一管标本不能送检与细胞计数相关的检查,如常规、细胞学);②如需作培养时,应用无菌试管或培养瓶送检标本。

(7)腰椎穿刺完毕后放回针芯,拔出穿刺针,按压、消毒穿刺点,覆盖无菌纱布,以胶布固定,嘱患者去枕平卧 4~6 小时。

5. 穿刺后处理

(1)术后再次测量患者脉搏及血压,并观察术后反应,注意并发症,如有无头痛,以及穿刺点有无渗血、渗液。

(2)送检标本,分类处理医疗垃圾。

(五) 并发症及处理

1. 头痛　最常见,多为腰椎穿刺后颅内压低所致,特点为平卧时头痛减轻或缓解,而坐位或站位时症状加重。治疗方法主要是补充液体,如静脉滴注生理盐水 500~1 000ml,或者鼓励患者多饮水、多进食、少进甜食,以免利尿,卧床休息,一般 5~7 天缓解。

2. 腰背痛及神经根痛　多为穿刺不顺利或穿刺针损伤神经根引起,一般不需要特殊处理。

3. 颅内感染　未严格无菌操作而引起,应规范抗感染治疗。

4. 脑疝　最危险的并发症,多见于术前不清楚有颅内压增高或颅后窝占位性病变者。其腰椎穿刺后可引起沟回疝或枕骨大孔疝,延髓受压而危及生命。处理为立即停止放液,给予强力脱水剂。

(六) 操作注意事项

1. 严格掌握禁忌证,凡是有颅内压增高者必须先进行眼底检查,如有明显视神经乳头水肿或有脑疝先兆者,禁忌穿刺。凡患者处于休克、衰竭或濒危状态,以及局部皮肤有炎症、颅后窝有占位性病变,均列为禁忌。

2. 操作过程中,注意观察患者情况,穿刺时患者如出现呼吸、脉搏、面色异常等症状时,需立即停止操作,并作相应处理。

3. 尽量使用细针穿刺,进针时针尖斜面与身体长轴平行,可减轻对脊膜的损失,减少术后脑脊液漏的发生;针尖进入蛛网膜下腔后,可将针尖平面旋转至头侧,以利于脑脊液流出;放液量不宜过多,一般为 2~4ml,不超过 10ml,术后至少去枕平卧 4~6 小时,如术后出现低颅压综合征,应嘱患者多饮水和卧床休息,严重者可每天静脉滴注生理盐水 1 000~1 500ml。应动作轻柔,加强人文关怀。

4. 严格无菌操作。

(七) 相关知识

1. CSF 常规检查

(1)性状:正常的 CSF 无色透明。

如 CSF 为血性或粉红色,可用三管试验法加以鉴别:连续用 3 个试管接取 CSF,如前后各管为均匀一致的血色,提示为蛛网膜下腔出血;若前后各管的颜色依次变淡,可能为穿刺损伤出血。

血性 CSF 离心后如变为无色,可能为新鲜出血或损伤;若离心后为黄色,提示为陈旧性出血。

CSF 若呈云雾状,通常是细菌感染引起细胞数增多所致,见于各种化脓性脑膜炎,严重者可呈米汤样;CSF 放置后若有纤维蛋白膜形成,常见于结核性脑膜炎。

CSF 蛋白含量过高时,外观呈黄色,离体后不久自动凝固,称为弗洛因综合征(Froin syndrome),常见于椎管梗阻等。微绿色脑脊液可见于绿脓假单胞菌性脑膜炎和甲型链球菌性脑膜炎。

(2)细胞数:正常 CSF 白细胞计数为 $(0\sim6)\times10^6$/L,主要为单核细胞。白细胞增加多见于脑脊膜和脑实质的炎性病变:①白细胞明显增加且以多个核细胞为主,见于急性化脓性脑膜炎；②白细胞轻度或中度增加，且以单个核细胞为主，见于病毒性脑炎；③以大量淋巴细胞或单核细胞增加为主，多为亚急性或慢性感染；④脑的寄生虫感染时，可见较多嗜酸性粒细胞。

2. 生化检查

(1)蛋白质：正常人 CSF 蛋白质含量为 0.15~0.45g/L。CSF 蛋白明显增高常见于化脓性脑膜炎、结核性脑膜炎、吉兰-巴雷综合征、中枢神经系统恶性肿瘤、脑出血、蛛网膜下腔出血及椎管梗阻等，尤以椎管梗阻时增高显著。CSF 蛋白降低见于腰椎穿刺或硬膜损伤引起CSF 丢失、身体极度虚弱和营养不良者。

(2)糖：正常成人 CSF 糖含量为血糖的 1/2~2/3，正常值为 2.5~4.4mmol/L(45~60mg/dl)。糖含量明显降低见于化脓性脑膜炎，轻至中度降低见于结核性或真菌性脑膜炎(特别是隐球菌性脑膜炎)，以及脑膜癌病。糖含量增高见于糖尿病。

(3)氯化物：正常 CSF 含氯化物 120~130mmol/L，较血氯水平为高，为其 1.2~1.3 倍。氯化物含量降低常见于结核性、细菌性、真菌性脑膜炎及全身性疾病引起的电解质紊乱患者，尤以结核性脑膜炎最为明显。高氯血症患者的 CSF 氯化物含量也可增高。

3. 特殊检查

(1)细胞学检查：通常采用玻片离心法收集脑脊液细胞，经瑞氏染色后可在光学油镜下进行逐个细胞的辨认和分类，还可根据需要进行有关特殊染色，为多种中枢神经系统疾病的病理、病因诊断提供客观依据。

CSF 化脓性感染可见中性粒细胞增多；病毒性感染可见淋巴细胞增多；结核性脑膜炎呈混合性细胞反应；中枢神经系统寄生虫感染以嗜酸性粒细胞增高为主。CSF 中发现肿瘤细胞对于中枢神经系统肿瘤和转移瘤有确定诊断价值。

因此，细胞学检查对于脑膜癌病、中枢神经系统白血病等的诊断有非常重要的意义。蛛网膜下腔出血时，如在吞噬细胞胞质内同时见到被吞噬的新鲜红细胞、褪色的红细胞，以及含铁血黄素和胆红素，则判定为出血未止或复发出血的征象。若为腰椎穿刺损伤者，则不会出现此类激活的单核细胞和吞噬细胞。

(2)蛋白电泳：正常脑脊液蛋白电泳图的条区与血清电泳图相似，主要分为前白蛋白、白蛋白、α_1 球蛋白、α_2 球蛋白、β_1 球蛋白、β_2 球蛋白与 γ 球蛋白等。CSF 中蛋白量增高时，前白蛋白比例降低，甚至可消失，常见于各种类型的脑膜炎；血清来源的白蛋白容易通过血脑屏障，CSF 蛋白增高常伴随白蛋白的增高。α 球蛋白增加主要见于颅内感染和肿瘤等。β 球蛋白增高常见于肌萎缩侧索硬化和某些退行性疾病，如帕金森病、外伤后偏瘫等。γ 球蛋白增高而总蛋白量正常可见于多发性硬化和神经梅毒等。

(3)免疫球蛋白(immunoglobulin，Ig)：正常 CSF 中 Ig 含量低，IgG 平均含量为 10~40mg/L，IgA 平均含量为 1~6mg/L，IgM 含量极低。CSF 中 Ig 含量增高见于中枢神经系统炎性反应(细菌、病毒、螺旋体及真菌等感染)、多发性硬化、中枢神经系统血管炎等。结核性脑膜炎和化脓性脑膜炎时，IgG 和 IgA 均上升，前者更明显；结核性脑膜炎时，IgM 也升高。CSF-IgG 指数及中枢神经系统 24 小时 IgG 合成率可作为中枢神经系统内自身合成免疫球蛋白的标志。

(4)寡克隆区带(oligoclonal bands，OB)：是指在 γ 球蛋白区带中出现的一个不连续的、在外周血不能见到的区带，是检测鞘内 Ig 合成的重要方法。一般临床上检测的是 IgG 型 OB，其为诊断多发性硬化的重要辅助指标。但 OB 阳性并非多发性硬化的特异性改变，也可见于其他神经系统感染疾病。

（5）病原学检查：腰椎穿刺脑脊液检查是诊断中枢神经系统感染最为重要的检查手段，病原学检查可以确定中枢神经系统感染的类型。

1）病毒学检测：通常使用酶联免疫吸附试验（enzyme linked immunosorbent assay，ELISA）方法检查病毒抗体，如单纯疱疹病毒（herpes simplex virus，HSV）、巨细胞病毒（cytomegalovirus，CMV）、风疹病毒（rubella virus，RV）和 EB 病毒（Epstein-Barr virus，EBV）等。以 HSV 为例来说明病毒抗体检测的临床意义：①脑脊液 HSV IgM 型抗体阳性；②血与脑脊液 HSV IgG 抗体滴度比值小于 40；③双份脑脊液 HSV IgG 抗体滴度比值大于 4。符合上述三种情况之一则提示中枢神经系统近期感染 HSV。

2）新型隐球菌检测：临床常用脑脊液墨汁染色的方法，阳性提示新型隐球菌感染，墨汁染色虽然特异度高，但灵敏度不够高，常需多次检查才有阳性结果；新型隐球菌感染的免疫学检查包括特异性抗体和特异性抗原的测定，特异性抗体检测一般采用间接竞争酶联免疫吸附测定，可采用乳胶凝集试验检测隐球菌荚膜多糖抗原，该方法简便、快速、灵敏度高。

3）结核分枝杆菌检测：CSF 涂片和结核分枝杆菌培养是中枢神经系统结核感染的常规检查方法。涂片抗酸染色简便，但灵敏度较差。CSF 结核分枝杆菌培养是诊断中枢神经系统结核感染的"金标准"，但阳性率低，检查周期长（4~8 周）。针对 CSF 结核分枝杆菌的分子生物学检查，如聚合酶链式反应（polymerase chain reaction，PCR）技术可提高结核分枝杆菌阳性检出率。近年来应用越来越多的改良抗酸染色也可显著提高脑脊液结核分枝杆菌的检出率。

4）寄生虫抗体检测：脑脊液囊虫特异性抗体检测、血吸虫特异性抗体检测对于脑囊虫病、血吸虫病有重要诊断价值。

5）其他细菌学检查：CSF 细菌培养结合药物敏感试验不仅能准确地诊断细菌感染类型，而且可以指导抗生素的选用。还有二代测序（又称高通量测序），以高输出量和高解析度为主要特色，能一次并行对几十万到几百万条 DNA 分子进行序列读取，在提供丰富的遗传学信息的同时，还可大大降低测序费用，缩短测序时间的测序技术，现在已被越来越多的应用于脑脊液病原学检测中。

6）特殊蛋白的检测：CSF 中特殊蛋白的检测有助于疾病的识别。例如，脑脊液 14-3-3 蛋白的检测，虽然并非特异性，却可以支持散发型克 - 雅病（Creutzfeldt-Jakob disease，CJD）的诊断。CSF 中总 Tau 蛋白、磷酸化 Tau 蛋白及 β 淀粉样蛋白（$A\beta_{42}$）的检测对阿尔茨海默病（Alzheimer disease，AD）的早期诊断有一定价值，AD 患者 CSF 中 $A\beta_{42}$ 水平下降，总 Tau 蛋白或磷酸化 Tau 蛋白升高。

近年来，对免疫相关性疾病的研究已有较大进展，催生出了新的临床检测项目。例如神经节苷脂抗体的检测，有助于急性吉兰 - 巴雷综合征和神经节苷脂抗体谱系疾病的诊断；水通道蛋白抗体的检测，有助于视神经脊髓炎谱系疾病的诊断；Hu、Yo 和 Ri 等副肿瘤相关抗原抗体指标，对于肿瘤相关的中枢性损害有重要意义。N- 甲基 -D- 天冬氨酸受体抗体（N-methyl-D-aspartate receptor antibody，NMDAR antibody）的检测，已经在临床用于诊断抗 NMDA 受体脑炎。

三、检查规范操作表

腰椎穿刺及脑脊液检查规范操作核查见表 4-1-1。

表 4-1-1　腰椎穿刺及脑脊液检查规范操作核查表

项目	内容	是	部分	否
操作前准备	核对患者信息：包括姓名、床号、性别、年龄；嘱患者排尿			
	核对手术知情同意书，向患者家属交代腰椎穿刺及其注意事项			
	核对凝血功能和血常规检查，测量血压、脉搏			
	戴口罩、帽子，洗手			
	眼底检查，颅脑 MRI、CT 等，排除禁忌证			
	必要时术前镇静（苯巴比妥，100mg，肌内注射；地西泮，5~10mg，静脉注射），建立静脉通道，备用甘露醇			
	物品准备：血压计、腰椎穿刺包、穿刺针、无菌手套、测压管、络合碘、弯盘、麻醉药、注射器、胶布、棉签、检眼镜			
操作过程	**体位**			
	一般均采用左侧卧位，侧卧硬板床上，背部与床沿垂直，头向前胸弯曲，双手抱膝贴腹部			
	定位			
	穿刺点选择：髂嵴或髂后上棘连线与脊柱相交处，相当于 L_{3-4} 椎间隙，也可在上或下一腰椎间隙进行			
	穿刺点标记			
	消毒铺巾			
	以穿刺点为中心，由内向外环形消毒皮肤，直径 15cm			
	络合碘消毒至少 2 遍			
	注意勿留空隙，棉签不要返回已消毒区域			
	检查穿刺包消毒日期，打开穿刺包外层 3/4			
	戴无菌手套			
	打开剩余部分穿刺包			
	检查消毒指示卡			
	核对包内器械			
	检查穿刺针是否通畅			
	铺巾			
	麻醉			
	核对麻醉药(2% 利多卡因)并抽吸 2ml			
	斜行进针注射一个皮丘			
	垂直进针			
	回抽，逐层麻醉			

续表

项目	内容	是	部分	否
操作过程	**穿刺过程**			
	术者左手固定穿刺部位皮肤			
	右手持针垂直背部方向,针尖稍向头部缓慢刺入 4~6cm			
	阻力消失有落空感时,缓慢抽出针芯,见脑脊液流出			
	观察滴速			
	测压前摆好体位,伸展头颈,下肢缓慢伸直测压			
	连接测压管,报告压力值			
	判断是否正常(正常 40~50 滴 /min,压力 70~180mmH$_2$O),颅内压高者嘱脱水降颅内压			
	测压后移去测压管			
	术中观察患者反应,如有头晕、面色苍白、出汗、心悸或生命体征变化等,立即停止抽液并对症处理			
	标本收集			
	病原学检查			
	生化检查			
	常规检查			
	细胞学检查			
	确认顺序正确(病原学、生化、常规、细胞学)			
	标本管标记			
操作后处置	术毕将针芯插入,快速拔出穿刺针并局部按压			
	消毒穿刺点			
	覆盖纱布,胶布固定			
	交代术后注意事项,嘱去枕平卧 4~6 小时			
	术后测血压、脉搏并观察患者反应			

四、常见操作错误及分析

1. 穿刺不成功最常见的原因　体位摆放不规范,如腰背未完全弓起,导致椎间隙开放不充分;躯体未与床垂直,向内侧或外侧倾倒。

2. 其他导致穿刺不成功的原因　麻醉药注射过多影响椎间隙清晰度;穿刺点偏离脊椎正中线;进针过程中,进针方向未与床平行;因体型过胖或消瘦导致进针深度不合适;脊柱侧弯或脊柱局部骨质增生、钙化,需在术前进行充分评估,必要时可在超声或影像学引导下进行穿刺。

3. 腰椎穿刺前是否应用脱水药、测压时是否放松并伸直下肢、多次测压时测压管是否有气泡和小液柱等情况,均可影响测压的准确性。

4. 穿刺时损伤微血管造成血液引入可能影响脑脊液检查的结果判读。

五、常用训练方法简介

（一）模型训练

目前腰椎穿刺及脑脊液检查训练常用训练模型有腰椎穿刺仿真标准化病人模型（图 4-1-1）和脊柱穿刺模型（图 4-1-2）。

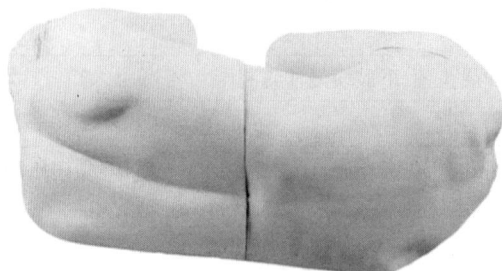

图 4-1-1 腰椎穿刺仿真标准化病人

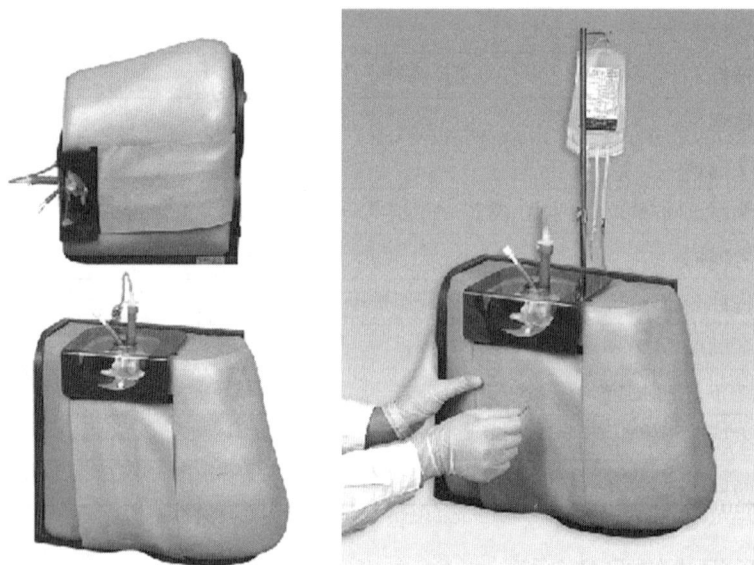

图 4-1-2 脊柱穿刺模型

1. 腰椎穿刺仿真标准化病人 取侧卧位，背部与床面垂直，头向前胸弯曲，双膝向腹部屈曲，躯干呈弓状。腰部可以活动，操作者需一手挽仿真病人头部，另一手挽双下肢腘窝处抱紧，使脊柱尽量后凸增宽椎间隙，才能更顺利地完成穿刺。

该模型腰部组织结构准确、体表标志明显：有完整的 1~5 腰椎（椎体、椎弓板、棘突）、骶骨、骶裂孔、骶角、棘上韧带、棘间韧带、黄韧带、硬脊膜与蛛网膜，以及由上述组织形成的蛛网膜下腔、硬膜外腔、骶管；髂后上棘、髂嵴、胸椎棘突、腰椎棘突可真实触知。

此模型可行以下各种操作：脊椎麻醉、腰椎穿刺、硬膜外阻滞、尾神经阻滞、骶神经阻滞、腰交感神经阻滞。优点：腰椎穿刺模拟真实，当穿刺针抵达模拟黄韧带时，阻力增大有韧性感;突破黄韧带时有明显的落空感,即进入硬脊膜外腔,有负压呈现(这时推注麻醉药液即为硬脊膜外麻醉);继续进针将刺破硬脊膜和蛛网膜,出现第二次落空感,即进入蛛网膜下腔,将有模拟脑脊液流出,全程模拟临床腰椎穿刺真实情节。皮肤和模拟脊髓腔均可更换耗材。

2. 脊柱穿刺模型 相对操作变化较少,适合流程和基本操作手法的训练。

(二)临床实际操作训练

腰椎穿刺及脑脊液检查在模型上进行了流程和基本操作手法的学习和训练后,要积极主动进行临床实习,在床旁实际操作中获取更多的经验。床旁实际操作须在评估经验丰富的神经内科专科医师指导下,严格按照评估标准开展。腰椎穿刺为临床四大基本穿刺之一,通过训练,要求学员不仅能熟练掌握腰椎穿刺适应证、禁忌证及操作方法,同时要求其能应对不同临床病情的患者作出合适预判和应急处理,并且能够分析脑脊液检查的结果。

(三)其他训练

腰椎穿刺进针角度、穿刺方向调整等训练,可以利用自制简易模型、骨科脊柱模型、动画视频以及绘图等方式进行思考及训练。

六、相关知识测试题

1. 对于急性脊髓炎和脊髓压迫症的鉴别,最有价值的是
  A. 压颈试验通畅   B. 有无脊髓休克   C. 起病缓急
  D. 脑脊液的改变   E. 症状的轻重

2. 正常人侧卧位时,腰椎穿刺脑脊液的压力为
  A. $130\sim180mmH_2O$ B. $50\sim350mmH_2O$ C. $80\sim350mmH_2O$
  D. $80\sim180mmH_2O$ E. $70\sim100mmH_2O$

3. 患者,男,31岁,感冒后急起双下肢麻木、无力,不能行走,伴小便潴留,查 CSF 白细胞计数 $50\times10^6/L$,以淋巴细胞为主,蛋白质含量 0.4g/L,糖 3.3mmol/L,氯化物 129mmol/L。如检查发现双下肢腱反射消失、病理征阴性。该患者很可能是
  A. 周围神经受损所致   B. 神经根受损所致
  C. 神经肌肉接头损害   D. 脊髓休克症状
  E. 锥体束受损

4. 下列选项中,属于腰椎穿刺检查**禁忌证**的是
  A. 化脓性脑膜炎   B. 病毒性脑炎   C. 椎管内肿瘤
  D. 后颅窝肿瘤   E. 结核性脑膜炎

5. 下列脑脊液改变中,最有助于多发性硬化诊断的是
  A. 蛋白质定量增高   B. 细胞数增加
  C. 糖定量降低   D. 蛋白 - 细胞分离
  E. 蛋白电泳寡克隆 IgG 带(+)

  答案:1. A 2. D 3. D 4. D 5. E

第二节　腰椎穿刺脑脊液置换术

一、概述

脑脊液置换术是指通过腰椎穿刺反复放出脑脊液,同时以等量无菌生理盐水注入蛛网膜下腔,以加快蛛网膜下腔积血的清除,降低颅内压,减轻对脑膜和神经根的刺激,促进血管活性物质的排出;该方法能迅速缓解头痛和脑膜刺激征,减少脑血管痉挛和脑积水的发生。同时因注入生理盐水,可使颅内压保持相对稳定,又稀释了脑脊液;如果还向椎管内注入地塞米松,可起到减少渗出,预防蛛网膜粘连,有助于减轻脑水肿的作用。

二、操作规范流程

(一) 适应证

1. 蛛网膜下腔大量出血、头痛剧烈、脑膜刺激征明显、一般镇痛剂无效。

2. 蛛网膜下腔出血者,意识障碍在发展而又无偏瘫体征时。

3. 脑室出血进入蛛网膜下腔或蛛网膜下腔出血合并脑室出血,尤其中脑导水管以下积血时。

(二) 禁忌证

1. 深昏迷、呼吸困难、高热的患者。

2. 有颅内血肿、占位病变、中线移位或脑疝表现者。

3. 首次腰椎穿刺压力低于正常、头痛剧烈者,提示枕骨大孔疝的可能,不宜采用。

4. 急性梗阻性脑积水。

(三) 操作前准备

1. 患者的准备

(1)患者或其家属应在知情同意告知时充分了解病情、脑脊液置换的意义及风险,以及操作过程需要配合的注意事项,并签署知情同意书。

(2)患者着宽松衣物,尽量避免在饥饿或过饱时接受操作。

(3)操作前应排空膀胱,意识障碍患者应给予导尿。

2. 物品(器械)的准备

(1)操作环境应明亮、温暖,易于观察脑脊液压力及性状,且尽量避免患者受凉。

(2)如非独立检查室,则应备有床帘或屏风,以保护患者隐私。

(3)消毒物品:治疗盘(络合碘、棉签、弯盘)。

(4)麻醉物品:无菌手套、5ml 注射器、2% 利多卡因注射液。

(5)穿刺及测压物品:腰椎穿刺包(消毒指示卡、孔巾、血管钳、带塞无菌玻璃试管 2~3 根、纱布、治疗盆)、腰椎穿刺针、测压管。

(6)脑脊液检查物品:CSF 标本分装容器、标记笔、培养瓶等。

(7)治疗用物品:相应鞘内注射药物或脑脊液置换液体;如考虑为高颅压患者,应建立静脉通路,床旁备用 20% 甘露醇;躁动患者应予镇静药物。

(8)腰椎穿刺前(后)物品:血压计、秒表、胶布等。

(9) 必要时备抢救车。

3. 操作者准备

(1) 与患者沟通：介绍自己，核对患者姓名、性别、床号等。

(2) 与患者及其家属沟通，签署穿刺知情同意书，并告知可能出现的并发症：出血、感染；损伤周围组织、血管和神经；药物过敏；麻醉意外；手术不成功；低颅压性头痛；脑疝、血管痉挛、脑积水；其他不可预料的意外情况。

(3) 再次确认患者的病情、体征：测量脉搏和血压，确认需要的操作无误，并嘱患者排尿，必要时导尿。

(4) 如果患者躁动需要先镇静。

(5) 戴口罩、帽子，洗手。

(四) 操作步骤

1. 一般在发病后 1~5 天内进行。

2. 术前半小时先给甘露醇和 / 或呋塞米降低颅内压。

3. 常规腰椎穿刺。

4. 腰椎穿刺成功后先测初压，而后缓慢放出脑脊液 5~10ml，再向椎管内注射无菌生理盐水或人工脑脊液 5~10ml（注入液体时需采取逐步稀释法，即先缓慢回抽 0.5ml 脑脊液，再缓慢注入 1ml 注射器内液体，重复多次进行，直至液体全部注入）。

5. 如此间隔 2~3 分钟重复一次，使置换总量达到 20~30ml，根据需要可达 50~60ml，最后 1 次可注入地塞米松或无菌生理盐水。

6. 每隔 1~2 天置换一次，一般不超过 7 次。

7. 亦可进行不等量置换，即注入总量较放出总量少 5~10ml。

(五) 并发症及处理

1. 按照严格的操作方法，掌握好适应证，通常是安全的。

2. 注意可能出现的并发症。颅内感染，如脑膜炎等；偶有诱发脑血管痉挛、脑积水、脑疝等。

3. 如出现急性并发症，则需立即停止操作，予相应对症处理；如出现医源性感染，则按颅内感染诊疗规范进行治疗。

(六) 注意事项

1. 基础治疗　要在一般治疗的基础上置换，如蛛网膜下腔出血时的镇痛、脱水降颅内压、抗纤溶药物及抗感染等。

2. 灭菌消毒　除严格无菌观念外，熟练操作、变换穿刺部位以减少同一椎间隙的二次穿刺，可以防止和减少感染，也有利于防止脑脊液漏的发生。

3. 体位　注意轻度缓慢转变体位，身体，尤其头颅不宜过度弯曲。

4. 放液速度　用细穿刺针，放液速度宜慢，放液过多、过快时，易导致低颅压，影响颅内环境的稳定。

5. 置换量　一般采取等量置换，一次置换量不宜超过 60ml。椎管内注射也要缓慢并逐步稀释。

6. 术中监测并严密观察患者的意识、生命体征、瞳孔大小，一旦病情恶化，立即停止放液。

(七) 相关知识

鞘内注射给药是通过腰椎穿刺将药物直接注入蛛网膜下腔,从而使药物弥散在脑脊液中,并很快达到有效的治疗浓度。据报道,经鞘内注入同位素标记白蛋白,大部分于4~6小时即可到达脑底表面蛛网膜下腔。其操作方法与颅内出血性疾病的脑脊液置换术基本一致。

鞘内注射给药可不经过血脑屏障即可使药物随脑脊液循环自然到达蛛网膜下腔各脑池,并弥散在整个脑室系统;短期反复给药可使药物维持在一定的有效浓度,是治疗颅内感染,以及中枢神经系统肿瘤化疗的一种较好的给药途径,如隐球菌性脑膜炎鞘内注射两性霉素 B。还可使药物快速弥散于蛛网膜下腔和脑室内,既可局部杀灭细菌,又可减少蛛网膜粘连,同时可动态观察脑脊液颜色变化及进行常规化验检查,并且可以行简易颅内压监测。

其优点在于药物不经过血脑屏障而直接进入蛛网膜下腔,脑脊液中药物浓度高、效果好,特别适用于出现脑室炎的病例;同时又能避免大剂量静脉用药带来的不良反应。采用蛛网膜下腔多次冲洗可稀释黏稠的脑脊液以利于引流,降低脑脊液内的细菌浓度,同时可带走坏死脑组织、细菌及其毒素等,减轻感染。

其弊端在于多数患者需要反复多次蛛网膜下腔穿刺释放脑脊液并鞘内注射,才能达到一定的疗效,操作烦琐,给患者带来很大的痛苦,同时反复穿刺易增加再次感染的机会;另外,脑脊液的单向流动特性限制了鞘内注射给药进入脑室系统,有学者认为,鞘内注射治疗失败的首要因素是脑室系统持续感染,细菌可以持续进入脑脊液中,保持活动性感染。

三、检查规范操作表

腰椎穿刺脑脊液置换术规范操作核查见表 4-2-1。

表 4-2-1 腰椎穿刺脑脊液置换术规范操作核查表

项目	内容	是	部分	否
操作前准备	核对患者信息:包括姓名、床号、性别、年龄;嘱患者排尿			
	核对手术知情同意书,向患者家属交代腰椎穿刺及其注意事项			
	核对凝血功能和血常规检查,测量血压、脉搏			
	戴口罩、帽子,洗手			
	眼底检查和颅脑 MRI、CT 等排除禁忌证			
	必要时术前镇静(苯巴比妥,100mg,肌内注射;地西泮,5~10mg,静脉注射),建立静脉通道,备用甘露醇			
	物品准备:血压计、腰椎穿刺包、穿刺针、无菌手套、测压管、络合碘、弯盘、麻醉药、注射器、胶布、棉签、检眼镜			
操作过程	**体位**			
	一般均采用左侧卧位,侧卧硬板床上,背部与床沿垂直,头向前胸弯曲,双手抱膝贴腹部			

项目	内容	是	部分	否
操作过程	**定位**			
	穿刺点选择:髂嵴或髂后上棘连线与脊柱相交处,相当于第 3~4 腰椎棘突间隙,也可在上或下一腰椎间隙进行			
	穿刺点标记			
	消毒铺巾			
	以穿刺点为中心,由内向外环形消毒皮肤,直径 15cm			
	络合碘消毒至少 2 遍			
	注意勿留空隙,棉签不要返回已消毒区域			
	检查穿刺包消毒日期,打开穿刺包外层 3/4			
	戴无菌手套			
	打开剩余部分穿刺包			
	检查消毒指示卡			
	核对包内器械			
	检查穿刺针是否通畅			
	铺巾			
	麻醉			
	核对麻醉药(2% 利多卡因)并抽吸 2ml			
	斜行进针注射一个皮丘			
	垂直进针			
	回抽,逐层麻醉			
	穿刺及置换过程			
	术者左手固定穿刺部位皮肤			
	右手持针垂直背部方向,针尖稍向头部缓慢刺入 4~6cm			
	阻力消失有落空感时,缓慢抽出针芯,见脑脊液流出			
	观察滴速			
	测压前摆好体位,伸展头颈,下肢缓慢伸直测压			
	连接测压管,报告压力值			
	判断是否正常(正常 40~50 滴 /min,压力 70~180mmH$_2$O),颅内压高者嘱脱水降颅内压			
	测压后移去测压管			
	缓慢放出脑脊液 5~10ml			
	向椎管内注射无菌生理盐水或人工脑脊液 5~10ml			
	注入液体时需采取逐步稀释法			

续表

项目	内容	是	部分	否
操作过程	口述操作间隔时间 2~3 分钟重复一次,使置换总量达到 20~30ml,根据需要可达 50~60ml			
	术中观察患者反应,如有头晕、面色苍白、出汗、心悸或生命体征变化等。如有反应,立即停止抽液并对症处理			
	标本收集			
	病原学检查			
	生化检查			
	常规检查			
	细胞学检查			
	顺序正确(病原学、生化、常规、细胞学)			
	标本管标记			
操作后处置	术毕将针芯插入,快速拔出穿刺针并局部按压			
	消毒穿刺点			
	覆盖纱布,胶布固定			
	交代术后注意事项,嘱去枕平卧 4~6 小时			
	术后测血压、脉搏并观察反应			

四、常见操作错误及分析

1. 出现或加重高颅压　可能由脑脊液置换量不匹配或注液速度过快导致。脑脊液置换必须是等量置换或者减量置换,切不可注入液体量超过脑脊液放液量;另外,注液时需缓慢。

2. 神经刺激症状　可能与注入药物对神经系统相关,更要避免因注药速度过快或未进行逐步稀释而导致药物浓度过高,加重神经系统刺激损伤、血管痉挛。

3. 继发感染　无菌操作不严格。

五、常用训练方法简介

(一)模型训练

同第一节"腰椎穿刺及脑脊液检查"中"模型训练"内容。

(二)临床实际操作训练

腰椎穿刺脑脊液置换术学员在模型上进行了流程和基本操作手法的学习和训练后,要积极主动进行临床实习,在床旁实际操作中获取更多的经验。床旁实际操作须在经验丰富的神经内科专科医师指导下,严格按照评估标准开展。

脑脊液置换是腰椎穿刺的重要内容之一,通过训练,要求学员不仅能熟练掌握脑脊液置换适应证、禁忌证及操作方法,同时要求其能应对不同临床病情的鞘内注射患者作出合适预判和应急处理,并且能够分析不同并发症的原因并作出正确处理。

（三）其他训练

脑脊液置换在腰椎穿刺相关训练、鞘内注射梯度稀释等训练外，还可以利用自制简易模型、骨科脊柱模型、动画视频以及绘图等方式进行思考及训练。

六、相关知识测试题

1. SAH 腰椎穿刺脑脊液置换的实施时间一般是

    A. 发病后 1~5 天内进行　　　　　　　　B. 发病后 6 小时内进行

    C. 发病后 1 周内进行　　　　　　　　　D. 发病后 1~3 天内进行

    E. 发病后越早越好

2. 患者，男，39 岁，头痛 2 个月。腰椎穿刺脑脊液墨汁染色(+)。其鞘内注射治疗首先选用的药物应为

    A. 甲氨蝶呤　　　　　　B. 异烟肼　　　　　　　C. 两性霉素 B

    D. 地塞米松　　　　　　E. 万古霉素

3. 患者，男，31 岁，突起剧烈头痛、呕吐 2 天，CT 示蛛网膜下腔出血。为减轻患者症状，加快病情好转，应进行的处理是

    A. 血浆置换　　　　　　B. 腰椎穿刺脑脊液置换　　C. 激素冲击

    D. 镇静　　　　　　　　E. 镇痛治疗

4. 下列选项中，属于脑脊液置换**禁忌证**的是

    A. 急性梗阻性脑积水　　B. 脑出血破入脑室　　　C. 蛛网膜下腔出血

    D. 交通性脑积水　　　　E. 出血性梗死

5. 关于腰椎穿刺脑脊液置换，下列描述中**不正确**的是

    A. 深昏迷、呼吸困难、高热的患者不适宜行脑脊液置换

    B. 操作不当可导致医源性颅内感染

    C. 术中患者一旦病情恶化，立即停止放液

    D. 为方便置换时脑脊液流出，应尽量选大号较粗的穿刺针

    E. 一次置换量可达到 50~60ml

答案：1. A　2. C　3. B　4. A　5. D

第三节　脑血管造影术

一、概述

脑血管造影术由葡萄牙医师 Egas Moniz 于 1927 年首次在人体成功实施。最初需要直接暴露颈动脉或经皮穿刺颈动脉、椎动脉注射造影剂，此后引入了经皮动脉穿刺置鞘技术（Seldinger 穿刺法）和数字减影血管造影（digital subtraction angiography，DSA），逐步发展为如今成熟的经皮动脉插管脑血管造影术。

这一方法最初用来探查颅内占位性病变。CT、MRI 等无创影像检查手段出现后，DSA 主要用于评估脑血管的异常。目前计算机体层血管成像（computed tomography angiography，CTA）、磁共振血管成像（magnetic resonance angiography，MRA）基本能够获得

完整的头颈部血管图像,但是 DSA 可以动态观察脑血流和侧支循环,并可同期完成介入治疗,仍是其他检查手段无法替代的重要方法。

二、操作规范流程

(一) 适应证

1. 怀疑血管本身病变或寻找脑血管病病因。

2. 怀疑脑静脉病变。

3. 脑内或蛛网膜下腔出血病因检查。

4. 头面部富血性肿瘤术前检查。

5. 了解颅内占位病变的血供与邻近血管的关系,以及某些肿瘤的定型。

6. 实施血管介入或手术治疗前,明确血管病变和周围解剖关系。

7. 急性脑血管病需动脉溶栓或其他血管内治疗。

8. 头面部及颅内血管性疾病的治疗后复查。

(二) 禁忌证

1. 碘造影剂过敏或不能耐受。

2. 介入器材过敏。

3. 严重心、肝、肾功能不全。

4. 穿刺点局部感染。

5. 并发脑疝。

(三) 操作前准备

1. 患者的准备

(1)掌握一般情况:DSA 术前应掌握患者的临床资料,包括现病史和既往史,尤其是有无造影剂过敏史。术前对患者进行体格检查,有助于在术中、术后对比观察神经功能变化。了解股动脉、足背动脉的搏动情况,如有异常则建议完善下肢血管超声或 CTA。拟行桡动脉穿刺者,需行桡动脉触诊和 Allen 试验。术前完善患者的血常规、凝血功能、肝肾功能等检测。如果已有血管超声、TCD、CTA 等检查结果,可结合临床资料初步判断责任血管,以便术中着重观察。如果已有主动脉弓结构信息,可在造影前预判可能的解剖变异或路径困难,提前做好介入器材和技术准备。

(2)知情同意:DSA 术前需要向患者及其家属充分告知检查的必要性、简要操作过程,以及造影期间需要配合医师的注意事项、术中术后可能出现的不适感、并发症及相应处理方案。在取得患者和 / 或其家属的同意后,签署知情同意书。

(3)其他准备:手术区域备皮,股动脉穿刺者需双侧腹股沟区备皮;术前 6 小时禁饮,不禁药物;左侧肢体静脉留置针;练习平卧位排尿,无法平卧位排尿者术前留置导尿管。

2. 物品(器械)的准备

(1)设备准备:必须在术前熟练掌握造影设备的操控。

(2)高压注射器:高压注射器可以对造影时所需的造影剂注射速度、压力及剂量进行精确控制。注射头构件有针筒及控制针筒的活塞、容量刻度显示装置、指示灯及加热器等。针筒一般规格有 150ml、200ml 等。加热器可将针筒内造影剂预热并保温。后端指示灯主要显示注射筒的工作状态,灯亮为工作状态,灯不亮表示非工作状态。控制台主要显示注射器的工作状态及操作提示。参数选择：按照检查要求,可分别选择造影剂总量、流速(ml/s)、压力、选择单次或多次重复注射、注射或曝光延时选择。

(3)监护设备：术中需要持续监测患者心率、心律、呼吸、血压及经皮血氧饱和度。

(4)材料器械准备：造影材料有穿刺针、动脉鞘、造影导管、超滑导丝、Y阀、三通、注射器、压力延长管等。抢救器械有听诊器、血压计、吸引器、氧气、简易人工呼吸器、开口器、呼吸机等。测量材料有钢球(直径10mm)、钢尺等。

(5)药品准备

1)造影剂：造影剂又称对比剂,脑血管造影应选用非离子型造影剂,毒性低、性能稳定、等渗、耐受性好。常用造影剂有碘海醇、碘普罗胺、碘克沙醇、碘佛醇等。

2)常规药品：常规药品有肝素、利多卡因、地塞米松、苯海拉明、平衡盐、地西泮、500ml软包装0.9%氯化钠溶液等。

3)备用抢救药品：阿托品、盐酸肾上腺素、异丙肾上腺素、氢化可的松、异丙嗪、多巴胺、间羟胺、山梗菜碱、尼可刹米、氨茶碱、罂粟碱、羟乙基淀粉、尿激酶、阿替普酶、替罗非班、乌拉地尔等。

3. 操作者的准备

(1)核对患者信息：包括姓名、性别、年龄、主诉。

(2)确认禁食、禁饮时间。

(3)询问患者既往史及服药史。

(4)询问有无麻醉药物过敏史。

(5)查看患者血常规、凝血常规、心电图等。

(6)确认患者已签署手术及麻醉知情同意书。

(四)操作步骤

1. 消毒铺巾

(1)体位：患者取仰卧位,调整头位适宜,固定上肢,双腿稍分开并外展,接监护导联。

(2)药物：术前30分钟肌内注射地塞米松5mg,糖尿病患者肌内注射苯海拉明0.1mg,以预防过敏反应。开通静脉通道,滴注0.9%氯化钠或平衡盐溶液500ml。对于过度紧张或无法配合的患者,可在术前0.5小时给予地西泮5~10mg肌内注射,或苯巴比妥0.1~0.2g肌内注射,或术中给予阿普唑仑或咪达唑仑静脉推注。应在术前或术中给予适当镇静处理。

(3)术者手臂消毒：清水冲洗双手、前臂(至肘上10cm)后,用无菌刷蘸氯己定溶液3~5ml刷手和前臂3分钟。流水冲净,用无菌纱布擦干,再取吸足氯己定溶液的纱布球涂擦手和前臂。

(4)穿刺部位消毒：穿刺部位用0.05%碘附消毒2遍,范围要包括穿刺部位周围15cm的区域。股动脉穿刺消毒范围：上界平脐,下界为大腿上1/3处,外侧界为腋中线延长线;内侧界为大腿内侧。如果一侧穿刺不成功,有可能需要穿刺对侧,所以消毒时需准备双侧股动脉穿刺区域。

(5)铺巾：第1块无菌单由上向下盖住会阴部;第2块无菌单在穿刺点上方与第1块消毒巾垂直,盖在穿刺点上方;第3块无菌单与第1、2块无菌单交叉成45°,露出左侧穿刺点;第4块无菌单与第1、2块无菌单交叉成45°,露出右侧穿刺点。无菌单放置不准确时,只能向外移而不应向内移动。

(6)无菌套:用无菌套覆盖影像增强器、操作面板和遮挡板。

(7)术者:穿手术衣,戴无菌手套,用生理盐水冲洗手套,铺大手术单,开口对准穿刺点。

2. 材料准备　在台面上打开造影手术包,在大碗里盛肝素盐水(6 000U/500mL)用于冲洗材料,小碗准备盛装术中废液,大盘里为 500ml 生理盐水用于浸泡导丝,两个小杯子用于盛造影剂。

肝素盐水冲洗穿刺针、动脉鞘、Y 阀、泥鳅导丝、造影导管,充分浸透 J 形导丝及泥鳅导丝。备好刀片、弯血管钳、注射器、纱布等无菌材料。抽吸 2% 利多卡因 5ml + 生理盐水 5ml 配成 1% 的利多卡因 10ml,以备麻醉使用。高压注射器枪筒抽吸造影剂 150ml(双 C 臂造影仅需 100ml),接压力延长管,排气备用。造影导管末端连接 Y 阀、三通,接持续加压滴注。加压袋包裹软包装 0.9% 氯化钠 500ml。加入肝素 500U,连接时一定要注意排空连接管内和导引管内的气泡,待气泡排空后再加压到标准压力。

3. 动脉穿刺置鞘

(1)定位:优先选择右侧股动脉,在腹股沟韧带股动脉搏动最明显处下方 1.5~2.0cm 处作为穿刺点。

(2)麻醉:以利多卡因在皮肤穿刺点(外口)和股动脉穿刺点(内口)两侧逐层浸润麻醉。

(3)穿刺:在外口做一与腹股沟方向大致平行的 2~3mm 皮肤切口,右手拇指和示指持血管穿刺针,针与皮面成 30°~45°,缓慢进针,针尖接近股动脉时可感到搏动感。若为单壁穿刺,继续推送穿刺针至穿透前壁,见尾端鲜红色动脉血持续搏动性涌出为穿刺成功;若使用透壁穿刺法,则穿透血管前后壁,拔去针芯,缓慢后退穿刺针套管至尾端动脉血持续涌出为穿刺成功。

(4)置入导丝:换用左手持针,右手将 J 型导丝自尾端送入股动脉内,撤去穿刺针,左手随即压迫内口以防出血。

(5)置鞘:以肝素盐水纱布擦拭导丝,通过导丝置入动脉鞘 - 鞘芯组件,到位后撤去导丝和鞘芯。

(6)冲洗:以注射器回抽动脉鞘,回血良好则确认在动脉内,注入肝素盐水冲洗动脉鞘。

4. 主动脉弓造影

(1)连接:猪尾导管尾端连接 Y 阀 + 三通 + 加压滴注,泥鳅导丝经 Y 阀尾端插入猪尾导管,导丝不出头,打开滴注持续冲洗。

(2)置入:猪尾导管进入动脉鞘后进泥鳅导丝 20cm 左右,透视下将猪尾导管头端置于升主动脉远端。

(3)对位:双 C 臂造影机要求双斜 45°,单 C 臂时选左前斜 30°~45°(一般患者年龄越大斜度越大)。将猪尾导管头端置于屏幕下界,尽量包含较多的分支血管信息。

(4)对接:撤出泥鳅导丝,去除 Y 阀,猪尾导管尾端直接连高压注射器的压力延长管,以三通管对接,确认无气泡。

(5)造影:高压注射器调量,造影剂 20ml/s,总量 25ml,压力 4 137kPa(约 600PSI),造影。

(6)撤管:导管尾端卸掉压力延长管,连接 Y 阀 + 三通 + 加压滴注,插入泥鳅导丝,展开猪尾导管头端,猪尾导管同导丝一起撤出。

5. 颈总动脉造影

(1)连接:单弯导管尾端连接Y阀+三通+加压滴注,泥鳅导丝经Y阀尾端插入单弯导管,导丝不出头,打开滴注持续冲洗。

(2)置入:单弯导管进入动脉鞘后进泥鳅导丝20cm左右,在导丝导引、透视下将单弯导管头端置于升主动脉。导丝回撤到导管内,翻转导管头回撤,弹入无名动脉(或左颈总动脉)。固定导管,出导丝,导丝在动脉腔内摆动前行,头端置于颈总动脉远段。固定泥鳅导丝,沿导丝上导管达颈总动脉稳定位置(透视下出胸廓口)。

(3)确认:撤出泥鳅导丝,连接吸有造影剂的注射器,先回吸确认没有顶壁,再注射造影剂显影确认导管位置在颈总动脉管腔中央。

(4)对位:颈段造影侧位观察颈动脉分叉,上缘到眶下线水平,第3颈椎位于屏幕正中,正位时脊柱位于屏幕中线;颅内段造影标准侧位,上界平颅盖骨,下界平颅底,左界到额骨前缘;汤氏位观察颈内动脉颅内段,上界平颅盖骨,下界平牙齿,双C臂造影机大平板时B平板对标准侧位,A平板对汤氏位,包含颈动脉分叉及全部颅内段信息。

(5)对接:Y阀、三通连接高压注射器的压力延长管,以三通管对接。确认无气泡。

(6)造影:高压注射器调量,造影剂6ml/s,总量8ml,压力300PSI(约2 068kPa),造影。

(7)再次造影:如发现血管重叠或病变显示不好,可放大或加照适当角度再次造影。

6. 颈内动脉造影

(1)置入:颈总动脉造影后确认无颈内动脉开口狭窄,做路径图,上泥鳅导丝到颈内动脉C_1段远端,沿导丝推进导管到颈动脉窦远端。

(2)确认:撤出泥鳅导丝,连接吸有造影剂的注射器,先回吸确认没有顶壁,再注射造影剂显影确认导管位置在颈内动脉管腔中央。

(3)对位:标准侧位,上界平颅盖骨,左界到额骨前缘;汤氏位,上界平颅盖骨,下界平牙齿。

(4)对接:Y阀、三通连接高压注射器的压力延长管,以三通管对接,确认无气泡。

(5)造影:高压注射器调量,造影剂5ml/s,总量7ml,压力约2 068kPa(300PSI),造影。

(6)再次造影:如发现血管重叠或病变显示不好,可放大或加照适当角度再次造影。

7. 锁骨下动脉造影 无名动脉或左锁骨下动脉开口做路径图,如有锁骨下动脉狭窄即投照,一般选正位投照,无名动脉可选右前斜45°,能清楚显示右锁骨下动脉与右颈总动脉分叉。高压注射器调量,造影剂6ml/s,总量8ml,压力约2 068kPa(300PSI)。

如无锁骨下动脉狭窄,即上泥鳅导丝到锁骨下动脉远端,沿导丝推进导管头端置于椎动脉开口近端行椎动脉造影。撤出导丝,对位:正位加对侧10°左右斜加头位10°左右,导管头距屏幕下界2cm脊柱位于屏幕中线,注射造影剂显影确认导管位置及椎开口是否显示清楚;侧位时脊柱位于屏幕中线。颅内段造影,正位时头颅位于屏幕正中,侧位时屏幕下界平第2颈椎椎体下缘、屏幕右界平枕骨最后部造影。

8. 椎动脉造影 锁骨下动脉造影确认椎动脉开口处无狭窄,在路径图指导下,泥鳅导丝选入椎动脉送至V_2段,沿导丝推进导管到椎动脉V_1段。撤出泥鳅导丝,注射造影剂显影确认导管位置。高压注射器调量,造影剂4ml/s,总量6ml,压力约1 724kPa(250PSI),造影。

(五)注意事项

1. 超选择性造影前需谨慎评估目标血管管径、迂曲程度等,结合超选择性造影的必要性综合判断。若血管开口存在斑块或狭窄，慎行超选择性造影。

2. 超选择性造影目标血管更易受损，推送导丝应轻柔，并结合适度旋转，避免造成血管夹层。

3. 若目标血管存在严重狭窄或动脉瘤，多种投影位置显影效果不佳，可尝试 3D 成像以获得更全面的影像。

（六）并发症及处理

1. 短暂性脑缺血发作和脑梗死 术中血管壁斑块脱落、导管内血栓形成、气体栓塞等可造成缺血性卒中。

预防方法：穿刺成功后给予全身肝素化处理，预防导管壁血栓形成；造影次序严格按照主动脉弓、弓上大血管及其分支选择造影，禁止导管或导丝超越血管壁斑块，以防止斑块破损或附壁血栓脱落；仔细检查并排空管道中的空气，预防气栓的发生；当证实远端血管出现栓塞时，根据病情给予溶栓或机械取栓；当患者出现气栓时，可给予高压氧治疗。

2. 皮质盲 脑血管造影后的皮质盲无特效处理，需完善头颅影像学检查以排除后循环脑栓塞，可适当补液，促进造影剂排泄，同时给予血管解痉药物。皮质盲通常预后良好，数小时或数天内可完全恢复。

3. 动脉夹层 发生于股动脉或髂动脉的夹层多由穿刺针或导管、导丝进入内膜下而未及时发现导致。因内膜破口位于血管夹层的远心段，而血管夹层位于近心段，为逆行夹层，不易继续扩大，一般数小时或数天后可自行愈合。如血管夹层延伸过深，可能累及对侧大血管供血，故应及时行局部血管造影，必要时请外科医师协助处理。发生于弓上血管的动脉夹层为顺行夹层，应立即暂停介入操作，数分钟后行造影检查。如果未引起明显的管腔狭窄，血管壁没有明显的造影剂滞留，可不进行特殊处理。如果管腔血流受到明显影响，可以考虑给予支架植入。

4. 血管迷走反射 当高龄、心脏功能不全患者出现迷走神经反射时，可危及生命。处理方法为解除血管刺激、静脉推注阿托品，并适当补充血容量，必要时应用血管活性药物（如多巴胺）升压。

5. 血肿形成 预防方法：术前明确患者无凝血功能障碍，根据手术时间合理控制肝素用量；尽量减少股动脉穿刺次数；术后按压部位准确，按压时间不少于 15 分钟；嘱患者避免剧烈咳嗽，卧床时间不小于 24 小时。少量出血可用机械压迫法处理。血肿多为自限性，可自行吸收。

6. 假性动脉瘤 大部分假性动脉瘤可在超声定位下局部对瘤颈部加压包扎，复查超声了解瘤体闭塞情况，3~5 天后瘤腔可以闭合；部分难以压迫闭塞的假性动脉瘤可在超声引导下瘤腔内注射凝血酶；少数情况下可使用覆膜支架将假性动脉瘤闭塞，或者行外科手术切除或修补。

（七）相关知识

1. 脑血管造影常伴有动脉迂曲，增大介入操作难度。可通过如下方法完成选择性造影：

（1）髂动脉或腹主动脉迂曲，严重影响导管操控性，可改用长血管鞘拉直迂曲血管，增强操控性。

（2）目标血管开口扭曲、成角较大，导丝难以进入，可使用导丝塑形技术增大导丝头端弯曲角度。

(3)目标血管远端迂曲,导丝可通过,但导管前送困难,可尽量将导丝送至血管远端相对安全区域,如送至颈外动脉或腋动脉,推送导管时可稍加旋转,也可要求患者将头部转向对侧以减少张力。

(4)牛型主动脉弓,导管能搭在头臂干开口,但导丝在左侧颈总动脉前送困难,可嘱患者向右侧转头,或在前送导丝时轻轻咳嗽。

(5)Ⅱ型主动脉弓,导管难以搭在头臂干内,不能为导丝输送提供足够的支撑力,可考虑使用头端弯曲部分更大的 Hunterhead 导管。

(6)Ⅲ型主动脉弓或Ⅱ型主动脉弓合并牛型主动脉弓,可考虑使用 Simmons 复合弯曲导管,利用髂动脉、左侧锁骨下动脉或主动脉瓣塑形导管,完成选择性造影。切勿过度旋转导管,以免导管打结。

(7)若血管过于迂曲,应避免使用一种方法长时间反复尝试;在改变操作方法、更换介入材料后,若导丝导管仍不能到位,应及时终止操作,以免增加并发症的风险。

2. 压力导丝技术　压力导丝是直径约 0.36mm(0.014 英寸)、头端嵌入压力传感器的微导丝,可以直接评估血流压力。Pijls 等在 1995 年提出了血流储备分数(fractional flow reserve,FFR)的概念,指狭窄病变远端血管所能获得的最大血流量与正常管径下所能获得的最大血流量的比值。最大充血状态下,血流量之比可以转化为压力之比,即 Pd/Pa,其中 Pd 表示最大充血状态下狭窄病变远端的冠状动脉压力,Pa 表示主动脉压力。

目前,FFR 已成为临床诊断冠心病功能性狭窄的标准方法。国内已有单位将压力导丝技术应用在脑血管造影中,成功测定颅内动脉狭窄患者的静息态 Pd/Pa。

简要操作流程:使用 6F 指引导管,头端置于目标血管的近端。将压力导丝沿指引导管送至目标血管近端,在导管口和狭窄近端分别测定压力值,校正一致后作为 Pa 记录;再将导丝送至狭窄病变远端,记录压力值 Pd。血管迂曲时可使用微导管辅助输送压力导丝。

在没有血管扩张的情况下,静息态 Pd/Pa 的生理意义不能等同于 FFR,其临床应用价值还有待进一步研究。

3. 光学相干层析术(optical coherence tomography,OCT)　该技术利用波长为 1 300nm 左右的近红外光,对血管壁进行横断位成像,分辨率可达到 10~20μm。近年来一些小样本的临床研究已初步证实了 OCT 在颈动脉造影评估中的安全性和有效性。OCT 能够识别颈动脉的斑块性质,如脂质、薄帽纤维斑块、钙化和巨噬细胞成分等,筛选出常规 DSA 难以识别的易损斑块;在颈动脉支架植入术后,OCT 也能够检查支架、血管壁关系,观察支架梁的贴壁情况,识别组织脱垂、边缘夹层和支架内血栓形成,为补救治疗提供指征。

操作流程:使用 6~8F 指引导管,头端置于目标血管的近端,保持同轴。校准 OCT 导管后,内衬约 0.36mm(0.014 英寸)导丝,将 OCT 导管近段标记点送至病变远端 10mm 处,手动推注 3~5ml 造影剂排净 OCT 导管内血液。然后经指引导管注射造影剂(速度 8ml/s,总量 15ml)冲洗血管,OCT 导管回撤同时采集图像。

三、检查规范操作表

脑血管造影术规范操作核查见表 4-3-1。

表 4-3-1　脑血管造影术规范操作核查表

项目	内容	是	部分	否
操作前准备	患者准备:核对患者信息。评估患者状态,明确适应证,判断是否存在禁忌证。生命体征检查:测量血压、脉搏			
	操作者准备:术者手臂消毒,穿刺部位消毒,铺巾,穿手术衣,戴无菌手套			
	物品准备:药品、消毒器械、手术器械			
操作过程	患者仰卧,调整头位适宜,固定上肢,双腿稍分开并外展,接监护导联,定位穿刺点,穿刺			
	置入导丝,置鞘,冲洗			
	连接			
	置入			
	确认			
	对位			
	对接			
	造影			
操作后处理	术后按压部位准确,按压时间不少于 15 分钟;嘱患者避免剧烈咳嗽,卧床时间不小于 24 小时			
	物品复原整理,污物的处理			

四、常见操作错误及分析

1. 微导丝、导管如何通过病变　遇到比较硬、韧的栓子,器械难以通过时,导丝塑"J"形弯比较安全、有效;比较松软的栓子,导丝塑"弧形"弯更合理。总的原则:保证微导管、导丝快速通过,同时对栓子的"状态"影响最小。

2. 支架如何定位血栓　应用支架有效段近段定位血栓。

3. 回撤支架的速度　缓慢回撤,尤其是开始阶段一定要慢。

五、常用训练方法简介

目前常采用专科培训方式进行脑血管造影训练,以进修或专科培训的方式,在专业介入医师的指导下进行学习及临床操作,同时也可以利用先进的虚拟现实技术进行培训。

六、相关知识测试题

1. 下列选项中,脑血管造影禁忌证**不包括**

A. 碘造影剂过敏或不能耐受　　B. 介入器材过敏　　　　　C. 糖尿病

D. 穿刺点局部感染　　　　　　E. 并发脑疝

2. 关于造影剂自动注射参数,下列设置正确的是

A. 主动脉弓,最大压力 300PSI　　　　　B. 颈总动脉,最大压力 500PSI

C. 锁骨下动脉,最大压力 500PSI   D. 椎动脉,最大压力 100~200PSI

E. 以上都不正确

3. 下列目标血管显影的建议投射体位中,正确的是

A. 主动脉弓,侧位   B. 大脑前动脉,后前位

C. 椎动脉开口,后前位   D. 基底动脉,后前位

E. 锁骨下动脉,侧位

4. 下列关于穿刺部位消毒的叙述中,正确的是

A. 穿刺部位用 0.05% 碘附消毒两遍

B. 股动脉穿刺消毒范围:上界平脐,下界为大腿上 1/4 处,外侧界为腋中线延长线,内侧界为大腿内侧

C. 消毒时不需要消毒对侧

D. 范围要包括穿刺部位周围 10cm 的区域

E. 股动脉穿刺消毒范围:外侧界为腋前线延长线,内侧界为大腿内侧

5. 下列关于造影并发症处理的描述中,**错误**的是

A. 当证实远端血管出现栓塞时,根据病情给予溶栓或机械取栓

B. 脑血管造影后的皮质盲无特效处理

C. 造影导致的动脉夹层均要考虑给予支架植入

D. 血管迷走神经反射处理方法为解除血管刺激、静脉推注阿托品,并适当补充血容量,必要时应用血管活性药物(如多巴胺)升压

E. 大部分假性动脉瘤可在超声定位下局部对瘤颈部加压包扎

答案:1. C   2. D   3. D   4. A   5. C

第四节 肌肉活检术

一、概述

肌肉活检术是针对临床考虑肌病患者的重要检查手段,根据手术方式可以分为开放式肌肉活检术和细针肌肉活检术。开放式肌肉活检术的优点为手术视野清晰、取材范围大、对局灶性病变的取材部位更准确,缺点为会遗留 3~4cm 的手术瘢痕。细针肌肉活检术的优点为快速、创伤小、感染风险小,但单次取材量为 20~50mg,较开放式少。目前国内肌肉活检术以开放式肌肉活检术为主,下述内容均以开放式肱二头肌肌肉活检术为例。

二、操作规范流程

(一) 适应证

肌肉活检术适用于出现肌无力、肌痛、肌肉萎缩等症状或不明原因的高肌酸激酶血症的肌病患者。

(二) 禁忌证

1. 生命体征不平稳、精神状态不稳定。

2. 有严重出血倾向或凝血功能障碍。

3. 拟手术部位皮肤破损或存在感染。

（三）操作前准备

1. 患者的准备

（1）术前完善血常规、凝血常规、输血前四项检查。

（2）签署检查知情同意书。

（3）嘱患者脱去活检侧的上衣袖，平卧，术侧上肢外展。

2. 物品（器械）的准备

（1）手术刀片、手术刀柄、持针器、手术缝针、虹膜剪、蚊式止血钳、牵引器、巾钳。

（2）洞巾、无菌纱布、无菌手套、生理盐水、2% 利多卡因、肾上腺素、手术缝合线、注射器。

（3）备监护设备、氧气及急救药品。

3. 操作者的准备

（1）核对患者信息：包括姓名、性别、年龄、主诉。

（2）询问患者有无服用抗血小板药、抗凝药物史及有无出凝血异常疾病史。

（3）询问有无麻醉药物过敏史。

（4）查看患者血常规、凝血功能及既往结果。

（5）明确患者有无检查禁忌证。

（6）确定患者已签署检查知情同意书。

（四）操作步骤

1. 活检部位的选择

（1）选择无力程度中等的肌肉组织的肌腹作为取材部位。对病程较长的慢性肌病患者，推荐选择 MRC 肌力为 4 级的中度受累的肌肉，肌力 3 级以下的肌肉可能表现为终末期病理改变，无法提供诊断疾病的必要信息。急性单相病程的肌病患者因在短时间内迅速出现终末期肌肉病理改变，故可选择中至重度无力的肌肉进行活检。必要时可考虑行肌肉 MRI 来明确肌肉受累程度，确定相应活检部位。

（2）常选择的活检肌肉为肱二头肌、三角肌和股四头肌，远端肌无力的患者可选择腓肠肌或胫前肌。肌肉与神经联合活检时，常选择靠近腓浅神经的腓骨短肌。

（3）避免选择受累程度过重、极度萎缩的肌肉，且要避开近期已行针极肌电图检查或药物注射或既往受过创伤的肌肉。

（4）对炎性肌病等病变呈局灶性分布的肌病，可在同一切口部位切取两块肌肉组织。

2. 活检步骤 以肱二头肌肉活检为例，嘱患者用力屈肘，显现肱二头肌肌腹，在肌腹隆起最高处定位，沿肌肉走行的纵行作为手术切口；碘伏消毒皮肤，消毒范围直径 15cm，操作者戴无菌手套，铺手术洞巾，2% 利多卡因加肾上腺素行皮下局部浸润麻醉，手术刀切开皮肤全层，切口长度 3~4cm，牵引器拉开两侧皮肤，蚊式止血钳钝性分离皮下脂肪层至深筋膜层，如伤及皮下组织中的小血管网可能会出现渗血，此时可用无菌纱布压迫止血。用止血钳从两侧轻轻夹起筋膜层，虹膜剪纵行剪开筋膜，牵引器分开两侧筋膜以充分暴露肌肉，钝性分离肌肉组织，用蚊式止血钳穿过肌肉，分离出直径 0.5~1cm、长度 1cm 左右的肌束，同时夹取手术缝线穿过肌束，缝线适度捆扎至肌束中段，在肌束近、远端用虹膜剪分别剪断肌肉。止血后间断缝合切口，并用无菌纱布加压包扎。

(五) 并发症及处理

1. 麻醉意外　患者对利多卡因过敏。

预防措施：术前明确患者是否有麻醉药物过敏史。操作过程中注意识别是否有面色苍白、呼吸困难、脉搏细弱等过敏性休克的表现。准备地塞米松、肾上腺素等抢救药品，以及心电监护仪、血压计、血氧饱和度仪、气管插管包、气管切开包、吸氧设备等抢救器械，做好床旁抢救的准备。

2. 感染　术区肌肉、筋膜、皮肤感染。

预防措施：加强术者无菌操作观念，加强对患者伤口护理的宣教。一般不推荐预防性使用抗生素。

3. 手术切口出血　手术时伤及小血管。

处理措施：压迫止血。

(六) 操作注意事项

1. 操作者要熟悉手术部位的解剖结构，特别是其附近大血管和神经的走行。如遇到走行变异的血管或神经，需绕行或改换手术部位。

2. 皮下局部浸润麻醉时，注意勿注射过深，将利多卡因注射入肌肉而造成肌肉坏死。

3. 反复钳夹肌肉会造成组织缺血坏死、肌纤维结构破坏，应注意避免器械反复刺激活检的局部肌肉。

4. 术后标本处理　目前对肌肉标本的常见处理方式为快速冷冻切片，制片质量有赖于对新鲜肌肉的及时冷冻及处理，以利于下一步常规、生化和酶活性染色。术前应与进行肌肉标本处理的部门充分沟通，在完成取材后注意对肌肉组织保湿，将肌肉放在用生理盐水适度湿润的纱布上，尽快将肌肉转运至病理实验室完成标本的冷冻处理。

5. 术后处理　保持术区切口干燥，每 3~4 天换药，根据伤口愈合情况约 14 天后拆线。

(七) 相关知识

1. 肌肉病理常规染色　包括 HE 染色、改良 Gomori 三色、油红染色、过碘酸希夫（PAS）染色、还原型烟酰胺腺嘌呤二苷酸染色、琥珀酸脱氢酶染色、细胞色素 C 氧化酶染色、酸性磷酸酶染色和 ATP 酶染色。

2. 肌肉病理特殊染色　主要是各种免疫组化染色，包括针对进行性假肥大性肌营养不良（Duchenne muscular dystrophy，DMD）和贝克肌营养不良（Becker muscular dystrophy，BMD）的 dystrophin 蛋白、针对肢带型肌营养不良 2B 型的 dysferlin 蛋白、针对肌聚糖肌病的 α、β、γ、δ-sarcoglycan 蛋白；针对肌炎的 MHC-I、CD_4、CD_8、CD_{68}、c5b-9 等炎性标志物染色。另外还有针对淀粉样变性的刚果红染色。

除肌肉病理外，活检所得肌肉组织还可用于蛋白水平检查、生化检验（线粒体呼吸链功能）、基因检测（肌肉线粒体 DNA 突变）等。

三、检查规范操作表

肌肉活检术规范操作核查见表 4-4-1。

表 4-4-1　肌肉活检术规范操作核查表

项目	内容	是	部分	否
操作前准备	核对患者信息：包括姓名、性别、年龄、主诉			
	询问有无服用抗血小板药、抗凝药物,如阿司匹林、氯吡格雷等的情况,以及有无出凝血异常疾病史。询问有无麻醉药物过敏史			
	查看患者血常规、凝血功能及既往结果			
	明确患者有无检查禁忌证			
	确定患者已签署检查知情同意书			
	物品(器械)准备：清点手术器械			
操作过程	切口定位			
	术区消毒			
	铺手术洞巾			
	利多卡因皮下麻醉			
	切开皮肤及皮下组织			
	钝性分离脂肪组织			
	剪开筋膜			
	分离肌束			
	剪断肌束			
	缝合切口			
操作后处理	交代患者术后注意事项,如换药、拆线时间,观察是否有渗血、感染、手术切口愈合不良等情况			

四、常见操作错误及分析

1. 未剪开紧贴肌肉的筋膜层,导致后续分离肌肉困难。

2. 止血钳夹起筋膜层时钳夹过深,导致其下肌肉组织一起被钳夹,该操作除了直接破坏肌肉组织外,还可能导致剪开筋膜层时伤及肌肉。

3. 误将皮下脂肪组织作为肌肉组织取样。脂肪组织为黄色或白色,质地柔软,不成形;而肌肉位于筋膜层下,完全分离脂肪组织、剪开筋膜层后方可显现,呈暗红色。部分慢性肌病患者的肌肉有时会因过度脂肪化而呈现类似脂肪组织的黄色,解剖位置和形态的不同可资鉴别。

五、常用训练方法简介

肌肉活检术目前尚无模拟操作模型,主要采用临床见习和实习方法,学员应在经验丰富的神经科医师指导下,严格遵循肌肉活检规范流程进行学习、操作。

六、相关知识测试题

1. 患者,男,56 岁,因"双下肢无力 20 余年"就诊,体格检查发现双侧股四头肌萎缩,肌酸激酶 3 736U/L。下一步检查中,对诊断最必要的是

  A. 颅脑 MRI　　　　　　　B. 肌肉活检　　　　　　　C. 腰椎穿刺

  D. 脊髓 MRI　　　　　　　E. 肌炎抗体检测

2. 怀疑为哪种疾病时,**不需要**进行肌肉活检

  A. 肢带型肌营养不良

  B. 蓬佩病(Pompe disease)

  C. 皮肌炎

  D. 兰伯特-伊顿综合征(Lambert-Eaton syndrome)

  E. 线粒体脑肌病

3. 下列疾病中,需要进行肌肉活检的是

  A. 重症肌无力　　　　　　B. 肌萎缩侧索硬化　　　　C. 吉兰-巴雷综合征

  D. 肉毒毒素中毒　　　　　E. 多肌炎

4. 患者,63 岁,双下肢无力、肌痛 6 个月伴吞咽困难 3 个月,查血肌酸激酶位 6 326U/L。下列检查中,**不合适**的是

  A. 心肌酶　　　　　　　　B. 肌电图　　　　　　　　C. 肌肉活检

  D. 双侧大腿肌肉 MRI　　　E. 脊髓 MRI

5. 肌肉活检的术前准备**不包括**

  A. 输血前四项　　　　　　B. 凝血常规检查　　　　　C. 肝肾功能检查

  D. 签署知情同意书　　　　E. 询问抗凝药、抗血小板药使用史

答案:1. B　2. D　3. E　4. E　5. C

第五节　神经活检术

一、概述

神经活检术是截取周围神经用以进行病理检查的有创检查技术。创伤更小的神经电生理检查已可以很好地鉴别周围神经轴索变性和脱髓鞘,因此神经活检的主要目的不包括鉴别周围神经病的基本病变类型,活检目的在于寻找有诊断价值的病理改变,如麻风性周围神经病等炎性神经病的炎细胞浸润、Charcot-Marie-Tooth 病 1A 型、遗传性压迫易感性神经病的髓鞘"腊肠样"改变、副蛋白病的有髓纤维上 IgM 沉积和髓鞘间隙增宽,以及淋巴瘤相关神经病的肿瘤细胞弥漫性大量浸润周围神经。本节以腓肠神经活检为例进行阐述。

二、操作规范流程

(一) 适应证

大部分周围神经病可以通过病史询问、血和脑脊液生化检测、抗体检测、神经电生理检

查、基因检测等无创或创伤较小的检查项目明确病因。比如针对临床最常见的吉兰-巴雷综合征和慢性炎性脱髓鞘性多发性神经病,合理的病史采集、体格检查、脑脊液生化检查结合抗体检测多可确诊,神经活检并非诊断所必需。只有在上述检查均无法查明病因的情况下,才可考虑行神经活检。另外,神经活检对诊断累及周围神经的炎性疾病,特别是血管炎、淀粉样变性、结节病、麻风病相关周围神经病等的检测灵敏度较高。

(二) 禁忌证

1. 生命体征不平稳、精神状态不稳定。

2. 有严重出血倾向。

3. 计划手术部位感染。

(三) 操作前准备

1. 患者的准备

(1)术前完善血常规、凝血常规、输血前四项。

(2)签署知情同意书。

(3)患者取俯卧位。

2. 物品(器械)的准备

(1)手术刀片、手术刀柄、持针器、手术缝针、虹膜剪、蚊式止血钳、牵引器、巾钳。

(2)洞巾、无菌纱布、无菌手套、手术缝合线、2%利多卡因、肾上腺素、注射器。

(3)备监护设备、氧气及急救药品、器械。

3. 操作者的准备

(1)核对患者信息:包括姓名、性别、年龄、主诉。

(2)询问患者有无服用抗血小板药、抗凝药物史及有无出凝血异常疾病史。

(3)询问有无麻醉药物过敏史。

(4)查看患者血常规、凝血功能及既往检查结果。

(5)明确患者有无检查禁忌证。

(6)确定患者已签署检查知情同意书。

(四) 操作步骤

1. 活检部位的选择

(1)如神经电生理检查正常,则活检发现病理改变的可能性很小,因此最好选择神经电生理检查有异常的感觉神经。腓肠神经为纯感觉神经,是最常选择的活检神经。上肢受累为主时,可选择桡神经浅支。其他可供选择的活检部位还包括隐神经、前臂外侧皮神经和耳大神经。肌肉与神经联合活检时,常选择靠近腓骨短肌的腓浅神经。

(2)由于运动神经活检会出现相应支配肌群的运动障碍后遗症,故除了在病变单纯累及运动神经且病因不明的情况下,基本不选择运动神经进行活检。

2. 活检步骤

(1)活检定位:取术侧外踝最高点和跟腱水平连线的中点,沿跟腱走行向近心端做切口,长度3~4cm(图4-5-1)。

(2)操作:用碘伏消毒皮肤,消毒范围直径约15cm,铺手术洞巾,2%利多卡因加肾上腺素皮下局部浸润麻醉。切开皮肤表皮及真皮层,用蚊式止血钳钝性分离皮下组织及浅筋膜,先找到小隐静脉,腓肠神经通常在小隐静脉内下方,仔细辨认血管和神经,确认后用止血钳沿神经走行方向钝性分离神经及血管,注意操作动作要轻柔,避免过度牵拉造成神经及血管损伤,仔细分开并游离腓肠神经(图4-5-2),用止血钳轻轻挑起神经,用虹膜剪首先剪断神经近端,再剪远端,截取神经长度约3cm。止血后用间断缝合法缝合切口,并进行包扎。

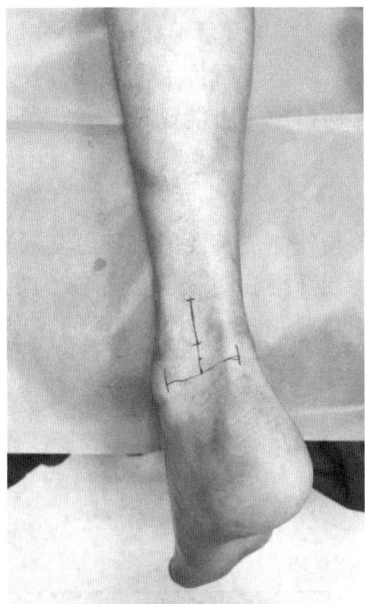

图4-5-1　腓肠神经切口定位
(图示右下肢)

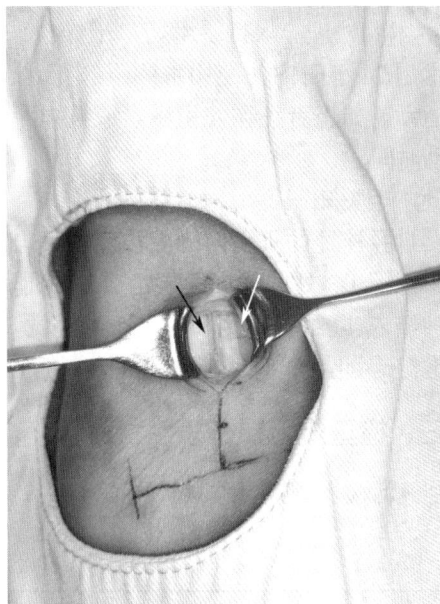

图4-5-2　右下肢腓肠神经(白色箭头)和
小隐静脉(黑色箭头)的位置关系

(五) 并发症及处理

1. 麻醉意外　患者对利多卡因过敏。

预防措施:术前明确患者是否有麻醉药物过敏史。操作过程中注意识别面色苍白、呼吸困难、脉搏细弱等过敏性休克的表现,准备地塞米松、肾上腺素等抢救药品,心电监护仪、血压计、血氧饱和度仪、气管插管包、气管切开包、吸氧设备等抢救器械,作好床旁抢救的准备。

2. 感染　手术切口感染。

预防措施:加强术者无菌操作的观念,加强对患者伤口护理的宣教。一般不推荐预防性使用抗生素。

3. 足背外侧感觉异常　少部分患者在活检后3~12个月可能出现术侧腓肠神经支配的足背外侧麻木、刺痛等感觉异常症状,多数患者感觉异常区域会在数月至数年内逐渐缩小至极小的范围,极少数患者会终身遗留轻度感觉异常症状。

处理措施:术前充分告知该后遗症,且告知不影响足部运动功能。

4. 神经瘤形成　极少数患者周围神经断端可能形成神经纤维缠结,导致疼痛等不适。

处理措施:可予加巴喷丁、普瑞巴林等治疗神经痛的药物,如症状持续不缓解,需考虑手术切除。

(六) 操作注意事项

1. 熟悉手术部位的解剖结构。

2. 切断神经近端前应告知患者可能出现短暂电击样疼痛。

3. 术后标本处理　由于周围神经组织对机械损伤非常敏感,术中和转运神经时应避免反复钳夹、拉伸标本。一套完备的周围神经形态学检查需要 3 种处理方式:①近心端 1cm 一段放入甲醛固定液送石蜡包埋;②远心端 1cm 直接送冷冻切片;③中间段放入戊二醛固定液送半薄切片和电镜。

4. 术后处理　保持手术切口干燥,每 3~4 天换药一次,约 14 天后根据伤口愈合情况拆线。术后 24 小时内勿使用术侧下肢行走,推荐轮椅出行,24 小时后可正常活动,但应避免剧烈运动。如患者正在使用激素或抗血小板、抗凝药物,伤口愈合可能延迟,需适度延长限制运动时间。

(七) 相关知识

发自胫神经的腓肠内侧皮神经和发自腓总神经或腓肠外侧皮神经的腓神经交通支,在小腿中至下 1/3 处的浅筋膜层汇合形成腓肠神经,向远端走行经过外踝后方后成为足背外侧皮神经,支配足背外侧和小足趾的感觉。有极少人群的腓肠神经在小腿的深筋膜层下形成和走行,因此活检时可能需要深入深筋膜层分离神经。

三、检查规范操作表

神经活检术规范操作核查见表 4-5-1。

表 4-5-1　神经活检术规范操作核查表

项目	内容	是	部分	否
操作前准备	核对患者信息:包括姓名、性别、年龄、主诉			
	查看患者血常规、凝血功能及既往检查结果			
	明确患者有无检查禁忌证			
	确定患者已签署检查知情同意书			
	物品(器械)准备:清点手术器械			
操作步骤	正确摆放患者体位			
	切口定位			
	术区消毒			
	铺手术洞巾			
	利多卡因皮下麻醉			
	切开皮肤及皮下组织			
	钝性分离浅筋膜			
	分离神经			
	剪断神经			
	缝合切口			
操作后处置	向患者简要介绍检查情况			
	交代患者术后注意事项,如换药、拆线时间,观察是否有渗血、感染、切口愈合不良等情况			

四、常见操作错误及分析

1. 误将伴行腓肠神经的小隐静脉或其他小血管作为神经取出 小隐静脉通常呈粉色，切断后横断面中空，伴出血；而周围神经为白色，分离神经时患者出现电击感提示定位正确。

2. 离断神经时先剪远端，再剪近端 会导致患者出现两次电击样疼痛，增加不适感。

五、常用训练方法简介

神经活检术目前尚无模拟操作模型，主要采用临床见习和实习的方法，学员应在经验丰富的神经科医师指导下，严格遵循神经活检规范流程学习、操作。

六、相关知识测试题

1. 考虑以下哪种疾病时，最需完善神经活检
   A. 吉兰 - 巴雷综合征
   B. 腕管综合征
   C. 淀粉样变性周围神经病
   D. 糖尿病周围神经病
   E. 脊髓亚急性联合变性

2. 考虑以下哪种疾病时，最**不需要**完善神经活检
   A. 吉兰 - 巴雷综合征
   B. 淀粉样变性周围神经病
   C. 麻风性周围神经病
   D. 血管炎相关周围神经病
   E. 结节病周围神经病

3. 神经活检术后，若出现术侧肢体疼痛不适，应考虑的原因**不包括**
   A. 切口感染
   B. 神经瘤形成
   C. 神经切除后感觉异常
   D. 带状疱疹
   E. 切口疼痛

4. 下列神经中，最**不适合**作为神经活检部位的是
   A. 腓肠神经
   B. 腓浅神经
   C. 前臂外侧皮神经
   D. 隐神经
   E. 正中神经

5. 神经活检的术前准备**不包括**
   A. 输血前四项检查
   B. 凝血常规检查
   C. 肝肾功能检查
   D. 签署知情同意书
   E. 询问抗凝药物、抗血小板药使用史

答案：1. C 2. A 3. D 4. E 5. C

第六节 侧脑室穿刺引流术

一、概述

重症颅内感染、脑室出血、脑干出血、蛛网膜下腔出血等疾病，患者可出现高颅压及脑积水，严重者甚至发生脑疝，预后不良。侧脑室穿刺引流术是经头皮定位后，利用穿刺针对单

侧或双侧的侧脑室进行穿刺释放脑脊液,迅速降低颅内压来达到急救目的,同时可在穿刺后一定时间内持续引流炎性或者血性脑脊液,为患者进一步诊治创造条件。

侧脑室穿刺引流术最早的相关文献报道可追溯至1894年。对于穿刺方法及位点,国内外学者曾进行了诸多探索,目前侧脑室穿刺常用的头皮定位穿刺点包括前角(Kocher点)、后角、三角部,以及经眶穿刺等,其中前角穿刺路径避开了语言、运动等皮层功能区,且头皮位点易于定位,在临床中最为常用。

二、操作规范流程

(一) 适应证

1. 各类原发或继发因素导致的颅内压增高,若患者出现脑疝或昏迷,需行脑室穿刺减压急救,可同时进行颅内压监测。

2. 重症颅内感染,如结核或细菌感染,经药物抗感染治疗效果不佳,需引流脑脊液、行脑室内注药或生理盐水冲洗。

3. 脑室出血铸型、蛛网膜下腔出血或脑出血破入脑室等出血性疾病,需引流血性脑脊液,防止脑室系统粘连阻塞。

4. 开颅术中降低颅内压,改善手术区的显露,或术后行穿刺减轻颅内压。

5. 行脑室造影术,向脑室内注入酚磺肽或靛胭脂造影剂,鉴别交通性或梗阻性脑积水。

6. 为明确诊断,需抽取脑脊液以进行常规、生化、培养及染色、细胞学等检查。

(二) 禁忌证

1. 凝血功能障碍,如血友病、白血病、纤维蛋白原缺乏症、凝血酶原缺乏症,以及血小板减少且计数 $<50 \times 10^6/L$ 等。

2. 硬膜下积脓或脑脓肿、穿刺部位头皮感染,穿刺可使感染向脑实质播散或破入脑室。

3. 脑血管畸形,如位于侧脑室穿刺通路附近的动脉瘤、动静脉畸形等,穿刺可引起颅内出血。

4. 脑组织弥漫性肿胀或脑室中线结构偏移,脑室明显受压缩小,穿刺困难且引流后可能中线结构偏移加重。

(三) 操作前准备

1. 患者的准备

(1)完善颅脑CT或MRI影像学、血常规、凝血功能等检查,排除穿刺禁忌证。

(2)向患者及其家属告知穿刺目的及风险,并签署知情同意书。

(3)患者或其家属签字同意后,剃去患者全部头发备皮,取仰卧位,床头抬高15°~20°。

(4)术前应禁食4~6小时,躁动或不配合的患者可视情况给予镇静,如咪达唑仑或丙泊酚泵注,同时监测呼吸、心率、血压及血氧饱和度。

(5)卷尺在头皮穿刺进针部位初步定位,通常选用右侧(非优势半球)前角穿刺入路,穿刺点头皮定位为眉弓上方8.0~10.0cm,中线旁开2.5cm,用龙胆紫进行标记。

2. 物品(器械)的准备

(1)颅骨钻、脑室穿刺针、无菌引流盘、持针器、镊子、剪刀、3.0号尼龙线、手术刀片、头皮缝针。

(2) 利多卡因、5ml 注射器、络合碘、棉签、龙胆紫、卷尺、无菌手术巾、纱布、无菌生理盐水、无菌手套。

(3) 脑室外引流管及脑脊液引流袋。

(4) 监护设备、氧气及急救药品准备妥当。

3. 操作者的准备

(1) 核对患者信息,包括姓名、性别、年龄、主诉等。

(2) 明确患者无侧脑室穿刺引流禁忌证,家属已签署知情同意书。

(3) 外科洗手消毒,穿戴口罩、帽子、无菌手套、无菌手术衣。

（四）操作步骤

1. 消毒铺巾　再次确定标记的穿刺点定位是否正确,以穿刺点为中心进行络合碘消毒,消毒范围可扩大至眉弓及耳郭以上的整个头皮区域,减少感染风险,消毒完毕后铺无菌巾。

2. 局部麻醉　用 5ml 注射器取利多卡因 3~5ml,穿刺点头皮逐层局部浸润麻醉。

3. 颅骨钻孔　颅骨钻在穿刺点处垂直于颅骨平面进钻穿经皮肤、浅筋膜、帽状腱膜、腱膜下疏松结缔组织和硬脑膜,有突破感觉时说明颅骨钻已穿透硬脑膜,停止钻孔。

4. 引流针穿刺　将脑室引流管套于脑室穿刺针表面,脑室穿刺针与矢状面平行,针尖向后向下,于钻孔处垂直于两侧外耳道连线进针,逐层穿刺,刺入深度 4~5cm,脑室引流管见脑脊液流出后,停止进针。

5. 固定引流管　缓慢退出脑室穿刺针,镊子固定引流管并暂时夹闭,以中号丝线将引流管结扎固定于头皮上;引流管外接引流袋,开放引流管,观察引流管中脑脊液是否有波动,有波动可说明引流通畅,随后将引流袋悬挂于床头,引流管最高点高于穿刺点 10~15cm 为宜(即保持正常颅内压范围)。穿刺完毕,书写操作记录,复查颅脑 CT,确定引流管留置于一侧脑室内。

（五）并发症及处理

1. 颅内出血　为侧脑室穿刺引流术最常见的并发症,可出现穿刺入路附近的脑实质出血、硬膜下出血或蛛网膜下腔出血。穿刺手法不当、患者本身存在凝血功能障碍、过度引流、使用抗栓药物等可能增加出血风险。出血量较少时可定期复查颅脑 CT 动态观察;若出血量较大且有手术指征,需行外科手术干预。

预防措施:严格按照操作步骤穿刺,避免颅骨钻孔及侧脑室穿刺针反复进针穿刺,颅骨钻有突破感后应及时停止钻孔,侧脑室穿刺针进针深度不宜超过 5cm,拔除颅骨钻及穿刺针时应缓慢、轻柔;有凝血功能障碍患者可予血浆、冷沉淀等纠正凝血功能;长期服用抗栓药物的患者,穿刺时需保证国际标准化比值(international normalized ratio,INR)<1.2,留置引流管期间保证 INR<1.4;脑脊液每天引流量在 200ml 左右可减少出血风险。

2. 颅内感染　增加感染风险的因素包括有菌环境、脑室内出血、频繁取样、经引流管冲洗、长时间留置引流等。若出现颅内感染,应依据药敏结果选用抗生素,必要时可行腰椎穿刺或从侧脑室引流管注入抗生素。

预防措施:可在脑室引流管置入前预防性使用抗生素或使用抗生素浸润的导管,减少从引流管留取脑脊液,避免反复多次取样,在引流管留置期间并不推荐常规使用抗生素;待患者情况稳定后尽早拔除引流管。引流管经皮下潜行后引出,可有效减少颅内感染的风险,潜行长度应≥3cm。引流管留置时间7~10天为宜,最长不应超过2周。

3. 脱管与堵管 脱管多与患者躁动、医护不当操作相关;堵管原因包括管径太小、血块或沉淀物阻塞和引流管位置改变等。

预防措施:头皮缝针固定引流管,并选择管径稍大的引流管,合并脑室出血、可疑血块阻塞时,可适当挤压引流管;若血块较大,也可经引流管给予溶栓药物(如尿激酶);怀疑引流管位置改变时,需行颅脑CT扫描,若存在异位,应尽早拔除。

4. 过度引流致低颅压 可引起硬膜下或硬膜外血肿、硬膜下积液、动脉瘤再破裂、低颅压、反常性脑疝、颅内积气等。

预防措施:去骨瓣且行侧脑室穿刺引流时,可以选择加用弹力绷带约束颅骨缺损处,以预防过度引流而出现低颅压;控制脑脊液外引流量和流速可减少该并发症,正常人每天分泌400~500ml脑脊液,因此每天引流量至多不超过500ml,多数患者引流量在200ml/d,引流速度平均在15~20ml/h。

(六) 操作注意事项

1. 进针方向 前角穿刺时穿刺针头与矢状面平行,针尖向后向下,一定要垂直于双侧外耳道连线进针,方向偏移可能导致穿刺针不在脑室内,刺入深度4~5cm,如超过5cm而未见脑脊液流出,需重新定位判断穿刺入路是否正确,不可再盲目进针。

2. 术后观察 术后应常规行心电监护及血氧饱和度监测,并密切观察患者意识水平、瞳孔变化及有无新出现的神经功能缺损症状,若意识障碍加深、瞳孔出现异常等变化,应立即行颅脑CT扫描,以判断颅内病情变化、确认是否发生引流管移位或出血等。可疑颅内感染者,可每1~2天留取脑脊液标本进行常规、生化、染色及培养检查。

3. 引流管护理 应保持伤口敷料清洁干燥,加强引流管口周围皮肤消毒。定期观察引流管长度是否改变、是否打折受压、引流管位置是否妥当,以及管内液平是否随呼吸、脉搏波动。适当限制患者头部活动范围,对躁动不能合作的患者,应予以保护性约束及镇静、镇痛治疗。

4. 拔管前评估 计划拔管前应尝试夹闭引流管,同时严密观患者神志、瞳孔及血压、呼吸节律等改变,若夹闭引流管24小时后患者病情稳定,且复查颅脑CT确定引流管无移位,可拔除引流管。若夹闭引流管后有头痛、呕吐等高颅压临床表现,可行脑室腹腔分流术或酌情使用脱水剂。

(七) 相关知识

侧脑室穿刺可通过不同部位点进针,临床常见的四种穿刺方式如下:

1. 前角穿刺(Kocher点) 最为常用,患者仰卧位,穿刺点位于眉弓上方8~10cm,中线旁2.5cm、冠状缝前1cm处;最常选择非优势半球侧入路;当右侧脑室铸型、右侧穿刺部位污染或因其他原因不宜穿刺时,可改为左侧对称点入路,也可双侧置管引流,置入深度4~5cm。

2. 后角穿刺 取侧卧位,穿刺点在枕外隆凸上5~6cm,中线旁3cm;穿刺方向对准同侧眉弓外端,深度4~6cm。

3. 三角部穿刺 穿刺点在外耳孔上方和后方各4cm处,穿刺针垂直刺入,深度5~6cm。

4. 经眶穿刺 侧脑室前角底,经眉弓行穿刺,与矢状面成角45°,与眉弓之间连线成角20°,进针5~6cm。

三、检查规范操作表

侧脑室穿刺引流术规范操作核查见表 4-6-1。

表 4-6-1　侧脑室穿刺引流术规范操作核查表

项目	内容	是	部分	否
操作前准备	患者准备：核对患者信息。评估患者状态，明确适应证，判断是否存在禁忌证 生命体征检查：测量血压、脉搏。患者备皮			
	操作者准备：洗手，戴口罩、帽子			
	物品准备：消毒器械、手术器械			
操作过程	患者平卧于手术床，定位穿刺点，确定手术切口			
	洗手，常规手术消毒铺巾			
	穿无菌手术衣，戴无菌手套			
	头皮穿刺点用 2% 利多卡因局部逐层浸润麻醉			
	颅骨钻孔，刺破硬脑膜后停止进针			
	以脑室穿刺针经皮质按预定方向穿刺入侧脑室			
	进针方向、深度正确			
	顺利穿刺后拔除针芯，固定引流管，外接引流袋			
	间断缝合帽状腱膜和皮肤切口，无菌纱布包扎切口，胶布粘贴			
操作后处理	术后患者体位，引流袋摆放，注意事项			
	物品复原整理，污物的处理			

四、常见操作错误及分析

1. 穿刺进针方向错误　脑室穿刺针进针方向需与矢状面平行，针尖向后向下，于钻孔处垂直于两侧外耳道连线进针，逐层穿刺，边进针边观察角度，及时调整。若进针方向错误，可能导致穿刺偏移，穿刺针刺入脑实质引发颅内血肿。

2. 穿刺针进入深度过浅或过深　穿刺针进入深度不够，未刺入脑室，可导致引流失败；穿刺针进入深度超过侧脑室，极有可能刺破丘脑等重要脑组织结构，引起继发的颅内血肿。因此穿刺进深度需严格控制，一般进针 4~5cm 即可见脑脊液流出，若进针深度足够但未见脑脊液，需再次观察进针方向是否正确。

五、常用训练方法简介

侧脑室穿刺引流术仿真训练模型(图 4-6-1)，以模型头顶的中线为界，头顶右侧的冠状缝前 1cm 处设计为可拆卸、更换、模块化的皮肤及头骨结构。该模块底部有进水口与出水口，分别由胶管连接至头骨腔体内安装的微型循环水泵，头骨体内左侧位置安装的微型循环水泵使模块腔体内模拟脑脊液的液体循环流动并产生一定的压力。当操作者将模拟头骨开孔,导管置入模拟脑实质5.5cm后,脑脊液腔内液体会在循环压力的作用下沿导管向外渗出。

高仿真脑室穿刺引流训练系统(图4-6-2)可设定和测量脑脊液压力,可按手术常规进行切开头皮、骨膜、颅骨钻孔,用脑室穿刺针穿过硬脑膜、脑实质等穿刺操作,若穿刺正确,穿入模拟脑室时有突破感,拔出针芯会有模拟脑脊液流出,也可置入脑室引流管。同时该系统有监测报警功能,穿刺错误(偏离或过深)时,电子监测传感器触发信号,同时报警红灯亮起,提示操作者修正错误重新穿刺。

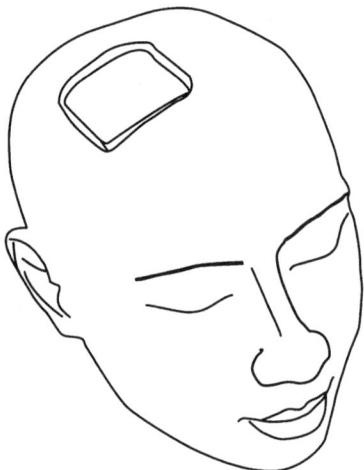

图4-6-1　侧脑室穿刺引流术仿真训练模型

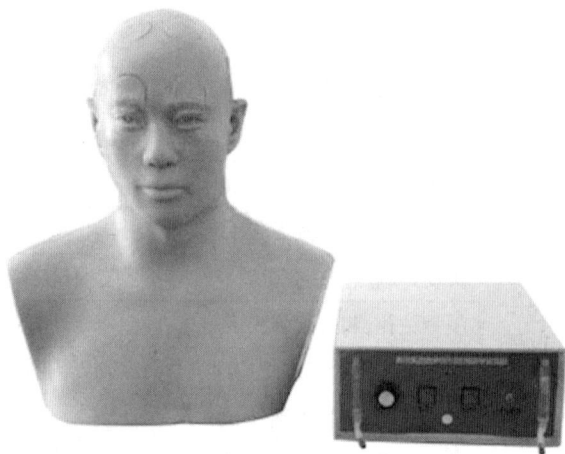

图4-6-2　高仿真脑室穿刺引流训练系统

六、相关知识测试题

1. 下列选项中,**不属于**侧脑室穿刺适应证的是
   A. 高颅压出现脑疝　　　　　　　　B. 脑室出血铸型
   C. 急性梗阻性脑积水　　　　　　　D. 基底节区脑出血
   E. 脑室积脓

2. 侧脑室穿刺脑脊液过度引流可能出现
   A. 硬膜下或硬膜外血肿　　　　　　B. 硬膜下积液
   C. 动脉瘤再破裂　　　　　　　　　D. 低颅压
   E. 以上均是

3. 侧脑室穿刺引流管放置时间最长**不应超过**
   A. 3周　　　　　　　　　B. 4周　　　　　　　　　C. 2周
   D. 1周　　　　　　　　　E. 5天

4. 下列选项中,可能增加侧脑室穿刺颅内出血风险的是
   A. 穿刺手法不当　　　　　　　　　B. 凝血功能障碍
   C. 过度引流　　　　　　　　　　　D. 使用抗栓药物
   E. 以上均有可能

5. 下列选项中,**不属于**侧脑室穿刺引流禁忌证的是

　　A. 凝血功能障碍　　　　　　　　B. 脑疝形成

　　C. 硬膜下脓肿　　　　　　　　　D. 脑动脉瘤

　　E. 脑组织肿胀脑室受压

答案:1. D　2. E　3. C　4. E　5. B

第七节　颅内血肿穿刺引流术

一、概述

脑出血为神经科常见的急危重症疾病,脑出血后因血脑屏障破坏、炎性因子释放,可出现脑水肿和高颅压等不良后果,严重者可发生脑疝危及生命,在急性期清除血肿可减少脑损伤,降低患者致死、致残率,改善预后。

颅内血肿穿刺引流术是通过 CT 扫描后测量血肿穿刺平面、头皮穿刺位点、血肿穿刺靶点等进行三维坐标定位后明确颅内血肿位置,利用穿刺针穿刺达到引流减压目的。相比于传统的脑出血外科开颅手术,颅内血肿穿刺具有创伤更小、操作更简便、费用更低、预后更好等诸多优势。得益于现代医学技术的迅猛发展,有条件者还可利用 3D 立体定向、3D 打印技术实现血肿穿刺位点精准定位,极大提高了该项技术的安全性,有利于个体化、精细化治疗。

二、操作规范流程

(一)适应证

1. 幕上脑出血

(1)脑叶或基底节区出血超过 30ml,丘脑出血超过 15ml。

(2)脑叶或基底节区出血未达 30ml,但超过 20ml 且 GCS 评分 ≥ 9 分,伴意识障碍、偏瘫等明显神经功能缺损。

2. 幕下脑出血

(1)小脑出血超过 10ml。

(2)出血量未达 10ml 但出现脑干受压、第四脑室堵塞。

3. 其他　急性硬膜下或硬膜外血肿,幕上血肿超过 30ml,幕下血肿超过 10ml,第四脑室受压或中线结构移位超过 0.5cm;亚急性或慢性硬膜下或硬膜外血肿,并有持续神经功能缺损或头痛、高颅压表现。

(二)禁忌证

1. 绝对禁忌证

(1)凝血机制障碍合并严重的出血倾向,如血友病、白血病、纤维蛋白原缺乏症、凝血酶原缺乏症、血小板减少且计数 $<50 \times 10^6$/L 等。

(2)明确的颅内动脉瘤及动静脉畸形或颅内肿瘤引起的血肿。

2. 相对禁忌证

(1)合并多器官功能衰竭。

(2)极危重症者出血量大,已经发生脑疝。

（三）操作前准备

1. 患者的准备

（1）完善颅脑 CT 影像学、血常规、凝血功能等检查，排除穿刺禁忌证。

（2）剃去患者全部头发备皮，取仰卧位，床头抬高 15°~20°。

（3）术前应禁食 4~6 小时，躁动或不配合的患者可视情况给予镇静，如咪达唑仑或丙泊酚泵注，同时监测呼吸、心率、血压及血氧饱和度。

（4）向患者及其家属告知穿刺目的及风险，签署颅内血肿穿刺引流术知情同意书。

2. 物品（器械）的准备

（1）颅骨钻、穿刺针、无菌引流盘、持针器、镊子、剪刀、3.0 号尼龙线、手术刀片、头皮缝针。

（2）利多卡因、5ml 注射器、络合碘、棉签、龙胆紫、直角尺、无菌手术巾、纱布、无菌生理盐水、无菌手套。

（3）血肿穿刺引流管及引流袋。

（4）确认监护设备、氧气及急救药品准备妥当。

3. 操作者的准备

（1）核对患者信息：包括姓名、性别、年龄、主诉等。

（2）明确患者无颅内血肿穿刺引流禁忌，且家属已签署知情同意书。

（3）外科洗手消毒，穿戴口罩、帽子、无菌手套、无菌手术衣。

（四）操作步骤

1. 穿刺点定位　以临床最常用的基底节区血肿穿刺为例，依据颅脑 CT 片进行穿刺定位。

（1）确定 CT 扫描基线：常用眶耳线（OM 线）进行基线定位，在 CT 上基线层面为眼眶及外耳道同时所在层面，OM 线在头皮表面定位，即外眦至外耳孔的连线，在患侧头皮上将 OM 线划线标记（图 4-7-1）。

（2）确定血肿穿刺平面：选取 CT 上血肿最大的层面作为穿刺平面，通常每层 CT 厚度为 5mm（$s=5mm$），如血肿最大层面为 CT 片 OM 线层面上第 9 层（$n=9$），穿刺平面头皮表面划线定位为 OM 线向上 4cm，计算公式为 $s \times (n-1)$（图 4-7-1）。

（3）确定头皮穿刺点：用直角尺在 CT 该层面图上做两条互相垂直的直线，即前冠状线和最外侧矢状线，用直角尺摆放在患者头表血肿穿刺平面线上标记，要求其中一条直尺摆放在患者前冠状线方位上，另一条直尺摆放在最外侧线方位上，两直尺都要摆放在血肿穿刺平面头表标记线上，直角尺与颞侧头皮交点为穿刺进针点，即头皮表面穿刺点 B。

（4）确定进针深度：CT 血肿穿刺层面

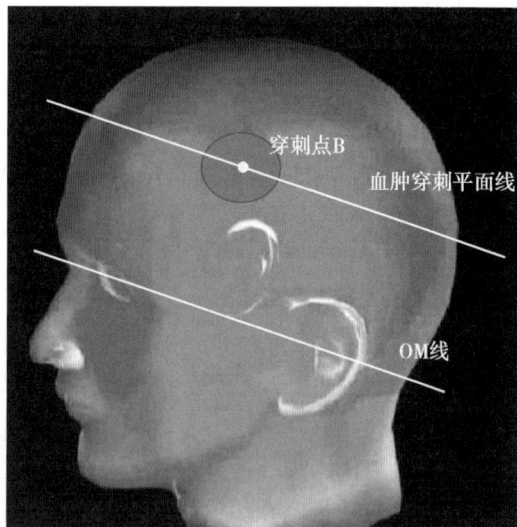

图 4-7-1　穿刺平面头皮画线定位

上确定血肿中心,即穿刺靶点 A 和头皮表面穿刺点 B,两点之间画一直线 AB,通过 CT 片测量 AB 长度,再通过比例尺换算为实际长度,即穿刺进针深度,进针方向垂直于矢状位(图 4-7-2)。

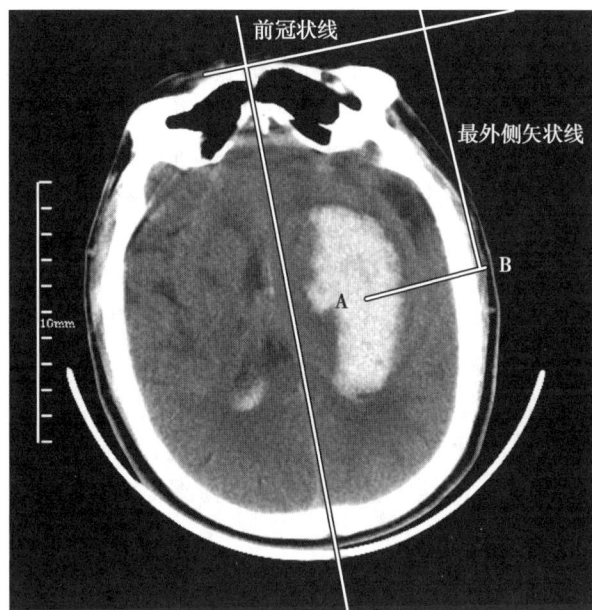

图 4-7-2 血肿最大 CT 层面定位

2. 消毒铺巾 再次确定标记的穿刺点定位是否正确,以穿刺点为中心进行络合碘消毒,消毒完毕后铺无菌巾。

3. 局部麻醉 用 5ml 注射器取利多卡因 3~5ml,穿刺点头皮逐层局部浸润麻醉。

4. 颅骨钻孔 颅骨钻于穿刺点垂直于颅骨平面进钻,穿经皮肤、浅筋膜、帽状腱膜、腱膜下疏松结缔组织和硬脑膜,有突破感觉时说明颅骨钻穿透硬脑膜,停止钻孔。

5. 引流针穿刺 将血肿引流管套于穿刺针表面,穿刺针在头皮定位点处垂直于颅骨进针,进针至穿刺深度时停止进针,注射器抽吸可见血性液体说明穿刺成功。

6. 固定引流管 缓慢退出穿刺针,镊子固定引流管并暂时夹闭,以中号丝线将引流管结扎固定于头皮上;引流管外接引流袋,可予 3 万 ~5 万单位的尿激酶经引流管注射,夹闭引流管 2~4 小时待血肿液化后开放引流管;随后将引流袋悬挂低于床头;若血肿引流不畅,复查 CT 确定穿刺位置是否正确,可每天行尿激酶经引流管注射液化血肿。与脑室相通的血肿引流应注意抬高引流袋,至顶端位于穿刺点 15cm 处,以避免产生低颅压。穿刺完毕,书写操作记录,复查颅脑 CT,确定引流管留置于血肿内。

(五) 并发症及处理

血肿穿刺常见并发症为颅内出血、颅内感染、脱管与堵管、过度引流致低颅压等,其处理方式参照侧脑室穿刺引流术。

血肿穿刺还可出现颅内积气并发症,可因抽吸过多、穿刺及冲洗过程中进入气体及长时间低位引流引起。大量颅内积气可有高颅压表现,复查 CT 可见低密度气体聚积。处理措施:少量颅内积气可自行吸收,严重积气引起中线结构移位或高颅压表现时,可根据CT复查结果,调整头位由穿刺针排出。

（六）操作注意事项

1. 穿刺时机　若患者病情快速进行性加重,复查CT颅内血肿明显增大,有脑疝的可能性,可立即定位穿刺;若病情趋于稳定,建议在起病后6~24小时内完成穿刺,过早穿刺可能导致血肿扩大,超过72小时穿刺则可因血肿机化导致引流不畅。

2. 术后观察　术后应常规行心电监护及血氧饱和度监测,并密切观察患者意识水平、瞳孔变化及有无新出现的神经功能缺损症状,若意识障碍加深、瞳孔出现异常等变化,应立即行颅脑CT扫描,以判断颅内病情变化、是否发生引流管移位或出血等。可疑颅内感染者,留取脑脊液标本进行常规、生化、染色及培养检查。

3. 引流管护理　应保持伤口敷料清洁干燥,加强引流管口周围皮肤消毒。定期观察引流管长度是否改变、是否打折受压,以及引流管位置是否妥当。适当限制患者头部活动范围,对躁动而不能合作的患者应予以保护性约束及镇静、镇痛治疗。

4. 拔管前评估　计划拔管前,应尝试夹闭引流管,同时严密观患者神志、瞳孔及血压、呼吸节律等改变。若夹闭引流管24小时后患者病情稳定,复查颅脑CT确定引流管有无移位。若患者血肿已基本清除、无高颅压表现,可拔除引流管。

（七）相关知识

除常规颅骨钻及引流管,有条件者可采用我国自主研发的YL-1一次性颅内血肿粉碎穿刺针。YL-1穿刺针采用硬通道技术,不切割神经;使用颅骨自锁技术,不需缝合头皮即可将穿刺针固定在血肿靶点;应用正压连续冲刷液化原理,结合生化酶血肿液化技术,对血肿进行连续冲洗、融碎、液化、引流,直至血肿清除,而非机械式破碎,在治疗过程中可使患者颅内压保持平稳,患者带针后头部活动不受限制。

另外,3D打印和立体定向技术均可依据CT扫描图像进行三维数据成像,用来精准定位穿刺点、精准测量穿刺进针角度和深度。若将其用于引导颅内血肿穿刺引流术,可使治疗更加个体化、精准化、微创化,是未来的发展趋势。

三、检查规范操作表

颅内血肿穿刺引流术规范操作核查见表4-7-1。

表4-7-1　颅内血肿穿刺引流术规范操作核查表

项目	内容	是	部分	否
操作前准备	患者准备:核对患者信息。评估患者状态,明确适应证,判断是否存在禁忌证 生命体征检查:测量血压、脉搏。患者备皮			
	操作者准备:洗手,戴口罩、帽子			
	物品准备:消毒器械、手术器械			

续表

项目	内容	是	部分	否
操作过程	患者平卧于手术床,定位穿刺点,确定手术切口			
	洗手,常规手术消毒铺巾			
	穿无菌手术衣,戴无菌手套			
	穿刺点头皮用2%利多卡因局部逐层浸润麻醉			
	颅骨钻子于头皮钻孔,刺破硬脑膜后,用穿刺针按预定方向刺入颅内			
	进针方向,深度正确			
	顺利穿刺后拔除针芯,固定引流管,外接引流袋			
	间断缝合帽状腱膜和皮肤切口,无菌纱布包扎切口,胶布粘贴			
操作后处理	术后患者体位,引流袋摆放位置正确			
	进行物品复原整理,污物处理			

四、常见操作错误及分析

1. 穿刺点选择错误　穿刺点应避开额窦、矢状窦、横窦、枕窦、乙状窦,穿刺点距上述静脉窦应相距2.0cm以上;应避开翼点(颧弓上4.0cm太阳穴附近)、中央沟、脑膜中动脉起始部(眼眶外侧部);表浅血肿穿刺点应尽量选择在靠近血肿的颅骨部位;硬膜外及硬膜下血肿穿刺点选择在血肿最厚处。

2. 引流袋放置错误　与颅内血肿穿刺引流不同,血肿引流采取低位引流,但与脑室相通的血肿应注意抬高引流袋高度,顶端至高于穿刺点15cm处,避免产生低颅压。

五、常用训练方法简介

颅内血肿穿刺训练需在具有丰富临床经验的神经内科、神经外科医师指导下进行。不同于侧脑室穿刺引流术,头皮穿刺点定位较为固定,颅内血肿穿刺可因患者出血部位、出血量的不同而穿刺位点及进针方向、深度有所差异,穿刺前均需结合颅脑CT进行细致地测量换算和评估。目前训练方法主要通过临床见习和实习积累经验,尚缺乏模具操作训练系统。

六、相关知识测试题

1. 下列选项中,**不属于**颅内血肿穿刺适应证的是
   A. 基底节区或脑叶出血≥30ml
   B. 丘脑或小脑出血≥10ml
   C. 脑室内出血引起阻塞性脑积水、铸型性脑室积血者
   D. 颅内血肿出血量虽然未达到手术指征的容量,但出现严重神经功能障碍
   E. 颅内动脉瘤破裂引起血肿
2. 颅内血肿穿刺的常见并发症包括
   A. 低颅内压　　　　　　　B. 颅内感染　　　　　　　C. 颅内积气

    D. 脑脊液漏　　　　　　　　　E. 以上均是

3. 关于颅内血肿穿刺，以下描述**错误**的是

    A. 穿刺点应避开额窦、矢状窦、横窦、枕窦、乙状窦

    B. 穿刺点应避开翼点、中央沟、脑膜中动脉起始部

    C. 表浅血肿穿刺点应尽量选择在靠近血肿的颅骨部位

    D. 硬膜外血肿穿刺点选择在血肿最薄处

    E. 硬膜下血肿穿刺点选择在血肿最厚处

4. 若颅内血肿患者病情趋于稳定，行血肿穿刺的最佳时机是

    A. 6 小时以内　　　　　　B. 6~24 小时　　　　　　C. 6~48 小时

    D. 6~72 小时　　　　　　E. 72 小时以后

5. 下列选项中，**不属于**颅内血肿穿刺禁忌证的是

    A. 严重凝血功能障碍　　　B. 脑干出血　　　　　　　C. 脑动脉畸形出血

    D. 脑动脉瘤破裂出血　　　E. 多器官功能衰竭

答案：1. E　2. E　3. D　4. B　5. A

第八节　脑组织活检术

一、概述

虽然先进的影像学技术（如 CT 和 MRI）对颅内病变的诊断有重要意义，能精确地显示脑内结构和微小病变，但其并不能提供准确的组织学诊断。脑组织活检组织病理学诊断可弥补 CT 或 MRI 在定性诊断上的不足。只要严格掌握适应证、遵守操作规程，脑组织活检是诊断疑难病一种安全可靠的手段。目前主要应用的是脑立体定向活检术，其可在手术侵袭很小的情况下，准确获得脑内病变组织，从而达到明确病变性质、进行正确治疗的目的。

由于 CT、MRI 引导技术定位精确，既可准确定位靶点，又可识别病灶周围的血管等重要结构，因此可提高手术的安全性；与普通 X 线定位的立体定向活检术相比，并发症明显减少。近年来，计算机技术的广泛应用以及活检器械的改进，使得 CT 定位下立体定向活检技术得到广泛应用。

二、操作规范流程

（一）适应证

脑组织活检适用于诊断不清的颅内各部位占位性病变，可帮助确定脑内病变。

1. 使用常规开颅手术可能导致严重功能障碍的深部病变。

2. 并不适于手术切除的弥散性、浸润性或多发性病灶。

3. 囊性病变，如脓肿、囊虫病、囊性肿瘤及症状性大血管周围间隙等，可同时达到减压及组织学诊断的目的。

4. 一般情况差，无法耐受全身麻醉的患者。

5. 更适用于接受化疗或放疗的病变，如淋巴瘤、生殖细胞肿瘤等。另外，对于犹豫接受

开颅手术风险的患者,活检术也不失为一种替代方案。

(二) 禁忌证

1. 绝对禁忌证　严重系统性疾病,如严重心律失常、心肌梗死活动期、重度心力衰竭、哮喘、呼吸衰竭不能平卧,无法耐受检查者。

2. 相对禁忌证

(1)若患者有血液系统或凝血功能异常,需纠正相关异常后再进行脑组织活检术。

(2)影像学表现倾向于血管性病变,如动静脉畸形或海绵状血管瘤等患者,因其高出血风险,亦不适宜行立体定向活检。

(3)在抗血小板治疗中,阿司匹林或氯吡格雷在血小板生存周期(7~10 天)中会不可逆地抑制血小板的功能。因此,在活检术前需暂时停药 1 周以上。

(4)高血压同样可增加操作后出血的风险,因此,在手术前需控制血压至达标。

(三) 操作前准备

1. 患者的准备

(1)术前行心电图及实验室检查(血常规、凝血、病毒血清学、血生化、肿瘤标志物等),对于有其他基础疾病患者,应补充相关检查。

(2)术前 1 周内禁止使用具有抗凝、抗血小板作用的药物。

(3)术前 12 小时禁食;穿刺部位备皮,排空膀胱,去除所携带的金属异物。头颅穿刺备皮要彻底,要固定好头部,防止钻孔时头部滑动造成损伤。

(4)建立静脉通道。

(5)向患者及其家属(受委托人)介绍该检查的目的、方法和注意事项,以取得合作,签署知情同意书。

2. 物品(器械)的准备

(1)CT 或 MRI 扫描仪:应用 CT 或 MRI 作为影像引导设备进行介入操作需要特定的设备。

(2)立体定向活检导航系统。

(3)心电监护系统:MRI 兼容性心电监护仪。

(4)颅骨钻孔:电动或手动骨钻,颅骨钻头直径 2~4mm。

(5)应当监测患者的血氧饱和度、心电图和无创血压,同时应持续观察患者的呼吸情况。术中麻醉医师监测的主要目的之一是避免和控制高血压,以降低出血风险。

3. 操作者的准备

(1)核对患者信息:包括姓名、性别、年龄、主诉。

(2)询问患者末次进食时间,评估患者基本状态,查看患者病历本及既往影像学检查结果,明确患者有无禁忌证

(3)患者体位:按照术前影像学及术中预扫描所见,确定体位;明确病变与周围组织的关系,可灵活选择仰卧位、俯卧位或侧卧位,侧卧位时可应用真空垫辅助固定体位。确定进针点、进针角度并测量进针深度,用标记笔在相应位置进行标记。

(四) 操作步骤

1. 脑组织活检取材方法　脑组织活检一般选择病灶所在区,如额叶、枕叶、颞叶。具体根据 CT 和 MRI 定位来决定。

（1）颅骨钻孔吸取脑组织活检：首先按 CT 检查结果确定活检部位，选择穿刺点，头皮常规消毒，铺无菌洞巾，局部浸润麻醉；颅骨钻孔后，切开硬脑膜，取脑皮质及其下白质一小块。

也有采取抽吸法，将针管内组织用生理盐水冲洗，用滤纸过滤，组织块用甲醛溶液固定，然后切片并染色。近年来，随着 CT 立体定向活检的开展，本方法已很少用。

（2）立体定向活检：一般采用局部麻醉，小儿及不合作患者可用全身麻醉。体位多取坐位，也可根据脑内活检部位选择体位。如额叶及基底节病变取仰卧位，顶叶及颞叶病变取半坐位，枕叶及小脑病变取俯卧位。

患者的头部置于立体定向仪框架的中心，将定位板置于框架后进行 CT 或 MRI 扫描以定位靶点，主要集中靶区扫描，将 CT 或 MRI 片上的二维数据换算成三维坐标值，并根据此安装定向仪导向装置（图 4-8-1）。

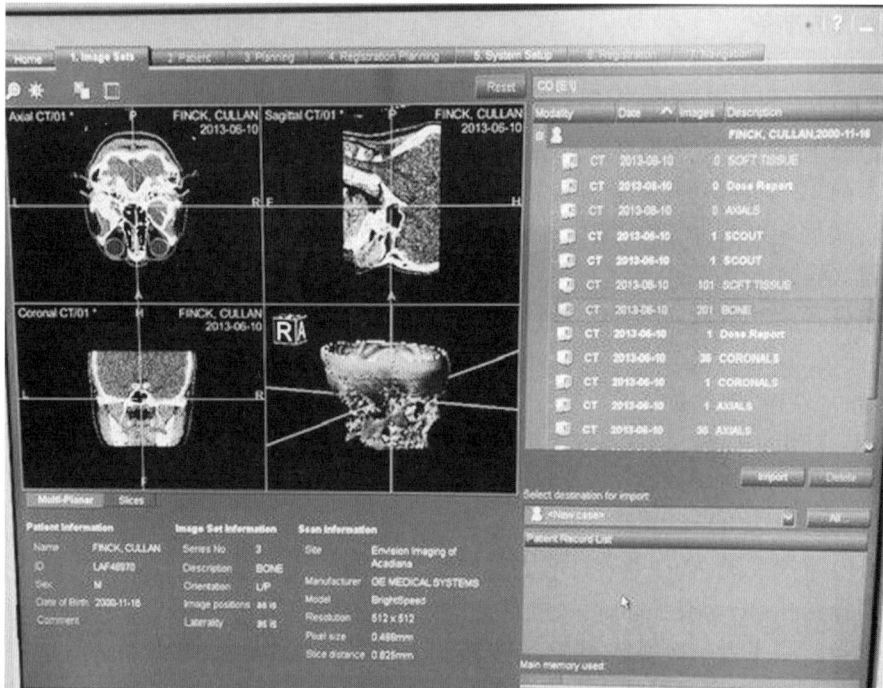

图 4-8-1　立体定向活检导航系统

一般根据病变部位确定钻颅位置，钻透颅骨病变在额叶者，常采用冠状缝前矢状缝旁开 3cm 处钻颅。切开硬脑膜，将立体定向活检针或立体定向活检钳深入至靶点。选择适当的病变部位，留取 2~3 块病变组织。

由于病变中心部位常为坏死组织，病理检查常无特异性发现，因此取材应包括病变周边强化部分。活检组织大小在 0.5cm×0.2cm×0.2cm，立即送快速冷冻切片，或者放入盛有 10% 甲醛溶液的小玻璃瓶内固定，以用作石蜡切片，该处理方法适用于大多数的活检标本。需要显示星形胶质细胞和胶质纤维的 Mallory 磷钨酸苏木素染色者，需置入 Zenker 固定液，此固定液穿透效果迅速而均匀。需电镜检查者用戊二醛固定。

2. 病理学方法

(1) 切片：一般采用石蜡切片，当需要显示组织中特殊成分时，要做冷冻切片。

(2) 染色：除常规的苏木精-伊红染色（HE 染色）外，还包括以下几类：

1) 显示尼氏体的染色，如硫堇染色，尼氏体溶解是神经元受损的指标。

2) 显示神经元的染色，主要有镀银法，如 Bielschowsky 石蜡切片染色，神经细胞、轴突、树突呈黑色，可显示神经原纤维缠结。

3) 显示神经髓鞘的染色，分为正常与变性髓鞘染色，如 Weil 及 Luxol Fast Blue- 焦油紫正常髓鞘染色，变性髓鞘不着色；而 Marchi 染色可使变性髓鞘染色，正常髓鞘不着色。两种方法可相互引证。

4) 显示神经胶质细胞的染色：如 Holzer 星形细胞染色、Penfield 胶质细胞染色，用于显示反应性增生的胶质细胞，见于克-雅病、阿尔茨海默病。

5) 显示横纹肌和胶原纤维的染色：如 Mallory 磷钨酸苏木素染色是显示横纹肌和胶原纤维的方法，可用作星形细胞瘤的鉴别诊断。此外，鉴别脑实质内外肿瘤可用 Foot 网状纤维染色。脑实质外发生的肿瘤如脑膜瘤含丰富的网状纤维，而脑实质内肿瘤则无网状纤维分布。

6) 显示脑内的淀粉样物质的染色：如刚果红染色用于显示脑内的淀粉样物质，淀粉样物质是一种无细胞的同质性的嗜伊红物质，常见于阿尔茨海默病。染色方法有碘染色、刚果红染色和荧光染色。刚果红染色较可靠，淀粉样物质呈红色或粉红色。

（五）并发症及处理

1. 颅内出血　发生率 0.5%~3.0%，包括硬膜外血肿、硬膜下血肿、脑实质内血肿、脑室出血等。

2. 颅内感染　偶有发生，一旦出现颅内感染，应及时用抗生素治疗。

3. 癫痫发作　由于手术后脑组织损伤可能出现癫痫发作，因此应严格掌握适应证。

4. 水肿　活检区域或邻近区域术后组织水肿可导致术后神经功能障碍，特别是脑干或功能区的脑组织活检。水肿一般会逐步消退，通常不遗留永久性神经功能障碍。

（六）操作注意事项

1. 活检入颅路径的选择，应注意避开重要功能区，避免造成脑深部重要结构损害。

2. 手术中注意患者的意识、精神状态、语言、瞳孔、深浅反射等变化，尽早发现神经损害征象，及时调整活检穿刺针的方向和深度。

3. 术后注意意识及生命体征的变化，必要时及时应用止血剂和抗生素。

（七）相关知识

多模态影像立体定向活检技术可综合利用多种影像信息，在提高活检阳性率、保护神经功能、减少并发症等方面有着良好的前景。如磁共振波谱成像（MRS）在活检靶点的选取中具有一定的指示作用，一般选择胆碱/氮-乙酰天冬氨酸（Cho/NAA）较高的区域，可以有效提高活检阳性率。当病灶涉及功能区皮层或白质纤维束时，可以应用血氧水平依赖脑功能成像（BOLD-fMRI）和磁共振弥散张量成像（MR-DTI），在活检时避免损伤重要的神经功能。

三、检查规范操作表

脑组织活检术规范操作核查见表 4-8-1。

表 4-8-1 脑组织活检术规范操作核查表

项目	内容	是	部分	否
操作前准备	患者准备:核对患者信息。评估患者状态,明确适应证,判断是否存在禁忌证			
	生命体征检查:测量血压、脉搏。患者备皮			
	操作者准备:洗手、戴口罩、帽子			
	物品准备:消毒器械、手术器械			
操作过程	确认体位,定位穿刺点,确定手术切口			
	洗手,常规手术消毒铺巾			
	穿无菌手术衣,戴无菌手套			
	手术切口头皮用 2% 利多卡因局部逐层浸润麻醉			
	全层切开头皮及骨膜,用骨膜剥离器向两侧分离后,以乳突牵开器牵开			
	颅骨钻孔,电灼硬脑膜后以"十"字形切开			
	按预定方向穿刺,注意方向、深度			
	顺利穿刺后取脑组织			
	间断缝合帽状腱膜和皮肤切口,用无菌纱布包扎切口,胶布粘贴			
操作后处理	术后嘱咐患者体位、注意事项			
	进行物品复原整理、污物处理			

四、常见操作错误及分析

无论有头架系统或无头架系统,组织标本都很小,因而使得组织学评估十分困难。病理学家的经验是诊断中影响检出率的最重要因素。因此,应与神经病理学专家详细沟通相关临床症状及影像学信息。涂片检查或冷冻切片的目的是提醒手术医师已取得可供诊断的组织标本。若涂片或冷冻切片无阳性发现,手术医师应在权衡更换活检部位或多点取样的风险后,再继续下一步操作。多点取样可提高诊断检出率,但同样会增加术后出血风险。术前制订详细的活检计划有助于在肿瘤标志性位置取样。多维成像模式在提高检出率的同时能降低术后并发症的发生风险。

五、常用训练方法简介

1. 模型训练 目前脑组织活检无特定训练模型。主要采用视频演示和仿真训练等方法。另外,常用的虚拟手术训练系统可为医师重现逼真的手术场景,通过搭建适当的训练场景,设计标准化的评分机制,医师可以反复进行手术练习并发现不足,继而有效提高技术水平,同时也解决了传统培训无法重复利用训练资源的问题。

2. 临床实际操作训练 要积极主动进行临床实习,在床旁实际操作中获取更多的经验。在评估经验丰富的神经内、外科医师的指导下,严格按照评估标准开展。

六、相关知识测试题

1. 下列疾病中,脑组织活检可见 Pick 细胞的是

    A. FAD   B. VD   C. DLB

    D. CAJ   E. Pick 病

2. 下列病变中,属于颅内占位病变的是

    A. 颅内动脉瘤   B. 脑脓肿   C. 脑膜膨出

    D. 脑膜炎   E. 脑水肿

3. 下列选项中,**不属于**脑组织活检适应证的是

    A. 不适于手术切除的弥散性、浸润性或多发性病灶

    B. 囊性病变,如脓肿、囊虫病、囊性肿瘤及症状性大血管周围间隙等,可同时达到减压及组织学诊断目的

    C. 一般情况差,无法耐受全身麻醉的患者

    D. 更适用于接受化疗或放疗的病变

    E. 脑梗死

4. 下列哪项**不属于**脑组织活检的禁忌证

    A. 血液系统或凝血功能异常   B. 影像学表现倾向于血管性病变

    C. 目前在使用抗血小板治疗   D. 未控制的高血压

    E. 颅内占位病变

5. 下列选项中,**不属于**脑组织活检并发症的是

    A. 脑出血   B. 颅内感染   C. 癫痫

    D. 脑水肿   E. 高颅压

答案:1. E   2. B   3. E   4. E   5. E

第五章

神经内科常用治疗技术

第一节 静脉溶栓治疗

一、概述

脑梗死具有高发病率、高死亡率、高致残率、高复发率以及经济负担重等特点,是当今危害公众健康的重要公共卫生问题。急性脑梗死的治疗关键在于尽早开通阻塞的血管。循证医学证据表明,静脉溶栓是目前改善急性脑梗死结局最有效的药物治疗措施之一,静脉溶栓药物包括重组组织型纤溶酶原激活物(recombinant tissue-type plasminogen activator,rt-PA)、尿激酶和替奈普酶。rt-PA 是我国目前使用的主要溶栓药,现认为有效抢救半暗带组织的时间窗为发病 4.5 小时内。尽管多项研究结果证实了早期使用 rt-PA 治疗的疗效和安全性,但静脉使用 rt-PA 时所带来的一系列并发症及风险仍不可忽视,因此静脉使用 rt-PA 时必须严格遵循其适应证和禁忌证。

二、操作规范流程

(一)适应证

1. 发病 3.0 小时以内
(1)有缺血性卒中导致的神经功能缺损症状。
(2)症状出现 <3.0 小时。
(3)年龄 ≥ 18 岁。
(4)患者或其家属签署知情同意书。
2. 发病 3.0~4.5 小时内
(1)缺血性卒中导致的神经功能缺损。
(2)症状持续 3.0~4.5 小时。
(3)年龄 ≥ 18 岁。
(4)患者或其家属签署知情同意书。

(二)禁忌证

1. 发病 3.0 小时以内
(1)绝对禁忌证

1)颅内出血:包括脑实质出血、脑室内出血、蛛网膜下腔出血、硬膜下或硬膜外血肿等。

2)既往颅内出血史。

3)近3个月有严重头颅外伤史或卒中史。

4)颅内肿瘤、巨大颅内动脉瘤。

5)近期(3个月内)有颅内或椎管内手术。

6)近2周内有大型外科手术。

7)近3周内有胃肠或泌尿系出血。

8)活动性内脏出血。

9)主动脉弓夹层。

10)近1周内有在不易压迫止血部位的动脉穿刺。

11)血压升高:收缩压≥180mmHg 或舒张压≥100mmHg。

12)急性出血倾向,包括血小板计数低于 $100×10^9$/L 或其他情况。

13)24小时内接受过低分子量肝素治疗。

14)口服抗凝药物且 INR>1.7 或凝血酶原时间(PT)>15秒。

15)48小时内使用过抗凝血酶或 Xa 因子抑制剂,或各种实验室检查异常,如活化部分凝血酶时间(APTT)、INR、血小板计数、Ecarin 凝固时间(ECT),凝血酶时间(TT)或 Xa 因子活性测定等。

16)血糖<2.8mmol/L 或>22.22mmol/L。

17)颅脑 CT 或 MRI 提示大面积梗死(梗死面积>1/3 大脑中动脉供血区)。

(2)相对禁忌证:下列情况需谨慎考虑和权衡溶栓的风险与获益,即虽然存在一项或多项相对禁忌证,但并非绝对不能溶栓。

1)轻型非致残性卒中。

2)症状迅速改善的卒中。

3)惊厥发作后出现的神经功能损害(与此次卒中发生相关)。

4)颅外段颈部动脉夹层。

5)近2周内有严重外伤(未伤及头颅)。

6)近3个月内有心肌梗死史。

7)孕产妇。

8)痴呆。

9)既往疾病遗留较重的神经功能残疾。

10)未破裂且未经治疗的动静脉畸形、颅内小动脉瘤(<10mm)。

11)少量脑内微出血(1~10个)。

12)使用违禁药物。

13)类卒中。

2. 发病 3.0~4.5 小时内

(1)绝对禁忌证:同发病 3.0 小时内。

(2)相对禁忌证:在发病 3.0 小时内的基础上补充如下。

1)使用抗凝药物,INR≤1.7,PT≤15秒。

2)严重卒中(NIHSS 评分>25分)。

(三) 操作前准备

1. 患者的准备

(1)病史和体征符合急性缺血性卒中,符合静脉溶栓的入选/排除标准。

(2)完成血压、体重测定,配合医师完成神经功能缺损评分(NIHSS 评分)。

(3)完成颅脑 CT 和快速血糖检查。

(4)完成心电图检查(非必需)。

(5)完成血常规、凝血常规、肝肾功能、心肌酶谱、肌钙蛋白、电解质和动脉血气分析的测定(非必需)。

2. 物品(器械)的准备

(1)重组组织型纤溶酶原激活物(rt-PA)。

(2)静脉输液泵。

(3)10ml 注射器。

(4)气管插管包(备用)。

(5)肾上腺素(备用)。

3. 操作者的准备

(1)核对患者基本信息:包括姓名、性别、年龄等。

(2)再次确认患者各项检查、检验结果,有无静脉溶栓的适应证和禁忌证。

(3)向患者及其家属交代静脉溶栓的目的及可能出现的并发症,如脑出血、缺血再灌注损伤、过敏反应等。

(4)征求患者及其家属的意见,签署知情同意书。

(5)迅速建立静脉通道,完成心电监测及血氧监测。

(四) 操作步骤

1. 配制及注射药物　根据患者体重计算 rt-PA 的用量(0.9mg/kg,最大剂量为90mg),依据剂量计算表(详见药物说明书)将 rt-PA 干粉溶于一定量的注射用水中配制成溶液。混匀后,将总剂量的10% 在注射器内缓慢匀速静脉推注,持续 1 分钟以上。将剩余的90% 药物溶于100ml 的0.9% 生理盐水,以静脉输液泵泵入,持续滴注 1 小时。记录滴注开始及结束时间。滴注结束后以 0.9% 生理盐水冲管。

2. 监测患者生命体征、神经功能变化

(1)监测患者血压和神经功能:静脉溶栓治疗中及结束后 2 小时内,每 15 分钟进行一次血压测量和神经功能评估;然后每 30 分钟一次,持续 6 小时;之后每小时一次,直至治疗后24 小时。维持患者血压低于 180/100mmHg。

(2)测量脉搏和呼吸:静脉溶栓治疗中及结束后 12 小时内,每 60 分钟进行一次脉搏和呼吸测量评估;然后每 2 小时一次,持续 12 小时。

3. rt-PA 输注结束后严格卧床 24 小时。

4. rt-PA 输注结束后 24 小时复查颅脑 CT/MRI。

5. rt-PA 输注结束后 24 小时内不得使用抗血小板药或抗凝药物,24 小时后复查颅脑CT,如果没有发现颅内出血,可使用抗血小板药或抗凝药物。

6. 静脉溶栓操作流程和特殊情况下的静脉溶栓选择

(1)静脉溶栓操作流程:见图5-1-1。

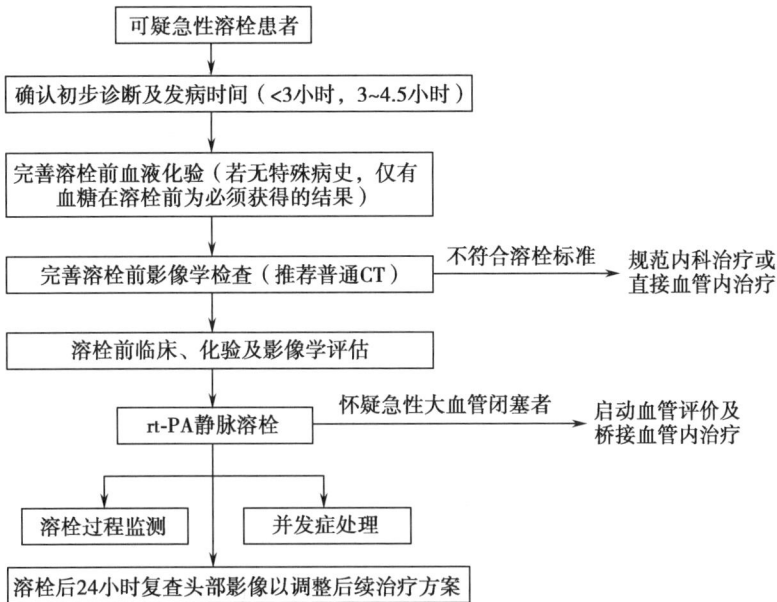

图 5-1-1　静脉溶栓操作流程图

（2）特殊情况下的静脉溶栓选择：见表 5-1-1。

表 5-1-1　特殊情况下的静脉溶栓选择表

分类		特殊情况
年龄与时间窗	1	发病 3.0 小时内,80 岁以上:推荐 rt-PA 溶栓
	2	发病 3.0~4.5 小时,80 岁以上:获益尚不明确
出血风险	1	发病 3.0 小时内症状严重的:虽出血风险增加但仍可获益
	2	发病 4.5 小时内,出血风险高的:静脉给予低剂量 rt-PA。用法:rt-PA 0.6mg/kg 静脉滴注(最大剂量 60mg),15% 在最初 1 分钟内静脉推注,其余药物溶于 100ml 生理盐水持续静脉滴注 1 小时
	3	静脉 rt-PA 不适用于 24 小时内曾使用过低分子量肝素的患者,不论预防剂量或治疗剂量
	4	溶栓前 MRI 检查发现少量(1~10 个)微出血灶的患者进行静脉溶栓是合理的
	5	溶栓前 MRI 检查发现大量(＞10 个)微出血灶的患者,症状性脑出血风险明显增加,且临床获益不明确;如果有显著潜在获益则进行静脉溶栓可能是合理的
	6	阿昔单抗不能和静脉 rt-PA 同时使用
	7	无论是否桥接治疗,静脉溶栓后 24 小时内启动抗血小板治疗是否存在风险尚不明确
病情严重性	1	发病到治疗的时间会对预后产生重大影响,不能推迟溶栓来观察病情是否好转
	2	轻型非致残性急性缺血性卒中(AIS)患者发病 3 小时内可选静脉 rt-PA 治疗

分类		特殊情况
手术外伤史	1	手术后 14 天内可考虑静脉溶栓治疗,但需谨慎考虑手术部位出血风险与溶栓带来的获益
	2	近期(14 天内)重大外伤史未影响头部者,应谨慎考虑静脉 rt-PA 治疗,需要权衡伤口出血风险及卒中的严重程度及致残程度
	3	7 天内有不易压迫部位的血管穿刺史者,静脉溶栓的安全性及有效性暂不明确
	4	静脉 rt-PA 可考虑用于 7 天内做过腰椎穿刺的急性缺血性卒中患者
症状		以惊厥起病的急性缺血性卒中患者,若有证据认为肢体功能障碍来自卒中,而非癫痫发作后麻痹,静脉 rt-PA 可能获益
血管疾病	1	对伴有已知或拟诊为颅外段颈动脉夹层,发病时间 <4.5 小时者,静脉 rt-PA 治疗是安全的
	2	伴有已知或拟诊为颅内段颈动脉夹层者,静脉 rt-PA 治疗有效性和安全性尚未明确
	3	伴有小或中度(<10mm)未破裂颅内动脉瘤者,仍可进行静脉 rt-PA 治疗
	4	合并巨大未破裂或不稳定颅内动脉瘤的患者,静脉 rt-PA 治疗的有效性和安全性尚未明确
	5	伴未破裂或未治疗颅内血管畸形者,静脉 rt-PA 治疗有效性和安全性尚未明确
心脏疾病	1	合并急性心肌梗死(myocardial infarction,MI)者,可以先按照合适的 rt-PA 剂量给予静脉溶栓,然后再给予 PCI 或支架治疗
	2	合并近期 MI(≤3 个月),如果为非 ST 抬高心肌梗死,可以行 rt-PA 溶栓
	3	合并近期 MI(≤3 个月),如果为 ST 抬高心肌梗死,累及右心室/下壁,rt-PA 溶栓可能获益
	4	合并近期 MI(≤3 个月),如果为 ST 抬高心肌梗死,累及左心室/下壁,rt-PA 溶栓可能获益
	5	重度 AIS 合并急性心包炎可能导致重度残疾,静脉 rt-PA 可能获益,需要请心内科专家紧急会诊
	6	轻度或中度 AIS 合并急性心包炎者,静脉 rt-PA 溶栓获益和风险未知
	7	重度 AIS 合并左心房或左心室血栓,可能导致重度残疾者,静脉 rt-PA 可能获益
	8	轻度或中度 AIS 合并左心房或左心室血栓者,静脉 rt-PA 溶栓获益和风险未知
	9	重度 AIS 合并心房黏液瘤,可能导致重度残疾者,静脉 rt-PA 可能获益
	10	重度 AIS 合并心脏乳头状弹力纤维瘤,可能导致重度残疾者,静脉 rt-PA 可能获益
	11	AIS 合并心血管或脑血管 DSA 术后,静脉 rt-PA 可能获益,取决于是否符合纳入标准
肿瘤	1	AIS 合并恶性肿瘤的患者,静脉 rt-PA 溶栓的有效性和安全性未知,如果预计生存期 >6 个月,且无其他禁忌证,没有凝血功能异常或出血,可以考虑静脉 rt-PA 溶栓
	2	合并神经外胚层肿瘤者,可以进行静脉 rt-PA 溶栓
孕产期	1	孕妇发生中至重度卒中,如果静脉溶栓获益超过子宫出血风险,可能从静脉 rt-PA 溶栓中获益
	2	产后 14 天内的急性缺血性卒中,静脉 rt-PA 溶栓获益和风险尚无充分证据

（五）并发症及处理

1. 出血性转化　出血性转化的发病机制目前尚未完全明确，多数研究认为是由闭塞血管再通、再灌注损伤、侧支循环建立导致。对出血性转化的处理如下：

（1）对溶栓患者需严密监护，若发现病情加重或有颅内压增高表现，应立即行颅脑 CT，以排除出血。

（2）如有出血者，应即刻停止溶栓。

（3）如属于无症状性，或小灶出血性梗死，无须特殊干预；对需要抗栓治疗的患者，可于出血转化病情稳定后 7~10 天开始抗栓治疗。

（4）如考虑症状性颅内出血（ICH），按以下方案处理。

1）完善输血前四项、血型、交叉配血检查，复查血常规、凝血功能等。

2）根据情况可使用氨甲环酸、6- 氨基己酸，或输注冷沉淀、新鲜冷冻血浆、血小板。

3）请神经外科或血液科医师会诊。

4）必要时复查颅脑 CT。

5）对于大量出血，在各科室会诊评估后，可考虑行血肿穿刺手术。

6）神经外科手术必须在凝血障碍纠正后进行，否则按原发性 ICH 处置。

2. 血管再闭塞　美国国立神经病学与卒中研究所研究显示 13% 的患者溶栓后出现早期临床恶化，影像证实无 ICH 发生，这表明可能发生了血管再闭塞。若有早期血管再阻塞，预示患者预后不良。

溶栓联合抗血小板治疗可能会减少血管再闭塞发生。目前对于溶栓后出现早期临床恶化，CT 排除 ICH 的患者，推荐联合应用 GPⅡa/Ⅲb 受体拮抗剂（如替罗非班）减少血管再闭塞发生及治疗血管再闭塞，推荐的用法、用量为在静脉溶栓后 2~12 小时期间以 $0.4\mu g/(kg\cdot min)$ 的速率静脉滴注 30 分钟，然后以 $0.1\mu g/(kg\cdot min)$ 速率连续静脉滴注 24~72 小时，并根据肌酐清除率进行调整。

3. 血管源性水肿　是过敏反应的一种特殊类型，其发生率为 1.3%~5.0%，合用血管紧张素转化酶抑制剂（angiotensin converting enzyme inhibitor，ACEI）者风险会增加。血管源性水肿在临床上常表现为不对称唇舌水肿和厚嘴唇。

（1）如水肿仅局限于舌部，可给予抗组胺药物和采取鼻咽通气道，如病情进展出现喉头水肿，可加用类固醇激素治疗。

（2）一旦患者出现全身反应，即刻用肾上腺素。

（3）当出现气道梗阻现象时，应及时行气管切开，保持呼吸道通畅，避免发生呼吸衰竭，必要时使用人工呼吸机，机械通气维持呼吸通畅。

（4）若因 ACEI 类药物使水肿加重，建议溶栓时停用。

4. 过敏反应　过敏反应通常为轻度，其表现可以是皮疹、支气管痉挛、血管源性水肿、低血压、休克等。一般通过气道（airway，A）、呼吸（breathing，B）及循环（circulation，C）三个方面对患者进行评估。一旦发现患者出现过敏反应，需即刻停止 rt-PA，紧急进行上述医疗评估。根据患者严重程度采取治疗措施：①轻者使用类固醇激素和抗组胺药物；②重者使用肾上腺素（雾化吸入或肌内注射）及气管插管。

（六）操作注意事项

1. 配制的 rt-PA 溶液可用灭菌生理盐水（0.9%）进一步稀释至 200mg/L 的最小浓度，但是不能继续使用灭菌注射用水或用碳水化合物注射液（如葡萄糖溶液）对配制的溶液进一步稀释。

2. rt-PA 不能与其他药物混合，既不能用于同一输液瓶，也不能应用同一输液管道（肝素亦不可以）。

3. 患者应收入 ICU 或卒中单元进行监护，定期进行血压和神经功能检查，静脉溶栓治疗中及结束后 2 小时内，每 15 分钟进行一次血压测量和神经功能评估；然后每 30 分钟一次，持续 6 小时；之后每小时一次，直至治疗后 24 小时。

4. 如出现严重头痛、高血压、恶心或呕吐，或者神经症状体征恶化，应立即停用溶栓药物并行颅脑 CT 检查。

5. 如收缩压>180mmHg 或舒张压>100mmHg，应增加血压监测次数，并给予降压药物。

6. 鼻饲管、导尿管及动脉内测压管在病情许可的情况下应延迟安置。

7. 溶栓 24 小时后，给予抗凝药物或抗血小板药前应复查颅脑 CT/MRI。

（七）相关知识

急性缺血性卒中静脉溶栓新模式和流程建设。

1. 完善公众教育，促进公众对急性卒中的识别和早期就诊；推荐应用急救车，减少院前延误。加强静脉溶栓健康教育，促进脑血管病急救意识提高（Ⅰ类推荐，B 级证据）。

2. 推荐对急救系统人员进行卒中识别和鉴别教育考核，建立优先转诊到能进行 rt-PA 静脉溶栓的卒中中心，预先通知卒中中心开通绿色通道。培训急救人员并规范化使用院前卒中筛选量表，即面、臂、言语、时间评分量表/洛杉矶院前卒中筛查/辛辛那提院前卒中评分（FAST/LAPSS/CPSS），缩短院前延误（Ⅰ类证据，B 级推荐）。

3. 支持移动卒中单元、远程卒中诊断的政策讨论、流程建设和探索应用（Ⅰ类证据，B 级推荐）。

4. 优化院内流程，缩短院内延误。推荐在质量改进项目中对关键指标，如到达医院至进行 CT 的时间（door to CT）、到达医院到再灌注的时间（door to perfusion），进行持续质量改进（Ⅰ类证据，B 级推荐）。

5. 资源配置充足的高级卒中中心，可在急诊监护室进行溶栓和监测。推荐采用"并联策略"（化验、影像和知情同意）减少时间延误。对无血液病、肝病等导致凝血异常疾病病史，且无临床疑诊凝血障碍者，静脉溶栓可以不必等待凝血结果（Ⅱa 类证据，B 级推荐）。

6. 可以在初级卒中中心完成开始的急救（包括 rt-PA 静脉溶栓），及时完成无创性血管评价，选择适合的患者转诊到高级卒中中心完成血管内治疗，减少从症状出现到血管内治疗的时间（Ⅱb 类证据，C 级推荐）。

7. 血管内治疗应该在有经验的中心进行，并由有资质的血管内治疗医师迅速完成脑血管造影。应评价诊断和治疗过程，随访患者预后（Ⅰ类证据，C 级推荐）。

三、治疗规范操作表

静脉溶栓治疗规范操作核查见表 5-1-2。

表 5-1-2 静脉溶栓治疗规范操作核查表

项目	内容	是	部分	否
操作前准备	患者准备:评估患者状态,明确适应证,判断是否存在禁忌证。进行生命体征检查			
	操作者准备: 核对患者基本信息:包括患者的姓名、性别、年龄等 再次确认患者各项检查检验结果,确认有无静脉溶栓的适应证和禁忌证 向患者及家属交代静脉溶栓的目的及可能出现的并发症			
	物品准备:重组组织型纤溶酶原激活物(rt-PA)、静脉输液泵、10ml注射器、气管插管包(备用)、肾上腺素(备用)			
操作过程	根据患者体重计算 rt-PA 的用量(0.9mg/kg,最大剂量为 90mg),依据剂量计算表将 rt-PA 干粉溶于一定量的注射用水中配制成溶液。混匀后,将总剂量的 10% 在注射器内缓慢匀速静脉推注,持续 1 分钟以上。将剩余的 90% 药物溶于 100ml 的 0.9% 生理盐水,以静脉输液泵泵入,持续滴注 1 小时。记录滴注开始及结束时间。滴注结束后以 0.9% 生理盐水冲管			
	监测患者生命体征、神经功能变化			
操作后处理	rt-PA 静脉滴注结束后严格卧床 24 小时			
	rt-PA 静脉滴注结束后 24 小时复查颅脑 CT/MRI			

四、常见操作错误及分析

1. 等待血生化结果延误静脉溶栓时间 正常人群中的血小板或凝血异常比例极低,对于未使用抗凝药物且适合溶栓的患者,在完善快速血糖后即可进行静脉 rt-PA 溶栓治疗,无须等待其他血生化结果。

2. 静脉溶栓后立即启动抗血小板或抗凝治疗 对于接受静脉溶栓治疗的患者,溶栓 24 小时后 CT 检查显示无出血后,才可以开始使用抗血小板药或抗凝药物。

3. 醒后卒中患者不能进行溶栓治疗 醒后卒中患者如果不能实施血管内取栓治疗,可结合多模影像学评估,如果 MRI 上存在 DWI-FLAIR 序列不匹配,可以进行静脉溶栓治疗。

五、常用训练方法简介

目前静脉溶栓无特殊训练方法,可通过有经验的临床医师对相关人员开展培训。

六、相关知识测试题

1. 静脉溶栓后启动抗血小板治疗的时间为
   A. 溶栓后立即启动
   B. 12 小时后
   C. 24 小时后
   D. 36 小时后
   E. 48 小时后

2. 静脉溶栓的适应证**不包括**

    A. 有缺血性卒中导致的神经功能缺损症状   B. 症状出现<4.5 小时

    C. 年龄 ≥18 岁   D. 年龄 ≤80 岁

    E. 患者或家属签署知情同意书

3. 静脉溶栓绝对禁忌证**不包括**

    A. 既往颅内出血史   B. 近 3 个月有严重头颅外伤史或卒中史

    C. 颅内肿瘤、巨大颅内动脉瘤   D. 轻型卒中

    E. 已口服抗凝药物者,INR>1.7 或 PT>15 秒

4. 下列选项中,静脉溶栓前必须完善的检查是

    A. 颅脑 CT   B. 肝肾功能

    C. MRI   D. 凝血常规

    E. 血常规

5. 下列关于静脉溶栓注意事项中,正确的是

    A. rt-PA 0.9mg/kg(最大剂量为 90mg),rt-PA 总量的 10% 在最初 1 分钟匀速静脉注射,剩下 90% 于 60 分钟内静脉泵入

    B. 溶栓过程中每 30 分钟监测一次血压、神志、瞳孔、肌力、括约肌状况,以及 NIHSS 评分

    C. 溶栓过程中观察患者有无口周水肿、喉头水肿等过敏反应,如有,可在继续溶栓额同时,应用抗组胺药物和糖皮质激素,必要时气管插管避免窒息

    D. 溶栓过程中观察患者有无恶心、呕吐、头痛等表现,若发现病情加重或有颅内压增高表现,应立即行颅脑 CT 以排除出血

    E. 溶栓治疗者,抗血小板药及抗凝药物在溶栓 48 小时后 CT 显示无出血时开始使用

答案:1. C 2. D 3. D 4. A 5. D

第二节 急性脑梗死介入治疗

一、概述

    急性脑梗死治疗的关键在于尽早开通阻塞血管、挽救半暗带。标准的静脉溶栓治疗目前仍然是脑梗死急性期最基本的治疗方法。因为静脉溶栓时间窗的限制、公众缺乏对早期脑梗死症状的警觉,使得静脉 rt-PA 溶栓治疗在中国脑梗死患者中使用率偏低。此外静脉 rt-PA 的血管再通率低,治疗效果并不令人满意。

    近年来,急性脑梗死介入治疗(动脉溶栓、机械再通、血管成形术)显示了良好的应用前景,一些新的血管内治疗器械相继应用于临床,显著提高了再通率,为静脉溶栓禁忌或静脉溶栓无效的大动脉闭塞患者提供了一种新的治疗选择。目前认为,对有静脉溶栓禁忌证的患者,使用动脉溶栓或机械取栓是合理的。对于大动脉闭塞静脉溶栓失败的患者,进行补救性动脉内溶栓或机械取栓是合理的。

二、操作规范流程

(一) 适应证

1. 发病 6 小时以内

(1)卒中前改良 Rankin 量表(modified Rankin scale,mRS)评分 0~1 分。

(2)缺血性卒中由颈内动脉或 MCA M1 段闭塞引起。

(3)年龄 ≥ 18 岁。

(4)NIHSS 评分 ≥ 6 分;Alber+a 卒中项目早期 CT 评分(ASPECT 评分)≥ 6 分。

(5)患者或其家属签署知情同意书。

2. 发病 6~24 小时

(1)距患者最后看起来正常时间在 6~24 小时的前循环大血管闭塞患者,当符合 DAWN 或 DEFUSE 3 研究纳入标准时,强烈推荐机械取栓治疗。

(2)发病在 6~24 小时的急性基底动脉闭塞患者,可以考虑在影像学检查评估后实施机械取栓;或者按照当地伦理委员会批准的血管内治疗随机对照试验进行。

(3)年龄 ≥ 18 岁。

(4)患者或其家属签署知情同意书。

(二) 禁忌证

1. 有出血性脑血管病史,活动性出血或已知有出血倾向者。

2. 6 个月内有严重致残性卒中(mRS 评分>3 分)或颅脑、脊柱手术史。

3. 卒中时伴发癫痫。

4. 血管闭塞的病因初步判定为非动脉粥样硬化性,如颅内动脉夹层。

5. 患者存在可能影响神经和功能评估的精神或神经疾病病史。

6. 可疑的脓毒性栓子或细菌性心内膜炎。

7. 生存期预期<90 天。

8. 已知有颅内出血(ICH)、蛛网膜下腔出血(SAH)、动静脉畸形(AVM)或肿瘤病史。

9. 近 3 个月内存在增加出血风险的已知疾病,如严重肝脏疾病、溃疡性胃肠疾病。

10. 过去 10 天内有大型手术,显著创伤或出血性疾病。

11. 未能控制的高血压,其定义为:间隔至少 10 分钟的 3 次重复测量确认的收缩压>185mmHg 或舒张压 ≥ 110mmHg。

12. 肾衰竭,其定义为:血清肌酐>177mol/L(2.0mg/dl)或肾小球滤过率<30ml/(min·1.73m^2)

13. 血小板计数<100 × 10^9/L。

14. 血糖水平<2.8mmol/L 或>22.2mmol/L。

15. 患者正在接受口服抗凝药物(如华法林)治疗,INR>1.5 ;或在 48 小时内使用过肝素且 APTT 超过实验室正常值上限。

16. 临床病史结合过去的影像或临床判断提示颅内梗死为慢性病变。

17. 无股动脉搏动者。

（三）介入治疗前准备

1. 患者的准备

（1）NIHSS 评分；完善颅脑 CT 平扫 +CTA 检查，发病时间超过 6 小时需完善头颅计算机体层灌注（computed tomo-graphy perfusion,CTP），或者行头颅 MRA+ 弥散加权成像；心电图检查；快速血糖测定。

（2）凝血常规（必要时）。

（3）左上肢留置针，迅速建立静脉通道，进行心电监测及血氧监测。

（4）腹股沟区皮肤备皮、插尿管、碘过敏试验。

2. 物品（器械）的准备

（1）备好静脉输液泵、注射器、气管插管包等器材；备好尼莫地平、肝素、替罗非班、rt-PA、尿激酶等药物。

（2）支架取栓系统，取栓支架（4mm×20mm）~（6mm×30mm）。

（3）6F 或 8F 导引导管、交换导丝、0.014 微导丝、微导管。

（4）造影设备及常规造影用品：5F 猪尾导管、造影导管和 6F 或 8F 导管鞘、2 个 Y 阀、4 个三通、连接管。

（5）其他介入操作常用器材：3 个 10ml 针筒、1 个 5ml 针筒、1 个 50ml 针筒。

（6）动脉加压输液装置及袋装生理盐水。

3. 操作者的准备

（1）核对患者信息：包括姓名、性别、年龄、主诉。

（2）确认禁食、禁饮时间。

（3）询问患者既往有无高血压，心、肺、脑疾病等病史，有无服用抗血小板药及抗凝药物的情况，以及有无出凝血异常疾病史。

（4）询问有无麻醉药物过敏史。

（5）查看患者血常规、凝血功能、心电图等既往检查结果。

（6）明确患者有无取栓治疗禁忌证。

（7）确定患者已签署手术、麻醉知情同意书。

（四）介入操作步骤

1. 按脑血管造影术常规术前准备后，送导管室进行介入治疗。

2. 常规造影，首先针对病变血管进行造影，取栓结束再进行全脑血管造影评估（如术前未行 CTA 或 MRA 等全脑血管检测，应先行快速造影）。

3. 肝素使用，不论是否静脉溶栓，在使用导引导管前给予 4 000U 肝素。

4. 对病变部位进行诊断和治疗评估：导管超选进入责任血管，确定动脉闭塞部位，了解侧支循环情况。

5. 动脉接触性溶栓，微导丝引导下将微导管送至血栓近端、血栓内或通过血栓（提高成功率的关键）；对于脑皮质血管闭塞者，仅将微导管置入颈内动脉或椎动脉内，然后通过微导管注入尿激酶，复查造影。

6. 微导管放置闭塞远端、回撤微导丝、见回血后推入造影证实是否为真腔、远端血管是否通畅；选择合适的取栓支架；支架定位准确后，释放，观察血管通畅情况，如通畅，维持至少 5 分钟；50ml 针筒在指引导管对应的 Y 阀缓慢回抽 30~50ml 血液；在回抽过程中将取栓微导管和取栓支架一同回撤,复查造影,观察闭塞血管是否通畅、远端血流是否充盈良好,达到脑梗死溶栓(thrombolysis in cerebral infarction,TICI)分级的 2b、3 级。

7. 微导管超选造影证实血栓长度>8mm、后循环病变、心源性栓塞、静脉溶栓无效,以及其他影像学证实为大血管闭塞的患者,建议优先机械取栓。

8. 机械取栓后,若残余狭窄明显,建议术中造影观察(>10 分钟),如发现血管闭塞,建议立即行血管内成形术。

(五) 并发症及处理

1. 出血转化　术后出血转化的原因可能与血管壁损伤、再灌注损伤、溶栓药物使用,以及联合抗血小板、抗凝治疗有关。一般认为超时间窗、术前血压偏高(收缩压>180mmHg,舒张压>100mmHg)、脑 CT 已显示低密度改变的卒中患者接受溶栓或血管内治疗时易发生出血转化。

预防措施:尽可能严格把握适应证,严密控制血压,术后血压应小于 160/100mmHg;术后 24 小时内不使用抗血小板药。

2. 血管穿孔　血管穿孔多由导丝头端穿透动脉壁所致。

预防措施:术中操作轻柔。如造影发现明确出血点,可采取减少血管灌注、中和肝素、急诊用弹簧圈或 Onyx 胶栓塞等处理措施。

3. 血管破裂、穿支撕裂　闭塞血管管径较小,成角明显,支架取栓时,如牵拉力量过大或反复取栓操作,易造成血管损伤或破裂出血。

预防措施:治疗时选择合适的术式,术中需要熟练、精细、规范地操作。预扩球囊及球囊扩张支架应稍小于靶血管直径,压力泵缓慢加压,推荐亚满意扩张。一旦血管破裂,应立即充盈球囊进行封堵止血,必要时可考虑弹簧圈闭塞,也可选择开颅血管修补术或动脉夹闭术。

4. 高灌注综合征　预防措施:严格时间窗把握。高灌注综合征患者需收入 NICU 进行密切监护,给予适当镇静、有效控制血压、适当脱水治疗及其他相关并发症的预防,对合并有颅内血肿伴有占位征象者,必要时需要神经外科医师实施去骨瓣减压等处理。

5. 脑血管痉挛　术中轻柔操作减少对血管刺激,备用尼莫地平,如发生痉挛可及时应用。

6. 血管再闭塞　血小板糖蛋白Ⅱb/Ⅲa 受体拮抗剂能够治疗和减少血管闭塞机械开通后的再闭塞,提高再灌注率,但最佳剂量和灌注速率尚不确定,安全性和有效性还需随机对照试验证实(Ⅱb 类推荐,B 级证据)。

7. 动脉夹层　应注意选择稍小的球囊,缓慢、轻柔地充盈和排空。一旦发生动脉夹层需要继续进行支架植入术,术后规范抗凝治疗。

(六) 操作注意事项

1. 在学习介入治疗前,需学习有关脑血管造影检查的相关理论,包括急性脑梗死介入治疗的适应证、禁忌证;熟悉脑和脑血管解剖结构,掌握常见颅内血管病变的脑血管造影表现及处理原则;避免暴力操作。

2. 导丝、导管操作要轻柔,最好在路径图下操作,以防止动脉粥样硬化斑块脱落,造成新的梗死。

3. 治疗过程中,要不断地了解患者的状态,以决定继续治疗或终止治疗。

4. 术后处理 患者收入重症监护病房或卒中单元进行监护、醒麻醉；复查血常规、凝血常规、颅脑 CT 检查等；定期监测血压、神志、瞳孔、肌力；最初 24 小时尽量不使用抗血小板药（如阿司匹林）或抗凝药物。

（七）相关知识

1. DAWN 研究的纳入标准

(1) 卒中发病 6~24 小时。

(2) 年龄 > 18 岁，NIHSS > 10 分，发病前 mRS 评分 0~1 分。

(3) CTA 或 MRA 证实存在颈内动脉颅内段和大脑中动脉 M1 段闭塞。

(4) 年龄、NIHSS 和梗死体积

1) 年龄 ≥ 80 岁，NIHSS ≥ 10 分，梗死体积 < 21ml。

2) 年龄 < 80 岁，NIHSS ≥ 10 分，梗死体积 < 31ml。

3) 年龄 < 80 岁，NIHSS ≥ 20 分，31ml < 梗死体积 < 51ml。

2. DEFUSE 3 研究的纳入标准

(1) 发病 6~16 小时。

(2) 年龄 18~90 岁，NIHSS ≥ 6 分，发病前 mRS 评分 0~2 分。

(3) CTA 或 MRA 证实存在颈内动脉颅内段或颅外段或大脑中动脉 M1 段闭塞。

(4) 缺血半暗带体积 ≥ 15ml，核心梗死体积 < 70ml，错配（mismatch）体积比 > 1.8。

三、治疗规范操作表

急性脑梗死介入治疗规范操作核查见表 5-2-1。

表 5-2-1 急性脑梗死介入治疗规范操作核查表

项目	内容	是	部分	否
操作前准备	核对患者信息：包括姓名、性别、年龄、主诉			
	询问进食情况			
	询问患者既往病史			
	仪器准备：备好静脉输液泵、注射器、气管插管包等器材；支架取栓系统；造影设备及常规造影用品；动脉加压输液装置及袋装生理盐水；6F 或 8F 导引导管、交换导丝、0.014 微导丝、微导管			
操作过程	**检查过程**			
	主动脉弓造影			
	右侧颈总动脉造影			
	左侧颈总动脉造影			
	右侧锁骨下动脉造影			
	左侧锁骨下动脉造影			
	结果判定			
	病变血管狭窄程度			
	代偿情况			

续表

项目	内容	是	部分	否
操作 过程	变异情况			
	有无动脉瘤、动静脉畸形			
	大脑动脉环(Wills 环)的完整性			
	取栓后脑梗死溶栓(TICI)分级			
操作后 处置	进行物品复原整理、污物处理			
	拔鞘			
	介入报告描述			
	介入诊断			

四、常见操作错误及分析

1. 取栓术前未了解脑血管全面情况,直奔责任血管　在术前不能获得及时、全面的影像学评估,仅仅是颅脑 CT 平扫(排除出血、占位,ASPECT 评分)的情况下,进行"快速造影"可以起到事半功倍的作用。

2. 微导丝、导管如何通过病变处　对于比较硬、韧的栓子,器械难以通过时,导丝塑"J"形弯比较安全、有效;对于比较松软的栓子,导丝塑"弧形"弯更合理些。总的原则:微导管、导丝快速通过,同时对栓子的"状态"影响最小。

3. 支架如何定位血栓　应用支架有效段近段定位血栓。

4. 回撤支架的速度　缓慢回撤,尤其是开始阶段一定要慢。

五、常用训练方法简介

机械取栓虚拟训练器通过模拟取栓环境,使取栓可视化,并具备可参与性。以 Solitaire FR 为例示范取栓操作流程步骤。

1. 明确闭塞部位　血栓近端行主动脉弓/目标血管近端造影,通过血栓到达血栓远端后通过微导管造影,可确认血栓长度,选择合适长度的支架。

2. 微导管定位　分以下 2 种方案。

(1)微导管头端超过血栓远端,以确保当 Solitaire FR 完全释放后,支架有效长的长度可以覆盖血栓两端,微导管头端"marker"所在位置即为支架远端拟到达位置。

(2)微导管头端超过血栓远端,置于 M2 平直分支,可于侧位确认,此种方案下可不行微导管造影。

3. 支架输送　将保护鞘置于微导管前段,直至确认鞘前端就位,顶在内壁。固定 Y 阀后将 Solitaire FR 血流再通装置推送进入微导管,待推送导丝柔软部分完全进入微导管,再前进 10cm 后移除导入鞘。

4. 支架定位　持续推进 Solitaire FR,直至其远端放射显影标记超过血栓(不要推出导管),与微导管"marker"重合,尽量确保血栓位于支架有效长度的中后段。

5. 支架释放　释放 Solitaire FR 时,需固定(控制)推送导丝保持支架在原位不动,同时将微导管向近端方向收回,动作尽量缓慢,避免张力瞬间释放切割血栓,引起远端栓塞。微导管头端必须撤至 Solitaire FR 近端放射显影标志完全暴露。Solitaire FR 释放后应在原位保持 5 分钟。

6. 支架回拉 将 Solitaire FR 和微导管作为整体回撤,导引导管尾端注射器持续抽吸,直到 Solitaire FR 撤出,并有通畅的倒流血流。

7. 取栓后操作 如果需要二次取栓,推荐使用原装置。

六、相关知识测试题

1. 下列选项中,**不属于**机械取栓适应证的是
   A. 卒中前 mRS 评分为 0 或 1 分
   B. 梗死在颈内动脉或 MCA(M1)段
   C. 年龄>8 岁,<80 岁
   D. NIHSS 评分 6 分,评分<6 分
   E. 能在发病前循环 6~8 小时或以下,发病后循环<24 小时

2. 下列选项中,**不属于**机械取栓禁忌证的是
   A. 有可疑的脓毒性栓子或细菌性心内膜炎
   B. 有出血性脑血管病史、活动性出血或已知有出血倾向者
   C. 过去 10 天内有大型手术
   D. 血小板计数>200×10^9/L
   E. 可疑为癌栓的患者

3. 机械取栓要求前向血流达到
   A. TICI 1 级
   B. TICI 2a 级
   C. TICI 2b 级
   D. TICI 3 级
   E. TICI 0 级

4. 下列属于机械取栓前必须完善检查的是
   A. 颅脑 CT+CTA
   B. 肝肾功能
   C. MRI
   D. 凝血常规
   E. 快速血糖

5. 下列属于急性脑梗死介入治疗并发症的是
   A. 出血转化
   B. 血管破裂、穿支撕裂
   C. 高灌注综合征
   D. 脑血管痉挛
   E. 动脉夹层

参考答案:1. D 2. D 3. CD 4. A 5. ABCDE

第三节 主动脉弓上颅外动脉狭窄及闭塞介入治疗

一、概述

约 15% 的卒中是由主动脉弓上血管,特别是颈总动脉分叉处的动脉粥样硬化引起。在随机试验中,颈动脉内膜切除术(carotid endarterectomy,CEA)在降低症状性和无症状性颈

动脉狭窄患者卒中危险方面的益处已经显现。虽然 CEA 可使该类患者获益,但不少患者因技术性、身体结构性、冠状动脉疾病、心力衰竭等潜在严重疾病,无法承受如此大的手术。随着栓子保护技术的应用,在应对手术风险高的颅外段颈动脉狭窄患者时,标准的手术遭遇了基于导管的血管成形术和支架术的挑战。由于解剖结构性风险和医学并发症等原因,实施手术的医师认为这部分患者属于 CEA 高风险患者。随后,颈动脉支架植入术(carotid artery stenting,CAS)作为治疗颈内动脉狭窄的另一选择进入了临床医学领域。

1964 年,介入放射学之父 Charles Dotter 提出了经皮血管腔内成形术(percutaneous transluminal angioplasty,PTA)的概念。1980 年,Klaus Mathias 率先将 PTA 应用于颈动脉分叉。颈动脉的血管内治疗包括保护伞的植入、血管内成形术和支架术。颈动脉内膜切除术或植入支架血运重建研究(CREST)表明一般或低风险的有症状患者,即血管造影时狭窄程度大>50% 的患者,4 年内预估主要终点事件(30 天内死亡、卒中或心肌梗死发生、60 天内患侧卒中发生)的概率方面,CAS 组和 CEA 组无显著差异,故将 CAS 视为 CEA 之外的另一种备选治疗方法。多个医学团体已共同制订出实际操作规程,其中新增的建议将 CAS 视为手术以外的切实可行的选择。

二、操作规范流程

(一) 适应证

1. 症状性颈动脉狭窄度 ≥50%;进行治疗的医疗中心每年度术后 30 天内各种原因卒中和死亡发生率 ≤6%,致残性卒中或死亡发生率应 ≤2%。

2. 无症状性颈动脉狭窄度 ≥70%;进行治疗的医疗中心每年度术后 30 天内各种原因卒中和死亡发生率 ≤3%,致残性卒中或死亡发生率应 ≤1%。

3. 取得患者及家属的有效知情同意。

4. 当患者存在以下心脑血管并发症或者特殊情况时,并且术者具备足够 CAS 操作技巧,应首选 CAS。

(1)充血性心力衰竭和 / 或各种已知的严重左心功能不全。

(2)6 周内需行开胸心脏手术。

(3)近期有心肌梗死(4 周以内)。

(4)不稳定的心绞痛。

(5)对侧颈动脉闭塞。

(6)严重的串联病变伴重度狭窄。

(7)继发于肌纤维发育不良的颈动脉狭窄。

(8)对侧喉返神经麻痹。

(9)颈部放疗史或颈部根治术后。

(10)CEA 术后再狭窄。

(11)外科手术难以显露的病变,如颈动脉分叉位置高、锁骨平面以下的颈总动脉狭窄。

(12)严重的肺部疾病,如慢性阻塞性肺疾病、第 1 秒用力呼气容积(FEV_1)占预计值百分比小于 20%。

(13)高龄(年龄>80 岁)。

(14)患者拒绝行 CEA。

(二) 禁忌证

1. 颅内血管畸形,伴有颅内动脉瘤,并且不能提前或同时处理者。

2. 3 个月内有颅内出血。

3. 2 周内曾发生心肌梗死或较大范围的脑梗死。

4. 对造影剂或所使用的材料或器材过敏者;有严重心、肝、肾、肺疾病者;胃肠道疾病伴有活动性出血者;对肝素、阿司匹林或其他抗血小板药有禁忌者;不能控制的高血压。

5. 严重的血管迂曲或变异,妨碍到安全输送导引导管或长鞘、栓塞保护系统、支架系统。

6. 颈动脉内附壁血栓形成,严重钙化性病变。

7. 颈动脉狭窄率>99%,闭塞病变。

8. 血管病变广泛或狭窄范围过大。

9. 血管炎性狭窄、广泛的血管结构异常。

10. 穿刺部位或全身有未能控制的感染。

11. 明显的意识障碍或神经功能受损严重。

(三) 颈动脉支架植入术前准备

1. 患者的准备

(1)全面的神经系统体格检查,完善实验室检查。

(2)完善颈部血管超声、弓上 CTA 或对比增强磁共振血管成像(CE-MRA)检查、DSA 检查。

(3)规范术前诊断及评估(NIHSS 评分、mRS 评分、MMSE、MoCA 评分)。

(4)规律双联抗血小板聚集、降脂稳定斑块治疗 5~7 天。

(5)左上肢留置针,建立静脉通道,心电监测及血氧监测。

(6)腹股沟区皮肤备皮、碘过敏试验。

2. 物品(器械)的准备

(1)备好静脉输液泵、注射器等器材;备好肝素、阿托品、乌拉地尔等药物。

(2)支架、球囊和栓子保护装置。

(3)8F 导引导管、0.014 微导丝。

(4)造影设备及常规造影用品:5F 猪尾导管、造影导管和 8F 导管鞘、1 个 Y 阀、2 个三通、连接管。

(5)其他介入操作常用器材:2 个 10ml 针筒、1 个 5ml 针筒。

(6)动脉加压输液装置及袋装生理盐水。

3. 操作者的准备

(1)核对患者信息:包括姓名、性别、年龄、主诉。

(2)确认禁食、禁饮时间。

(3)询问患者既往有无高血压,以及心、肺、脑疾病病史,有无出凝血异常疾病史。

(4)询问患者有无麻醉药物过敏史。

(5)查看患者血常规、凝血功能、心电图等既往检查结果。

(6)明确患者有无颈动脉支架植入术检查的禁忌证。

(7)确定患者已签署手术知情同意书、内置物耗材知情同意书。

(四) 介入操作步骤

1. 按脑血管造影术常规术前准备后,将患者送导管室进行介入治疗。

2. 穿刺置鞘,导引导管到位,撤出导丝,常规造影,再次分析评估病变,确定手术方案。同时进行颅内段造影,以便术后对比。

3. 造影结束后给予 4 000U 肝素。

4. 保护装置 根据病变结构特点,选择合适的保护装置,在保护伞的保护套内注入肝素盐水冲洗,排出保护伞内气泡,将保护伞收入输送导管透明段,选择 0.014 微导丝,从第一个快速交换口穿出。打开 Y 阀,在路径图引导下将微导丝 + 保护伞通过狭窄处,放置于颈内动脉 C_1 段远端,撤出 0.014 微导丝,释放保护伞。

5. 球囊扩张 根据病变特点选择合适的球囊,用压力泵排空球囊内的空气,球囊导管穿过保护伞导丝尾端,推送球囊导管至狭窄处,造影定位准确后加压扩张,复查造影观察狭窄改善情况,球囊扩张满意后撤出球囊导管。

6. 支架植入 根据病变结构特点选择合适的支架,肝素盐水从头端冲洗至快速交换孔出水,支架穿入保护伞导丝尾端,将支架系统送至病变狭窄处,定位后准确释放,撤出支架输送系统,复查造影观察支架释放后残余狭窄率、支架贴壁情况。根据狭窄情况决定是否需要后扩张。

7. 保护伞回收 将保护伞回收装置用肝素盐水冲洗后穿入保护伞尾端,推送回收装置通过支架置保护伞处,回收保护伞,握住保护伞导丝和回收装置,一起撤出体外。

8. 造影 行病变处造影,观察残余狭窄率,支架贴壁情况,确认有无支架内局部血栓形成,以及前向血流分级。行颅内段造影观察远端血流情况,进行术前术后对比。

(五) 并发症及处理

1. 高灌注综合征 高灌注综合征患者需收 NICU 进行密切监护,给予镇痛、镇静、有效控制血压、适当脱水治疗及其他相关并发症的预防,对合并有颅内血肿伴有占位征象者,必要时需要神经外科手术干预。对于高灌注综合征的预防,需要选择合适的手术时机与手术方式,严格控制血压。

2. 迷走反射 临床上常表现为血压迅速下降、心率进行性减慢、面色苍白、出汗、皮肤湿冷、恶心呕吐、呼吸减慢、躁动等,可伴有胸闷、气短,严重者出现神志模糊、意识丧失。考虑可能出现血管迷走神经反射的患者,应术前予以补液,加强心理护理;心率<50 次/min 的患者,需要进一步查 24 小时动态心电图,并行阿托品试验,必要时术前行临时起搏器治疗。球囊扩张后立刻嘱患者咳嗽,术后如发生心动过缓及低血压,可以适当应用升压药物及阿托品。

3. 脑梗死 临床表现为远端血管供血区范围的缺血症状,如黑矇、偏瘫、偏身感觉障碍、痫性发作、失语和意识障碍等。若发现异常应及时造影评估,必要时动脉溶栓、取栓。术前双联抗血小板聚集、术中肝素化、持续加压滴注和规范细致的操作是预防的基础,而使用保护装置可将栓塞事件的发生率降低 4.7%~8.0%。

4. 其他并发症 如动脉夹层、血管穿孔、术后再狭窄,以及支架塌陷变形、移位和断裂等,发生率相对较低。

(六) 操作注意事项

1. 在学习颈动脉支架植入术前,需学习有关脑血管造影检查的相关理论,包括颈动脉支架植入术的适应证、禁忌证;熟悉脑和脑血管解剖结构,掌握常见颅内血管病变的脑血管造影表现及处理原则,避免暴力操作。

2. 导丝、导管操作要轻柔,最好在路径图下操作,导引导管头端应避开颈总动脉粥样硬化斑块,避免直接抵住血管壁,导引导管头端的轴线要与颈总动脉的走行轴线平行。

3. 在颈动脉支架植入术中,只在植入保护伞的时候用路径图,之后的手术中取消路径图,用骨性标志作为参考。此时要不断与患者聊天,可使发生血管迷走神经反射导致心率下降的比例显著减少,此方法比心率下降后让患者咳嗽有效。

4. 术前血压控制不宜过低,否则发生血管迷走神经反射之后突然出现血压迅速下降会难以纠正。如在一个相对较高的血压水平进行支架植入术,球囊扩张后血压居高不下,可采取球囊半充盈,控制治疗血管远端血流,避免因之发生高灌注,待血压控制后再撤出球囊。

(七) 相关知识

1. 保护伞的回收方式

(1)完全回收到回收装置内撤出。

(2)部分回收到回收装置内撤出。

通常是完全回收,采用部分回收的情况有:①造影证实伞内有巨大的栓子;②支架植入后颈内动脉的前向血流与支架植入前相比明显缓慢或中断。采用部分回收方式的目的是避免过度挤压伞内栓子,造成伞内栓子的破碎、溢出。还要注意回撤保护伞时不要与支架相剐蹭,造成过滤膜的破损、栓子脱落。特别是闭环支架的远端及开环支架的全程,回撤尤其要小心。

2. 颈动脉内膜切除术(CEA)手术的适应证和禁忌证

(1)绝对适应证

1)6 个月内 1 次或多次短暂性脑缺血发作,且颈动脉狭窄度 ≥ 70%。

2)6 个月内 1 次或多次轻度非致残性卒中发作,症状或体征持续>24 小时且颈动脉狭窄度 ≥ 70%。

(2)相对适应证

1)无症状性颈动脉狭窄度 ≥ 70%。

2)有症状性颈动脉狭窄度 50%~69%。

3)无症状性颈动脉狭窄度<70%,但血管造影或其他检查提示狭窄病变处于不稳定状态。

4)同时要求有症状患者围手术期总卒中发生率和病死率<6%,要求无症状患者围手术期总卒中发生率和病死率<3%,患者预期寿命>5 年。

(3)手术禁忌证:同 CAS 部分。

三、治疗规范操作表

主动脉弓上颅外动脉狭窄及闭塞介入治疗规范操作核查见表 5-3-1。

表 5-3-1　主动脉弓上颅外动脉狭窄及闭塞介入治疗规范操作核查表

项目	内容	是	部分	否
操作前准备	核对患者信息:包括姓名、性别、年龄、主诉			
	询问患者进食情况			
	询问患者既往病史			
	仪器准备:备好静脉输液泵、注射器、气管插管包等器材;支架取栓系统;造影设备及常规造影用品;动脉加压输液装置及袋装生理盐水;6F 或 8F 导引导管、交换导丝、0.014 微导丝、微导管			

续表

项目	内容	是	部分	否
操作过程	**检查过程**			
	主动脉弓造影			
	右侧颈总动脉造影			
	左侧颈总动脉造影			
	右侧锁骨下动脉造影			
	左侧锁骨下动脉造影			
	结果判定			
	病变血管狭窄程度判断			
	代偿情况			
	变异情况			
	有无动脉瘤、动静脉畸形			
	大脑动脉环(Wills 环)的完整性			
	支架植入后狭窄程度评估			
操作后分析	进行物品复原整理、污物处理			
	拔鞘			
	介入报告描述			
	介入诊断			

四、常见操作错误及分析

颈动脉支架植入的常见操作错误包括：①双侧颈动脉狭窄患者同时行双侧颈动脉狭窄支架植入术；②串联病变患者先处理颅内动脉狭窄，再择期处理颈动脉狭窄；③手术过程中过于追求影像学的"完美"，行后扩张操作导致支架变形或支架内血栓形成。因此，在颈动脉支架植入术中，需要遵循以下基本原则。

1. 双侧症状性颈动脉狭窄患者，先处理责任血管的狭窄。
2. 双侧无症状狭窄的患者，先处理手术简单的狭窄血管。
3. 若患者为双侧血管狭窄，间隔 1 个月行二期手术较为稳妥。
4. 串联病变的患者，先处理颅外病变，可考虑同时处理颅内动脉狭窄。
5. 手术不盲目追求影像学"完美"，残余狭窄<30%，即基本达标。

五、常用训练方法简介

(一) 培训方法

目前颈动脉支架植入术的训练主要包括理论学习和操作实践两部分，要求在经验丰富的神经内科脑血管病亚专科医师指导下，熟练掌握颈动脉支架植入术的操作流程、适应证、禁忌证等。颈动脉支架植入术训练还可采用培训班的方式进行,由高级卒中中心的专科医师指导,考核合格后可在临床开展颈动脉支架植入术。

（二）颈动脉支架植入虚拟训练器

该设备可通过模拟颈动脉支架植入环境,使操作全程可视化,并具备可参与性。下面以右侧颈动脉狭窄支架植入术为例示范操作流程步骤。

1. 穿刺置鞘成功后将 8F 导引导管送至右侧颈总动脉末端近狭窄处,造影明确狭窄部位并确认狭窄程度。

2. 在路径图下,将保护伞在微导丝引导下送至右侧颈内动脉岩段,释放保护伞,撤出保护伞导管。

3. 沿保护伞微导丝将球囊送至右侧颈内动脉狭窄处,准确定位后以额定压力扩张球囊;复查造影狭窄部位,扩张满意后撤出球囊。

4. 沿保护伞微导丝送入颈动脉支架,准确定位后释放支架。

5. 回收保护伞,将保护伞微导管沿微导丝送至右侧颈内动脉岩段,回收保护伞,然后将保护伞和微导管一起撤出体外。

6. 复查造影,撤出导引导管。

六、相关知识测试题

1. 下列属于颈动脉支架植入术适应证的是

　A. 症状性颈动脉狭窄度 ≥50%;进行治疗的医疗中心每年度术后 30 天内各种原因卒中和死亡发生率 ≤6%;致残性卒中或死亡发生率应 ≤2%

　B. 无症状性颈动脉狭窄度 ≥70%;进行治疗的医疗中心每年度术后 30 天内各种原因卒中和死亡发生率 ≤3%;致残性卒中或死亡发生率应 ≤1%

　C. 腔隙性脑梗死

　D. 反复发作短暂性脑缺血发作,内科治疗有效

　E. 脑出血

2. 下列选项中,颈动脉支架植入术禁忌证**不包括**

　A. 颅内血管畸形,伴有颅内动脉瘤,并且不能提前或同时处理者

　B. 3 个月内有颅内出血

　C. 2 周内曾发生心肌梗死或较大范围的脑梗死

　D. 血小板计数 $>200\times10^9/L$

　E. 腔隙性脑梗死

3. 下列**不属于**颈动脉常用支架的是

　A. Protege　　　　　　　　　　　B. Wallstent

　C. Precise　　　　　　　　　　　D. Neuroform EZ

　E. Atlas

4. 颈动脉支架植入术前需要完善的检查包括

　A. 心电图　　　　　　　　　　　B. 颈动脉 CTA

　C. 颈动脉超声　　　　　　　　　D. 凝血常规

　E. 血糖

5. 颈动脉支架植入术并发症包括
    A. 高灌注综合征   B. 迷走反射
    C. 脑梗死   D. 支架内再狭窄
    E. 动脉夹层

参考答案:1. AB   2. DE   3. D   4. ABCDE   5. ABCDE

第四节　颅内动脉狭窄及闭塞介入治疗

一、概述

脑血管支架植入术是采用股动脉穿刺的方法,将合适的支架通过导管植入脑动脉狭窄部位,以改善脑动脉血液供应,从而改善临床症状。随着神经介入技术的发展,脑血管支架植入术体现出了微创、安全、并发症少的特点。1980 年,Sundt 及其同事发表了首例颅内血管成形术的成功报告。近年研究发现,症状性颅内动脉粥样硬化性狭窄(intracranial atherosclerotic stenosis,ICAS)的血管内治疗,能更加安全、简易、有效地得到神经血管系统的支架和传送系统的辅助。ICAS 的血管内治疗包括血管内成形术和支架术。有研究认为,颅内动脉狭窄度每提高 10%,缺血性脑血管病的风险会增加 26%。华法林 - 阿司匹林治疗颅内症状性血管狭窄研究(WASID)显示,尽管在规范抗血小板聚集等药物的治疗下,平均随访症状性的颅内动脉严重狭窄(狭窄率为 70%~99%)患者 1.8 年,卒中的复发率仍超过 22.1%,狭窄区的缺血性卒中年发病率为 12%。颅内动脉狭窄的支架植入术与积极药物治疗的对比研究(SAMMPRIS)表明,颅内动脉严重狭窄的患者在正规的内科治疗下,1 年内卒中复发率也达 12.2%。因此,对于颅内动脉狭窄,有必要探索更进一步的治疗方法。

二、操作规范流程

(一) 适应证

症状性颅内动脉粥样硬化性狭窄(ICAS)狭窄率 ≥ 70%,且强化药物治疗无效或脑侧支循环代偿不良,责任血管供血区存在低灌注的患者。

(二) 禁忌证

1. 年龄 > 80 岁或预计生命存活时间 < 2 年。

2. 合并严重全身系统性疾病或不适合 / 不耐受双联抗血小板药治疗者。

3. 本次卒中或 TIA 发作之前存在严重神经功能障碍(mRS 评分 ≥ 3 分)。

4. 2 周内曾发生严重心肌梗死。

5. 烟雾病、活动期动脉炎、不明原因的非动脉粥样硬化性狭窄。

6. 国际标准化比值(INR)> 1.5。

7. 妊娠期女性。

8. 神经内外科医师、神经介入科医师判定不适合行血管内治疗的患者。

(三) 颅内动脉支架植入术前准备

1. 患者的准备

(1)全面进行神经系统体格检查,完善实验室检查。

(2) 完善颈部血管超声、颅脑 CTA+CTP 或颅脑 MRA+PWI 检查、责任血管高分辨 MRI 及 DSA 检查。

(3) 规范术前诊断及评估（NIHSS 评分、mRS 评分、MMSE、MoCA 评分）。

(4) 规律双联抗血小板聚集、降脂稳定斑块治疗 5~7 天。

(5) 左上肢留置针，建立静脉通道，心电监测及血氧监测。

(6) 腹股沟区皮肤备皮、碘过敏试验。

2. 物品（器械）的准备

(1) 备好静脉输液泵、注射器等器材；备好尼莫地平、肝素、阿托品、乌拉地尔等药物。

(2) 支架、球囊。

(3) 6F 导引导管、0.014 微导丝、微导管。

(4) 造影设备及常规造影用品：5F 猪尾导管、造影导管和 6F 导管鞘、2 个 Y 阀、3 个三通、连接管。

(5) 其他介入操作常用器材：2 个 10ml 针筒、1 个 5ml 针筒。

(6) 动脉加压输液装置及袋装生理盐水 2 套。

3. 操作者的准备

(1) 核对患者信息：包括姓名、性别、年龄、主诉。

(2) 确认禁食、禁饮时间。

(3) 询问患者既往有无高血压、心、肺、脑疾病等病史、有无服用抗血小板药、抗凝药物的情况，以及有无出凝血异常疾病史。

(4) 询问患者有无麻醉药物过敏史。

(5) 查看患者血常规、凝血功能、心电图及既往结果。

(6) 明确患者有无取栓治疗禁忌证。

(7) 确定患者已签署手术知情同意书、麻醉知情同意书、内置物耗材知情同意书。

（四）介入操作步骤

1. 按脑血管造影术常规术前准备后，将患者送导管室进行介入治疗，全身麻醉。

2. 穿刺置鞘，导引导管到位，撤出导丝，常规造影，再次分析评估病变，确定手术方案。

3. 造影结束后给予 4 000U 肝素。

4. 导丝通过病变 打开 Y 阀，微导管在微导丝引导下，在路径图下小心通过病变处至病变远端，一般颈内动脉末端病变及 M1 病变者，送至 M2 段以远；V4 或基底动脉（BA）病变者，送至 P2 段以远血管平直处。造影确认微导丝在远端血管真腔内。

5. 球囊扩张 根据病变特点，选择合适的球囊，用压力泵排空球囊内的空气，球囊导管穿过微导丝尾端，推送球囊导管至狭窄处，造影定位准确后加压扩张，复查造影观察狭窄改善情况，球囊扩张满意后撤出球囊导管。

6. 支架植入 根据病变结构特点，选择合适的支架，肝素盐水从头端冲洗至快速交换孔出水，支架穿入微导丝尾端，将支架系统送至病变狭窄处，透视下定位后缓慢回撤支架外鞘准确释放支架，撤出支架输送系统。

7. 造影 观察 5 分钟后再次造影，确认有无弹性回缩、急性血栓形成、动脉闭塞、造影剂外渗，如无异常，撤出微导丝再次造影观察。

（五）并发症及处理

1. 高灌注综合征　高灌注一般发生于支架术后数小时至 2 周,因远端灌注压升高而缺血区域扩张的血管暂时丧失自动调节能力所致。表现为头痛、痫性发作、脑水肿、脑实质或蛛网膜下腔出血。患者需收入 NICU 进行密切监护,给予镇痛、镇静、有效控制血压、适当脱水治疗及其他相关并发症的预防,对合并有颅内血肿伴有占位征象者,必要时需要行神经外科手术干预。

预防措施:对于高灌注综合征的预防,需要选择合适的手术时机、方式,严格控制血压。

2. 血管穿孔　血管穿孔多由导丝头端穿透动脉壁所致。

预防措施:术中应操作轻柔,如造影发现明确出血点,可采取减少血管灌注、中和肝素、急诊用弹簧圈或 Onyx 胶栓塞等措施处理。

3. 血管破裂、穿支撕裂　闭塞血管管径较小,成角明显,支架取栓时,如牵拉力量过大或进行反复取栓操作,易造成血管损伤或破裂出血。

预防措施:治疗时选择合适的术式,术中需要熟练、精细、规范的操作。预扩球囊及球囊扩张支架应稍小于靶血管直径,压力泵缓慢加压,推荐亚满意扩张。一旦血管破裂,可立即充盈球囊进行封堵止血,必要时可考虑弹簧圈闭塞,也可选择开颅血管修补术或动脉夹闭术。

4. 动脉夹层　应注意选择稍小的球囊,缓慢、轻柔地充盈和排空。一旦发生动脉夹层,需要继续进行支架植入术,术后给予规范抗凝治疗。

5. 支架内血栓形成　预防措施:需严格有效的术前抗血小板聚集,术中全身肝素化。急性血栓形成可行急诊动脉溶栓术、机械再通术或注射替罗非班。

6. 穿支动脉闭塞　支架释放后斑块被挤压移位,导致穿支狭窄或闭塞,即“雪犁效应”。

预防措施:术前通过高分辨 MRI 检查明确斑块性质、位置、是否位于穿支开口处。选择合适的材料,球扩支架稍小于靶血管直径,选择小球囊,球囊亚满意扩张。

7. 其他并发症　如远期再狭窄、血管痉挛等。

（六）操作注意事项

1. 在学习颅内动脉支架植入术前,需学习有关脑血管造影检查的相关理论,包括颅内动脉支架植入术的适应证、禁忌证;熟悉脑和脑血管解剖结构,掌握常见颅内血管病变的脑血管造影表现及处理原则,避免暴力操作。

2. 导丝、导管操作要轻柔,最好在路径图下操作。导引导管的支撑力足够就好,不一定要放到很高。为避免微导丝引起的出血、内膜损伤、痉挛等,只要支撑力足够,微导丝不必走得太远,通常微导丝越近越安全。

3. 不要过度追求病变血管形态学的“完美”,因为狭窄血管的直径即便只获得较小的改善,也可显著改善靶血管供血区的血流灌注。

（七）相关知识

1. 目前颅内动脉狭窄常用的手术方式有 2 种:①球扩支架植入术;②球囊预扩张 + 自膨式支架植入术。

2. 单纯球囊扩张术对迂曲血管有较高的通过性,且无异物滞留在血管内,这样就不存在再狭窄的问题,也不用长期吃药。但其也有缺陷,包括动脉内膜损伤及夹层、急性血管闭塞、血管弹性回缩使管径无法得到有效扩张、再狭窄等。

3. 球囊扩张支架植入术克服了单纯球囊扩张的缺点,其安全性及疗效已得到初步肯定。

(1)优点:操作简单,适用于局限性、不成角、入路相对平直的病变。

(2)缺点:①再狭率较高;②球囊扩张支架柔顺性相对较差,有时很难通过颅内迂曲血管到达狭窄部位;③球囊扩张时可能导致动脉破裂;④急性支架内血栓形成;⑤支架部位穿支动脉闭塞。

三、治疗规范操作表

颅内动脉狭窄及闭塞介入治疗规范操作核查见表 5-4-1。

表 5-4-1　颅内动脉狭窄及闭塞介入治疗规范操作核查表

项目	内容	是	部分	否
操作前准备	核对患者信息:包括姓名、性别、年龄、主诉			
	询问进食情况			
	询问患者既往病史			
	仪器准备:备好静脉输液泵、注射器、气管插管包等器材;颅内支架系统;造影设备及常规造影用品;动脉加压输液装置及袋装生理盐水;6F 导引导管、交换导丝、0.014 微导丝、微导管			
操作过程	**检查过程**			
	主动脉弓			
	右侧颈总动脉			
	左侧颈总动脉			
	右侧椎动脉			
	左侧椎动脉			
	右侧颈内			
	左侧颈内			
	结果判定			
	病变血管狭窄程度			
	代偿情况			
	大脑动脉环(Wills 环)的完整性			
	有无动脉瘤、动静脉畸形			
	支架植入后狭窄程度评估			
操作后分析	进行物品复原整理、污物处理			
	拔鞘			
	介入报告描述			
	介入诊断			

四、常见操作错误及分析

1. 球囊扩张过程中过度追求血管形态学上的"完美" 不要过度追求病变血管形态学的"完美",因为狭窄血管的直径即便只获得较小的改善,也可显著改善靶血管供血区的血流灌注。过度追求血管形态学上的完美常导致穿支动脉闭塞。

2. 微导丝头端走的太远,头端的位置不适合 路径迂曲的情况下回撤微导管或者球囊时容易出现导丝"前窜"穿破远端血管导致血管穿孔。如果路径不是很迂曲,只要提供足够的支撑力即可,导丝头端不需要走太远。导丝头端应避免置于基底动脉尖、大脑中动脉分叉处等易于穿出部位。

五、常用训练方法简介

目前颅内动脉支架植入术的训练主要包括理论学习和操作实践两部分,要求在经验丰富的神经内科脑血管病亚专科医师指导下,熟练掌握颅内动脉支架植入术的操作流程、适应证、禁忌证等。颅内动脉支架植入虚拟训练器通过模拟颅内动脉支架植入环境,使全程可视化,并具备可参与性。下面以右侧大脑中动脉狭窄支架植入术为例示范操作流程步骤。

1. 穿刺置鞘成功后将 6F 导引导管送至右侧颈内动脉 C1 段末端,造影明确右侧大脑中动脉狭窄部位和狭窄程度。

2. 路径图下,在微导丝引导下将球囊送至右侧大脑中动脉狭窄处,准确定位后额定压力扩张球囊;复查造影狭窄部位扩张满意后,撤出球囊。

3. 沿微导丝送入微导管。

4. 准确定位后通过微导管释放支架。

5. 撤出微导管后复查造影,撤出导引导管。

六、相关知识测试题

1. 颅内动脉支架植入术适应证**不包括**

   A. 症状性颅内动脉粥样硬化性狭窄(ICAS)狭窄率 ≥ 70%

   B. 强化药物治疗无效

   C. 脑侧支循环代偿不良

   D. 首次短暂性脑缺血发作

   E. 蛛网膜下腔出血

2. 颅内动脉支架植入术禁忌证**不包括**

   A. 本次卒中或 TIA 发作之前存在严重神经功能障碍(mRS 评分 ≥ 3 分)。

   B. 烟雾病、活动期动脉炎、不明原因等非动脉粥样硬化性狭窄。

   C. 2 周内曾发生严重心肌梗死

   D. 反复发作短暂性脑缺血发作

   E. 腔隙性脑梗死

3. 颅内动脉常用支架**不包括**

   A. Neuroform EZ   B. Wingspan

   C. Apollo   D. Protege

　　E. Atlas

4. 颅内动脉支架植入术前需要完善的检查包括

　　A. 心电图　　　　　　　　　　　B. 颅脑 CTA+CTP

　　C. 责任血管高分辨 MRI 检查　　　D. 凝血常规

　　E. 血糖

5. 颅内动脉支架植入术常见并发症**不包括**

　　A. 高灌注综合征　　　　　　　　B. 迷走反射

　　C. 血管穿孔　　　　　　　　　　D. 支架内再狭窄

　　E. 动脉夹层

参考答案:1. DE　2. DE　3. D　4. ABCDE　5. B

第五节　静脉窦狭窄及闭塞介入治疗

一、概述

　　颅内静脉窦血栓形成(cerebral venous sinus thrombosis,CVST)是指由于多种病因引起的以脑静脉回流受阻、常伴脑脊液吸收障碍导致颅内高压为特征的特殊类型脑血管病。经过正规药物治疗及系统抗凝后,大部分 CVST 患者预后良好,对预后不良的患者进行介入治疗及去骨瓣减压术可能有潜在益处。

　　CVST 介入治疗通过逆行静脉造影明确血栓的范围,联合应用溶栓药物和机械碎栓,达到溶解血栓的目的。

二、操作规范流程

(一) 适应证

1. 有症状的 CVST 患者,对内科治疗(脱水、肝素、处理高颅压)无反应。

2. 使用肝素有禁忌证的 CVST 患者。

3. 高死亡危险的 CVST 患者,如有抽搐、昏迷、意识障碍、深静脉血栓形成、颅后窝受累、有进展的局部神经缺损。

(二) 禁忌证

1. 碘造影剂过敏。

2. 对手术中应用的其他药物(如溶栓药物)或者介入器械与耗材有过敏反应。

3. 脑疝。

4. 不能控制的活动性出血。

5. 有出血性疾病及凝血机制障碍,如血友病、血小板减少性紫癜或血管性紫癜患者。

6. 大面积脑梗死。

7. 无股动脉搏动者。

(三) 介入治疗准备

1. 患者的准备

(1)低分子量肝素抗凝治疗,同时完善颅脑 CTV 检查或头颅 MRV、DSA 检查。

(2)完善凝血常规、腰椎穿刺等相关检查。

(3)左上肢打留置针,迅速建立静脉通道,心电监测及血氧监测。

(4)腹股沟区皮肤备皮、插尿管、碘过敏试验。

2. 物品(器械)的准备

(1)备好静脉输液泵、注射器、气管插管包等器材;备好 rt-PA 或尿激酶等溶栓药物。

(2)支架取栓系统。

(3)8F 导引导管、交换导丝、0.014 微导丝、微导管、球囊(2mm×9mm)。

(4)造影设备及常规造影用品:5F 猪尾导管、造影导管和 6F 或 8F 导管鞘、2 个 Y 阀、4 个三通、连接管。

(5)其他介入操作常用器材:3 个 10ml 针筒、1 个 5ml 针筒。

(6)动脉加压输液装置及袋装生理盐水。

3. 操作者的准备

(1)核对患者信息:包括姓名、性别、年龄、主诉。

(2)确认禁食、禁饮时间。

(3)询问患者既往有无高血压,心、肺、脑疾病等病史,有无服用抗血小板药、抗凝药物的情况,以及有无出凝血异常疾病史。

(4)询问患者有无麻醉药物过敏史。

(5)查看患者血常规、凝血功能、心电图及既往结果。

(6)明确患者有无溶栓、取栓治疗禁忌证。

(7)确定患者已签署手术知情同意书、麻醉知情同意书、内置物耗材知情同意书。

(四) 介入治疗操作步骤

1. 按脑血管造影术常规术前准备后,将患者送导管室进行介入治疗,全身麻醉。

2. 左侧股动脉置 6F 动脉鞘,常规造影,明确静脉窦闭塞或狭窄情况。

3. 右侧股静脉置入 8F 动脉鞘,静脉给予 4 000U 肝素,8F 导引导管置于右侧或者左侧颈静脉。

4. 微导管在微导丝引导下经 8F 导引导管穿过静脉窦闭塞部分。通过微导管间断造影,明确微导管的确切位置和血栓范围,当微导管到达 CVST 的最近端时,注入溶栓药物(包括持续注入和脉冲喷射技术)。复查造影。

5. 经 8F 导引导管置入中间导管或者低频流变导管,利用 50ml 注射器对血栓进行机械抽吸。

6. 上述方法使用后仍然无效时,可以考虑予以机械取栓,选择合适的取栓支架;支架定位准确后,释放,维持至少 5 分钟;用 50ml 针筒在指引导管对应的 Y 阀通道处缓慢回抽;在回抽过程中,将取栓微导管和取栓支架一同回撤,复查造影观察静脉窦是否通畅。

(五) 并发症及处理

1. 新出现或已经存在的脑水肿和 / 或出血更加重　术后出血的原因可能与血管壁损伤、再灌注损伤、溶栓药物使用,以及联合抗凝治疗有关。

预防措施:尽可能严把适应证,严密控制血压,术后血压应小于 160/100mmHg。给予患者镇痛、镇静、适当脱水治疗及其他相关并发症的预防,对合并颅内血肿伴有占位征象者,必要时需要行神经外科手术干预。

2. 导丝、硬导管、回收装置引起静脉穿孔并颅内出血 血管穿孔多由导丝头端穿透动脉壁所致。

预防措施：术中操作轻柔。如造影发现明确出血点，可采取减少血管灌注、中和肝素、急诊用弹簧圈或 Onyx 胶栓塞等措施处理。

3. 腹股沟血肿 预防措施：注意肝素、溶栓药物的用量。

4. 硬膜静脉窦和颈静脉的机械碎栓引起肺栓塞 预防措施：机械碎栓前予以接触性溶栓，碎栓时予以注射器负压抽吸栓子。

（六）操作注意事项

1. 在学习 CVST 溶栓、抽栓和机械取栓术前，需学习有关脑血管造影检查的相关理论，包括其适应证、禁忌证；熟悉脑和脑血管解剖结构，掌握常见颅内血管病变的脑血管造影表现及处理原则，避免暴力操作。

2. 导丝、导管操作要轻柔，最好在路径图下操作。导引导管的支撑力足够就好，不一定要放到很高。

3. 术后患者进入 NICU 加强监护并控制颅内压，特殊病例需要去骨瓣减压治疗。定期影像学检查以确定水肿是否消退、有无出血、静脉结构内有无再次血栓形成。

（七）相关知识

1. CVST 继发硬脑膜动静脉瘘的处理 可按照硬脑膜动静脉瘘的一般原则，即积极彻底闭合瘘口，改善脑静脉回流，降低静脉窦内压力，减轻临床症状，可采用包括血管介入栓塞、放射，以及手术夹闭等多种方法综合治疗。但需注意，由于此时颅内静脉窦已发生闭塞，瘘的血液回流多以皮质静脉为主，在治疗时应更加注意脑静脉回流的建立和保护，以减少并发症的发生。

2. 静脉窦内支架术 对于伴有静脉窦狭窄的颅内高压患者，有条件的医院可行逆行静脉造影测压，如发现狭窄远近端压力梯度超过 12mmHg 时，可考虑行狭窄部位静脉窦内支架植入术，但长期疗效和安全性仍需进一步评估。

三、治疗规范操作表

颅内静脉窦血栓介入治疗规范操作核查见表 5-5-1。

表 5-5-1 颅内静脉窦血栓介入治疗规范操作核查表

项目	内容	是	部分	否
操作前准备	核对患者信息：包括姓名、性别、年龄、主诉			
	询问患者进食情况			
	询问患者既往病史			
	仪器准备：备好静脉输液泵、注射器、气管插管包等器材；支架取栓系统；造影设备及常规造影用品；动脉加压输液装置及袋装生理盐水；6F 或 8F 导引导管、交换导丝、0.014 微导丝、微导管			

续表

项目	内容	是	部分	否
操作过程	**检查过程**			
	主动脉弓			
	右侧颈总动脉			
	左侧颈总动脉			
	右侧锁骨下动脉			
	左侧锁骨下动脉			
	右侧颈内静脉			
	左侧颈内静脉			
	结果判定			
	病变静脉窦闭塞程度			
	代偿情况			
	有无动静脉畸形			
	静脉溶栓后或取栓后静脉窦通畅情况			
操作后分析	进行物品复原整理、污物处理			
	拔鞘			
	介入报告描述			
	介入诊断			

四、常见操作错误及分析

1. 伴发于 CVST 的少量颅内出血和颅内压增高患者不予抗凝治疗 相关荟萃分析表明,抗凝治疗可使死亡的绝对危险度降低 13%,相对危险度降低 54%。虽然这些研究样本较少,但均支持急性期抗凝治疗的使用。因此,除非有显著的颅内压增高和脑出血,对于无抗凝禁忌的患者,均应及早接受抗凝治疗,伴发于 CVST 的少量颅内出血和颅内压增高并不是抗凝治疗的绝对禁忌证。对于抗凝治疗前已存在的颅内出血,有研究建议动态进行影像复查,监测血肿大小,如果血肿逐渐减少,可给予抗凝治疗,否则应避免抗凝。

2. 对 CVST 患者使用全身的静脉溶栓治疗 经足量抗凝治疗无效且无颅内严重出血的重症患者,可在严密监护下慎重实施局部溶栓治疗;但对全身静脉溶栓治疗 CVST 并无支持证据。

五、常用训练方法简介

目前静脉窦狭窄及闭塞的介入治疗的训练主要包括理论学习和操作实践两部分,要求在经验丰富的神经内科脑血管病亚专科医师指导下,熟练掌握静脉窦狭窄及闭塞的介入治疗的操作流程、适应证、禁忌证等。

CVST 的介入治疗训练还可采用培训班的方式进行,由高级卒中中心专科医师指导,考核合格后可在临床开展 CVST 的介入治疗。

六、相关知识测试题

1. 下列关于 CVST 的说法中，**不正确**的是
    A. CVST 介入治疗前应该充分抗凝治疗
    B. 伴发于 CVST 的少量颅内出血和颅内压增高并不是抗凝治疗的绝对禁忌证
    C. 闭塞静脉（窦）的再通后，即可停止口服抗凝药物治疗
    D. 新型口服抗凝药物在 CVST 中不作为首选治疗
    E. 闭塞静脉（窦）的再通后，需要继续抗凝治疗 3 个月以上

2. 下列选项中，CVST 介入治疗适应证**不包括**
    A. 有症状的 CVST 患者，对内科治疗（脱水、肝素、处理高颅压）无反应
    B. 使用肝素有禁忌证（近期有手术、出血体质、有肝素抗体）的 CVST 患者
    C. 高死亡危险的 CVST 患者（如有抽搐、昏迷、意识障碍、深静脉血栓形成、颅后窝受累、有进展的局部神经缺损）
    D. 有发病 4.5 小时内的缺血性脑梗死
    E. 颅内动脉瘤患者

3. 当静脉逆行颅内静脉窦造影发现狭窄远近端的压力梯度超过多少时，支持静脉窦狭窄或闭塞的诊断
    A. 4mmHg
    B. 8mmHg
    C. 10mmHg
    D. 12mmHg
    E. 2mmHg

4. CVST 介入治疗前需要完善的检查包括
    A. 颅脑 CT+CTV
    B. 肝肾功能
    C. 心电图
    D. 凝血常规
    E. 血糖

5. 下列关于 CVST 接触性静脉溶栓治疗步骤的选项中，正确的是
    A. rt-PA 0.9mg/kg（最大剂量为 90mg），rt-PA 总量的 20% 在最初 1 分钟匀速静脉注射，剩下 90% 于 60 分钟内静脉泵入
    B. 抽选定的溶栓药物入特殊标记的 3ml 注射器内，一般将 rt-PA 混匀稀释成 1g/L 浓度，以 1ml/min 的速度静脉滴注。
    C. 缓慢将微导管在血栓内来回进退，使药物与血栓相混
    D. 定时用软的微导丝深入血栓块，以使其产生裂隙，增加 rt-PA 的作用面积
    E. 使用小球囊扩张促进血栓的破裂和溶解

参考答案：1. C　2. DE　3. D　4. ABCDE　5. BCDE

第六节　良性阵发性位置性眩晕复位治疗

一、概述

良性阵发性位置性眩晕（benign paroxysmal positional vertigo，BPPV）亦称耳石症

(otolithiasis),是一种相对于重力方向的头位变化所诱发的,以反复发作的短暂性眩晕和特征性眼球震颤为表现的外周性前庭疾病。常具有自限性,易复发,是最常见的源于内耳的眩晕病,可见于各年龄段,老年人多见。该病最常累及的半规管为后半规管(占80%~90%),其次为外半规管(又称水平半规管,约占10%),最少受累的是前半规管(约占2%)。

复位治疗是BPPV治疗的首选方法,即通过徒手或借助仪器完成一系列的头位变换,借助重力作用使耳石颗粒下沉移位,逐步将进入半规管的耳石颗粒顺序移出半规管纳回椭圆囊中,从而消除耳石颗粒对壶腹嵴的影响,达到治疗的目的。

二、操作规范流程

(一) 适应证

1. 明确诊断为BPPV的患者。

2. 药物治疗无效的BPPV患者。

(二) 禁忌证

1. 绝对禁忌证

(1)骨折不能快速倒下或翻转者。

(2)严重的颈椎病或脊柱畸形。

(3)椎动脉夹层或主动脉不稳定性病变。

(4)严重心肺功能不全。

(5)急性脑血管病急性期。

(6)近期视网膜剥脱。

2. 相对禁忌证

(1)孕妇。

(2)心肺功能不全。

(3)急性哮喘发作期。

(4)严重高血压者。

(三) 操作前准备

1. 患者的准备

(1)复位前2小时禁食。

(2)常规药物不能中断服用,并随身携带,尤其是降压、抗癫痫药物。

(3)控制血压在130/80mmHg左右,血压过高不能进行有关检查与治疗。

(4)既往病历资料应尽量带齐,如CT或MRI。

(5)家属陪同,避免驾驶。

2. 物品(器械)的准备

(1)复位应在专门的操作室内进行,最好在病房内,以便操作过程中各种情况的处理。

(2)室内应保持安静、温度适宜,避免人员走动和其他情况造成干扰。

(3)室内配备有治疗床一台。

3. 操作者的准备

(1)核对患者信息:包括姓名、性别、年龄、主诉及诊断。

(2)复位前应和患者及其家属充分沟通,说明复位目的及复位过程,告知该检查为无痛性、无伤害性,以消除其紧张恐惧心理;询问患者药物服用情况,尤其是有无服用治疗眩晕的倍他司汀、苯海拉明等药物。

(3)仔细详细询问患者病史,进行必要的体格检查,明确患者为何种类型的 BPPV。

(4)明确患者有无 BPPV 复位检查的禁忌证。

(四)复位操作步骤

1. 后半规管 BPPV　Dix-Hallpike 试验中患耳向地时出现略带扭转成分的垂直上跳性眼震,首选 Epley 法(图 5-6-1),其次为 Semont 法(图 5-6-2)。

(1)Epley 法具体步骤

1)患者平坐于检查床上,使其患者头部向患侧转 45°。

2)操作者将患者快速后仰,使头与床面成 10°~30°。

3)待眼震和眩晕消失后,再将患者头向健侧转 90°。

4)待眼震和眩晕消失后,再将患者头部连同身体向健侧翻转,头部偏离仰卧位 135°,使其侧卧面部朝地面方向。

5)待眼震和眩晕消失后,坐起保持低头位 30°。

注:上述每个体位均保持 1~2 分钟或至眩晕、眼震消失。

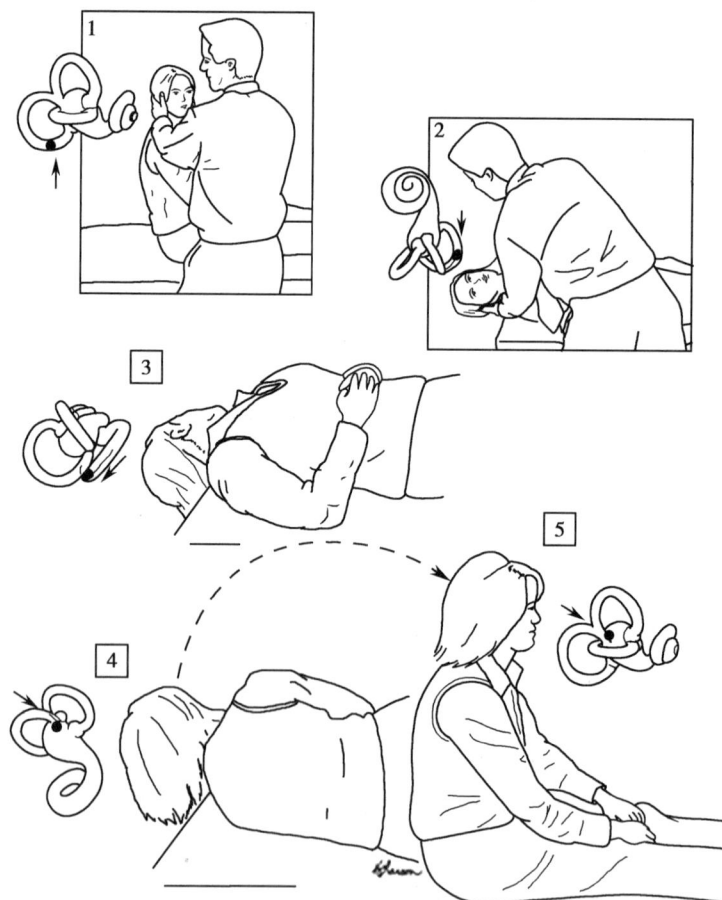

图 5-6-1　Epley 法

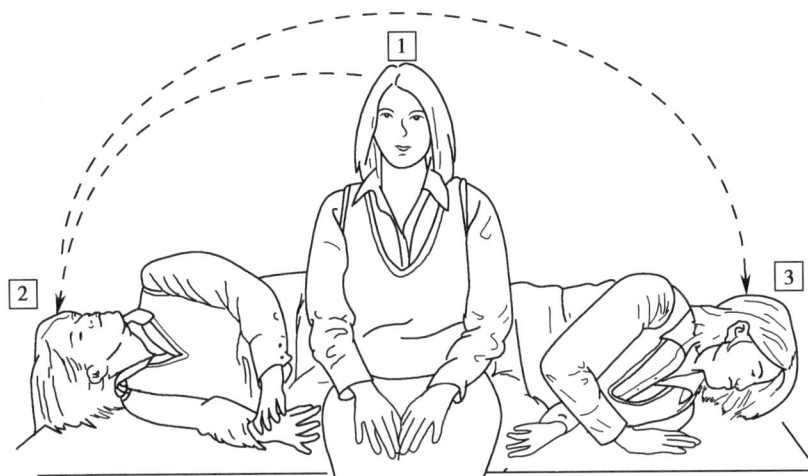

图 5-6-2　Semont 法

（2）Semont 法具体步骤：患者迅速从坐位转到侧卧位，头转向健侧 45°，保持一段时间，然后起来回到坐位，再向反方向进行相同运动。

注：上述每个体位均保持 1~2 分钟或至眩晕、眼震消失。

2. 外半规管（水平半规管）BPPV　Barbecue 法（图 5-6-3）或 Gufoni 法（图 5-6-4）。

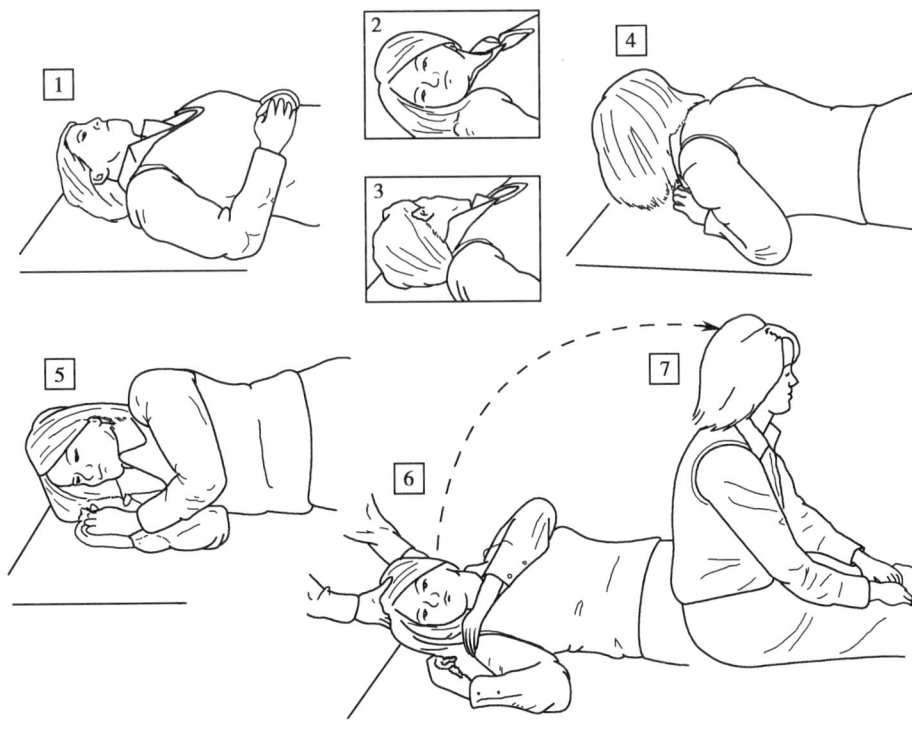

图 5-6-3　Barbecue 法

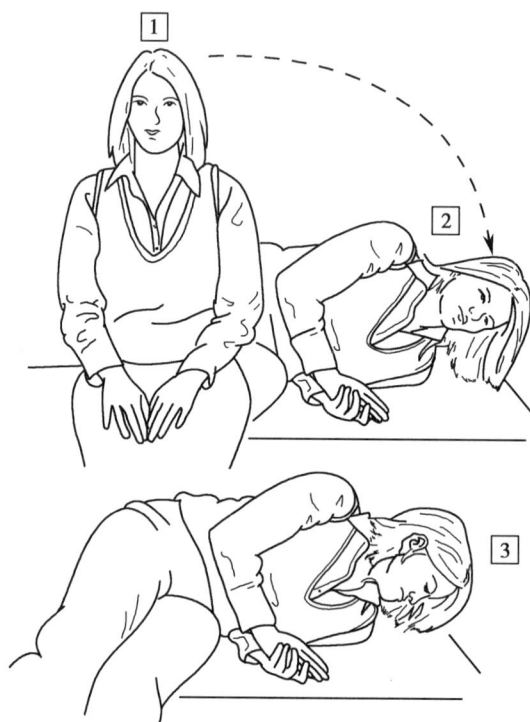

图 5-6-4　Gufoni 法

（1）Barbecue 法具体步骤

1）平卧仰面去枕位。

2）向左（或向右）沿身体纵轴转 90°。

3）继续左转 90°。

4）继续再左转 90°。

5）恢复原仰卧位去枕位，休息片刻可坐起。

注：上述每个体位均保持 1~2 分钟或至眩晕、眼震消失。

（2）Gufoni 法具体步骤

1）取直立坐位头朝前。

2）快速向健侧转为侧卧位。

3）头向下转 45°，使鼻子触到床面。

4）缓慢恢复到直立坐位。

注：上述每个体位均保持 1~2 分钟或至眩晕、眼震消失。

3. 前半规管 BPPV　选用 Yacovino 法（图 5-6-5）。具体步骤如下：

（1）患者正坐于检查床上。

（2）迅速躺下，使患者正位垂直悬头于床下至少 30°，最多可至 75°。

（3）30 秒后将患者头部上抬至下颌抵住胸部。

（4）30 秒后缓慢坐起，头略前倾，待眩晕及眼震消失后，嘱患者坐直，头位恢复至起始位。

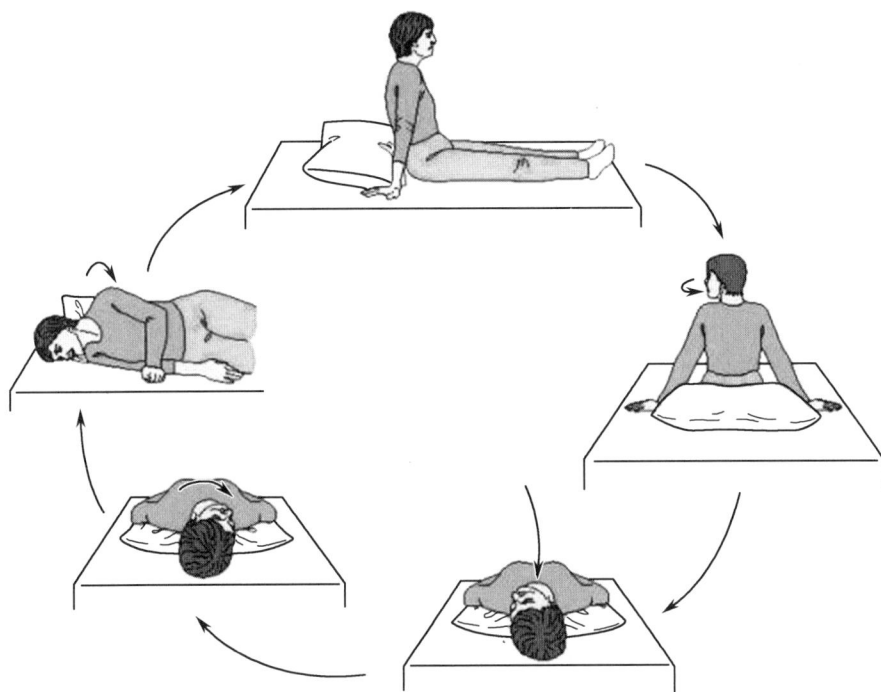

图 5-6-5　Yacovino 法

（五）并发症及处理

1. 耳石异常移位　让患者休息好后根据眼震性质判定 BPPV 类别,再次进行相对应的复位治疗。

2. 类耳石危象　表现为 BPPV 患者在复位坐起来时突然跌倒。应告知患者这是复位成功的标志,并嘱患者家属陪伴,避免摔倒事件的发生。

3. 强烈的眩晕感及恶心、呕吐　若患者不能忍受,可停止复位动作,并给予适量的前庭抑制剂,如盐酸异丙嗪等。

4. 有些患者由于体位治疗后要限制一段时间的颈部活动,会出现颈部僵直、肌肉痉挛,经过适当活动及对症治疗后一般都可消除。

（六）复位操作注意事项

包括复位操作时及复位操作后的注意事项。

1. 复位操作时注意事项

（1）因眩晕会使患者感觉天旋地转,故应让患者家属陪伴在其身边,以减轻其恐惧感。

（2）操作时手法要轻柔,动作要正规、到位,以免造成耳石异位。尤其是对有颈椎病的患者,手法不正确或粗暴可致患者颈椎受损,引起瘫痪甚至危及生命。

（3）对老年患者、心脏病患者、颈动脉狭窄及颈椎病患者需特别谨慎,禁止按压颈动脉窦。进行前/后半规管 BPPV 复位的过程中,应将患者经过中度头伸位向健侧旋转 90° 后,让患者旋转呈俯卧位同时头向下旋转 45°;这样可减小头部与躯体的角度,减少颈椎的旋转度,使颈动脉血流尽量通畅。

（4）对多次复位无效的病例，一定要注意排除中枢、颈椎病变引发的眩晕，尽快完善颅脑CT 或 MRI 检查。

（5）若复位治疗前患者的症状或诱发症状过于剧烈，可先给予镇静、止吐等药物对症处理，再行复位治疗；若在复位治疗过程中诱发症状过于剧烈，应注意是否出现耳石嵌顿于半规管内的情况，可将患者体位按原治疗顺序反向转变。

（6）疑有外淋巴瘘的患者，不能使用震动器。

2. 复位操作后注意事项

（1）患者经复位治疗后至少静坐 30 分钟，以免立即运动引起短暂眩晕发作。

（2）复位治疗后 3 天内，患者晚间取半卧位休息，即头部抬高 45°，在平卧与坐立之间；白天尽可能保持头部垂直，不要进行活动头部的锻炼。

（3）复位治疗后避免剧烈运动，尤其是包含低头、摇头、跳跃等运动（如登高、游泳等），复位成功后 2 天内禁止高空作业、开车等行为，年老患者避免单独活动。

（4）保证充足睡眠、多休息、清淡饮食、忌烟酒，骨质疏松患者需补充钙剂、多饮水、保持半规管中体液浓度较低，以利于耳石贴服，减少 BPPV 的发生。

（5）首次手法复位的成功率约 78%，如仍有眩晕发作，需再次就诊并行手法复位治疗，甚至部分患者需多次复位才能缓解。

（6）BPPV 复位治疗后，患者回家需睡高枕 48 小时，不向患侧卧位。一周后若不痊愈，可重复治疗。如超过 3 次仍无好转，应进一步检查（包括 MRI 检查），以除外颅内病变。

（7）部分患者复位后存在复位后残余症状，表现为头部昏沉、头胀、走路有不稳感，可给予药物治疗，如甲磺酸倍他司汀及桂利嗪类，还可进行前庭康复治疗。

（七）相关知识

复位是目前治疗 BPPV 的主要方法，操作简便，可徒手或借助仪器完成，效果良好。复位时应根据不同半规管类型选择相应的方法（表 5-6-1），复位后应进行疗效评估（表 5-6-2）。

表 5-6-1　良性阵发性位置性眩晕（BPPV）诊疗方式表

受累半规管	诊断试验	复位手法
后半规管	Dix-Hallpike 试验、侧卧试验	Epley 法、改良 Epley 法、Semont 法
外半规管	滚转试验	管结石症：Barbecue 法 Gufoni 法 嵴帽结石症：Gufoni 法、改良 Semont 法
前半规管	Dix-Hallpike 试验、正中深悬头位试验	Yacovino 法

表 5-6-2　疗效评估

评估指标	疗效分级		
	治愈	改善	无效
位置性眩晕（主观）	消失	减轻	未减轻或加剧
位置性眼震（客观）	消失	减轻	未减轻或加剧

三、治疗规范操作表

BPPV 复位治疗规范操作核查见表 5-6-3。

表 5-6-3　BPPV 复位治疗规范操作核查表

项目	内容	是	部分	否
操作前准备	核对患者信息：包括姓名、性别、年龄、主诉及诊断			
	询问患者头晕情况			
	询问患者既往有无高血压，心、肺、脑疾病等病史			
	询问有无服用治疗倍他司汀、苯海拉明等治疗眩晕的药物			
	查看患者病史及既往史			
	明确患者有无 BPPV 复位治疗禁忌证			
	确定患者已签署治疗知情同意书			
	物品（器械）准备：治疗台一个			
操作过程	**以 Epley 法为例**			
	患者平坐于治疗床上，使其患者头部向患侧转 45°			
	操作者将患者快速后仰，使头与床面成 10°~30°			
	待眼震和眩晕消失后，再将患者头向健侧转 90°			
	待眼震和眩晕消失后，再将患者头部连同身体向健侧翻转，头部偏离仰卧位 135°，使其侧卧面部朝地面方向			
	待眼震和眩晕消失后，坐起保持低头位 30°			
操作后处置	患者离开之前等待 10 分钟			
	嘱患者 3 天内半卧位睡眠，勿平卧、头抬高 30°~45°，侧卧睡眠 2~3 天。耳石复位后 7 天内高头位睡眠，避免躺向患侧；1 周内勿剧烈活动颈部			
	嘱患者 2~3 天内避免颈部过屈，可佩戴颈围以限制头部活动			

四、常见操作错误及分析

1. 不同类型 BPPV 的手法复位选择不同，故需先判定 BPPV 类型，若类型判断错误可导致复位效果不佳。

2. 复位操作时，若每次体位变动时对眼震及头晕情况观察的时间过短，可能无法达到复位效果。

五、常见训练方法简介

BPPV 复位目前尚缺乏模具训练，不同类型的 BPPV 复位手法存在差异，需要相关医师有丰富的临床经验。目前训练方法主要通过临床见习和实习，在神经内科或耳鼻喉科专科医师的指导下进行患者的手法复位操作。

六、相关知识测试题

1. BPPV 最常见的类型是
   A. 上半规管
   B. 外半规管(水平半规管)
   C. 后半规管
   D. 椭圆囊斑
   E. 球囊斑

2. BPPV 复位的适应证为
   A. 梅尼埃病
   B. 良性阵发性位置性眩晕
   C. 前庭性偏头痛
   D. 前庭阵发症
   E. 颈性眩晕

3. BPPV 复位治疗的绝对禁忌证**不包括**
   A. 骨折不能完成快速倒下或翻转的动作
   B. 严重的颈椎病或脊柱畸形
   C. 椎动脉夹层或主动脉不稳定性病变
   D. 严重的心肺功能不全
   E. 高血压

4. 后半规管 BPPV 首选的复位方法是
   A. Semont 法
   B. Epley 法
   C. Barbecue 法
   D. Gufoni 法
   E. Yacovino 法

5. 关于 BPPV 复位注意事项,下面说法**不正确**的是
   A. 操作过程中因眩晕会使患者感觉天旋地转,故应让患者家属陪伴在其身边,以减轻恐惧感
   B. 复位治疗后可立刻恢复各项活动
   C. 操作时手法要轻柔,动作要正规、到位,以免造成耳石异位。尤其是对有颈椎病的患者,手法不正确或粗暴可致患者颈椎受损,引起瘫痪甚至危及生命
   D. 操作过程中,若患者的症状或诱发症状过于剧烈,可先给予镇静、止吐等药物对症处理,再行复位治疗。
   E. 复位成功后应保证充足睡眠、多休息、清淡饮食、忌烟酒,骨质疏松患者需补充钙剂、多饮水、保持半规管中体液浓度较低,以利于耳石贴服,减少 BPPV 的发生

答案: 1. C　2. B　3. E　4. B　5. B

第七节　肉毒毒素治疗

一、概述

肉毒毒素(botulinum neurotoxin,BoNT)是由肉毒梭状芽孢杆菌在缺氧条件下产生的一种细菌外毒素,其通过阻止突触囊泡中的乙酰胆碱释放,抑制肌肉收缩、腺体分泌,以及减少介导疼痛相关物质的产生。尽管其有极强的致命性,但是如果能精准注射合适的剂量,可以有效缓解多种病症。自 20 世纪 80 年代首次将肉毒毒素成功用于治疗斜视后,其应用逐渐扩展到神经、康复、泌尿、皮肤、整形、疼痛、消化、耳鼻喉、眼科、精神等领域。由于其独特性

和不断被认识的作用机制、立竿见影的临床疗效、相对可控可逆的毒副作用,目前被广泛应用于临床。

二、操作规范流程

(一) 适应证

1. 在运动障碍疾病中的应用　眼睑痉挛(B级)、偏侧面肌痉挛(B级)、颈部肌张力障碍(A级)、喉肌肌张力障碍(B级)、肢体肌张力障碍(B级)、震颤(B级)、抽动障碍(C级)、口下颌肌张力障碍(C级)。肉毒毒素治疗对眼睑痉挛、偏侧面肌痉挛疗效确切,《中国肉毒毒素治疗应用专家共识》也认为肉毒毒素是治疗的一线选择,但后续仍需要大样本随机双盲对照研究以提升证据级别。

2. 在痉挛状态中的应用　上运动神经元损害所致的上肢痉挛状态(A级)、上运动神经元损害所致的下肢痉挛状态(A级)。

3. 在自主神经功能障碍中的应用　流涎症(B级)、多汗症(A级)、神经源性膀胱过度活动症(A级)、脊髓损伤或者多发性硬化等导致的逼尿肌 - 括约肌协同失调、肉毒毒素注射治疗有效(B级)。

4. 在疼痛相关疾病中应用　慢性偏头痛(有或无药物过量使用性头痛)的预防性治疗(A级)、三叉神经痛、带状疱疹后神经痛、糖尿病周围神经痛等神经病理性疼痛。

5. 其他领域　难治性抑郁症。

(二) 禁忌证

1. 绝对禁忌证

(1) 对 A 型肉毒梭菌及配方中任一成分过敏者。

(2) 合并全身性神经肌肉病,如重症肌无力、兰伯特 - 伊顿综合征(Lambert-Eaton syndrome)、运动神经元病。

(3) 服用影响神经肌肉接头的药物,如奎宁、氨基糖苷类、吗啡等。

(4) 注射部位感染者。

2. 相对禁忌证

(1) 妊娠和哺乳期女性。

(2) 有凝血性疾病或同时进行抗凝治疗者。

(三) 操作前准备

1. 患者的准备

(1) 治疗前两周内不要服用可能会改变凝血状态的药物,如阿司匹林、抗凝药物等。

(2) 治疗当天不要化妆,保持面部清洁,以便医师进行准确判断。

(3) 任何有活动性感染的部位需治疗感染后才能注射。

(4) 签署知情同意书。

2. 物品(器械)的准备

(1) 肉毒毒素注射治疗需要在专门的治疗室内进行,治疗前需对房间、操作台面进行消毒。

(2) 治疗室内应保持安静、温度适宜,避免人员走动,以减少环境中的细菌数量。

(3) 治疗室内需配备治疗床、医疗利器盒、医疗废物垃圾桶、生活垃圾桶,以便治疗时对所产生的医疗垃圾进行及时分类。

(4)治疗室内监护设备、氧气及急救药品应准备妥当。

(5)准备 2~3 支 10ml 0.9%NaCl 注射液、5ml 注射器 1 个、5ml 口腔注射器 1 个、1ml 注射器 1 个、棉签、75% 酒精或络合碘。

(6)肉毒毒素制剂的保存与稀释及管理：应在 −5℃以下的环境冷藏和运输，配制后可保存于 2~8℃的环境中，目前国内上市肉毒毒素制剂均为真空包装，配制后为无色或略显黄色的澄清液体，如配制发生真空消失或有结块现象，应废弃。

(7)肉毒毒素制剂按毒麻药品实施管理，应有专门人员负责药品登记，并用带锁的冰箱保管。

3. 操作者的准备

(1)注射者必须具备相关疾病知识，熟悉注射部位的生理解剖结构，最好具备一定的肌电图或超声定位检测技能。

(2)核对患者信息：包括姓名、性别、年龄、主诉，保存记录患者临床表现的视频资料，以方便治疗前后对比。

(3)询问患者药物服用情况，尤其是有无服用改变凝血状态的药物，如阿司匹林、抗凝药物等。

(4)治疗前告知患者有关肉毒毒素治疗的一般事项，包括作用机制、疗效持续时间、可能出现的不良反应及其他治疗选择。

(四) 操作步骤

1. 肉毒毒素的配制

(1)用无菌、无防腐剂的生理盐水 (0.9%NaCl) 稀释，现配现用，4 小时内使用。

(2)用注射器抽取适量的稀释液配制所需浓度，一般是 2~4ml 注射用生理盐水溶解 A 型肉毒毒素 100U。

(3)本品只能单次使用，剩余溶液应废弃。

2. 头面部常用注射部位的解剖结构及注射技巧　头面部肉毒毒素注射治疗的常见适应证包括眼睑痉挛、面肌痉挛、梅热综合征 (Meige syndrome) 和偏头痛。

(1)眼周肌肉：包括眼轮匝肌、皱眉肌、降眉间肌。

1)眼轮匝肌

①起止点：起自额骨鼻部、上颌骨额突及睑内侧韧带，形成环绕眼眶周围的椭圆形宽扁肌肉，并延伸至眼睑，可分为眶部、睑部和泪腺部。

②功能：眨眼、闭眼及扩大泪囊，使泪液流通，参与面部表情及瞬目反射。

③注射方法：眼轮匝肌为薄层扁肌且表面皮肤菲薄，注射至皮下即可。常用方案：上睑选择内外侧缘睑部的 2 个注射位点，下睑缘选择外侧及中下部 2 个注射位点，睑裂水平外侧眶部 1 个注射位点。推荐剂量 2.5~5.0U/ 点。

④注意事项：注射应避开眼睑中部，以免提上睑肌麻痹导致上睑下垂；避免注射下睑内侧深部，毒素可能弥散至下斜肌间隙引起复视；各点进针方向均应为远离瞳孔方向。

2)皱眉肌

①起止点：位于两侧眼眉内侧端的锥形肌，起自额骨鼻部，止于眉内侧半皮肤。

②功能：收缩时牵眉向下内，产生皱眉表情。

③注射方法：通常与降眉间肌一起注射。常用方案：选择两侧眼眉内侧端各 1~2 个注

射位点,降眉间肌 1 个注射位点。推荐剂量 1.25~5U/ 点。

④注意事项:避免在眉弓正上方 1cm 以内注射,以免毒素弥散至提上睑肌而引起上睑下垂。

3)降眉间肌

①起止点:起自鼻骨下部的筋膜和鼻外侧软骨的上部,其纤维进入前额下部两眉间的皮肤。

②功能:将眉内侧角下拉,参与皱眉及双眉集中动作,产生鼻背上额皮肤横纹。

③注射方法:注射方法见皱眉肌的肌内注射方法,推荐剂量 1.25~5U/ 点。

④注意事项:应注射到皮肤皱纹之间的隆起中,非皱纹内,可能会对眉形产生影响。

(2)颊部肌肉:主要包括颧大肌、颧小肌、提上唇鼻翼肌、翼内肌、翼外肌、咬肌。

1)颧大肌

①起止点:起自颧骨,在提上唇肌的外上方,穿过口角与提口角肌、口轮匝肌融合成更深的束状肌肉。

②功能:牵拉口角向外上方。

③注射方法:眼眶外侧缘至口角外侧肌肉汇集点连线的中点作为注射点,推荐剂量 1.25~2.50U/ 点。

④注意事项:此处皮肤血管丰富且易出血,需适当延长按压时间;该治疗可能会影响鼻唇沟及口角上抬的高度。

2)颧小肌

①起止点:起自颧骨的外表侧,颧上颌逢之前并穿过上唇的下部和中部的实质部。

②功能:能提起上唇,暴露上颌牙,上提口角加深鼻唇沟。

③注射方法:睑裂外侧缘至口角连线的中点作为注射点,推荐剂量 1.25~2.50U/ 点。

④注意事项:通常注射颧大肌位点即可达到满意效果,不需同时注射颧小肌位点。

3)提上唇鼻翼肌

①起止点:起自上颌骨额突的上部,向下外方向斜行,分为中间和外侧部。中间附着于大鼻翼软骨及其上的皮肤,外侧部延伸入上唇的外侧部,并在此处与提上唇肌、口轮匝肌融合。

②功能:外侧部使上唇上提并外翻,使鼻唇沟顶部上升、加深,中间部使鼻孔扩大。

③注射方法:在鼻翼球旁隆起处注射,推荐剂量 1.25~2.50U/ 点。

④注意事项:影响鼻唇沟对称性。

4)翼外肌

①起止点:起始部有 2 个头,上头起于颞下颌窝和蝶骨大翼的颞下嵴,下头起于翼突外侧板的外面,其纤维向后外方向,止于下颌颈及关节盘前缘、关节囊。

②功能:稳定颞下颌关节,单侧收缩使下颌向对侧移动,双侧收缩协助开口。

③注射方法:面颊外侧颞骨颧突下方,颞下颌关节前方(外耳道前方约 35mm,颧弓下方约 10mm)可触及伴随张口动作的肌肉收缩位点,此处作为注射点,略向上偏斜进针,推荐剂量 20~60U/ 点。

④注意事项:控制穿刺深度,注意避免损伤血管。

5)翼内肌

①起止点:分深浅两束,深头起自翼外板内面和腭骨锥突,浅头起自腭骨锥突和上颌结节,向后下外方向走行,止于下颌支内面及下颌角内面。

②功能:上提下颌骨,并向前,参与闭口;一侧翼内、翼外肌同时收缩,下颌骨前伸向对

侧运动；双侧翼内、翼外肌同时收缩，下颌前伸。

③注射方法：口内注射，张口行咬合动作时，于磨牙旁口腔内壁可触及纵行肌肉收缩，即为翼内肌，此处作为注射点，推荐剂量5~40U/点。

④注意事项：药物易弥散至腭肌而发生鼻音。

6）咬肌

①起止点：分三层，浅层起自颧骨下颌突和颧弓下缘前2/3部分，止于下颌支侧面下方后半部分和下颌角；中层起自前2/3颧弓内侧和颧弓后1/3下缘，止于下颌支中部；下层起自颧弓深面，止于上颌支上部和冠突。

②功能：咀嚼时上提下颌，使牙齿闭合，并可使下颌前伸、后缩。

③注射方法：咬合时于下颌角前上方可触及与咬合动作一致的肌肉隆起，此处作为注射点，分2点注射，推荐剂量25~50U/点。

④注意事项：避免在耳屏至口角连线之上注射，药物易弥散至颧肌及上唇提肌群而导致口角下垂。

（3）口周肌肉：主要包括口轮匝肌、笑肌、降口角肌、颏肌。

1）口轮匝肌

①起止点：扁形肌，围绕口裂数层不同方向的肌纤维组成。

②功能：闭唇，参与咀嚼、发音、面部表情。

③注射方法：上下唇各注射2~4点，推荐剂量1.25~2.50U/点。

④注意事项：注射过量可影响唇形及活动度。

2）笑肌

①起止点：起于颧弓及腮腺前筋膜，斜向位于口角外侧走行，止于口角轴肌肉汇集点。

②功能：牵口角向外，包括露齿笑和大笑时。

③注射方法：外耳道下缘至口角外侧缘连线中下1/3附近，笑时该肌肉收缩增厚，推荐剂量1.25~5.00U/点。

④注意事项：可能会影响两侧面部对称，必要时可对侧减量注射。

3）降口角肌

①起止点：位于口角下方的三角形肌肉，起自下颌骨的颏结节及与之连线的斜线，汇集成窄带止于口角轴。

②功能：牵口角向下。

③注射方法：口角下方表浅进针，推荐剂量1.25~5.00U/点。

4）颏肌

①起止点：位于颏隆凸两侧，起自下颌骨的切牙窝，下降附着于颏部皮肤的锥形肌束。

②功能：使下唇上抬，使颏部皮肤产生皱纹。

③注射方法：作用对称，推荐剂量1.25~5.00U/点。

3. 颈部常用注射部位的肌内注射方案

（1）颈阔肌

①起止点：位于颈部浅筋膜中，起自三角肌和胸大肌筋膜，向上止于下颌骨下缘、口角。

②功能：口角向下，并使颈部皮肤出现皱褶。

③注射方法：用手固定局部皮肤及肌肉后分多点注射，参考剂量2.5~5.0U/点，总剂量

25~100U。

④注意事项:提起皮肤条索后注射,避免进针过深。

(2)胸锁乳突肌

①起止点:起自胸骨柄前面和锁骨的胸骨端,会合后斜向后上方,止于颞骨的乳突及上项线外侧。

②功能:单侧收缩使头向同侧倾斜,头转向对侧,双侧收缩可使头后仰。

③注射方法:用手固定局部皮肤及肌肉后分 2~5 点注射,参考剂量 10~25U/ 点,总剂量25~100U。

④注意事项:避开颈动脉三角区,双侧注射时引起吞咽不适的风险增加。

(3)斜方肌

①起止点:起自上项线、外隆凸、项韧带、第 7 颈椎和全部胸椎的棘突,上部的肌束斜向外下方,中部的平行向外,下部的斜向外上方,止于锁骨外侧 1/3 部分、肩峰和肩胛冈。

②功能:使肩胛骨向脊柱靠拢,上部肌束颏上提肩胛骨,下部肌束可使肩胛骨下降;固定肩胛骨,一侧收缩可使颈向同侧屈,脸转向对侧,两侧同时收缩可使头后仰。

③注射方法:分 3~5 点注射,参考剂量 10~25U/ 点,总剂量 25~100U。

④注意事项:进针过深可能注入其下方的肩胛提肌。

(4)夹肌

①起止点:起自项韧带下部、第 7 颈椎和上位胸椎,肌纤维斜上向外止于颞骨上乳突和第 1~3 颈椎横突,分为两部分,即头夹肌和颈夹肌。头夹肌在胸锁乳突肌上端的深面,止于乳突下部和上项线的外侧部,颈夹肌在头夹肌的外侧和下方,止于上位三个椎体的横突。

②功能:一侧夹肌收缩可使头转向同侧,双侧收缩可使头颈后仰。

③注射方法:分 3~5 点注射,参考剂量 10~25U/ 点,总剂量 50~100U。

④注意事项:扭转及后仰型斜颈常有累及,暴露不充分,对姿势的影响可能被低估。

(5)肩胛提肌

①起止点:位于颈部两侧、斜方肌深面,起自上四个颈椎的横突,止于肩胛骨的上角。

②功能:上提肩胛骨,并使肩胛骨下角转向内,如固定肩胛骨,可使颈向同侧屈曲。

③注射方法:嘱患者做耸肩动作,在肌电检测引导下注射,参考剂量 10~25U/ 点,总剂量25~100U。

④注意事项:进针过浅时可能注入其上方的斜角肌。

(6)斜角肌

①起止点:每侧分三块,按位置分别为前、中、后斜角肌,均起自颈椎横突,纤维斜向外下方向,前、中斜角肌止于第 1 肋,后斜角肌止于第 2 肋。

②功能:一侧收缩可使颈侧屈,双侧同时收缩可上提 1、2 肋而深吸气。

③注射方法:用手固定局部皮肤并肌内注射,参考剂量 5~10U/ 点,总剂量 20~50U。

④注意事项:前、中斜角肌与第 1 肋骨之间为斜角间隙,操作时应注意避免伤及臂丛神经及邻近血管。

(7)半棘肌

①起止点:包括头半棘肌、颈半棘肌、胸半棘肌。头半棘肌位于夹肌之间,起自上胸椎横突和下颈椎关节突,肌纤维几乎完全直行上升,止于枕骨上下线间的骨面,颈半棘肌起自上

胸椎的横突,向上附着于上颈椎棘突。

②功能:一侧收缩使头向同侧屈曲,双侧收缩使头颈后仰。

③注射方法:参考剂量 10~25U/ 点,总剂量 20~100U。

④注意事项:此肌肉为后仰型斜颈及慢性头痛时常涉及的肌肉,注意鉴别及定位。

(8)头最长肌

①起止点:起自下颈椎及上胸椎横突结节,止于颞骨乳突,在头半棘肌的外侧。

②功能:双侧收缩使头颈部抬起,一侧收缩使头转向同侧。

③注射方法:参考剂量 10~25U/ 点,总剂量 25~50U。

④注意事项:此肌肉为扭转、后仰型斜颈及慢性头痛时常涉及的肌肉,注意鉴别及定位。

(9)菱形肌

①起止点:起自第 6、7 颈椎和第 1~4 胸椎的棘突,止于肩胛骨的内侧缘。

②功能:牵引肩胛骨向内上方向并向脊柱靠拢。

③注射方法:嘱患者做肩胛骨向内上方向的动作,在肌电检测引导下注射,参考剂量 10~25U/ 点,总剂量 20~50U。

④注意事项:避免进针过深伤及其他器官。

(五)并发症及处理

1. 局部皮疹 不需要特别处理,通常 1 天内消退。

2. 眼睑和面部水肿 可能与痉挛消除、局部体液动力学改变相关,组织液体积聚导致眼睑水肿,通常 1~2 周自行缓解。

3. 皮肤瘀斑 术前控制血压、避免饮酒,对于易出血患者可用 30G 针头。

4. 中毒 对症支持治疗。

(六)操作注意事项

1. 医师应掌握好肉毒毒素注射的适应证,选择明确的治疗目标。

2. 应以切实的功能改善为目的,注意权衡注射后靶肌肉松弛或靶肌肉功能抑制的利弊影响,避免"矫枉过正"或出现明显的副作用。

3. 注射前应告知患者肉毒毒素注射为对症治疗,而非治愈手段,对一些复杂的运动功能障碍很难完全恢复正常,避免患者及家属对注射治疗不切实际地过分期许。

4. 肉毒毒素作为一种强力、不可逆、可致死的神经毒素,用于治疗时应首要考虑其安全性。

5. 影响疗效的最重要因素是正确选择靶肌肉或组织及合适的注射点,治疗者必须具备相应注射部位的神经肌肉解剖生理学知识。

6. 对临床表现复杂多变及治疗反应不佳的患者,需在肌电图、超声或其他有效注射引导下进行注射治疗。

(七)相关知识

1. 肉毒毒素肌内注射后,运动神经元有放电频率变化,但轴索传导不受影响,肉毒毒素不影响神经递质的合成或储存,不能通过血脑屏障。

2. 肉毒毒素对乙酰胆碱量子性释放的阻滞作用是短暂、可逆的,一般持续数月;神经肌肉接头突触乙酰胆碱传递通过关键的突触前蛋白的逆转或轴突末端芽生,与同一肌纤维发生新的突触联系而得以恢复。

三、治疗规范操作表

肉毒毒素注射治疗规范操作核查见表 5-7-1。

表 5-7-1　肉毒毒素注射治疗规范操作核查表

项目	内容	是	部分	否
操作前准备	患者准备:治疗前 2 周内不要服用可能会改变凝血状态的药物,如阿司匹林、抗凝药物等;保持注射部位清洁;签署知情同意书			
	物品准备:需在配备抢救设备的治疗室内进行操作,操作前室内进行消毒;备 2~3 支 10ml 0.9% NaCl 注射液、5ml 注射器 1 个、5ml 口腔注射器 1 个、1ml 注射器 1 个、棉签、75% 酒精或络合碘;注射药物 A 型肉毒毒素应于 2~5℃的带锁冰箱内保存,应有专门人员负责药品登记			
	操作者准备:操作者应具备相关疾病、解剖生理知识;核对患者信息;询问患者药物服用情况;核对书面的知情同意书			
操作过程	肉毒毒素的配制:用无菌、无防腐剂的生理盐水(0.9% NaCl)稀释,现配现用,4 小时内使用。			
	评估患者的情况,应用各疾病的相应量表进行治疗前评分			
	确定所累及的靶肌肉,制订个体化的治疗方案,注射位点及技巧参考上文"头面部常用注射部位的解剖及注射技巧"			
	注射部位予以 75% 的酒精或络合碘消毒 3 次			
	进针后必须回抽,如无回血可推药,拔针后按压数秒,尽可能避免出血淤青			
	首次治疗的患者,治疗结束后要求继续观察 15~20 分钟,如无不适方可离院			
操作后处置	电脑中记录患者情况、注射方案并签名			
	交代患者治疗后注意事项及 1 个月后来院随诊			
	进行物品复原整理、污物处理。			

四、常见操作错误及分析

1. 上睑下垂　与眼轮匝肌上睑注射有关,注射点应尽量靠外侧,避免在上睑中部注射,注射后向外侧压迫止血。

2. 复视及视物模糊　特别注意下睑内眦注射,避免过深或剂量过大。

3. 额纹不对称和眉下垂　前额外侧点注射位点勿过低,尽量小剂量。

4. 流泪　下睑内眦注射勿过于接近眼角,避免过深或剂量过大。

5. 口角下垂和闭合不良　与中下部口唇提肌和口轮匝肌注射有关,可减少剂量,注意对称注射。

五、常用训练方法简介

1. 模拟训练　肉毒毒素注射除了徒手定位外,复杂深部肌肉的注射时需要掌握超声、肌电引导下注射,可以采用操作模型进行超声引导下的肉毒毒素注射的训练。

2. 虚拟训练　注射部位的精准定位是注射治疗成功的关键,学习肉毒毒素注射技术首先要掌握解剖学知识,可以利用人体解剖学习软件,以更好地掌握肌肉分布层次、运动模式。

3. 模型训练　进针深度、角度可以利用自制简易模型,比如海绵、卷纸等,还可以用离体动物模型及活体动物模型来训练。

六、相关知识测试题

1. 关于眼轮匝肌的部位分类,下列选项中,正确的是

    A. 眶部、腺部、鼻部   B. 眶部、睑部、额部

    C. 睑部、额部、鼻部   D. 眶部、腺部、睑部

    E. 额部、眶部、

2. 为避免复视的发生,注射时应注意的肌肉是

    A. 眼轮匝肌下睑内侧   B. 眼轮匝肌下睑外侧

    C. 皱眉肌   D. 降眉肌

    E. 提唇鼻翼肌

3. 下列属于颧肌协同肌的是

    A. 口轮匝肌   B. 降口角肌

    C. 降下唇肌   D. 笑肌

    E. 颏肌

4. 口轮匝肌注射常见的并发症**不包括**

    A. 吞咽困难   B. 唇峰平坦

    C. 口角下唇   D. 唇形不对称

    E. 影响唇部活动度

5. 下列肌肉中,**不属于**上唇提肌协同肌的是

    A. 口轮匝肌   B. 提上唇鼻翼肌

    C. 笑肌   D. 颧大肌

    E. 颧小肌

答案:1. D　2. A　3. D　4. A　5. A

第八节　低温治疗

一、概述

低温治疗是指通过物理和化学(药物)方法快速将核心体温降低至特定水平,维持一段时间后逐渐复温,以达到改善预后之目的的治疗方法。目前多数研究采用32~35℃的低温

治疗。

尽管目前仍需要高质量的随机对照试验研究验证其疗效,但低温治疗已经被国内外危重疾病管理指南推荐。实施低温治疗时需严格依照适应证和禁忌证筛选患者,规范临床操作的同时严密监测治疗过程。目前临床常用的低温技术大致可分为侵入性(血管内低温技术)和非侵入性(体表低温技术)。

二、操作规范流程

(一) 适应证

1. 成人心脏停搏并进行心肺复苏后的昏迷。
2. 重症颅脑外伤,GCS 评分 3~8 分,颅内压>20mmHg。
3. 重症脊髓外伤,美国脊髓损伤协会(American Spinal Injury Association,ASIA)评分 A 级。
4. 大脑半球大面积脑梗死,范围 ≥ 大脑中动脉供血区的 2/3。
5. 幕上大容积脑出血>25ml。
6. 难治性或超级难治性癫痫持续状态。

不同疾病的低温治疗推荐温度、启动时间、维持时长及复温速率见表 5-8-1。

表 5-8-1　不同疾病的低温治疗推荐温度、启动时间、维持时长及复温速率

疾病种类	推荐温度 /℃	推荐启动时间 /h	推荐维持时长	推荐复温速率
心脏停搏	32~36	复苏后<6	24h	0.25~0.50℃ /h
重症颅脑外伤	32~35	6~72,或根据颅内压决定	24~72h	0.25℃ /h
重症脊髓外伤	32~35	6~72	36~48h	0.1℃ /h
脑梗死	32~35	6~72	24~72h	0.5 ℃ /(12~24h) 或 0.05~0.10℃ /h
脑出血	32~35	6~72	8~10d	0.5 ℃ /(12~24h) 或 0.05~0.10℃ /h
难治性或超级难治性癫痫持续状态	32~35	6~72	3~5d	<0.5℃ /4h

(二) 禁忌证

1. 多器官功能衰竭。
2. 严重低氧血症尚未纠正。
3. 严重感染。
4. 难以控制的出血。
5. 各种原因所致的顽固性休克。

(三) 操作前准备

1. 患者的准备

(1)治疗前完善动脉血气分析、血常规、凝血功能、肝肾功能、心肌酶、电解质、血糖等检

验,条件允许下完善颅脑 CT 或 MRI 影像学。

(2)建立静脉通道。

(3)气管插管或气管切开。

(4)持续监测患者意识、瞳孔、生命体征(体温、心率、脉搏、呼吸、血压)、血氧饱和度、中心静脉压、颅内压、心电图等。

(5)向患者家属告知治疗目的及风险,并签署知情同意书,取得合作。

2. 物品(器械)的准备

(1)血管内低温技术:血管内低温治疗仪、无菌生理盐水、穿刺包、蒸馏水等。

(2)体表低温技术:降温毯、冰帽、大单、毛巾、预冷生理盐水等。

(3)备好镇静药物、肌肉松弛药等。

(4)备好抢救设备及药品等。

3. 操作者的准备

(1)核对患者信息,判定患者是否有治疗的适应证。

(2)评估患者状态,检查结果判读(实验室检查、心电图、颅脑 CT 或 MRI 等),排除低温治疗的禁忌证,确认家属已签署知情同意书。

(四) 操作步骤

1. 血管内低温技术

(1)环境条件

1)空气流通的房间。

2)配有电源、稳压器及可靠地线。

3)周围无腐蚀性及易燃性气体。

(2)系统设置

1)选择系统预冷。

2)导管泵速:根据导管规格选择相应的泵速。

3)温度探头:使用独立的温度探头。

4)目标温度:参考表 5-8-1。

5)治疗模式:选择包含复温功能的模式。

6)设定速率:降温 / 复温速率参考表 5-8-1。

(3)置入温度传感器:置入带温度探头的导尿管、肛管或食管导管等。

(4)设备运行前准备步骤

1)打开血管内低温治疗仪主机进行系统设置。

2)装配启动套件。

3)连接温度传感器。

4)股静脉穿刺并置入导管。

5)将输入及反流的管路接头与导管彼此连接。

6)整理管路。

(5)温度管理:目标温度、维持时长及复温速率可参考表 5-8-1。

1)诱导期:启动设备开始治疗,根据设置的降温速率达到目标温度,通常在 2~4 小时内。

2)维持期:持续运行设备,根据疾病种类及患者情况维持目标温度一段时间。

3)复温期:采取主动控制方式缓慢复温,选择复温功能并设置复温速率,需注意复温后仍需控制核心体温在 37.5℃ 以下,并至少持续 72 小时。

(6)监测并发症

1)生理学指标:推荐实时监测生命体征(心率、脉搏、呼吸、血压)、血氧饱和度、寒战、核心温度、颅内压等。

2)实验室指标:推荐每 4~6 小时监测血气分析、血常规、电解质、凝血、肝肾功能、血糖、心肌酶、脂肪酶、淀粉酶等;定期血、尿、痰培养,及时发现感染。

3)辅助检查指标:定期检测心电图、胸部 X 线片、下肢深静脉超声等;持续或间断监测脑电图。

4)确认低温操作技术相关事件:操作意外(股静脉穿刺置管)、仪器设备运转意外等。若患者治疗期间出现危害生命的并发症,且积极治疗后仍无法纠正,应考虑终止治疗并开始复温。

(7)治疗结束:暂停血管内低温治疗仪,下载患者资料,记录患者病情、生命体征变化,以及评估治疗效果。

2. 体表低温技术

(1)环境条件

1)空气流通的房间。

2)配有电源、稳压器及可靠地线。

3)周围无腐蚀性及易燃性气体。

(2)系统设置

1)治疗模式:①降温功能,选择温度 4~10℃;②复温功能,选择温度 35~40℃。

2)体温设置:参考表 5-8-1 进行设置。

(3)置入温度传感器:置入带温度探头的导尿管、肛管或食管导管等。

(4)冬眠药物使用:静脉泵入冬眠药物。

(5)设备运行前准备步骤

1)降温毯、冰帽安装及使用:降温毯平放在患者背下,上垫双层大单,冰帽则置于患者头下,垫毛巾戴于患者头上。

2)打开降温毯主机后设置降温毯温度及体温。

(6)温度管理:目标温度、维持时长、复温速率可参考表 5-8-1。

1)诱导期:调节降温毯温度达到目标温度,根据体温、躁动情况调整冬眠药物泵入速度,为加快降温可使用 4℃ 生理盐水静脉滴注。

2)维持期:调整药物及降温毯温度,将目标温度维持一段时间。

3)复温期:建议采取主动控制的方式缓慢复温,选择复温功能进行复温。复温后仍需控制核心体温在 37.5℃ 以下,并至少持续 72 小时。

(7)监测并发症:因体表降温法为非侵入性,故无须监测操作意外,余同血管内低温技术。

(8)治疗结束:暂停降温毯,记录患者病情、生命体征变化,以及评估治疗效果。

(五) 并发症及处理

1. 寒战　常规评估寒战程度,评估量表可选择寒战评估量表以指导抗寒战策略实施(表 5-8-2)。药物治疗可选择丁螺环酮(负荷量 30mg,维持量 15mg/8h)、盐酸哌替啶(负荷量 1mg/kg,维持量 25~45mg/h)、咪达唑仑(负荷量 0.1mg/kg,维持量 2~6mg/h)等联合抗寒战方案。当寒战控制不理想需要快速降温时,加用维库溴铵[负荷量 0.03~0.05mg/kg,维持量 0.02~0.03mg/(kg·h)]或罗库溴铵[负荷量 0.6mg/kg,维持量 0.3~0.6mg/(kg·h)]等。药物剂量调整须考虑个体差异。血管内降温时可佩戴手套袜套、加盖棉被、提高室温、加盖升温毯、热辐射等提高体表温度,减轻寒战。

表 5-8-2 寒战评估量表

等级	定义
0 级	无寒战
1 级	轻度寒战,仅局限于颈部和 / 或胸部抖动
2 级	中度寒战,上肢、颈部和胸部明显抖动
3 级	重度寒战,躯干和四肢明显抖动

2. 血容量不足、低血压 实时监测患者血压,及时发现并积极处理,若无法纠正则应停止低温治疗并逐渐复温。

3. 心律失常 实时监测患者心率、脉搏、心电图,及时发现异常心律,采取相应手段进行控制,若无法纠正应停止低温治疗并逐渐复温。

4. 低钾血症 监测血钾,建议在诱导和维持阶段将血钾浓度维持在 3.0~3.5mmol/L,避免复温期间引起反跳性高钾血症。

5. 感染 是低温治疗的常见并发症,应严密监控患者感染的临床表现,间断监测感染相关指标,合理使用抗生素治疗,加强气道和伤口的护理。

6. 凝血障碍及出血风险 血小板轻度下降、活化部分凝血活酶时间轻度延长,可随着复温自行恢复正常,建议监测血栓弹力图或凝血功能,及时发现问题并积极纠正。

7. 胰岛素抵抗及高血糖及低血糖 监测血糖,在诱导及维持阶段强化胰岛素治疗。复温阶段由于胰岛素的敏感性恢复,易出现低血糖,需减少胰岛素剂量。

(六) 操作注意事项

1. 核心温度监测 "金标准"为肺动脉导管温度,与脑部温度最为接近。食管、鼻咽、膀胱、直肠、气管插管气囊与肺动脉导管温度相似,可作为替代方法。

2. 参数调整 低温会降低代谢率,从而使氧耗及二氧化碳产量减少,所以机械通气参数需经常调整。血气分析值具有温度依赖性,为精确检测结果,血样应在患者实际体温下分析,即床旁及时测量或进行温度校正。

3. 药物剂量调整 低温治疗的患者应充分考虑温度对药物代谢的影响,特别是血管活性药物、镇静和镇痛药物。治疗期间应对临床药物治疗进行相应调整。

(七) 相关知识

1. 核心温度(core temperature,Tc) 主要是指心、肺、脑和腹腔脏器等处的温度。核心温度高于体表温度,且比较稳定,各部位之间的差异不大,但由于各器官组织的代谢水平不同,其温度略有差异。

2. ASIA 神经功能分级标准(表 5-8-3)

表 5-8-3 美国脊髓损伤协会(ASIA)神经功能分级标准

分级	定义
A 级	完全性损伤,骶段 S_4~S_5 无任何运动及感觉功能保留
B 级	不完全性损伤,脊髓损伤神经平面以下,包括骶段 S_4~S_5 存在感觉功能,但无任何运动功能
C 级	不完全性损伤,脊髓损伤神经平面以下有运动功能保留,一半以上的关键肌肌力<3 级
D 级	不完全性损伤,脊髓损伤神经平面以下有运动功能保留,一半以上的关键肌肌力 ≥3 级
E 级	正常,感觉和运动功能正常

3. 预后评估 低温治疗后需进行短期(≤1 个月)和长期(≥3 个月)预后评估,主要评估指标包括近期(出院时或 1 个月)死亡率、远期(3~12 个月)死亡率、生存曲线、格拉斯哥预后评分、Barthel 指数、mRS 和脑功能分级等(表 5-8-4、表 5-8-5)。常用的次要评估指标包括 ICU 停留时间、住院时间、机械通气时间和并发症发生率等。

表 5-8-4 改良 Rankin 量表(mRS)

评分/分	评分标准
0	无症状
1	尽管有症状,但无明显功能障碍,能完成所有日常职责和活动
2	轻度残疾,不能完成病前所有活动,但不需要帮助,能照顾自己的事务
3	中度残疾,要求一些帮助,但行走不需要帮助
4	重度残疾,不能独立行走,无他人帮助不能满足自身需要
5	严重残疾,卧床、失禁、要求持续护理和关注

表 5-8-5 Barthel 指数评定量表

项目	评分/分	内容
进食	10	自己在合理的时间内(约 10 秒吃一口)可用筷子取食眼前的食物
	5	需部分帮助(切面包、抹黄油、夹菜、盛饭等)
	0	完全依赖他人
转移	15	自理
	10	需要少量帮助(1 人)或语言指导
	5	需两人或一个强壮、动作娴熟的人帮助
	0	完全依赖他人
修饰	5	可独立完成洗脸、洗手、刷牙及梳头
	0	需要他人帮忙
上厕所	10	可自行进出厕所,不会弄脏衣物,并能穿好衣服。使用便盆者,可自行清理便盆
	5	需帮忙保持姿势的平衡,整理衣物或使用卫生纸。使用便盆者,可自行取放便盆,但须仰赖他人清理
	0	需他人帮忙

续表

项目	评分/分	内容
洗澡	5	可独立完成(不论是盆浴或淋浴)
	0	需他人帮忙
行走 (平地45m)	15	使用或不使用辅具皆可独立行走45m以上。
	10	需要稍微扶持或口头指导方可行走45m以上
	5	虽无法行走,但可独立操纵轮椅(包括转弯、进门,以及接近桌子、床沿)并可推行轮椅45m以上
	0	需别人帮忙
上下楼梯	10	可自行上下楼梯(允许抓扶手、用拐杖)
	5	需要稍微帮忙或口头指导
	0	无法上下楼梯
穿脱衣服	10	可自行穿脱衣服、鞋子及辅具
	5	在别人帮忙下,可自行完成一半以上的动作
	0	需别人帮忙
大便控制	10	能控制
	5	偶尔失禁(每周<1次)
	0	失禁或昏迷
小便控制	10	能控制
	5	偶尔失禁(每周<1次)或尿急(无法等待便盆或无法即时赶到厕所)或需别人帮忙处理
	0	失禁、昏迷或需要他人导尿

注:评分≤40分,重度依赖,全部需要他人照护。41~60分,中度依赖,大部分需要他人照护。61~99分,轻度依赖,少部分需要他人照护。100分,不需要依赖他人照护。

三、治疗规范操作表

低温治疗规范操作核查见表5-8-6。

表5-8-6　低温治疗规范操作核查表

项目	内容	是	部分	否
操作前准备	患者准备:核对患者信息;完善相关检验检查;建立静脉通路;气管插管或气管切开;连接监护设备;家属签署治疗知情同意书			
	物品准备:低温治疗设备及相关物品;镇静药物、肌肉松弛药;抢救设备及药品			
	操作者准备:核对患者信息;明确患者治疗适应证及禁忌证			

续表

项目	内容	是	部分	否
操作步骤	确认环境条件：符合设备使用环境要求			
	置入温度传感器			
	设备运行前准备步骤： 血管内低温技术：正确完成系统设置、组装启动套件；连接温度传感器；无菌操作下完成股静脉穿刺及导管与管路的连接 体表低温技术：降温毯冰帽安装及使用；设置降温毯温度及体温			
	冬眠药物使用（此步骤限于体表低温技术）			
	温度管理：目标温度、降温速率、维持时长、复温速率			
	诱导期：目标温度；降温速率			
	维持期：核心温度不波动或轻微波动；维持一定时间			
	复温期：主动控制缓慢复温；控制复温速率；复温后维持核心温度在37.5℃以下至少72小时			
	监测：生理学指标、实验室指标、辅助检查、低温操作相关事件，以及并发症管理			
	治疗结束：暂停低温治疗设备			
操作后处置	下载患者资料（此步骤限于血管内低温技术）；记录患者病情、生命体征变化以及评估治疗效果			
	进行物品复原整理、污物处理			

四、常见操作错误及分析

1. 测温部位错误　若简单地将测温线固定在腋窝，患者的体位变动后将导致测温不准确，使所测体温偏低，达不到需要的治疗温度区间。食管、鼻咽、膀胱、直肠、气管插管气囊皆可作为监测脑温的替代部位。

2. 温度选择及治疗时长错误　在不符合适应证的情况下使用低温治疗会掩盖治疗本身的益处，并导致损伤进一步加重。应根据疾病种类及患者情况选择目标温度及治疗时长，治疗过程中加强监测，出现严重危害生命的情况时应开始复温。

五、常用训练方法简介

目前低温治疗的训练主要包括理论学习和操作实践两部分，需要在经验丰富并熟悉降温装置的临床医师指导下，熟练掌握低温治疗的操作流程、适应证、禁忌证等。

六、相关知识测试题

1. 低温治疗的适应证**不包括**

　　A. 重型颅脑损伤患者颅内压大于20mmHg

　　B. 感染性休克患者

　　C. 大面积脑梗死患者

　　D. 因心室颤动、室性心动过速、心搏骤停而心肺复苏后的昏迷患者

　　E. 超级难治性癫痫持续状态

2. 低温治疗的禁忌证**不包括**

　　A. 严重感染　　　　　　　　　B. 持续性出血导致的低血压

　　C. 顽固性休克　　　　　　　　D. 窦性心动过缓

　　E. 多器官功能衰竭

3. 下面属于体表降温方式的是

　　A. 水循环降温毯　　　　　　　B. 血管内热交换法

　　C. 腹腔灌洗　　　　　　　　　D. 静脉4℃生理盐水输注

　　E. 体外循环法

4. 以下有关低温治疗的说法中，**不正确**的是

　　A. 低温治疗应尽早实施

　　B. 推荐具有温度反馈调控装置的低温技术开展低温治疗

　　C. 复温过程中不需要缓慢复温

　　D. 复温期间需加强颅内压监测与处理防止颅内压反跳导致的脑疝

　　E. 治疗期间出现寒战需要积极处理

5. 以下**不属于**低温诱导期常见并发症的是

　　A. 低钾血症　　　　　　　　　B. 压疮

　　C. 低血压　　　　　　　　　　D. 寒战

　　E. 高血糖

答案：1. B　2. D　3. A　4. C　5. B

第九节　帕金森病脑深部电刺激疗法术后程控

一、概述

　　脑深部电刺激（deep brain stimulation，DBS）是帕金森病药物治疗的一个有效补充，1987年其首次被用于帕金森病和特发性震颤的治疗，1998年我国实施了首例帕金森病DBS治疗。目前国内DBS电极植入靶点大多数选择苍白球内侧部（globus pallidus internus，GPi）和底丘脑核（subthalamic nucleus，STN）。DBS术后程控是DBS治疗的重要环节，主要包括首次开机和长期随访程控，通过调整DBS的最佳刺激参数从而达到改善患者生活质量的目的。

二、操作规范流程

（一）适应证

1. DBS术后首次开机。

2. DBS术后长期调控优化参数。

（二）禁忌证

无明确绝对禁忌证。

（三）操作前准备

1. 患者的准备

（1）详细告知患者在参数调整过程中可能出现异动、言语含糊、头晕、肢体麻木等一过性不适。

（2）患者于程控前夜停止服用复方左旋多巴制剂及其他抗帕金森病药物，处于药物"关"期状态。

（3）停用左旋多巴制剂后请家属注意护理和监护，避免摔倒等不良事件。

2. 物品（器械）的准备

（1）抗帕金森病药物。

（2）帕金森病 DBS 术后程控记录本。

（3）程控仪。

（4）DBS 术后 MRI 影像（通常选择 1.5T-MRI）。

3. 操作者的准备

（1）核对患者信息：包括姓名、性别、年龄、主诉等。

（2）仔细查阅患者 MRI 影像（特别对于术后首次开机程控的患者），明确电极植入情况、有无出血等并发症。

（3）确认患者既往抗帕金森病药物服用情况、目前药物服用情况，以及 DBS 手术前后症状情况。

（4）仔细阅读患者的程控记录本，明确患者手术时间、部位、是否可充电，熟悉患者既往的靶点和各参数的调整情况。

（四）操作步骤

1. 开机程控

（1）开机时机：一般于 DBS 术后 2~4 周开机。

（2）程控观察指标：开机前对受试者进行帕金森病运动症状评估。由于强直的波动性较少、对患者配合度要求较低、对于刺激的反应时间最短，因此强直是程控过程最重要的观察指标；此外，运动迟缓、震颤、步态也作为观察指标（具体评估方法参照帕金森病急性左旋多巴负荷试验部分内容）。

（3）开机：连接程控仪与脉冲发生器，录入患者基本信息与刺激器相关信息。

（4）阻抗检测：检测并记录每个电极触点的阻抗值，确定通路连接完整。

（5）电极触点测试：一般先程控病情较重的一侧肢体，再程控病情较轻的一侧肢体；通常开机程控选择单极刺激模式，将植入的脉冲发生器作为正极，电极触点作为负极，设定脉宽为 60 微秒，频率为 130Hz，酌情以 0.1~0.5V 逐步调整电压，记录观察指标的变化以及副反应（如麻木、肌张力障碍、异动、构音障碍、吞咽障碍、头晕、视物模糊、步态障碍及其他不适感等）。

（6）开机靶点选择：在经过所有电极触点测试后，根据测试的有效阈值和副反应情况选择最佳触点（该触点通常亦需较大的治疗窗以便后期参数调整）并设定参数，通常开机程控设定脉宽为 60 微秒，频率为 130Hz，电压为较低的有效阈值（在后期的长期程控中逐步调整、提高电压）。

（7）药物观察：患者完成开机靶点选择与参数设定后，可以服用晨起剂量的抗帕金森病药物(通常服用相同剂量或略低的左旋多巴等效剂量或其他抗帕金森病药物),观察患者开机服药状态至少2小时,评估患者有无副反应(如异动症及其他不适)。

(8)程控结束:向患者说明程控情况、注意事项,以及预约下次随访时间。

2. 长期调控

(1)患者在开机后3~6个月之内需要相对频繁的复诊,以进行参数调整和药物调整,逐步提高电压、逐步减少抗帕金森病药物,避免帕金森病药物撤药引起的抑郁等情况;此后,患者还需要定期复诊,优化刺激参数、电极触点并调整药物,尽可能以最小的刺激强度和最少的药物剂量获得最大程度的症状改善并防止不良反应。

(2)每次程控前如"开机程控"所述,需要开机、检测阻抗、评估程控前运动情况。

(3)参数设置:可根据患者情况选择单极刺激、双极刺激、双负刺激模式等;根据患者情况调节参数,如电压、频率和脉宽,记录不同参数组合时患者的观察指标情况,以优化和选择参数。

(4)程控结束:向患者说明程控情况、注意事项,以及预约下次随访时间。

(五) 并发症及处理

1. 刺激诱发异动症　GPi-DBS 具有直接抗异动的作用,较少引起异动症;STN-DBS 可诱发异动,表明电极植入位置正确,通常预示能有较好的获益。为了减少刺激诱发的异动症,可以逐步、缓慢地增加刺激电压(部分患者需要用 0.05~0.10V 电压增幅)、适当减少单次左旋多巴剂量等,必要时添加金刚烷胺。

2. 语言障碍　语言障碍是初次开机程控和长期调控均常见的副反应。通常认为左侧 STN-DBS 刺激与语言障碍更为相关,对于有语言障碍的患者,可以尝试分别关闭一侧刺激以判断是否仅与单侧相关;减小刺激电压、脉宽,使用双极刺激,使用交叉电脉冲以及更换靶点等均可能改善语言障碍。

3. 步态障碍　术后步态障碍因素和程控比较复杂,排除了手术靶点植入不准确后,在程控方面可以尝试提高双侧电压以排除刺激不足、降低症状改善更好侧的电压以排除双侧肢体肌张力不对称、尝试低频或变频刺激、更换电极触点和交叉电脉冲等。

(六) 操作注意事项

1. 术后首次开机的一个重要目标是确定每个电极触点的治疗窗,即有效的最低刺激域和引起副作用的最低刺激域,程控前需要充分与患者交流,取得患者理解与信任。

2. 程控医师可以给患者程控仪设定参数调整权限(通常为电压),并指导患者在家借助患者程控仪适当调整刺激参数、检查刺激器开关状态和电池状态。

(七) 相关知识

1. 远程程控　目前对于帕金森病患者的程控,除进行现场程控外,还有一种远程程控形式。即程控医师通过互联网技术连接 DBS 设备的医师端和患者端,对患者进行评估和远程参数调整,但远程程控仍存在一定局限性和风险。

2. 变频刺激　传统的电刺激采用的是恒频刺激,即刺激的频率是恒定的,而变频刺激采用高频、低频交互电刺激,可能有助于改善步态障碍和部分中轴症状。

3. 交叉电脉冲　交叉电脉冲刺激模式是在一侧电极上设置 2 组不同程序交替刺激,这 2 组程序的频率相同,但可有不同的触点组合、电压和脉宽。交叉电脉冲适用于常规程控方式疗效欠佳的患者,在疗效和不良反应之间寻找最佳平衡。

三、治疗规范操作表

帕金森病 DBS 术后程控规范操作核查见表 5-9-1。

表 5-9-1　帕金森病 DBS 术后程控规范操作核查表

项目	内容	是	部分	否
操作前准备	患者准备:程控前停药;保持精神状态良好			
	物品准备:抗帕金森病药物、程控记录本、程控仪 准备 DBS 术后行 MRI 影像检查			
	操作者准备:再次核对患者信息;查阅患者 MRI 影像;确认患者病史、手术情况,以及既往的靶点和各参数的调整情况			
操作过程	**程控顺序及操作方法**			
	开机程控			
	程控开机前评估:强直、运动迟缓、震颤、步态			
	开机:连接医师程控仪与脉冲发生器,录入信息			
	阻抗检测:检测并记录每个电极触点的阻抗值			
	电极触点测试:左、右侧分别程控;选择刺激模式和不同电极触点,设定脉宽、频率、电压,记录受试者观察指标变化情况及副反应			
	开机靶点选择:经过所有电极触点测试后,根据测试的有效阈值和副反应情况选择最佳触点并记录			
	药物观察:服用抗帕金森病药物,评估受试者状态			
	长期调控			
	开机、检测阻抗			
	程控前评估:强直、运动迟缓、震颤、步态			
	参数设置:选择刺激模式;调节参数如电压、频率和脉宽;评估不同参数组合时受试者情况;优化和选择参数			
操作后处置	向患者说明程控情况、注意事项			
	预约下次程控随访时间			

四、常见操作错误及分析

1. 电压调整过快　DBS 程控中,电压是改良帕金森病症状最重要的参数,也经常以电压来测试刺激副作用的阈值,因此电压调整不宜过快,首次开机程控电压不宜过高,需要循序渐进,以避免刺激引起异动及其他副作用。

2. 避免残余效应　在测试不同触点时,注意需要有一定的时间间隔,避免不同触点残余效应的影响。

五、常用训练方法简介

目前帕金森病 DBS 术后程控的训练主要包括理论学习和操作实践两部分,要求在经验丰富的神经内科神经变性疾病与遗传病亚专科程控医师的指导下,熟练掌握程控的操作流程和药物治疗原则,针对患者个性化特点进行开机程控、长期调控和药物调整。

六、相关知识测试题

1. 关于帕金森病 DBS 术后开机程控,下列描述**错误**的是

    A. 为改善患者的帕金森病症状,术后需要马上进行开机程控

    B. 开机程控前需要处于药物"关"期状态

    C. 开机程控电压应避免过高

    D. 开机常使用单极刺激模式

    E. 开机程控时需要对每个触点进行阻抗检测

2. 关于帕金森病 DBS 术后程控,下列描述**错误**的是

    A. 一般于 DBS 术后 2~4 周开机

    B. 通常先程控病情较重的一侧肢体,再程控病情较轻的一侧肢体

    C. 选择的最佳触点需要有较大的治疗窗

    D. 患者完成开机靶点选择与参数设定后,可以服用抗帕金森病药物,观察副作用

    E. DBS 程控时必须处于药物"开"期状态

3. 关于帕金森病 DBS 术后首次开机程控参数设定,**不合适**的参数是

    A. 单极刺激模式   B. 脉宽 60 微秒

    C. 频率 130Hz   D. 电压 1.5V

    E. 电压 4.0V

4. DBS 现场程控效果的常用评估指标**不包括**

    A. 强直   B. 震颤

    C. 步态障碍   D. 运动迟缓

    E. 睡眠

5. 针对 DBS 开机程控后出现的语言障碍而进行的参数调整,下列描述**错误**的是

    A. 减小刺激电压   B. 增加脉宽

    C. 使用双极刺激   D. 更换靶点

    E. 减少脉宽

答案:1. A   2. E   3. E   4. E   5. B。

第十节 体外反搏治疗

一、概述

体外反搏治疗是用外力促进血液循环的一种辅助治疗方法,在心电 R 波的同步触发下,于心脏舒张期自下而上对包裹小腿、大腿及臀部的气囊进行序贯充气加压,通过多种机制改

善器官缺血。

体外反搏治疗最初被用于冠心病、心绞痛的治疗,随着临床应用不断深入,其在心力衰竭、缺血性脑血管病中的应用也积累了很多的经验并取得疗效。其不仅可迫使血液返回主动脉,以提高主动脉舒张压,使脑供血动脉压也随之增高,同时还可增加静脉回心血量和心输出量,使脑灌注始终保持在一个较高的水平上,使脑组织在收缩期和舒张期都可得到较多血供,改善脑组织缺氧缺血、代谢状况,促进脑细胞功能恢复,从而达到治疗缺血性脑血管病的目的。

二、操作规范流程

(一) 适应证

1. 心血管疾病

(1)冠心病:心绞痛、心肌梗死后、冠状动脉支架植入术后、冠状动脉旁路移植术后、非阻塞性冠心病。

(2)慢性稳定型心力衰竭:缺血性、纽约心脏病协会(New York Heart Association,NYHA)分级Ⅱ~Ⅲ级。

2. 神经系统疾病

(1)缺血性卒中。

(2)短暂性脑缺血发作。

(3)帕金森病。

(4)阿尔茨海默病。

(5)睡眠障碍。

3. 其他老年性疾病

(1)缺血性疾病合并2型糖尿病。

(2)经生活方式调整和药物治疗后血糖仍控制不佳的2型糖尿病。

(3)糖尿病视网膜病变和糖尿病肾病。

(4)视网膜中央动脉栓塞、缺血性视神经病变和缺血性视神经萎缩等眼部缺血性疾病。

(5)突发性聋。

(6)冠心病合并勃起功能障碍。

(7)经传统治疗后效果不佳的勃起功能障碍。

(8)缺血性疾病合并焦虑症或抑郁症。

(二) 禁忌证

1. 下肢深静脉血栓、活动性血栓性静脉炎。

2. 中、重度心脏瓣膜病变,尤其是主动脉瓣关闭不全和/或狭窄。

3. 中、重度肺动脉高压(平均肺动脉压>50mmHg)。

4. 主动脉瘤、脑动脉瘤。

5. 未控制的高血压(>180/110mmHg)。

6. 失代偿性心力衰竭。

7. 可能干扰设备心电门控功能的心律失常。

8. 出血性疾病或明显出血倾向。

9. 反搏肢体有感染灶。

（三）治疗前的准备

1. 患者的准备

（1）安全评估

1）基础评估：①一般情况；②基础疾病和并发症；③血常规、凝血功能、血脂、血糖、肝肾功能；④常规心电图、心脏超声、下肢血管超声等检查。

2）专项评估：对于严重的特殊临床情况，可针对性地选择临床检验和检查方法进行专项评估。如动态心电图、动态血压、无创血流动力学检测等。

（2）风险控制

1）脑血管疾病患者，需行心电图、超声心动图检查；拟诊脑血栓或脑梗死患者，需行颅脑CT 或 MRI 检查；脑供血不足患者，需行经颅多普勒超声、视网膜震荡电位、局部脑血管流图、颈椎 X 线片、颅脑 CT 检查。

2）合并高血压的患者，治疗前应将其血压控制在 150/90mmHg 以下；对于急性缺血性卒中的患者，治疗前血压应控制在 180/100mmHg 以下。

3）心动过速的患者应将心率控制到 100 次 /min 以下。

4）对于心房颤动的患者，建议将心室率控制在 50~90 次 /min。心房颤动合并心房血栓者不宜进行体外反搏治疗。

5）心力衰竭且有明确失代偿、容量负荷增加的患者，应在病情稳定后再开始治疗。

6）合并室壁瘤，如室壁瘤大、室壁薄、左心室功能差、有附壁血栓的患者，需谨慎使用。

7）合并严重骨质疏松和髋部、股骨头术后的患者，若要进行反搏治疗应参考骨科医师及康复医师的建议。

8）接受抗凝治疗的老年患者，治疗前应调整华法林用量，使凝血酶原时间国际标准化比值（PT-INR）<2.5。

9）合并有长期高血压的患者，需行心电图、24 小时血压监测，每次反搏前测血压；频繁期前收缩患者，需行心电图、24 小时动态心电图；拟诊有出血倾向者，需测血小板计数、出凝血时间。

2. 物品（器械）的准备

（1）体外反搏治疗应在专门的房间内进行，以便监测治疗过程中各种情况处理。

（2）治疗室内应保持安静、温度适宜、避免人员走动。

（3）按照软件操作说明启动仪器，确保仪器运转正常。

（4）各种抢救设备及药品准备妥当。

3. 操作者的准备

（1）核对患者信息。

（2）询问患者病史，核查患者检查及检验结果，明确无绝对禁忌证。

（3）评估患者状态，告知治疗过程中注意事项。

（四）操作步骤

1. 步骤 1

（1）按下床侧电源开关，启动系统。

（2）启动反搏床系统软件。

（3）进入系统启动窗口后，根据需要选择"治疗"模式，打开系统主窗口，使用遥控器调整靠背的高度，到患者舒适为止。

2. 步骤 2　让患者平躺在反搏床上，调整靠背高低位置，直至既让患者感到舒适，又可以方便绑定囊套。

注意：为防止患者皮肤在反搏过程中受磨损，建议患者穿着贴身全棉内衣，并理平使之无褶皱。

3. 步骤 3　确定电极贴放位置（图 5-10-1），使用医用酒精擦净电极贴放处的皮肤。

注意：若患者电极贴放处皮肤有体毛，须去除；若患者电极贴放处皮肤有污垢，须用酒精擦净，并擦干。

4. 步骤 4　将心电线从患者上衣衣领处穿入，先取出一个电极，与红色探头相连接，去除电极片保护膜，将电极片贴于指定位置，然后依次将黑色探头和白色探头相连接的电极片分别贴于指定位置。

注意：电极贴放时先按下电极中央，使电极导电膏与皮肤完全接触，观察心电显示直至波形稳定为止。

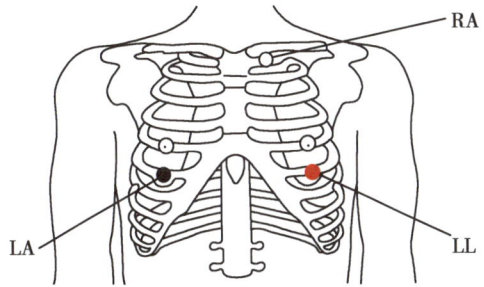

图 5-10-1　电极贴放位置示意图

红色探头 LL 位置：左胸前心尖区（锁骨中线与第五肋骨间交点）；黑色探头 LA 位置：右胸与红色探头连接电极位置对应位置；白色探头 RA 位置：左胸骨柄上或左锁骨中线与第二肋骨间交点。

5. 步骤 5　为患者整理衣服，并整理心电线，使之放置整齐。

6. 步骤 6　依次为患者绑上大腿囊套、小腿囊套和臀部囊套。绑定位置以小腿囊套上缘紧贴膝关节下缘、大腿囊套上缘紧贴腹股沟为准。

注意：囊套要包紧，囊套表面要无皱褶，并且确保囊套连接波纹管无扭曲或强烈弯曲。若治疗过程中患者感觉腿部与囊套摩擦产生不适，应及时停止并重新绑定囊套。

7. 步骤 7　将患者的手指放入指脉探头，整理指脉线，使之放置整齐，如红灯闪烁，请调整探头位置，或换一个手指放入指脉探头。

（五）并发症及处理

体外反搏治疗相对安全，无明确并发症。治疗过程中应防止患者皮肤磨损，注意预防摔倒。如治疗过程中患者自觉不适，需停止治疗，检测患者生命体征，并进行对症处理。

（六）注意事项

1. 电极的位置　电极片按照要求贴于胸部，取 R 波峰值最高的位置；老年人因皮肤干燥，需保持皮肤湿润或用酒精擦拭，以利于电极片与皮肤粘贴紧密，避免心电干扰。

2. 气囊套尽量往躯干方向包扎，稍紧勿松，治疗过程中注意囊套是否有松弛的现象。

3. 充气压力　根据患者的病种、体重和耐受情况，在保持高反搏波的情况下，选用最小压力。

4. 充排气时间　一般情况下，T 波峰充气，P 波起点前排气，可调整气囊的充排气时间以获得最佳反搏波波幅、峰值比（D/S）和面积比（DP/SP）。

5. 对冠心病患者，血流动力学效果在 D/S>1.2、DP/SP 1.5~2.0 时为最佳。选择合适的气囊套、重新包裹、调整充气压力、充 / 排气时间等有助于达到理想比值。

6. 观察血氧指数　治疗中血氧饱和度逐渐下降且<90%者,应停止反搏治疗并及时查找原因,予以适当处理。

7. 严禁采用反搏仪的内触发模式对患者进行治疗。

（七）相关知识

1. 体外反搏工作原理　体外反搏和主动脉内球囊反搏均为心血管辅助循环的重要手段,后者属于有创性,主要用于心源性休克的循环支持。两者的基本原理相似,即通过机械辅助的方式,在心电触发下,提高主动脉舒张期增压波,改善心肌供血,增强心肌收缩能力。

与主动脉内球囊反搏不同,体外反搏在挤压下半身动脉的同时挤压双下肢静脉,使回心血量增加,提高心输出量。体外反搏是增加心、脑、肾等重要器官血流灌注的一种有效的辅助循环方法。体外反搏装置能跟踪反搏期间心动周期的变化,获得主动脉瓣开、闭的准确时间,实现充、排气时间的精确设定。

序贯式反搏对小腿、大腿和臀部的气囊由远而近地序贯加压,使近端大动脉的塌陷晚于远端较细的肢体动脉,这有利于肢体动脉血流更多地驱返至主动脉,进一步提高主动脉根部舒张期灌注压。从无序贯到有序贯的加压方式使反搏效果增强,且臀部加下肢的加压部位组合较上肢加下肢的组合效果更好,治疗的舒适性更高。

2. 体外反搏作用机制

（1）即时血流动力学效应

1）对动脉血压的影响:双脉动血流是体外反搏独特的血流动力学特征,可提高动脉舒张压的幅度为26%~157%。体外反搏对动脉收缩压的影响一般认为可使收缩压降低9~16mmHg。

2）对左心室功能的影响:体外反搏可使心输出量平均增加25%。

3）对冠状动脉血流的作用:体外反搏可使冠状动脉内平均压上升16%,冠状动脉内血流峰流速平均增加109%,冠状动脉血流明显增加。

（2）血管生物学效应

1）调节血流切应力:可增加的血流切应力水平不超过30~60dyn/cm^2,处在有利无害的水平。

2）改善血管内皮功能:包括升高血浆 NO 水平、降低内皮素 -1 水平、改善血管内皮依赖性血管舒张、减轻高胆固醇血症导致的血管内皮细胞排列紊乱,以及提高外周血管病患者端粒酶保护因子、端粒重复序列结合因子 -2 水平等。

3）抑制氧化应激和炎症反应:体外反搏治疗后血浆中肿瘤坏死因子 a 和单核细胞趋化蛋白 -1 水平降低,高胆固醇血症动物模型中过度激活的 p38 丝裂原蛋白活化激酶、核因子及血管细胞黏附分子 -1 等信号转导通路得到改善,最终抑制动脉粥样硬化的进展。

4）促进血管新生和血管形成。

3. 体外反搏治疗效果评估　体外反搏的即时疗效可应用血流动力学指标变化来评价,同时重视反搏治疗的中远期疗效评价。动脉硬化检测、血管僵硬度及血管内皮功能检测等血管功能评价,以及超声心动图、无创心功能、运动心电图、6分钟步行试验、心肺运动试验、神经功能评价、日常生活活动能力评价、生活质量评价、老年综合评估等,均可作为体外反搏中远期疗效评价的重要参考依据。

三、治疗规范操作表

体外反搏治疗规范操作核查见表 5-10-1。

表 5-10-1　体外反搏治疗规范操作核查表

项目	内容	是	部分	否
操作前准备	患者准备：核对患者信息。评估患者状态、明确适应证、判断是否存在禁忌证。生命体征检查：测量血压、脉搏			
	操作者准备：治疗室内应保持安静、温度适宜、避免人员走动,确保仪器运转正常,各种抢救设备及药品准备妥当			
	物品准备：治疗仪及抢救设备			
操作过程	患者平躺在反搏床上,调整靠背高低位置,直至既让患者感到舒适,又可以方便绑定囊套			
	确定电极贴放位置,将电极片贴于指定位置			
	为患者整理衣服,并整理心电线,使之放置整齐			
	依次为患者绑上大腿囊套、小腿囊套和臀部囊套			
	将患者的手指放入指脉探头,整理指脉线,使之放置整齐			
	开始治疗			
操作后处理	帮助患者整理衣物,询问患者是否有不适,并与患者确定下次治疗时间			

四、常见操作错误及分析

1. 心电伪差　若患者电极贴放处皮肤有体毛,应去除;若患者电极贴放处皮肤有污垢,应用酒精擦净,并擦干。电极贴放时先按下电极中央,使电极导电膏与皮肤完全接触,观察心电显示直至波形稳定为止。

2. 气囊包扎部位出现皮肤磨损　依次为患者绑上大腿囊套、小腿囊套和臀部囊套。绑定位置以小腿囊套上缘紧贴膝关节下缘、大腿囊套上缘紧贴腹股沟为准。囊套要包紧,囊套表面要无皱褶,并且确保囊套连接波纹管无扭曲或强烈弯曲。若治疗过程中患者感觉腿部与囊套摩擦而产生不适,应及时停止并重新绑定囊套。

3. 初次治疗后感觉不适　初次接受治疗的患者,应使用最小压力,时间尽量短,之后逐步增加压力。

五、常用训练方法简介

目前体外反搏治疗训练主要采用培训班的方式进行,由经验丰富的操作人员指导,通过考核后方可在临床开展治疗。

六、相关知识测试题

1. 评估体外反搏治疗效果的方法**不包括**

    A. 神经功能评价　　　　　　　　　B. 日常生活活动能力评价

    C. 颅脑 MRI 平扫　　　　　　　　　D. 6 分钟步行试验

    E. 运动心电图

2. 体外反搏治疗的适应证**不包括**

    A. 冠心病　　　　　　　　　　　　B. 脑梗死

    C. 突发性聋　　　　　　　　　　　D. 脑出血急性期

    E. 慢性稳定型心力衰竭

3. 静脉溶栓的绝对禁忌证**不包括**

    A. 下肢深静脉血栓　　　　　　　　B. 未控制的高血压

    C. 反搏肢体有感染灶　　　　　　　D. 代偿性心力衰竭

    E. 主动脉瘤、脑动脉瘤

4. 体外反搏前必须完善的检查**不包括**

    A. DSA　　　　　　　　　　　　　B. 肝肾功能

    C. MRI　　　　　　　　　　　　　D. 凝血常规

    E. 心电图

5. 下列关于体外反搏治疗步骤的描述中,**错误**的是

    A. 让患者平躺在反搏床上,调整靠背高低位置,直至既让患者感到舒适,又可以方便绑定囊套

    B. 依次为患者绑上大腿囊套、小腿囊套和臀部囊套

    C. 红色探头 LA 位置:右胸与 LL 探头连接电极位置的对应位置

    D. 根据患者的病种、体重和耐受情况,在保持高反搏波的情况下,选用最小压力

    E. 白色探头 RA 位置:左胸骨柄上或左锁骨中线与第二肋骨间交点

答案: 1. C　2. D　3. D　4. A　5. C

第二篇　精神病学专科技能

第六章

精神科常用临床评估技术

第一节　精神科沟通技能

一、概述

精神障碍以精神功能损害和行为异常为表现,可造成精神痛苦和社会功能的下降。由于目前缺乏有效、可靠的手段来客观检查人脑高级精神活动,精神科医师的诊断主要依赖对患者精神痛苦的间接感受和对其异常行为的直接观察。可以说,精神科医师本身既是可靠的诊断工具,也是有效的治疗工具,而要发挥其诊断和治疗的功效,需要其具备良好的沟通技能。因此,沟通技能的培训是精神科临床实践中非常重要的一个环节,需要在有经验的临床医师督导下,经过不断练习才能掌握。

良好的沟通技能的重要性主要表现在以下几个方面。

1. 有效的沟通是诊断中必不可少的组成部分。

2. 可提高患者对治疗的依从性。

3. 有助于提高医师的临床技能和自信心。

4. 有助于提高患者的满意度。

5. 可提高卫生资源的使用效益和改进卫生服务的质量。

二、精神科常用的沟通技能

(一) 观察

观察的主要内容包括患者的面部表情、眼神、姿势、步态、穿着、动作等。从患者的外表和行为可以对其身份、可能的就诊原因、性格特征等形成初步印象。例如:一位五十多岁的女性,打扮得过分招摇可能是躁狂的表现;有的患者走进诊室时瞻前顾后,可能存在强迫观念(如怕脏),或者存在不寻常的思维内容(如疑心被跟踪);有的患者一进门就拿出厚厚一沓的病历材料,可能提示其病程长、既往治疗效果不佳,也提示患者或其家属可能对疾病的关注程度较高。

观察也是寻找开始交谈切入点的重要线索,如观察到患者表情焦虑,提示应先安抚患者,缓解其焦虑;如观察到患者自言自语,也可以先询问其言语的对象和内容。

交谈过程中需要观察的是患者的表情、目光接触、动作、注意力等。躁狂的患者可能活动增多,焦虑的患者可能坐立不安、出汗、震颤等。交谈中通过观察患者,可有利于随时调整谈话内容和策略。如患者表现出对某个话题漫不经心,可能需要调整主题;患者谈话中经常东张西望,或被周围的事物吸引,可能提示其存在注意力不集中,检查者应迅速反应并进行相应询问;如患者表情烦躁、不耐烦,提示可能需要改换话题或是尽快结束谈话。善于观察者在晤谈过程中得到的信息可比患者诉说内容要丰富得多,尤其是在一些特殊患者群体,如木僵、缄默、兴奋、不合作的患者,观察甚至是获得信息的主要方式。

需要注意的是,对陪诊者的态度、情绪状态、身份等的观察也很重要,有助于早期发现潜在的医疗风险、判断家庭关系和社会影响因素等。例如:就诊时患者的丈夫表现漠不关心、极不耐烦,可能提示患者的夫妻关系紧张、家庭支持不足。

(二) 倾听

倾听是沟通技能中最基本、最重要的一项技术,但是在繁忙的临床工作中容易被忽视。临床医师往往希望在尽可能短的时间内得到需要的信息,以尽快地作出诊断,在谈话开始不久就打断患者说话,直接询问与症状有关的问题。而唐突地打断很可能丧失患者的信任,还可能影响患者的表达,错失重要的信息。因此,在时间允许的条件下,应当尽可能多花时间耐心地倾听患者的诉说。

首先,倾听是获得信息的基础,通常听得越多发现的问题也越多。其次,耐心倾听是向患者表达关心、赢得患者信任、建立良好医患关系的机会。有些患者挂号就诊的目的,也许仅仅是希望医师能听听自己的心声。许多就诊患者经常抱怨,还没说几句话,医师就把自己打发走了,认为医师不负责任。这种情况在繁忙的临床工作中也许难以避免,但这也提示医师注重倾听的重要性。尤其在病房中,时间相对充裕的条件下,医师应尽量多和患者交谈,允许患者充分表达自己的身体症状和内心痛苦。

除了要注重倾听,还应当做到善于倾听。这里说的倾听,不仅仅是听,还需要在听的过程中不断地思考。

首先,明确要听什么,也就是倾听的内容,包括患者说话的语气、语调、语速、语量、说话的内容。

其次,要思考地听,倾听过程中需要不断在脑中思考。患者讲述的内容反映出什么问题;倾听一段时间之后,还应反过来回想,患者前面说的一段话是否有逻辑性,有没有固定的主题。良好的倾听,不仅要明白患者说了什么,还需要明白患者是不是有什么没说,患者是否欲言又止,是否有弦外之音。结合观察和思考的倾听,还有助于判断患者对疾病、对医师的真实态度,判断患者所说的内容是不是出于内心的真实想法。

最后,要批判地听。患者所说的也许与事实有很大出入,也可能难辨真假,临床医师需要做到心中有数,必要的情况下还应事后向知情人核实,而这种有出入的诉说在很多情况下就反映了某些精神病理现象。

(三) 询问

询问是指广义的言语性交流,包括提问和诉说。晤谈中医师的言语应当起到引导作用。谈话开始时,适当的言语可以使患者感到轻松自然,从而营造出良好的氛围,启发患者说出自己的内心体验;应当避免在一开始或是患者没有诉说时,就询问患者症状的问题,尽可能多地使用过渡性言语;谈话过程中,医师的言语还应起到主导的作用,在初步判断患者的精神问题后,将话题引导至对诊断有帮助的相关问题上。医师的言语不仅是为了获得信息,在某些情况下还应当起到治疗作用,如刚接触的患者有明显的焦虑情绪,言语安抚患者是很有必要的。

1. 言语性交流常用的沟通技巧

(1)澄清:当相关问题不能明确时,医师需要跟患者或知情人进行核实,弄清事情的实际经过。刨根问底的问话方式有利于医师澄清问题,但前提是要获得患者的信任,以避免患者对医师的动机产生猜疑。

(2)重述:交谈时医师可以重述患者的某些话(即把患者说的话用不同的措辞和句子加以复述或总结,但不改变患者说话的意图和目的),再引到另一个话题;如此,既可以突出重点话题,也可向患者表明医师能够充分理解患者的感受。

(3)代述:有些想法和感受患者不好意思说出来,或者是不愿明说,然而对患者又十分重要的时候,医师可以代述。例如:对性功能障碍这样的话题,医师可以说:"我想别人处于您这样的状况,也会出现一些问题……"

(4)肯定:来精神科就诊的患者,其疾病不同,心态也千差万别。有的患者可能感到羞耻、无助,有的患者可能对住院治疗感到恐惧,有的患者对医师和治疗都持怀疑态度。检查者应当在适当的时候给予患者言语肯定与鼓励、解释,让患者感觉到检查者会尽力帮助自己,必要时还需要向患者进行保证,以增强其治疗的信心。

需要指出的是,这里所说的"肯定"指肯定患者感受的真实性,并非赞同患者的病态信念或幻觉体验,但可以向患者表明医师理解他所叙述的感觉。接纳而不是简单否定的态度,有助于医患间的沟通。

(5)鼓励表达:医师可以用一些未完成句,鼓励患者接着说下去。可以适当举例或用医师本人的亲身经历引发患者的共鸣。

2. 言语性交流的主要策略

(1)开放式提问:对于神志清醒、合作者可以提一些开放性问题,如"你感到有什么不舒服?""你觉得有什么问题需要解决吗?""你有什么痛苦和烦恼?""你能不能比较详细地谈谈你的病情?",启发患者自己谈出其内心体验。通过与患者交谈,了解其主要的病态体验及其发生、发展过程。

(2)封闭式提问:根据诊断需要,或检查中发现的问题,或病史中的疑问,由医师一一提出问题,让患者予以回答。应用于晤谈的补充阶段,以防遗漏重要问题。此外,对于有明显认知功能受损的患者(如精神分裂症患者),可能更多采用封闭式的提问。

(3)开门见山方式:直截了当地询问患者的问题、症状和感受,了解患者的内心活动。此种面谈检查法,适用于合作的患者及知情人,双方需要解决的问题是一致的;此时医师欲尽快掌握病情,而患者及其家属亦希望尽早倾吐其内心痛苦,寻求帮助。

(4)由远及近方式:当医师直截了当地询问患者的病态体验时,患者多难以或不愿意回答。可先询问患者的幼年生活、家庭成员情况,以及周围发生的事情等。逐渐于不知不觉中谈及有关此次的发病情况和体验,恰如其分地询问可引导患者谈出其病态体验,迂回进入患者的内心世界。此种面谈检查方式,适用于比较合作,双方需要解决的问题基本一致,但对检查本身或对医师又有所顾虑的情况,如对性问题的询问。

（5）引证举例方式：以间接的方式了解患者的内心体验。此种询问方式主要用于缺乏自知力的不太合作的精神患者，如精神分裂症患者。检查中医师欲了解患者的内心体验，而患者则竭力不想让医师探知其内心秘密，以试图避免医师给他诊断为"有病"。此时医师可以向患者谈及其他人曾经有过的体验，借以表明具有此种体验并非就是病态。在此种情况下，患者往往表示有同感，进而谈出其病态感受。

（6）激将方式：从相反的方面了解患者的内心世界。此种方法多用于患者对检查抱警惕、怀疑态度的情况。医师需根据想要了解的问题，以否定的口气询问患者，此种方法类似激将法。例如：需知道患者是否具有被害妄想，可以说"我想他对你一定很好，是吗"或"你生活的周围环境中一定很安全，是吗"等。在这种询问下，患者常常会被激起反感、气愤的情绪，进而将其被害妄想的内容、所怀疑的对象和盘托出。

（四）非言语沟通

非言语沟通的内容包括眼神、手势、身体姿态等。如医师可以采取身体前倾、眼神凝视、频频点头等姿态鼓励患者讲出医师所要了解的重要内容；也可以采取后倾、垂目、双手规律敲击等动作表示医师对患者现在所说的兴趣不大。交谈中一些细节处的小动作也可以向患者表达关切，缩短人际距离，如床旁交谈时为患者拉一拉被子，为被约束在床的患者擦一擦汗，给哭泣的患者递一递纸巾等。对于许多患者，医患之间的身体接触有助于缓解患者的紧张、焦虑情绪，增加治疗的信心，如有力地握住患者的手，或是轻轻拍拍患者的肩膀等。

除了一些具有正面效应的姿态动作，还应避免一些可能会引起患者误解甚至反感的行为。例如：医师一直低着头记录医疗文件，有些患者可能会感觉被忽视。因此，必要时可以不时抬头保持必要的目光接触，或者适当重复患者所说的内容以表示关注。

值得注意的是，精神科沟通的方法和技巧不可能单靠阅读教科书而掌握，以上介绍的沟通技能只是为医师与患者晤谈时提供一定指导。作为精神科医师，需要在临床实践中不断训练，在学习的开始阶段，观察经验丰富的指导老师与患者晤谈，并做好相关记录；同时还需要学习和不同类型患者、特殊患者群体晤谈，如老年人、儿童和青少年等，在大量的晤谈中积累经验。由于不同的患者有各自的特点，当具体到某个患者时，灵活运用这些沟通技巧才是最重要、最难掌握的。

三、相关知识测试题

1. 精神科常见的沟通技巧主要包括
    A. 观察、倾听、提问、非言语沟通　　　B. 观察、倾听、询问、非言语沟通
    C. 观察、倾听、代述、非言语沟通　　　D. 观察、倾听、澄清、鼓励表达
    E. 观察、倾听、肯定、鼓励表达

2. 精神科沟通技巧中，观察的主要内容**不包括**
    A. 患者的面部表情、眼神　　　　　　B. 患者的穿着、姿势
    C. 患者的步态、动作　　　　　　　　D. 陪诊者的态度、情绪
    E. 陪诊者的穿着、步态

3. 以下描述**不属于**开放式提问的是
    A. 你的心情怎么样　　　　　　　　　B. 这种不舒服是怎么发生的
    C. 你身体哪里不舒服　　　　　　　　D. 你最近是不是经常失眠

E. 你来看病主要想解决什么问题

4. 对于合作的患者,若想尽快掌握病情,最合适的言语沟通方式是

    A. 开门见山方式　　　　　　　　B. 由远及近方式

    C. 引证举例方式　　　　　　　　D. 激将方式

    E. 刨根问底方式

5. 关于非言语交流的描述,**错误**的是

    A. 非言语沟通的内容包括眼神、手势、身体姿态等

    B. 交谈中一些细节动作可以向患者表达关切,缩短人际距离

    C. 交谈中一直低着头记录医疗文件

    D. 医师可以采取身体前倾、频频点头等姿态鼓励患者表达

    E. 医患之间的身体接触有助于缓解患者的紧张、焦虑

答案:1. B　2. E　3. D　4. A　5. C

第二节　常见精神症状的检查方法

一、概述

精神障碍的诊断必须首先确定症状,然后从症状来构筑综合征,由综合征引出各种可能的假设诊断,通过鉴别诊断,最终作出疾病分类学诊断。因此,精神症状的确定对精神障碍的诊断至关重要。对于初学者,可以根据常见精神症状群的类别(如精神病性症状群、躁狂症状群、抑郁症状群和焦虑症状群)分别进行系统询问。

二、常见精神症状的检查方法

(一) 精神病性症状群

精神病性症状涉及现实和非现实界线的判断力受损(又称"现实检验力受损")。从操作性层面来说,精神病可以等同于有妄想和幻觉。而较为广泛的定义还包括怪异行为、言语紊乱("思维形式障碍")以及情感不适切,上述症状通常被称为阳性症状。另一组症状群被称为阴性症状,主要见于精神分裂症,包括思维贫乏、情感淡漠、意志缺乏、快感缺乏、注意力受损以及社交退缩。

1. 幻觉　是在没有外界客观刺激作用于感觉器官时出现的知觉体验,是一种虚幻的知觉。根据所涉及的感觉器官,幻觉可分为幻听、幻视、幻触、幻味和幻嗅等。精神状况检查时,除了明确是否存在幻觉,还需关注幻觉的种类、性质、强度、出现时间、持续时间、频率、与其他精神症状的关系,以及对社会功能的影响等。以下简单介绍常见的幻觉及其对应的常用询问方法。

(1)幻听:幻听是一种虚幻的听觉,即患者听到了并不存在的声音。幻听是精神科临床最常见的幻觉。患者听的"声音"可以是单调的,也可以是复杂的;可以是言语性的,如评论、赞扬、辱骂、斥责或命令等,也可以是非言语性的,如机器轰鸣声、流水声、鸟叫声等。其中,言语性幻听最常见,幻听的内容通常与患者有关且多对患者不利,如对患者的言行品头论足(评论性幻听)、议论患者的人品(议论性幻听)、命令患者做一些危险的事情(命令性幻

听)等。因此,患者常为之烦恼和不安,并可出现自言自语、对空谩骂、自杀自伤或伤人毁物等行为。幻听多见于精神分裂症,其中评论性幻听、议论性幻听和命令性幻听是精神分裂症的典型症状。非言语性幻听不具有诊断精神分裂症的特征性。

询问方法:你是否在身边无人时听到一些说话声或其他声音,或者你无法解释的某种声音?

①评论性幻听:在患者发生行为时听到对其行为的现场实况报道式的评论。比如,小明在刷牙时听到"小明正在刷牙"。

询问方法:你在思考或者做事时是否听到评论你的说话声?

②议论性幻听:患者听到两个或更多的声音在互相交谈,多涉及对患者的行为、人品等进行谈论,有时会出现相互争论。

询问方法:你是否听到有两个或更多的声音在互相交谈?

③命令性幻听:患者听到声音给自己下命令或指示。有的命令性幻听会支配患者伤害自己或他人。比如,有患者凭空听到声音"你去死吧,否则你的家人会遭殃",他毫不犹豫地选择跳楼自杀。

询问方法:你是否听到有声音给你下命令或指示?如果有的话,你是否会遵循这些命令(指示)?

(2)幻视:患者看到一些实际上并不存在的物体或人等,幻视的内容可以是单调的光、片段的图像,也可以是复杂的人物、景象、场面等。幻视多见于脑器质性精神障碍,如谵妄、中毒、癫痫等。

询问方法:你是否看到一些其他人看不到的东西?

(3)幻触:在没有任何刺激时,患者体验到奇怪的躯体感觉,比如灼烧、瘙痒或者刺痛感。

询问方法:你是否感到身体有灼烧感或其他奇怪的感觉?

(4)幻嗅:患者闻到环境中并不存在的某种不寻常的,通常是令人不愉快的气味,如腐败的尸体气味、自身发出的难闻的味道等。

询问方法:你是否闻到一些不寻常的气味或者一些别人注意不到的气味?

2. 思维形式障碍　思维形式障碍主要为思维过程的联想和逻辑障碍。患者可能毫无征兆地从一个主题转移到另一个主题,或者被环境中的事情吸引注意力。患者可能会将一些语义上或者发音上相近的词凑到一起,尽管它们毫无意义;或者忽视被询问的问题却转而回答另一个问题。为了评估思维障碍,需要让患者在没有干扰的情况下说话至少 5 分钟,并仔细倾听其所说的内容。思维形式障碍的常见类型如下:

(1)思维奔逸:思维联想速度加快,数量增多和转换加速。患者表现为特别健谈,说话口若悬河、滔滔不绝,感觉脑子转得特别快。患者的自发性言语增多、语速快、声音大,有时没有办法停下来(压力性言语);主题极易随环境变化而发生改变(随境转移)、也可有音韵联想(音联)或字意联想(意联)。写信或写文章等往往文思敏捷、一挥而就,常见于躁狂发作。

(2)思维散漫:自发的言语中出现脱离原本的主题而转到另一个拐弯抹角相关或者完全不相关的主题上。言语给人以杂乱无章的印象。患者表现为在交谈时东拉西扯,东一句,西一句,以致别人弄不懂患者要阐述的是什么主题。

(3)思维不连贯:说话不可理解,包括思维之间的连接不清楚或难以理解。通常是在有意识障碍的背景下出现。

(4)病理性赘述:回答问题拐弯抹角、拖泥带水。患者将许多不必要的、多余的细节都添加了进来。患者表现为言语啰唆,对某些细节过分详尽地描述,但最终能够回答相关问题。见于癫痫、老年痴呆等。

(5)思维贫乏:思维贫乏常见于精神分裂症。患者的思维过程显得空洞、枯燥乏味或者缓慢。患者可表现为言语贫乏、言语内容贫乏、言语中断、反应潜伏期延长和持续言语等。

1)言语贫乏:患者表现为有限数量的自发性言语,因而对问题的回答趋于简短、具体、粗略。

2)言语内容贫乏:尽管患者的回答足够长,言语的数量也足够多,但是传递的信息却非常少。语言含糊、重复且刻板。

3)言语中断:患者在某个想法表达完全之前,说话突然中断。经过一段时间的沉默(可持续数秒至数分钟),患者会表明无法回忆刚才在说的或想要说的内容。

4)反应潜伏期延长:患者需要比正常情况下花更多的时间来回答问题。

5)持续言语:患者持续重复某个词语或短语以致患者一旦开始使用某个特定的词语,就会在说话时不断地重复这个词。

(6)思维插入:患者坚信一些不是自己的想法被强行插入到自己的大脑。

询问方法:你是否感到有人或者外力将一些想法强行植入你的脑中?

(7)思维被夺:患者坚信自己大脑里的思想被强行夺走。

询问方法:你是否感到有人或者外力将你的想法强行从你的脑中夺走?

(8)思维化声:患者在思考的同时体验到自己的思维在脑子里变成言语声,自己或者他人均能听到。

询问方法:你是否听到自己的想法被一个来自你大脑之外的声音大声地说出来?

3. 妄想　妄想是一种患者坚信不疑的错误信念,不能被患者的文化背景所解释。妄想的持续时间、复杂性,患者是否对此采取行动,患者对此的怀疑程度,以及偏离正常人群的程度都应该被纳入评估的范围。当信念达不到妄想程度时,常称之为超价观念。临床上通常按妄想的主要内容进行归类,常见的妄想有关系妄想、被害妄想、夸大妄想等。精神状况检查时需根据患者的言谈内容或文字来判断患者是否存在妄想,同时还需了解妄想的种类、内容、性质、出现时间、是原发还是继发、涉及范围、是否系统化、内容荒谬还是接近现实,以及与其他精神症状的关系等。以下简单介绍常见的妄想及常用的询问方法。

(1)关系妄想:患者坚信一些无关紧要的言论、说法或事件对自己有着特殊的意义。例如:当患者走进一个房间,看到人们正在大笑,就怀疑他们是在谈论自己。

询问方法:当你走在人群中,是否认为有人在谈论或嘲笑你? 你是否觉得在杂志、电视或电脑上看到的东西似乎都与你有关或者包含着要对你表达的特殊含义?

(2)被害妄想:患者坚信自己正被人以某些方式谋害或者被迫害。

询问方法:你是否觉得有人在针对你? 是否有人一直尝试用某种方式来伤害你?

(3)嫉妒妄想:患者坚信自己的配偶或伴侣有外遇。

询问方法:你是否担心你的另一半(丈夫、妻子、男友、女友)可能对你不忠?

(4)自罪妄想:患者坚信自己罪大恶极或做了不可原谅的事情。

询问方法:你是否觉得自己做了危害极大的事情? 你是否因为某些事情而良心受到谴责?

(5)夸大妄想:患者坚信自己有特殊的力量或能力,如认为自己是一个名人、写了一本最具权威性的书,或者创造了一项惊人的发明等。

询问方法:你是否有任何特殊的力量、天赋或能力? 你是否觉得自己将获得伟大的成就?

(6)影响妄想(被控制感):患者会出现一种主观的感受,认为自己的感觉或行为被外界力量所控制。例如:自己的身体被一种外星力量所占据,使自己的肢体动作变得古怪,或者有人通过无线电波将信息传入自己的大脑。

询问方法:你是否觉得自己被某些外界的人或力量所控制?

(7)内心被揭露感(被洞悉感、读心症):患者坚信内心所想虽然没有说出来,也没有用文字书写出来,但众人皆知。

询问方法:你是否感到人们能读取你的心思或者知道你的想法?

(8)躯体妄想(somatic delusion):患者坚信自己的躯体在衰弱、变得不正常或发生改变。例如:患者可能相信自己的胃或大脑正在腐烂。

询问方法:你身体的各个功能是否有出现什么问题? 你是否注意到你的外貌有什么变化?

4. 怪异或紊乱的行为 患者的行为是不寻常的、古怪的。主要通过观察和知情者提供的信息进行评估。

(1)衣着和外表:患者穿着不寻常或者做一些奇怪的事情来改变自己的外表。患者的穿着与当时的气候情况不适宜,比如在夏天穿厚羊毛衫。

询问方法:是否有人评论过你的穿着和外表?

(2)社交行为:患者可能会做一些不合一般社会规范的行为或者事情。例如:在公众场合随地大小便或者一个人走在街上喃喃自语。

询问方法:你是否做过一些别人看来不寻常的或者会吸引别人注意力的事情? 是否有其他人抱怨或评论你的行为?

(3)攻击或激越行为:患者可能表现为攻击、激越行为,通常不可预测。

询问方法:你是否出现过不寻常的愤怒或易怒? 你是否做过伤害动物或他人的事?

(4)仪式或刻板行为:患者可能形成一系列必须一遍又一遍重复的行为或仪式。有时,患者会赋予这些行为一些象征性的意义,并认为这些行为或能影响他人,或能避免被他人影响。

询问方法:是否有一些事你重复做了一遍又一遍? 是否有一些事你不得不以某种方式或者按某一个特定的顺序去做?

5. 紧张性运动行为 只有当症状明显且被临床医师或其他专业人员直接观察到时才考虑紧张症(表6-2-1)。

表6-2-1 紧张性运动行为的特征

症状	特征
木僵	患者对外界的反应性明显降低,自发性运动和活动减少。患者似乎察觉不到自己周边的环境
强直	患者表现为运动强直(如抵抗被动运动)
蜡样屈曲	患者维持被动放置的姿势至少15秒
兴奋	患者有明显的无目的和刻板的兴奋性运动,且不受外界刺激的影响
作态	患者自发地呈现一种不合适或怪异的姿势,包括看似假装或做作的动作和姿势,这些行为通常不合时宜或刻板、重复

6. 情感不协调　患者的情感表达是不适切的或者不协调的,而不仅仅是平淡或迟钝。例如:当谈论一个严肃或悲伤的话题时,表现出微笑或傻气可笑的面部表情。

7. 情感淡漠　情感淡漠的特点是情感表达、反应和感受的贫乏。

(1)面部表情无变化:患者的面部表情没有变化,或者其变化远小于言语的情绪内容改变时所应达到的正常预期水平。

(2)自发性动作减少:患者在面谈期间始终静坐,并表现出很少甚至几乎没有的自发性运动。

(3)表达性姿势缺乏:患者不会用自己的身体语言辅助表达自己的想法,比如手势、专注话题时坐在椅子上身体前倾,或者放松时往后靠等。

(4)眼神交流缺乏:患者避免直视别人或用眼神作为表达的辅助工具。他们在谈话时常表现为凝视空地。

(5)语调变化缺乏:患者不能运用正常的重音模式。说话的声音单调,重要的词汇不会通过改变音调或音量来进行强调。

8. 意志缺乏　意志缺乏的特点是缺乏精力和动力。患者变得懒惰,不能调动积极性去开始或坚持完成各种不同的任务。

(1)整洁和卫生:患者不注意整洁和卫生。穿着邋遢、过时或肮脏的。由于很少洗澡以致头发油腻蓬乱、双手肮脏、身体有异味、牙黄口臭等。

(2)无法坚持工作/学习:患者很难找到合适自己年龄及性别的工作或维持工作(或做家庭作业)。

询问方法:在过去的一个月里你能坚持去工作或学习吗? 你在医院是否有参加职业康复或者职业治疗?

(3)身体无力(physical anergia):患者变得无行动力,每次坐在椅子上可以坐几小时。如果鼓励其参与某个活动,患者可能仅简单地参与后就离开或者退出并回到原位。

询问方法:你如何度过你的时间? 让自己行动起来,你有什么困难吗?

9. 快感缺乏、无社会性　特点为对令人愉快的活动丧失兴趣,在参加通常会令人愉悦的活动时没有感受快乐的能力,或者在各种类型的社会关系中都缺乏参与。

(1)娱乐兴趣和活动:患者没有或几乎没有兴趣、活动或爱好。尽管这一症状起病隐匿,进展缓慢,但相对较早期的兴趣和活动水平仍有明显的下降。

询问方法:平时你有哪些娱乐活动? 你参加过娱乐治疗吗?

(2)性兴趣和活动:相对于同龄且婚姻状况相同的健康人来说,患者的性兴趣、性活动、愉快感有明显的下降。

询问方法:你的性生活(夫妻生活)怎么样? 你最近能体验到性快感吗? 你上次发生性行为是什么时候?

(3)感受亲密和亲近的能力:患者可能无法建立一个与其年龄、性别、家庭状况相适应的亲密和亲近的关系。

询问方法:你是否曾感觉与你的家人(丈夫、妻子、伴侣、孩子)亲近? 除你的家人以外,是否有人让你感到特别亲近?

(4)与朋友和同伴的关系:患者与朋友和无论男女的同伴之间可能存在相对有限的关系。

询问方法：你是否有许多朋友？你是否认识医院里的其他患者？

10. 注意力 患者可能很难集中注意力或仅能偶尔不定时地集中注意力。

社交忽视（social inattentiveness）：当处在社交场合或社交活动中，患者会表现得心不在焉。谈话时东张西望，在讨论中抓不住主题，或表现得毫无参与感。

（二）躁狂症状群

1. 心境高涨 患者在某个或许多时期表现出明显的兴奋、易激惹或夸大的情绪，且不能归因于酒精或药物中毒。

询问方法：你是否曾感到非常好，或者异常兴奋（与你的正常状态有明显的不同）？你是否曾感到易生气且容易恼怒？

2. 活动增多 患者表现为活动参与增多或者活动水平增高，涉及工作、家庭、朋友、性欲、新项目、兴趣或其他活动（如打电话、写信）。

询问方法：你是否较平常更积极或更愿意参与到一些事情中？你是否不能静坐，或者不得不一直保持运动或来回踱步？

3. 思维奔逸／意念飘忽 患者有思维明显加速的主观感受，如感到"我的思维比我说话的速度还要快"。

询问方法：你的思维是否曾在你的脑子里飞速地掠过？你是否比平时有更多的想法？

4. 自尊心膨胀 患者的自尊心明显增强，对自己的价值、联系、影响、力量或知识的评价较平时明显增高（可能达到妄想水平）。

询问方法：你是否较平时更为自信？你是否感觉你特别重要或有特殊的天赋或能力？

5. 睡眠需求减少 患者恢复精力所需的睡眠时间较平时减少。

询问方法：你较平时是否需求更少的睡眠来恢复精力？

6. 注意力涣散 患者的注意力非常容易被不重要或不相干的外界刺激所吸引。

询问方法：你是否容易被身边的事物分散注意力？

7. 判断力下降 患者表现为对活动的过度参与，这很可能导致伤害性的结局，如无节制的购物、轻率的性行为、愚蠢的商业投资。

询问方法：你是否做了一些事情，对你或者你的家人或朋友造成了困扰？你是否喜欢乱花钱？你是否做了一些不同寻常的与性有关的事？

（三）抑郁症状群

1. 抑郁心境 患者感到悲伤、沮丧、气馁或不开心；显著的焦虑或紧张易怒也可归为抑郁心境。

询问方法：你是否有段时间感到压抑、悲伤或无望？什么时候你感到对什么都不在乎或者不能享受任何事情？你是否曾感到紧张、焦虑或易怒？

2. 食欲或体重的改变 患者有显著的体重改变。体重改变不包括由于有意节食导致的体重改变。

询问方法：你的食欲有什么变化吗？是增加还是减少？你的体重有不寻常的明显增加或减少吗？

3. 失眠或嗜睡 失眠的形式包括睡眠前期（难以入睡）、睡眠中期（夜间醒后无法再入睡）、睡眠末期（早醒，如凌晨 2：00~5：00 醒来或者通宵不睡）。

询问方法：你的睡眠有什么问题吗？你比平时睡得更多吗？在一天 24 小时里，你一般可以睡多久？

4. 精神运动性激越　患者不能静坐,需要持续保持运动。客观证据包括双手紧握、烦躁不安、来回踱步等。

询问方法：你是否感到坐立不安或烦躁不安？ 你是否难以静坐？

5. 精神运动性迟滞　患者感到行动缓慢且很难移动。客观证据包括语速减慢等。

询问方法：你是否感到行动迟缓？

6. 兴趣或快感下降　患者对既往日常活动的兴趣或愉快感下降,性欲下降。

询问方法：你是否注意到自己对既往喜欢的事物的兴趣发生了变化？

7. 精力下降　患者觉得精力缺乏,容易疲乏或困倦。

询问方法：你是否觉得比平常更易疲惫？

8. 无价值感　除了无价值感,患者还可能感到自责或过度的或不恰当的内疚。

询问方法：你是否对自己评价很低？ 你是否对某些事感到内疚？

9. 思考或专注力下降　患者的思考或专注力下降,比如思维变慢或犹豫不定,与明显的思维脱轨或思维松散无关。

询问方法：你思考问题是否有困难？ 你作决定时是否变得犹豫不决？

10. 反复想死/自杀　患者有关于死亡的想法,并希望死去或结束自己的生命。

询问方法：你是否想过死亡或结束自己的生命？

11. 心境的特质　患者的抑郁心境与所爱的人去世所经历的感受(哀伤反应)明显不同。哀伤反应的主要表现是空虚和失去的感受,可随着时间的增加而减弱,并呈波浪式出现,即一阵阵的悲痛,可伴有正性情绪。哀伤反应相关的思维内容通常以思念逝者为主,有的还可出现对不起逝者的想法,如没有足够多的探望逝者;而抑郁发作患者是持续的抑郁心境,聚焦于自我毫无价值感、自我憎恨,或者无力应对痛苦想结束自己的生命。

询问方法：你现在所有的悲伤,与亲人去世所体验的悲伤是一样的还是有所不同？

12. 心境的无反应性　患者在有好事发生时也感受不到片刻的心情好转。

询问方法：当你在做自己喜欢的事情时,你的抑郁情绪是否会消失或者好转？

13. 昼夜变化　患者的心境在一天中有所变化。一些患者在早上觉得很糟糕,然后逐渐好转,而有些患者正好相反。如重性抑郁障碍伴忧郁特征的患者常表现出“昼重夜轻”的变化。

询问方法：一天中是否有某段时间对你来说感觉特别糟糕？

(四)焦虑症状群

1. 惊恐发作　患者有极度恐惧或不适的间断性发作,发作期间可表现出各种症状,包括气短、眩晕、心悸或发抖。

询问方法：你是否曾经历过突然感到极度不适的惊恐或害怕？

2. 场所恐惧症　患者对一些难以逃离的场所或处境感到害怕。

询问方法：你是否曾恐惧外出,以致你宁愿总是待在家里？ 你是否担心被困在某地,甚至不能逃离？

3. 社交恐惧症　患者恐惧社交场合,在这些场合他们会被关注或可能做一些让自己感到羞辱或尴尬的事情。

询问方法：你是否有一些特殊的恐惧,比如害怕在公共场合演讲或当众吃东西？

4. 特定恐惧症 患者害怕某些特定的刺激物,比如动物(如蛇、昆虫)、血、高处或飞行。

询问方法:你是否害怕蛇、血、乘飞机?

5. 强迫观念 患者反复、持续出现某一念头、想法或冲动,尽管这些都是自己不想要的或者令自己不愉快的。患者会陷入沉思和担忧。

询问方法:你是否为某些无法摆脱、持续存在的想法而感到困扰,比如怕脏或者受污染?

6. 强迫行为 患者不得不以某种方式一遍又一遍重复特定的动作,尽管他们知道这是没有意义或者不合适的。这些强迫行为通常用于缓解某些担忧或避免某些可怕事情的发生。

询问方法:是否有某种行为你不得不反复去做,比如洗手或者检查火炉?

三、相关知识测试题

1. 患者回答问题时拐弯抹角、拖泥带水,纠结许多不必要、多余的细节。此时,患者最可能的言语紊乱类型是

A. 思维脱轨
B. 思维散漫
C. 病理性赘述
D. 思维不连贯
E. 接触性离题

2. 交谈时患者表现为有限数量的自发性言语,对问题的回答趋于简短、具体、粗略。此时,患者最可能的思维贫乏类型是

A. 言语贫乏
B. 言语内容贫乏
C. 言语中断
D. 反应潜伏期增加
E. 持续言语

3. 情感平淡或迟钝的特点**不包括**

A. 面部表情无变化
B. 自发性动作增加
C. 表达性姿势缺乏
D. 眼神交流缺乏
E. 语调变化缺乏

4. 以下描述,属于精神运动性激越表现的是

A. 紧张、焦虑
B. 易激惹
C. 忧心忡忡
D. 坐立不安,来回踱步
E. 行动缓慢

5. 在精神检查中,若怀疑患者可能存在被控制感,正确的询问方法是

A. 你是否有任何特殊的力量、天赋或能力
B. 是否有人一直尝试用某种方式来伤害你
C. 当你走在人群中,是否认为有人在谈论或嘲笑你
D. 你是否感到人们能读取你的心思或者知道你的想法
E. 你是否觉得自己被某些外界的人或力量所控制

答案:1. C 2. A 3. B 4. D 5. E

第三节　阳性与阴性症状量表

一、概述

阳性与阴性症状量表(positive and negative symptom scale,PANSS)是为评定精神分裂症及其他原发性精神病性障碍的严重程度而设计和标准化的评定量表,可以根据阳性和阴性症状的严重程度,将精神分裂症区分为以阳性症状为主的Ⅰ型和以阴性症状为主的Ⅱ型。由于大多数患者都是混合型,临床上更多的是利用 PANSS 来评估疾病的严重程度。

PANSS 由阳性症状的评定量表 7 项、阴性症状的评定量表 7 项和一般精神病理量表 16 项组成,另有 3 个补充项目评定攻击危险性。主要适用于成年人,由经量表评估训练的精神科医师对患者进行精神状况检查,综合临床检查和知情人提供的有关信息进行评定。

会谈开始时应有一段开放式的交谈,以便观察患者语言的量、流畅性和主动性等。评定的时间范围通常为评定前一周内的全部信息,整个评定需 30~50 分钟,评估的基本要求是认真、准确、可靠。

二、项目和评分标准

PANSS 按精神病理水平递增的 7 级进行评分:1 分,无;2 分,很轻;3 分,轻度,肯定存在症状但对患者的影响不明显;4 分,中度,对患者的日常生活仅有中等程度的损害;5 分,偏重,症状突出,患者的功能显著受损,通常能受意志控制;6 分,重度,高度损害患者的功能,常需监护;7 分,极重度,极度干扰生活,必须给予密切监护和多方面的帮助。各项的 1 分均定义为无症状或定义不适用于该患者;2 分均定义为症状可疑,可能是正常范围的上限。

1. P1 妄想(delusions)　指无事实根据、与现实不符、特异的信念。评分依据:会谈中思维自然的表达,以及由基层保健工作者或家属提供的思维对社会交往和行为造成的影响(表 6-3-1)。

表 6-3-1　妄想的评分标准

评分/分及分级		标准
1	无	无症状或定义不适用于该患者
2	很轻	症状可疑,可能是正常范围的上限
3	轻度	存在 1 或 2 个不明确、不具体、并非顽固坚持的妄想,妄想不妨碍思考、社会交往或行为
4	中度	存在一个多变的、未完全成型的、不稳定的妄想组合,或者几个完全成型的妄想,偶尔妨碍思考、社会交往或行为
5	偏重	存在许多完全成型的且顽固坚持的妄想,偶尔妨碍思考、社会交往或行为
6	重度	存在一系列稳定、具体的妄想,可能系统化、顽固坚持,且明显妨碍思考、社会交往和行为
7	极重度	存在一系列高度系统化或数量众多且稳定的妄想,且其支配患者生活的主要方面,以致常引起不恰当和不负责任的行动,甚至可能因此危及患者或他人的安全

注:有 6 个项目与妄想有关:P1、P5、P6、G1、G3、G9,P1 着眼于妄想的数量和系统性。

2. P2 概念紊乱(联想散漫,conceptual disorganization) 指思维过程紊乱,其特征为思维的目的性、连贯性被破坏,出现如赘述、离题、联想散漫、不连贯、显著的不合逻辑等表现。评分依据:会谈中对患者认知语言表达过程的观察(表 6-3-2)。

表 6-3-2 概念紊乱的评分标准

评分 / 分及分级		标准
1	无	无症状或定义不适用于该患者
2	很轻	症状可疑,可能是正常范围的上限
3	轻度	思维显赘述、离题或逻辑障碍。思维的目的性有些障碍,在压力下显得有些联想散漫
4	中度	当交谈短暂和有序时,尚可集中思维;当交谈较复杂或有轻微压力时,就变得散漫或离题
5	偏重	普遍存在构思困难,在无压力时也经常显得离题、不连贯或联想散漫
6	重度	思维严重"脱轨"及自相矛盾,导致明显的离题和思维中断,几乎是持续出现
7	极重度	思维中断到支离破碎的程度,有明显的联想散漫,完全无法交谈,如"语词杂拌"或缄默

注:"压力"指处于被追问状态下或遇到问题需加以澄清时。

3. P3 幻觉行为(hallucinatory behavior) 指语言表达或行为表明其知觉并非通过客观刺激产生,可以听觉、视觉、嗅觉或躯体感觉的形式出现。评分依据:会谈中语言表达和躯体表现,也可由基层保健工作者或家属提供(表 6-3-3)。

表 6-3-3 幻觉行为的评分标准

评分 / 分及分级		标准
1	无	无症状或定义不适用于该患者
2	很轻	症状可疑,可能是正常范围的上限
3	轻度	1 或 2 种清晰但不经常出现的幻觉,或若干模糊、异常的知觉,不引起思维或行为的扭曲
4	中度	幻觉频繁出现但并不持续,患者的思维和行为仅受轻微的影响
5	偏重	幻觉频繁出现,可能涉及一种以上感觉系统,导致思维扭曲和 / 或妨碍行为,患者可能对这些体验给予妄想性的解释并出现情绪反应,偶也出现语言反应
6	重度	幻觉几乎持续存在,以致严重妨碍思维和行为,患者对这些幻觉信以为真,并因频繁的情绪和语言反应导致功能障碍
7	极重度	患者对幻觉几乎全神贯注,幻觉实质上支配了患者的思维和行为,幻觉被赋予固定的妄想性解释,并引起语言和行为反应,包括对命令性幻听的服从

注:主要评定幻觉对频度、涉及的感觉系统及对患者对影响。

4. P4 兴奋(excitement) 指活动过度,表现在动作行为加速、对刺激的反应增强、高度警觉或过度的情绪不稳。评分依据:会谈中动作行为的表现,也可由基层保健工作者或家属提供(表 6-3-4)。

表 6-3-4 兴奋的评分标准

评分 / 分及分级		标准
1	无	无症状或定义不适用于该患者
2	很轻	症状可疑,可能是正常范围的上限
3	轻度	会谈中表现出轻度的激越、警觉增高,或者有轻度的激动,但没有明显兴奋或情绪不稳的发作,讲话有轻微的紧迫感
4	中度	会谈中表现出明显的激越或激动,影响语言和一般动作或偶有短暂暴发
5	偏重	观察到明显的活动过度或频繁的动作行为暴发,造成患者在任何时候都难以保持坐姿超过数分钟
6	重度	会谈中明显兴奋,注意力受限,在某种程度上影响个人功能,如饮食和睡眠
7	极重度	明显的兴奋严重妨碍饮食和睡眠,无法进行人际交往,言语和动作行为的加速可能导致言语不连贯和衰竭

注:此项仅指活动增加、易激惹,即行为方面的表现;不包括言语和思维的兴奋,即协调性精神运动性兴奋所有的言语增多和思维联想加速。

5. P5 夸大(grandiosity) 指夸张的个人想法及不现实的优势信念,包括一些妄想,如非凡的能力、财富、知识、名望、权力和道德正义。评分依据:会谈中思维的自然表达,以及由基层保健工作者或家属提供的这些想法对其行为的影响(表 6-3-5)。

表 6-3-5 夸大的评分标准

评分 / 分及分级		标准
1	无	无症状或定义不适用于该患者
2	很轻	症状可疑,可能是正常范围的上限
3	轻度	显出有些自大或自夸,但没有明确的夸大妄想
4	中度	明确且不切实际地感到自己比他人优越,有一些尚未定型的关于特殊地位或能力的妄想,但并未照此行动
5	偏重	表达出有明确的关于非凡能力、地位或权力的妄想,影响患者的态度,但不影响行为
6	重度	表达出有明确的优势妄想,涉及 1 个以上的项目(财富、知识、名望等),显著影响人际交往,并可能付诸行动
7	极重度	思维、人际交往和行为受多重妄想的支配,这些妄想包括惊人的能力、财富、知识、名望、权力和 / 或道德水平,可能具有古怪的性质

6. P6 猜疑 / 被害(suspiciousness/persecution) 指不现实或夸大的被害观念,表现在防卫、不信任态度,多疑的高度戒备,或是认为他人对其有伤害的非常明显的妄想。评分依据:会谈中思维的自然表达,以及由基层保健工作者或家属提供的这些想法对患者行为的影响(表 6-3-6)。

7. P7 敌对性(hostility) 指语言或非语言表达出愤怒和怨恨,包括讥讽、被动攻击行为、辱骂和袭击。会谈中观察其人际行为,以及由基层保健工作者或家属提供的情况(表 6-3-7)。

表6-3-6　猜疑/被害的评分标准

评分/分及分级		标准
1	无	无症状或定义不适用于该患者
2	很轻	症状可疑,可能是正常范围的上限
3	轻度	表现出防卫,甚至公开的不信任态度,但思维、交往和行为很少受影响
4	中度	明确地显示出不信任感,并妨碍会谈和/或行为,但没有被害妄想的证据;或者可能存在结构松散的被害妄想,但这些似乎不影响患者的态度或人际关系
5	偏重	患者表现出明显的不信任感,以致严重影响人际关系,或者还存在明确的被害妄想,对人际关系和行为造成一定程度的影响
6	重度	明确、泛化的被害妄想,可能是系统化的,显著妨碍人际关系
7	极重度	一整套系统性被害妄想支配了患者的思维,社会交往和行为

表6-3-7　敌对性的评分标准

评分/分及分级		标准
1	无	无症状或定义不适用于该患者
2	很轻	症状可疑,可能是正常范围的上限
3	轻度	间接或有限地表示愤怒,如讥讽、不尊敬、表达敌意及偶尔易激怒
4	中度	存在明显敌对态度,经常表现易激惹及直接表达愤怒和怨恨
5	偏重	患者高度易激惹,偶尔有辱骂或威胁
6	重度	表现出不合作、辱骂或威胁显著地影响会谈,且严重影响社会交往,患者可能具有暴力和破坏性,但没有对他人进行人身攻击
7	极重度	明显的愤怒造成极度不合作,无法与他人交往或对他人进行人身攻击

注:此项包括由被害妄想引起的敌意,敌对的对象可以是任何人。

8. N1 情感迟钝(blunted affect)　指情绪反应减弱,以面部表情、感觉调节及体态语言的减少为特征。评分依据:会谈中观察情感基调和情绪反应的躯体表现(表6-3-8)。

表6-3-8　情感迟钝的评分标准

评分/分及分级		标准
1	无	无症状或定义不适用于该患者
2	很轻	症状可疑,可能是正常范围的上限
3	轻度	面部表情和体态语言似乎显得呆板、勉强、做作,或缺少变化
4	中度	面部表情和体态语言的减少使患者看上去迟钝
5	偏重	情感总体上显得"平淡",面部表情仅偶尔有所变化,缺乏体态语言
6	重度	大部分时间表现为明显的情感平淡和缺乏情绪表达,可能存在无法调控、极端的情感发泄,如兴奋、愤怒或不恰当且无法控制的发笑
7	极重度	完全缺乏面部的表情和体态语言,患者似乎持续地显示出木讷的表情或毫无表情

注:指情感的非言语表达,不仅观察面部表情,还有姿势动作,应除外药物引起的锥体外系症状。

9. N2 情绪退缩（emotional withdrawal）　指对生活事件缺乏兴趣、参与感和情感投入。评分依据：基层保健工作者或家属提供的情况，以及会谈中观察到的人际行为（表 6-3-9）。

表 6-3-9　情绪退缩的评分标准

评分/分及分级		标准
1	无	无症状或定义不适用于该患者
2	很轻	症状可疑，可能是正常范围的上限
3	轻度	常缺乏主动性，偶尔显得对周围事件缺乏兴趣
4	中度	患者总体上对环境和环境变化有情绪隔阂，但受到鼓励后仍可参与
5	偏重	患者对环境中的人和事件有明显的情绪疏远，抵抗任何对参与的努力行为，患者显得疏远、温顺、漫无目的，但至少可进行短暂的交谈；有注意个人需求，有时需要帮助
6	重度	明显的缺乏兴趣和情绪投入，导致与他人只能进行有限的交谈，常常忽略个人需求，因此患者需要协助和监督
7	极重度	极度的兴趣和情绪投入的缺乏导致患者几乎完全退缩，无法交谈，并忽略个人需求

注：N2、N4、G16 都可以评定社交少、活动需督促，但三项含义不同。N4 主要指社交活动的不参与，社会活动量的减少；G16 主要指因害怕、恐惧或敌对引起的社交减少，而非阴性症状表现；N2 除外社交外，尚包括个人事务或个人感兴趣的事，原因为不感兴趣；评定时如遇社交活动减少者，先在 N4 打分，再就其原因分析，进行 N2 或 G16 的评分。

10. N3（情感）交流障碍（poor rapport）　指缺乏人际交往中的感情投入、交谈时的坦率及亲密感、兴趣或会谈者的投入，表现为人际关系疏远及语言和非语言交流的减少。评分依据：会谈中的人际行为（表 6-3-10）。

表 6-3-10　交流障碍的评分标准

评分/分及分级		标准
1	无	无症状或定义不适用于该患者
2	很轻	症状可疑，可能是正常范围的上限
3	轻度	交谈以呆板、紧张或音调不自然为特征，可能缺乏情绪深度或停留在非个人的、理智性的水平
4	中度	患者显出典型的冷淡，人际关系相当疏远、患者可能机械地回答问题，表现不耐烦或表示无兴趣
5	偏重	明显的不投入并妨碍到会谈的词汇表达量，患者可能避开眼神的接触或面部表情的交流
6	重度	患者显得高度冷漠，有明显的人际疏远，回答问题敷衍，很少有投入会谈的非语言迹象，常常避开眼神的接触和面部表情的交流
7	极重度	患者完全不投入会谈，显得完全冷漠，会谈中始终回避语言和非语言交流

注：交谈障碍指检查者在检查交谈时，患者无法实现正常的情感交流，好像在患者与检查者之间存在一道无形的隔膜。

11. N4 被动/淡漠社交退缩（passive/apathetic social withdrawal）　指因被动、淡漠、缺乏精力或意志力，使社会交往的兴趣和主动性下降，这将导致人际投入的减少及对日常活动的忽视。评分依据：基层保健工作者或家属提供的患者社会行为的情况（表 6-3-11）。

表 6-3-11 被动 / 淡漠社交退缩的评分标准

评分 / 分及分级		标准
1	无	无症状或定义不适用于该患者
2	很轻	症状可疑，可能是正常范围的上限
3	轻度	显示对社会活动偶有兴趣，但主动性较差，通常只有在他人先主动表示时才会参与
4	中度	被动地参与大部分的社会活动，但以无兴趣或机械的方式出现，倾向于退缩到不显眼的地方
5	偏重	仅被动参与少数社会活动，且显得毫无兴趣或主动性，通常只花很少时间与他人相处
6	重度	趋于淡漠和孤立，极少参与社会活动，偶尔忽视个人需求，很少有自发的社会接触
7	极重度	极度的淡漠，与世隔绝，忽视个人需求

12. N5 抽象思维困难（difficulty in abstract thinking） 指抽象 - 象征性思维模式受损，表现在分类、概括及解决问题时超越具体自我中心的过程中出现困难。评分依据：会谈中回答相似性问题和谚语解释类问题，以及使用具体抽象模式的情况（表 6-3-12）。

表 6-3-12 抽象思维困难的评分标准

评分 / 分及分级		标准
1	无	无症状或定义不适用于该患者
2	很轻	症状可疑，可能是正常范围的上限
3	轻度	遇到较难的谚语倾向于照字面或给予个人化的解释，对极抽象和关联偏远的概念理解有些困难
4	中度	经常使用具体化的思维模式，对大多数谚语某些分类有理解困难，倾向于被功能性方面因素和显著特征所迷惑
5	偏重	以具体化的思维模式为主，对大多数谚语和许多分类有理解困难
6	重度	无法领会任何谚语或比喻的抽象意义，仅能对最简单的相似事例进行公式化分类，思维空洞贫乏，或固定在功能性方面、显著特征和个人特质的解释
7	极重度	只会使用具体化的思维模式。显示出对谚语、一般隐喻或明喻及简单的分类无法理解，甚至不会用显著的和功能性的特征作为分类的依据；本分级可适用于因显著认知功能缺损而无法与主试者进行最低限度交流的情况

注：所问的相似性问题和谚语解释类问题应由易到难，包括易、中、难三个层次，且必须是患者听说过的，否则不计入分数。

13. N6 交谈缺乏自发性和流畅性（lack of spontaneity and flow of conversation） 指交谈的正常流畅性下降，伴有淡漠、缺乏意志、防卫或认知缺损，表现在交流过程中有流畅性和创造性下降。评分依据：会谈中观察认知语言过程（表 6-3-13）。

表 6-3-13 交谈缺乏自发性和流畅性的评分标准

评分 / 分及分级		标准
1	无	无症状或定义不适用于该患者
2	很轻	症状可疑,可能是正常范围的上限
3	轻度	交谈过程中显示很少有主动性,患者的回答简短且不加修饰,需要会谈者给予直接和引导性的问题
4	中度	交谈缺乏自然流畅感,显得不顺畅或停顿,经常需要引导性的问题以诱导出充分的反应和交谈的进程
5	偏重	患者表现出明显的缺乏自发性及不坦率,回答会谈者提问时仅用 1 或 2 个简短的句子
6	重度	患者的反应仅局限于几个单字或短语,以回避或缩短交谈(如"我不知道""我没空说"),使交谈发生严重困难,且毫无效果
7	极重度	语言的交流最多局限于偶然的吃语,使交谈无法进行

注:交谈缺乏自发性和流畅性主要指思维贫乏,或情感障碍,或意志障碍,或认知缺损引起的语言量减少,不包括思维散漫所致的不流畅。

14. N7 刻板思维(stereotyped thinking) 指思维的流畅性、自发性和灵活性下降,表现为刻板、重复或思维内容空洞。评分依据:会谈中观察认知语言过程(表 6-3-14)。

表 6-3-14 刻板思维的评分标准

评分 / 分及分级		标准
1	无	无症状或定义不适用于该患者
2	很轻	症状可疑,可能是正常范围的上限
3	轻度	态度或信念有些僵化,患者可能拒绝考虑另一种见解,或难以从一种观点改变成另一种观点
4	中度	交谈围绕着一个重复的主题,导致改变话题困难
5	偏重	思维刻板及重复,尽管会谈者努力去改变,交谈仍仅局限于 2 或 3 个受限的主题
6	重度	无法控制地重复要求、声明、提出观点或问题,严重妨碍交谈
7	极重度	思维、行为和交谈被不断重复的牢固观点或有限的短语所支配,导致患者在交流中显出明显刻板、不恰当表现并受到限制

15. G1 关注身体健康(somatic concern) 指诉说躯体不适或坚信有躯体疾病或功能失常,其范围为从模糊的病感到身患重病的明确妄想。评分依据:会谈中表达的思维内容(表 6-3-15)。

表 6-3-15 关注身体健康的评分标准

评分 / 分及分级		标准
1	无	无症状或定义不适用于该患者
2	很轻	症状可疑,可能是正常范围的上限

评分 / 分及分级		标准
3	轻度	明显关心健康或身体问题,偶尔会提出问题并希望得到保证
4	中度	主诉健康不佳或身体功能失常,但没有达到妄想或对其确信无疑,过度关心可通过保证而减轻
5	偏重	患者大量或频繁地诉说其患躯体疾病或身体功能失常,或显示有 1~2 个关于这些主题的妄想,但尚未被其支配
6	重度	患者被一个或几个明确的关于躯体疾病或器质性功能失常的妄想所支配,但情感尚未陷入其中,其思维经会谈者的努力能有所转移
7	极重度	大量而频繁地诉说躯体妄想,甚至是灾难性的躯体妄想,妄想完全支配患者的思维和情感

16. G2 焦虑(anxiety)　指主观体验到神经紧张、担忧、恐惧或坐立不安,其范围从对现在或将来的过分关心到有惊恐的感觉。评分依据:会谈中的语言表达和相应的躯体表现(表 6-3-16)。

表 6-3-16　焦虑的评分标准

评分 / 分及分级		标准
1	无	无症状或定义不适用于该患者
2	很轻	症状可疑,可能是正常范围的上限
3	轻度	表示出有些担忧、过度关心或主观的坐立不安,但没有诉说或表现出相应的躯体症状和行为
4	中度	患者诉说有明显的神经紧张症状,并反映出轻微的躯体症状,如手部震颤和过度出汗
5	偏重	患者诉说有严重的焦虑问题,具有显著的躯体症状和行为表现,如明显的肌肉紧张、注意力下降、心悸或睡眠障碍
6	重度	几乎持续感受到害怕并伴有恐惧,有明显的坐立不安,或有许多躯体症状
7	极重度	患者的生活被焦虑严重困扰,焦虑几乎持续存在,有时达到惊恐的程度或表现为惊恐发作

注:G2 主要评价焦虑的主观体验,若伴有躯体症状,则至少评 4 分或以上;G4(紧张)主要评价焦虑的躯体症状,包括运动性焦虑。

17. G3 自罪感(guilt feelings)　指为过去真实或想象的过失而后悔或自责的感觉。评分依据:会谈中语言表达的罪恶观念及其对态度和思维的影响(表 6-3-17)。

表 6-3-17　自罪感的评分标准

评分 / 分及分级		标准
1	无	无症状或定义不适用于该患者
2	很轻	症状可疑,可能是正常范围的上限
3	轻度	询问时引出患者对微小事件模糊的内疚或自责,但患者显然并不过分在意

续表

评分 / 分及分级		标准
4	中度	患者明确表示在意其对过去发生的一件真实事件的责任,但并未被其支配,态度和行为基本未受影响
5	偏重	患者表现出强烈的罪恶感,伴有自我责难或认为自己应受惩罚;罪恶感可能有妄想基础,也可能自发形成,其可能来源于某种先占观念或抑郁心境,且不易被会谈者缓解
6	重度	带有妄想性质的强烈的罪恶观念,导致出现绝望感或无价值感,患者认为应该为其过失受到严厉惩罚,甚至认为其现在的生活处境就是这种惩罚
7	极重度	患者的生活被不可动摇的罪恶妄想所支配,感到自己应受严厉的惩罚,如终身监禁、酷刑或处死,可能伴有自杀念头,或将他人的问题归咎于自己过去的过失

18. G4 紧张(tension)　指因恐惧、焦虑和激越而表现出明显的躯体症状,如僵直、震颤、大量出汗和坐立不安。评分依据:会谈中语言表达的焦虑及紧张的躯体表现的严重程度(表 6-3-18)。

表 6-3-18　紧张的评分标准

评分 / 分及分级		标准
1	无	无症状或定义不适用于该患者
2	很轻	症状可疑,可能是正常范围的上限
3	轻度	姿势和动作表现出轻微担忧,如轻度僵硬、偶尔坐立不安、变换姿势或手部轻微快速震颤
4	中度	出现许多明显的紧张表现症状,如局促不安、明显的手部震颤、过度出汗或紧张性作态
5	偏重	出现许多显著的紧张表现症状,如紧张性颤抖、大量出汗和坐立不安,但会谈的进行并未受到明显的影响
6	重度	显著的紧张状态妨碍人际交往,如持续的局促不安、无法静坐或过度换气
7	极重度	出现明显的紧张表现,且有惊恐症状或显著的动作加速,如快速地来回走动和无法静坐超过 1 分钟,使会谈无法进行

注:应排除药物引起的锥体外系反应的影响。

19. G5 装相和作态(mannerisms and posturing)　指不自然的动作或姿势,以笨拙、夸张、紊乱或古怪表现为特征。评分依据:会谈中观察躯体表现,也可是基层保健工作者或家属提供的情况(表 6-3-19)。

表 6-3-19　装相和作态的评分标准

评分 / 分及分级		标准
1	无	无症状或定义不适用于该患者
2	很轻	症状可疑,可能是正常范围的上限
3	轻度	动作轻度不自然或有轻微的姿势僵硬

评分 / 分及分级		标准
4	中度	动作明显不自然或不连贯,或短时间保持一种不自然的姿势
5	偏重	观察到偶有古怪的仪式动作或扭曲的姿势,或长时间保持一种异常的姿势
6	重度	经常重复出现古怪的仪式动作、作态或刻板动作,或长时间保持一种扭曲的姿势
7	极重度	持续不断的仪式动作、作态或刻板动作导致功能严重受损,或几乎一直保持一种不自然的固定姿势

20. G6 抑郁(depression) 指悲伤、沮丧、无助和悲观厌世的感觉。评分依据:会谈中抑郁心境的语言表达,及其对患者态度和行为的影响;也可为基层保健工作者或家属提供的情况(表 6-3-20)。

表 6-3-20 抑郁的评分标准

评分 / 分及分级		标准
1	无	无症状或定义不适用于该患者
2	很轻	症状可疑,可能是正常范围的上限
3	轻度	只在被问及相关问题时表示有些悲伤或失去信心,但总的态度或行为举止没有抑郁表现
4	中度	明显感到悲伤或无望,可能自发地流露,但抑郁心境未对行为或社会功能造成很大损害,患者通常还能高兴起来
5	偏重	明显的抑郁心境,伴有明显的悲伤、悲观厌世,丧失社会兴趣,出现精神运动迟滞和食欲、睡眠障碍,患者不易高兴起来
6	重度	明显的抑郁心境,伴有持续的痛苦感,偶尔哭泣、无望和无价值感。另外,对食欲和 / 或睡眠,以及正常动作和社会功能有严重影响,可能有自我忽视的症状
7	极重度	抑郁感觉严重妨碍大多数主要功能,症状包括经常哭泣、明显的躯体症状、注意力损害、精神运动迟滞、丧失社会兴趣、自我忽视,以及可能的抑郁或虚无妄想和 / 或可能有自杀意念或行为

21. G7 动作迟缓(motor retardation) 指能动性减退,表现为动作和言语减慢或减少,以及对刺激的反应减退及身体(肌肉)的张力降低。评分依据:会谈中的表现,以及由基层保健工作者或家属提供的情况(表 6-3-21)。

表 6-3-21 动作迟缓的评分标准

评分 / 分及分级		标准
1	无	无症状或定义不适用于该患者
2	很轻	症状可疑,可能是正常范围的上限
3	轻度	轻微但可观察到的动作或讲话速度减慢,患者的谈话内容和姿势种类有点不足
4	中度	患者的动作明显减慢,讲话的特点是词汇量不足,包括反应期延长、停顿延长或语速缓慢

评分/分及分级		标准
5	偏重	能动性明显减退,导致会谈内容非常不足,或影响社会和职业功能,常常发现患者呆坐或卧床
6	重度	动作极其缓慢,导致极少活动和讲话,患者基本上整天呆坐或卧床
7	极重度	患者几乎完全不动,对外界刺激毫无反应

注:评定时应排除药物引起的锥体外系反应。

22. G8 不合作(uncooperativeness)　指主动拒绝按照重要人物的意愿行事,包括会谈者、医院工作人员或家属,可能伴有不信任、防御、顽固、否定,甚至是抵制权威、敌对或好斗。评分依据:会谈中观察到的人际行动,以及由基层保健工作者或家属提供的情况(表6-3-22)。

表 6-3-22　不合作的评分标准

评分/分及分级		标准
1	无	无症状或定义不适用于该患者
2	很轻	症状可疑,可能是正常范围的上限
3	轻度	以一种愤恨、不耐烦或讥讽的态度服从。会谈中可能委婉地反对敏感问题
4	中度	偶尔直率地拒绝服从正常的社会要求,如整理自己的床铺、参加安排好的活动等。患者可能表现出敌对、防御或否定的态度,但通常仍可共事
5	偏重	患者经常不服从周围环境的要求,可能被他人认为是一个"流浪者"或有"严重的态度问题";不合作表现为对会谈者有明显的防御态度或易激惹,可能对许多问题不愿回答
6	重度	患者高度不合作、持否定,甚至可能好斗,拒绝服从大部分社会要求,可能不愿开始或完成整个会谈
7	极重度	持主动抗拒态度,严重影响日常功能的大多数方面,患者可能拒绝任何社交活动、个人卫生清理、与家属或工作人员谈话,甚至拒绝简短的会谈

23. G9 不寻常思维内容(unusual thought content)　指奇怪、幻想式或荒诞的念头,其范围从离谱或不典型到歪曲、不合逻辑和明显荒谬的想法。评分依据:会谈中思维内容的表达(表6-3-23)。

表 6-3-23　不寻常思维内容的评分标准

评分/分及分级		标准
1	无	无症状或定义不适用于该患者
2	很轻	症状可疑,可能是正常范围的上限
3	轻度	思维内容有些奇怪或特异,或者有熟悉的观念,却用在古怪的上下文中
4	中度	观念经常被歪曲,偶尔显得非常古怪

续表

评分/分及分级		标准
5	偏重	患者表达许多奇怪、幻想的思维内容(如"我是国王的养子""我是死亡名单的逃脱者")或一些明显荒谬的想法(如"我有100个子女""我能通过牙齿填充物收到来自外太空的无线电信息")
6	重度	患者表达出许多不合逻辑或荒谬的观念,有些具有非常古怪的性质(如"我有三个脑袋""我是外星人")
7	极重度	思维充满荒谬、古怪和怪诞的想法

注:本项主要评定思维内容的怪异性。

24. G10 定向障碍(disorientation) 指与环境联系的意识丧失,包括人物、地点和时间,可能由意识混乱或戒断引起。评分依据:会谈中对定向问题的反应(表6-3-24)。

表6-3-24 定向障碍的评分标准

评分/分及分级		标准
1	无	无症状或定义不适用于该患者
2	很轻	症状可疑,可能是正常范围的上限
3	轻度	一般的定向尚可,但精确的定向有些困难,例如:患者知道他在何地,但不知道确切地址;知道医院工作人员的名字,但不知道他们的职能;知道月份,但星期几搞错一天或日期相差二天以上;可能有兴趣范围狭窄,表现为熟悉身边的环境但不知道外围的环境,如认识工作人员,但不知道市长或总统
4	中度	能对时间、地点、人物部分定向,例如:患者知道他在医院里,但不知道医院的名称;知道他所在城市的名称,但不知道村镇或行政区的名称;知道他主治人员的名字,但不知道其他直接照料者的名字;知道年份和季节,但不知道确切的月份
5	偏重	人物、时间、地点的定向力大部分受损,患者只有一些模糊的概念,例如:不清楚身在何处;似乎对环境中的大多数人都感觉陌生;可能会正确或接近地说出年份,但月份、星期几,甚至季节都不知道
6	重度	人物、地点、时间定向力明显丧失,例如:患者不知道身在何处;对日期判断的误差超过一年;仅能说出当前生活中一两个人的名字
7	极重度	患者完全丧失人物、地点、时间定向力,处于严重混乱状态,完全忽视自己身在何处、当前的年份,甚至是最熟悉的人,如父母、配偶、朋友和主治人员

注:不限于意识障碍引起的定向障碍,各分级标准间有重叠,以最严重的标准计分。

25. G11 注意障碍(poor attention) 指警觉集中障碍,表现为注意力不集中,受内外刺激而分散注意力,以及驾驭、维持或转移注意力到新刺激时存在困难。评分依据:会谈的表现(表6-3-25)。

26. G12 判断和自知力缺乏(lack of judgment and insight) 指对自身精神状况和生活处境的认识或理解力受损,表现为不能认识过去或现在的精神疾病或症状,否认需要在精神科住院治疗,所做决定的特点是对后果错误的预期,以及不切实际的短期和长期计划。评分依据:会谈中思维内容的表达(表6-3-26)。

表 6-3-25 注意障碍的评分标准

评分/分及分级		标准
1	无	无症状或定义不适用于该患者
2	很轻	症状可疑,可能是正常范围的上限
3	轻度	注意力集中受限,偶尔容易分心或在会谈将结束时显得注意力不集中
4	中度	会谈因注意力容易分散的倾向而受影响,难以长时间将注意力集中在一个主题上,或难以将注意力转向新的主题
5	偏重	会谈因为注意力不集中,分散和难以适当地转换注意点而受到严重影响
6	重度	患者的注意力由于受内在或外在的刺激而明显分散,注意仅能维持片刻或需作很大努力
7	极重度	注意力严重障碍,以致简短的交谈都无法进行

表 6-3-26 判断和自知力缺乏的评分标准

评分/分及分级		标准
1	无	无症状或定义不适用于该患者
2	很轻	症状可疑,可能是正常范围的上限
3	轻度	认识到有某种精神障碍,但明显低估其严重性、治疗的意义或采取措施以避免复发的重要性,可能对未来计划的构想力差
4	中度	患者表现为对疾病只有模糊或肤浅的认识,对于承认患病动摇不定,或对存在的主要症状很少认识,如妄想、思维和混乱、猜疑和社会退缩,患者可能将需要治疗理解为减轻一些较轻的症状,如焦虑、紧张和睡眠困难
5	偏重	认识到过去但不是现在有精神障碍,如提出质疑,患者可能会勉强承认一些无关或不重要的症状,并倾向于以完全错误的解释或妄想性思维来加以开脱,并且认为自己不需要精神治疗
6	重度	患者否认曾患精神障碍,否认过去或现在存在的任何精神症状,尽管尚能顺从,但否认需要治疗和住院
7	极重度	断然否认过去或现在存在精神疾病,对目前的住院和治疗给予妄想性的解释(如因过失而受惩罚、被人迫害等),患者因此拒绝配合治疗师沟通、药物或其他治疗

27. G13 意志障碍(disturbance of volition) 指意志的产生、维护及对思维、行为、动作、语言的控制障碍。评分依据:会谈中思维内容和行为表现(表 6-3-27)。

表 6-3-27 意志障碍的评分标准

评分/分及分级		标准
1	无	无症状或定义不适用于该患者
2	很轻	症状可疑,可能是正常范围的上限
3	轻度	患者的谈话和思维表现有些犹豫不决,轻度妨碍言语和认知过程

评分 / 分及分级		标准
4	中度	患者经常出现矛盾症状,作决定时有明显的困难,交谈可因思维的变化不定而受影响,言语和认知功能明显受损
5	偏重	意志障碍思维及行为,患者表现出严重的犹豫不决,妨碍社会和动作活动的产生和持续,也可能表现为言语停顿
6	重度	意志障碍妨碍简单、自主的动作功能,如穿衣和梳理,并明显影响言语功能
7	极重度	意志几乎完全丧失,表现为严重的动作和语言抑制,导致患者不动和 / 或缄默

注:意志障碍指矛盾意志、犹豫不决的程度。

28. G14 冲动控制障碍(poor impulse control) 指对内在冲动反应的调节和控制障碍,导致不顾后果的、突然的、无法调节的、武断的或误导性的紧张和情绪的宣泄。评分依据:会谈中观察到的行为及由基层保健工作者或家属提供的信息(表 6-3-28)。

表 6-3-28 冲动控制障碍的评分标准

评分 / 分及分级		标准
1	无	无症状或定义不适用于该患者
2	很轻	症状可疑,可能是正常范围的上限
3	轻度	当面对应激或不如意时,患者容易出现愤怒和挫折感,但很少有冲动行为
4	中度	患者对轻微的挑衅就会愤怒和谩骂,可能偶尔出现威胁、破坏或一两次冲突或程度较轻的打架
5	偏重	患者反复出现冲动,包括谩骂、毁物或身体威胁,可能有一次严重的攻击,以致患者需要隔离、身体约束,必要时需给予镇静
6	重度	患者经常不计后果地出现攻击、威胁、强人所难和毁物行为,可能有性攻击,可能为对幻听的行为反应
7	极重度	患者出现致命的攻击、性侵犯、反复的残暴或自残行为。需要不断地直接监护或约束,以控制其危险性冲动

29. G15 先占观念(preoccupation) 指专注于内在产生的思维和感觉,并因内向体验而损害现实定向和适应性行为。评分依据:会谈中对患者人际行为的观察(表 6-3-29)。

表 6-3-29 先占观念的评分标准

评分 / 分及分级		标准
1	无	无症状或定义不适用于该患者
2	很轻	症状可疑,可能是正常范围的上限
3	轻度	过分关注个人需要和问题,使会谈转向自我中心的主题,对他人缺乏关心
4	中度	患者偶尔表现自我专注,好像在做白日梦或关注内在体验,轻度妨碍交往
5	偏重	患者常表现为专注于内向体验,明显影响社交和会谈功能,如出现目光呆滞、喃喃自语或自言自语,或出现刻板的动作模式

续表

评分 / 分及分级		标准
6	重度	明显的内向性思维伴孤独性体验,使注意力、交谈能力及对环境的定向力严重受限,患者经常一个人微笑、大笑、喃喃自语、自言自语或大叫
7	极重度	严重地专注于内向体验,极度影响所有重要的行为,患者不断地对幻觉给予语言和行为反应,很少注意他人或外部环境

30. G16 主动回避社交(active social avoidance)　指社交减少,伴有不当的恐惧、敌对或不信任。评分依据:基层保健工作者或家属提供的社交功能状况(表 6-3-30)。

表 6-3-30　主动回避社交的评分标准

评分 / 分及分级		标准
1	无	无症状或定义不适用于该患者
2	很轻	症状可疑,可能是正常范围的上限
3	轻度	患者与他人相处时似乎显得不自在,喜欢独自消磨时光,但在要求下仍可参加社会活动
4	中度	患者非常勉强地参加大部分社交活动,但可能需要劝说,或可能因焦虑、猜疑或敌对而提早退出
5	偏重	尽管他人努力邀请他,患者仍恐惧或愤怒地回避许多社会交往,倾向于独自消磨空闲时间
6	重度	患者因恐惧、敌对或不信任而极少参加社交活动,当他人接近时,患者会表现出强烈的中止交往倾向。总的来说,患者将自己与他人隔离
7	极重度	患者因极度恐惧、敌对或被害妄想而不参加社交活动,最严重时患者回避所有的交往而与世隔绝

注:患者若有正常社交减少,交谈时需加以澄清,本项所指的是害怕而主动回避。

三、结果分析

常用的指标为阳性量表分、阴性量表分、一般精神病理量表分和总分、症状群分。

1. 阳性量表分　组成阳性量表的 7 项得分总和,得分范围是 7~49 分。
2. 阴性量表分　组成阴性量表的 7 项得分总和,得分范围是 7~49 分。
3. 一般精神病理量表分　组成一般精神病理量表的 16 项得分总和,得分范围是 16~112 分。
4. 总分(粗分)　30 项得分总和,3 个补充项目一般不计入总分。
5. 症状群分　为组成症状群的项目得分之和,有以下 6 组症状群。
(1)反应缺乏:由 N1、N2、G7、G10 组成。
(2)思维障碍:由 P2、P3、P5、G9 组成。
(3)激活性:由 P4、G4、G5 组成。

（4）偏执：由 P6、P7、G8 组成。

（5）抑郁：由 G1、G2、G3、G6 组成。

（6）补充（攻击性）：由 P4、P7、G6、S1、S2、S3 组成。

四、应用与评价

信效度分析结果显示，PANSS 的三个分量表均呈正态分布，没有重大偏移或峰态出现，各分量表 α 系数为 0.73~0.83，各分量表重测信度系数为 0.77~0.89。阳性量表与阴性量表间互为负相关，相互排斥，支持了量表的结构效度。

与经典的简明精神病评定量表（brief psychiatric rating scale，BPRS）相比，PANSS 兼顾了精神分裂症的阳性症状和阴性症状及一般精神病理症状，能够较全面地反映精神病理全貌，且其明确的项目定义和分级评定标准，可大大提高量表评定的可操作性和一致性。因 PANSS 的条目较多，评分标准规定详细，在提高量表品质的同时，影响了临床应用的便利性，不如 BPRS 方便，但用于研究中的优越性毋庸置疑。

五、相关知识测试题

1. 小张最近半年与三位同事吵过架，他认为别人说话在针对他，看自己的眼神不对劲，甚至怀疑那几个同事密谋要害自己，在文件里做手脚，用脑波控制自己。虽然能上班但效率明显下降。根据 PANSS 量表 P1 评分，妄想程度最可能的分数是

  A. 3 分   B. 4 分

  C. 5 分   D. 6 分

  E. 7 分

2. PANSS 症状评分分为几个等级

  A. 4 级   B. 5 级

  C. 6 级   D. 7 级

  E. 8 级

3. 下列选项中，属于 PANSS 分量表的是

  A. 阳性症状评定量表   B. 阴性症状评定量表

  C. 大体功能量表   D. 一般精神病理量表

  E. 简明精神病评定量表

4. 评定一次 PANSS 所需的时间为

  A. 15~20 分钟   B. 20~30 分钟

  C. 30~50 分钟   D. 30~40 分钟

  E. 40~50 分钟

5. 对患者进行 PANSS 评定的人员应为

  A. 精神科医师   B. 保健医师

  C. 照料者   D. 护士

  E. 全科医师

答案：1. D 2. D 3. D 4. C 5. A

第四节　汉密尔顿抑郁量表

一、概述

汉密尔顿抑郁量表(Hamilton depression scale,HAMD)共有 3 个版本:17 项(17 条目)、21 项(21 条目)和 24 项(24 条目),最常用的是 17 项版本。适用于具有抑郁症状的成年患者,如抑郁症、双相情感障碍、神经症等,采用交谈与观察的方式进行检查,评定的时间范围为过去 1 周内,一次评定需 15~20 分钟。

二、项目和评定标准

HAMD 大部分项目采用 0~4 分的 5 级评分法。分级标准为:0 分,无;1 分,轻度;2 分,中度;3 分,重度;4 分,极重度。少数条目采用 0~2 分的 3 级评分法,分级标准为:0 分,无;1 分,轻~中度;2 分,重度。

1. 抑郁情绪(表 6-4-1)

表 6-4-1　抑郁情绪的评分标准

	分级	标准
0 分	无	—
1 分	轻度	只在问到时才诉述
2 分	中度	在访谈中自发地表达
3 分	重度	不用言语也可从表情、姿势、声音或欲哭的状态中流露出这种情绪
4 分	极重度	患者的自发言语和非语言表达(表情、动作)几乎完全表现为抑郁情绪

注:依据观察与交谈评定。

2. 有罪感(表 6-4-2)

表 6-4-2　有罪感的评分标准

	分级	标准
0 分	无	—
1 分	轻度	责备自己,感到自己已连累他人
2 分	中度	认为自己犯了罪,或反复思考以往的过失和错误
3 分	重度	认为目前的疾病,是对自己错误的惩罚,或有罪恶妄想
4 分	极重度	罪恶妄想伴有指责或威胁性幻觉

3. 自杀（表 6-4-3）

表 6-4-3 自杀的评分标准

	分级	标准
0 分	无	—
1 分	轻度	觉得活着没有意义
2 分	中度	希望自己已经死去，或常想到与死有关的事
3 分	重度	消极观念（自杀念头）
4 分	极重度	有自杀行为

4. 入睡困难（初段失眠）（表 6-4-4）

表 6-4-4 入睡困难的评分标准

	分级	标准
0 分	无	—
1 分	轻 - 中度	主诉有入睡困难，上床半小时后仍不能入睡（要注意患者平时入睡的时间）
2 分	重度	主诉每晚均有入睡困难

5. 睡眠不深（中段失眠）（表 6-4-5）

表 6-4-5 睡眠不深的评分标准

	分级	标准
0 分	无	—
1 分	轻 - 中度	睡眠浅、多噩梦
2 分	重度	半夜（晚 12：00 以前）曾醒来（不包括上厕所）

6. 早醒（末段睡眠）（表 6-4-6）

表 6-4-6 早醒的评分标准

	分级	标准
0 分	无	—
1 分	轻 - 中度	有早醒，比平时早醒 1 小时，但能重新入睡（应排除平时的习惯）
2 分	重度	早醒后无法重新入睡

7. 工作和兴趣（表 6-4-7）

表 6-4-7 工作和兴趣的评分标准

	分级	标准
0 分	无	—
1 分	轻度	提问时才诉述

续表

分级		标准
2分	中度	自发地直接或间接表达对活动、工作或学习失去兴趣,如感到无精打采、犹豫不决、不能坚持或强迫自己去工作或活动
3分	重度	活动时间减少或效率下降,住院患者每天参加病房劳动或娱乐不满3小时
4分	极重度	因目前的疾病而停止工作,住院者不参加任何活动或没有他人帮助便不能完成病室日常事务(注意不能凡住院就计4分)

注:除交谈外,还需向知情人采集信息。

8. 阻滞 指思想和言语缓慢、注意力难以集中、主动性减退(表6-4-8)。

表6-4-8 阻滞的评分标准

分级		标准
0分	无	—
1分	轻度	精神检查中发现轻度阻滞
2分	中度	精神检查发现明显阻滞
3分	重度	精神检查进行困难
4分	极重度	完全不能回答问题(木僵)

注:依据观察评定。

9. 激越(表6-4-9)

表6-4-9 激越的评分标准

分级		标准
0分	无	—
1分	轻度	检查时有些心神不宁
2分	中度	明显心神不宁或小动作多
3分	重度	不能静坐,检查中曾起立
4分	极重度	搓手、咬手指、扯头发、咬嘴唇

注:依据观察评定。

10. 精神性焦虑(表6-4-10)

表6-4-10 精神性焦虑的评分标准

分级		标准
0分	无	—
1分	轻度	被问及时诉述

分级		标准
2分	中度	自发地表达
3分	重度	表情和言语流露出明显忧虑
4分	极重度	明显惊恐

11. 躯体性焦虑 指焦虑的生理症状,包括口干、腹胀、腹泻、呃逆、腹绞痛、心悸、头痛、过度换气和叹气,以及尿频和出汗等表现(表6-4-11)。

表6-4-11 躯体性焦虑的评分标准

分级		标准
0分	无	—
1分	轻度	—
2分	中度	有肯定的上述症状
3分	重度	上述症状严重,影响生活或需要处理
4分	极重度	严重影响生活和活动

注:依据观察评定。

12. 胃肠道症状(表6-4-12)

表6-4-12 胃肠道症状的评分标准

分级		标准
0分	无	—
1分	轻-中度	食欲减退,但不需他人鼓励便能自行进食
2分	重度	进食需他人催促或请求,病情需要应用泻药或助消化药

13. 全身症状(表6-4-13)

表6-4-13 全身症状的评分标准

分级		标准
0分	无	—
1分	轻-中度	四肢、背部或颈部沉重感,背痛、头痛、肌痛,全身乏力或疲倦
2分	重度	症状明显

14. 性症状 指性欲减退、月经紊乱等(表6-4-14)。

表 6-4-14　性症状的评分标准

分级		标准
0 分	无	无性欲减退、月经紊乱
1 分	轻度	轻度性欲减退、月经紊乱
2 分	重度	重度性欲减退、月经紊乱
3 分	不能肯定	该项对被评者不适合(不计入总分)

15. 疑病(表 6-4-15)

表 6-4-15　疑病的评分标准

分级		标准
0 分	无	—
1 分	轻度	对身体过分关注
2 分	中度	反复考虑健康问题
3 分	重度	有疑病妄想
4 分	极重度	伴有幻觉的疑病妄想

16. 体重减轻(表 6-4-16)

表 6-4-16　体重减轻的评分标准

分级		标准
0 分	无	—
1 分	轻 - 中度	1 周内体重减轻超过 0.5kg
2 分	重度	1 周内体重减轻超过 1.0kg
1 分	轻 - 中度	患者诉述可能有体重减轻
2 分	重度	肯定有体重减轻

注:评定时最好根据体重记录,也可根据患者及知情人提供的资料评定。

17. 自知力(表 6-4-17)

表 6-4-17　自知力的评分标准

分级		标准
0 分	无	知道自己有病,表现为忧郁
1 分	轻 - 中度	知道自己有病,但归咎伙食太差、环境问题、工作过忙、病毒感染或需要休息
2 分	重度	完全否认自己有病

18. 日夜变化　如果症状在早晨或傍晚加重,先指出是哪一种,再按其变化程度评分(表 6-4-18)。

表 6-4-18 日夜变化的评分标准

分级		标准
0分	无	—
1分	轻 - 中度	晨 1,晚 1
2分	重度	晨 2,晚 2

注:如果患者的症状日夜变化不明显评为轻 - 中度,如果在早晨和 / 或傍晚加重可评为重度。

19. 人格解体或现实解体 指非真实感或虚无妄想(表 6-4-19)。

表 6-4-19 人格解体或现实解体的评分标准

分级		标准
0分	无	—
1分	轻度	问及时才叙述
2分	中度	自然叙述
3分	重度	有虚无妄想
4分	极重度	伴有幻觉的虚无妄想

20. 偏执症状(表 6-4-20)

表 6-4-20 偏执症状的评分标准

分级		标准
0分	无	—
1分	轻度	有猜疑
2分	中度	有牵连观念
3分	重度	有关系妄想或被害妄想
4分	极重度	伴有幻觉的关系妄想或被害妄想

21. 强迫症状 指强迫思维和强迫行为(表 6-4-21)。

表 6-4-21 强迫症状的评分标准

分级		标准
0分	无	—
1分	轻 - 中度	问及时才叙述
2分	重度	自觉叙述

22. 无助感 / 能力减退感(表 6-4-22)

表6-4-22　无助感/能力减退感的评分标准

分级		标准
0分	无	—
1分	轻度	被问及时才引出主观体验
2分	中度	主动诉说
3分	重度	需鼓励、指导和安慰才能完成病室日常事务或个人卫生
4分	极重度	穿衣、梳洗、进食、铺床或个人卫生均需他人协助

注:除交谈外,还需向知情人采集信息。

23. 绝望感(表6-4-23)

表6-4-23　绝望感的评分标准

分级		标准
0分	无	—
1分	轻度	有时怀疑"情况是否会好转",但解释后能接受
2分	中度	持续感到"没有希望",但解释后能接受
3分	重度	对未来感到灰心、悲观和失望,解释后不能解除
4分	极重度	自动地反复叙述"我的病好不了啦"诸如此类的情况

24. 自卑感(表6-4-24)

表6-4-24　自卑感

分级		标准
0分	无	—
1分	轻度	仅在被询问时,叙述自卑感("我不如他人")
2分	中度	自动叙述有自卑感
3分	重度	主动叙述"我一无是处"或"低人一等",与中度只是程度上的差异
4分	极重度	自卑感达妄想的程度,如"我是废物"或类似情况

三、结果分析

1. 总分　能较好地反映病情严重程度的指标,即病情越轻,总分越低;病情愈重,总分愈高。总分是一项十分重要的一般资料。在具体研究中,应把量表总分作为一项入组标准,以总分变化评估病情演变。

按照 Davis 的划界分级,24 项版本总分超过 35 分,可能为严重抑郁;超过 20 分,可能是轻或中度的抑郁;如小于 8 分,没有抑郁症状。HAMD-17 项相应的分界值分别为 24 分、17 分和 7 分。

2. 因子分　HAMD 可归纳为 7 类因子结构。

(1)焦虑/躯体化：由精神性焦虑、躯体性焦虑、胃肠道症状、疑病和自知力 5 项组成。

(2)体重：即体重减轻一项。

(3)认识障碍：由自罪感、自杀、激越、人格解体和现实解体、偏执症状和强迫症状 6 项组成。

(4)日夜变化：仅日夜变化一项。

(5)阻滞：由抑郁情绪、工作和兴趣、阻滞和性症状 4 项组成。

(6)睡眠障碍：由入睡困难、睡眠不深和早醒 3 项组成。

(7)绝望感：由能力减退感、绝望感和自卑感 3 项组成。

这样的分类能更为简捷清晰地反映患者的实际特点。通过因子分析，不仅可以具体反映患者的精神病理学特点，也可反映靶症状群的临床评估结果。

3. 用于疗效评定时，与基线 HAMD 总分比较，减分率 ≥50% 为有效，HAMD-17 总分 ≤7 分为临床痊愈或缓解。

四、应用与评价

信效度分析结果显示，评定者经过严格训练后，可获得很好的一致性，据 Hamilton 本人对 70 例抑郁症患者的评定结果报告，评定者间的信度系数为 0.90。中国 14 个单位精神科量表协作组联合检查，两评定者间的一致性也很好，其总分评定的信度系数为 0.88~0.99（$P<0.01$）。

HAMD 量表总分能较好地反映疾病的严重程度，国内对抑郁症的评定中，反映临床症状严重程度的经验真实性系数为 0.92。

HAMD 量表评定方法简便、标准明确，可用于抑郁症、双相障碍、神经症等多种疾病的抑郁症状之评定，尤其适用于抑郁症。然而，本量表不能很好地鉴别抑郁症与焦虑症，因为两者总分都有相似升高。

五、相关知识测试题

1. 下列关于 HAMD-17 量表结果分析中，**错误**的是

    A. 小于 7 分，无抑郁

    B. 大于 7 分，可能有抑郁

    C. 大于 17 分，可能是轻或中度的抑郁

    D. 大于 21 分，可能是严重抑郁

    E. 大于 24 分，可能是严重抑郁

2. 关于 HAMA 与 HAMD 两种量表，以下说法**错误**的是

    A. 可以同时使用　　　　　　　　B. 可以相互替代

    C. 都是他评量表　　　　　　　　D. 有部分重叠

    E. 都是评定最近一周的情况

3. 评定一次 HAMD 所需的时间为

    A. 5 分钟　　　　　　　　　　　B. 10~15 分钟

    C. 15~20 分钟　　　　　　　　　D. 20~25 分钟

    E. 25~30 分钟

4. 与基线 HAMD 总分比较,减分值超过多少为有效

    A. 20%　　　　　　　　　　　　　B. 30%

    C. 40%　　　　　　　　　　　　　D. 50%

    E. 60%

5. 最常用的 HAMD 版本是

    A. HAMD-17　　　　　　　　　　B. HAMD-21

    C. HAMD-24　　　　　　　　　　D. HAMD-25

    E. HAMD-29

答案:1. D　2. B　3. C　4. D　5. A

第五节　汉密尔顿焦虑量表

一、概述

汉密尔顿焦虑量表(Hamilton anxiety scale,HAMA)包括 14 个项目,由 Hamilton 于 1959 年编制,是精神科中应用较为广泛的、由医师评定的量表之一。

汉密尔顿焦虑量表主要用于评定神经症及其他成年患者的焦虑症状严重程度,不太适用于评估各种精神病时的焦虑状态。同时 HAMA 量表与汉密尔顿抑郁量表有部分重复的项目,如抑郁心境、躯体性焦虑、胃肠道症状及失眠等,故难以对焦虑症和抑郁症进行鉴别。

HAMA 量表评定采用交谈和观察的方法,特别强调受检者的主观体验。一般评定当时或最近一周的情况。评定一次需 15~20 分钟。

二、项目和评定标准

HAMA 的 14 个项目采用 0~4 分的 5 级评分法,各级的标准为:0 分,无症状;1 分,轻;2 分,中等,有肯定的症状但不影响生活与活动;3 分,重,症状重,需加处理或已影响生活活动;4 分,极重,严重影响生活。

HAMA 无工作用评分标准,以下为各条目定义。

1. 焦虑心境　担心、担忧,感到有最坏的事情将要发生,容易被激惹。

2. 紧张　紧张感、易疲劳、不能放松,情绪反应,易哭、颤抖、感到不安。

3. 害怕　害怕黑暗、陌生人、一人独处、动物、乘车或旅行及人多的场合。

4. 失眠　难以入睡、易醒、睡得不深、多梦、梦魇、夜惊、睡醒后感到疲倦。

5. 认知功能　或称记忆力、注意力障碍。表现为注意力不能集中、记忆力差。

6. 抑郁心境　丧失兴趣、对以往爱好的事务缺乏快感、忧郁、早醒、昼重夜轻。

7. 躯体性焦虑(肌肉系统症状)　肌肉酸痛、活动不灵活、肌肉经常抽动、肢体抽动、牙齿打颤、声音发抖。

8. 感觉系统症状　视物模糊、发冷发热、软弱无力感、浑身刺痛。

9. 心血管系统症状　心动过速、心悸、胸痛、血管跳动感、昏倒感、心搏脱漏。

10. 呼吸系统症状　时常感到胸闷、窒息感、叹息、呼吸困难。

11. 胃肠消化道症状　吞咽困难、嗳气、食欲不佳、消化不良(进食后腹痛、胃部烧灼痛、

腹胀、恶心、胃部饱胀感)、肠鸣、腹泻、体重减轻、便秘。

12. 生殖、泌尿系统症状　尿意频繁、尿急、停经、性冷淡、过早射精、勃起不能、勃起功能障碍。

13. 自主神经系统症状　口干、潮红、苍白、易出汗、易起"鸡皮疙瘩"、紧张性头痛、毛发竖起。

14. 与人谈话时的行为表现

(1)一般表现：紧张、不能松弛、忐忑不安、咬手指、紧握拳、摸弄手帕、面肌抽动、不停顿足、手发抖、皱眉、表情僵硬、肌张力高、叹息样呼吸、面色苍白。

(2)生理表现：吞咽、频繁呃逆、安静时心率快、呼吸加快(20 次 /min 以上)、腱反射亢进、震颤、瞳孔放大、眼睑跳动、易出汗、眼球突出。

三、结果分析

1. 总分能较好地反映焦虑症状的严重程度,因此可以用来评价焦虑和抑郁障碍患者焦虑症状的严重程度,以及对各种药物、心理干预效果进行评估。按照我国量表协作组提供的资料：总分超过 29 分,可能为严重焦虑;超过 21 分,有明显焦虑;超过 14 分,肯定有焦虑;超过 7 分,可能有焦虑;如小于 6 分,没有焦虑症状。一般以 14 分为分界值。

2. 因子分析　HAMA 将焦虑因子分为躯体性和精神性两大类。

(1)躯体性焦虑:7、8、9、10、11、12、13 项得分比较高。

(2)精神性焦虑:1、2、3、4、5、6 和 14 项得分比较高。

对 HAMA 躯体性和精神性两大类因子的分析,不仅可以具体反映患者的精神病理学特点,也可反映靶症状群的治疗效果。

四、应用与评价

信效度分析结果显示,经过系统培训后,评定者间可取得很好的一致性。上海市精神卫生中心曾对 19 例焦虑患者进行了联合评定,总分评定的信度系数为 0.93,各单项条目评分的信度系数为 0.83~1.00($P<0.01$)。HAMA 量表总分能很好地反应焦虑状态的严重程度。上海市精神卫生中心曾对 36 例焦虑性神经症患者的病情严重程度与 HAMA 总分间进行相关检验效度分析,其效度系数为 0.36($P<0.05$)。本量表一致性较好、长度适宜、简便易行。

五、相关知识测试题

1. HAMA 的分界值是

    A. 7 分   B. 14 分

    C. 21 分   D. 29 分

    E. 25 分

2. 关于 HAMA 与 HAMD,以下说法**错误**的是

    A. 可以相互替代   B. 可以同时使用

    C. 都是他评量表   D. 有部分重叠

    E. 都是评定一周内的情况

3. 进行一次 HAMA 评定需要的时间为
   A. 5 分钟　　　　　　　　　　B. 10~15 分钟
   C. 15~20 分钟　　　　　　　　D. 20~25 分钟
   E. 25~30 分钟

4. HAMA **不适用**于评定哪种疾病的焦虑程度
   A. 神经症　　　　　　　　　　B. 焦虑症
   C. 抑郁症　　　　　　　　　　D. 双相情感障碍
   E. 精神分裂症

5. 下列选项中,属于 HAMA 中焦虑因子的是
   A. 躯体性焦虑　　　　　　　　B. 药源性焦虑
   C. 神经性焦虑　　　　　　　　D. 情景性焦虑
   E. 自由浮动性焦虑

答案:1. B　2. A　3. C　4. E　5. A

第七章

精神科常用心理评估技术

第一节 韦氏成人智力量表

一、韦氏成人智力量表的编制历史

韦氏成人智力量表(Wechsler adults intelligence scales,WAIS)源于美国心理学家大卫·韦克斯勒(David Wechsler)编制的一系列智力量表,他认为智力是由多种不同的心理能力组成,而不是单一的智力因素。WAIS旨在测量成年人和年龄较大的青少年的智力,适用于16岁以上人群,是目前世界上使用最广泛的智力量表。

1939年起,大卫·韦克斯勒针对斯坦福-比奈智力量表应用于成人测试中的缺陷,陆续编制了第一套韦氏Ⅰ型智力量表(W-BⅠ)和韦氏Ⅱ型智力量表(W-BⅡ);1955年,其于W-BⅡ的基础上编制出韦氏成人智力量表(WAIS);1981年,出现WAIS的美国修订版(WAIS-R),随后在1997年和2008年历经两次修订,最终形成了韦氏成人智力量表第4版(WAIS-Ⅳ),这是目前已修订发布的最新版本。同时,韦氏成人智力量表第5版(WAIS-V)的测试数据收集工作到目前还在继续。

我国湖南医科大学附属第二医院(现中南大学湘雅二医院)龚耀先教授于1981年主持开展了对WAIS的修订工作,形成了韦氏成人智力量表中国修订版(WAIS-RC)版本,建立了中国常模;20世纪80年代,李丹对WISC-R进行修订,并建立了上海市常模。由于我国加入了国际版权组织,在此阶段前后引进和修订国外的心理测验内容可能涉及知识产权方面的问题,因此最新版本韦氏成人智力量表的继续引进和修订工作一直到21世纪初才得以继续。

现已形成韦氏成人智力量表第4版(WAIS-Ⅳ)的中国版本,是由北京回龙观医院邹义壮教授等人承担WAIS-Ⅳ中文版的修订工作。

二、韦氏成人智力量表的测验结构、内容

WAIS包括言语和操作两个分量表,分别评价被试者与言语发展及与空间知觉有关的智力功能,可反映大脑优势半球和非优势半球的功能。用全量表智商(full intelligence quotient,FIQ)、言语智商(verbal IQ,VIQ)和操作智商(performance IQ,PIQ)来表示被试者的智力发展水平,这些智商的平均值均为100,标准差为15。WAIS的言语和操作分量表各自含有5~7个分测验,每个分测验均测量了智力的不同侧面,大卫·韦克斯勒用平均值为10,

标准差为 3 的标准分(Z 分)表示各分测验的操作水平。需注意的是,大卫·韦克斯勒并非认为智力是由这些能力所组成,仅出于临床应用目的如此分类。

韦氏成人智力量表的测验结构见表 7-1-1。

表 7-1-1 不同版本的韦氏成人智力量表的结构

分量表名称(简称)		WAIS	WAIS-R	WAIS-Ⅲ
言语分量表	知识(I)	√	√	√
	背数(D)	√	√	√
	词汇(V)	√	√	√
	算术(A)	√	√	√
	领悟(C)	√	√	√
	相似性(S)	√	√	√
	字母数字(LN)[①]	—	—	√[①]
操作分量表	填图(PC)	√	√	√
	图片排列(PA)	√	√	√
	木块图案(BD)	√	√	√
	物体拼凑(OA)[①]	√	√	√[①]
	数字符号(DS)	√	√	√
	符号检索(SS)[①]	—	—	√[①]
	矩阵推理(MR)	—	—	√

注:①为备用测验。WAIS,韦氏成人智力量表。

(一) 言语分量表

1. 知识(常识)测验 由一些常识问题组成,包括历史、天文、地理、文学、自然现象和日常生活,主要测量人们的知识、兴趣范围以及长时记忆等能力。

2. 背数(数字广度)测验 要求被试者复述主试者念出的一系列数字,包括顺背和倒背两种。主要测量瞬间听觉记忆、注意力,倒背部分还能测量工作记忆。

3. 词汇测验 由一系列词组成,要求被试者解释每个词的含义。该测验主要测量被试者言语发展的情况、词汇量和对词义的理解能力,词汇测验还能测量言语表达能力,同时了解被试者的知识范围和文化背景。

4. 算术测验 由一些心算题组成,算法只涉及加减乘除,主要测量心算能力、选择性注意和短时记忆。该测验是言语分量表中唯一有时限的分测验,心算速度快者可得到奖励分。

5. 领悟(理解)测验 由一些有关社会价值观念、社会道德和习俗、法律的问题所组成,大年龄组的条目中还包含一些成语条目,主要用于测量人们运用实际知识解决新问题的能力,也测量被试者的一般知识、行为准则、社会成熟性和判断能力。

6. 相似性测验 要求被试者找出两个词的共性并解释理由。相似性主要测量与言语有关的抽象概括和逻辑推理能力。

7. 字母数字测验 主试者说出一个混合有字母和数字的系列(如 5、A、Y、9),要求被试者分别按数字和字母出现的顺序背出来,先背数字,后背字母。如在上例中,正确回答应按"5、A、Y、9"的顺序背出。

(二) 操作分量表

1. 填图测验 由一系列图卡组成,每张图卡上的画都缺少一个重要的部分,要求被试者找出所缺的部分。该测验主要测量被试者视觉分析和转换能力、视觉再认能力(即长时视觉记忆)。

2. 图片排列测验 每一条目是由 3~6 张图卡构成一个完整的小故事,主试者按特定顺序(固定的错误顺序)呈现给被试者,要求被试者根据故事情节调整卡片顺序。该测验主要测量被试者的综合分析能力、观察因果关系的能力、预期力、计划行动的能力,以及时间和空间概念,也测量逻辑联想能力。这是一个有时限的测验,若被试者完成的速度快可得到奖励分。

3. 木块图案(积木、木块图)测验 测验材料包括 9 个红白相间的塑料立方体,要求被试者按照主试者所摆放的模块或图卡上所示图案摆出相同的图形。若在规定的时间内正确完成,依据速度的快慢还可获得奖励分。该测验主要测量辨认空间关系的能力、视觉结构的分析和综合能力、视觉 - 运动协调能力,以及非言语的概念形成和逻辑推理能力。

4. 物体拼凑测验 将一物分割成碎片并呈现给被试者,要求他们在规定的时间内将碎片复原成原物体;正确完成的速度快,便可能得到较多的奖励分。该测验主要测量被试者的想象力、辨别能力、概括思维能力、预计各部分关系的能力,以及根据感觉 - 运动的反馈信息调整自己行为的能力。

5. 数字符号(译码)测验 用一系列无意义的符号来标记一系列数字(1 位数)或几何图形,要求被试者按照这个规则对实验材料的数字或几何图形尽快地进行标记,在规定时间内被试者完成得越多,得分便越高。该测验主要测量被试者的视觉 - 运动速度和协调性、短时记忆和注意力。

6. 符号检索测验 有一系列配对的符号,每对均包括刺激和备选 2 个组,刺激组有 2 个符号,备选组有 5 个符号,要求被试者从备选组找出与刺激组符号相匹配的符号。该测验主要测量被试者工作记忆刷新能力及选择注意能力。

7. 矩阵推理测验 每页上部印有一个大图形(非文字),其中缺少了一个部分,下部印有 5 个小备选图,要求被试者挑选一幅嵌进大图的缺失位置中,该测验主要测量被试者的空间知觉和空间逻辑推理能力。

三、韦氏成人智力量表的标准化

(一) 韦氏成人智力量表(WAIS)

根据 1950 年美国人口统计资料,编者设计常模样本按照性别、地区、城乡、民族、职业和教育水平等变量分层按比例采样纳入 16~64 岁的被试者,共纳入 1 700 人。另外 359 例来自美国堪萨斯城,老年常模包括了年龄在 65~75 岁及以上的样本。

各分测验的分半信度为 0.68~0.95,言语、操作和全量表智商的分半信度分别为 0.96、0.93 和 0.97,总智商重测信度为 0.9,分测验重测信度大多数在 0.8~0.9。效度研究表明 WAIS 的 VIQ、PIQ 和 FIQ 与比奈智力量表智商总分的相关系数分别为 0.86、0.69 和 0.85;

因素分析发现在两因素模型中,WAIS 的言语测验和操作测验分别清晰地负荷了不同的因子,但在三因素模型中,知识、领悟、相似性和词汇测验主要负荷了言语理解因子,填图、图片排列、木块图案和物体拼凑测验主要负荷知觉组织因子,而算术、背数和数字符号测验主要负荷注意 / 记忆因子。

(二) 韦氏成人智力量表修订版(WAIS-R)(美国)

常模根据美国 20 世纪 70 年代的人口调查结果按照性别、地域、城乡、民族、职业和教育等变量分层按比例采样,共分 9 个年龄组(16~74 岁)采样 1 880 人,每组 160~300 人。

分测验的分半信度为 0.68(物体拼凑)~0.96(词汇),言语、操作和全量表智商的分半信度分别为 0.97、0.93 和 0.97 ;总智商重测信度为 0.90(操作)~0.96(全量表),分测验重测信度在 0.70(物体拼凑)~0.92(词汇)之间。效度研究表明 WAIS-R 的 VIQ、PIQ 和 FIQ 与比奈智力量表第 4 版标准成分的相关系数分别为 0.90、0.85 和 0.91,与 WAIS 相应智商的相关系数为 0.91、0.79 和 0.88 ;因素分析发现 WAIS-R 的因子结构与 WAIS 相同。

(三) 韦氏成人智力量表第 3 版(WAIS-Ⅲ)

根据美国 1995 年人口资料取样,WAIS-Ⅲ常模的年龄范围进一步向上延伸,从 16~89 岁共分 13 个年龄组,16~79 岁的 11 个年龄组每组采样 200 人,80~84 岁组采样 150 人,85~89 岁组采样 100 人,共计 2 450 人。

分测验的平均分半信度为 0.70(物体拼凑)~0.93(词汇),言语、操作和全量表智商的平均分半信度为 0.97、0.94 和 0.98,四因子模型的平均分半信度为 0.88(加工速度因子)~0.96(言语理解因子)。间隔平均约 34 天的分测验重测信度为 0.68(图片排列)~0.94(知识),言语、操作和全量表智商的重测信度为 0.95、0.93 和 0.96,各因子重测信度为 0.90(工作记忆因子)~0.95(言语理解因子)。WAIS-Ⅲ与 WAIS-R 的言语、操作和全量表智商的相关系数分别为 0.94、0.86 和 0.93。WAIS-Ⅲ言语、操作和全量表智商与斯坦福 - 比奈智力量表第 4 版标准成分的相关系数分别为 0.78、0.89 和 0.88。因素分析结果表明,WAIS-Ⅲ的两因子模型与 WAIS 和 WAIS-R 相同,但 14 个分测验的三因子模型被一个四因子模型替代,词汇、知识、领悟和相似性分测验主要负荷言语理解因子,物体拼凑、木块图案、矩阵推理和填图分测验则主要负荷知觉组织因子,背数、字母数字和算术这 3 个言语分测验主要负荷工作记忆因子,数字符号和符号搜寻这两个操作测验则主要负荷了加工速度因子,而图片排列分测验在知觉组织和言语理解两个因子上均有 0.3 左右的负荷。

(四) 中国修订韦氏成人智力量表(WAIS-RC)

根据中国存在较大城乡差异的实际情况,修订时制定了城市和农村两个版本,并分别建立了不同的常模,适用范围同 WAIS。常模样本根据湖南省 1980 年人口普查资料为参照,以性别、受教育程度和职业分布等变量分层按比例取样。城市常模 2 029 名样本,农村常模 992 名样本。常模对象大多数为汉族人,同时有少量对汉族文化背景很熟悉的少数民族受试。

各分测验平均分半信度:城市为 0.60~0.91,农村为 0.58~0.92 ;分量表和全量表信度:城市为 0.90~0.95,农村为 0.91~0.96 ;重测信度:VIQ、PIQ 和 FIQ 分别为 0.82、0.83 和 0.89。许多研究者对其效标效度、实证效度和交叉效度进行了大量的研究,证明 WAIS-RC 具有良好的效度。因素分析结果表明,知识、领悟、相似性和词汇测验主要负荷言语理解因子,填图、木块图、图片排列和物体拼凑主要负荷知觉组织因子,而算术、背数和数字符号主要负荷注意 / 记忆因子。

四、韦氏成人智力量表第 4 版(WAIS-Ⅳ)简介

WAIS-Ⅳ于 2008 年发布,其在第 3 版的基础上,不仅强调临床效用和生态效度,还更多结合了智力理论、认知过程理论及神经心理学研究成果,对测验结构进行了较大调整和修正。WAIS-Ⅳ不仅降低了操作测验中速度所占的比重,还拓宽了分数区间(40~160 分)和测试适用的年龄范围(16~90 岁),为高、低能力端设计了许多新条目,并在常模样本中加入精神发育迟滞、超常智力等特殊被试者,大大提高了常模样本的代表性。

这次修订改变了以往版本只有言语量表、操作量表和全量表的结构,如表 7-1-2 所示,将言语量表、操作量表扩大到言语理解(verbal comprehension index,VCI)、知觉推理(perceptual reasoning index,PRI)、工作记忆(working memory index,WMI)、加工速度(processing speed index,PSI)等 4 个分量表。并增加了一般能力指数(general ability index,GAI)和认知效率指数(cognitive proficiency index,CPI),VCI 与 PRI 合成可算出 GAI,WMI 和 PSI 合成可算出 CPI,VCI、PRI、WMI 和 PSI 合成可算出总量表智商(FIQ)。

表 7-1-2　韦氏成人智力量表第 4 版(WAIS-Ⅳ)的测验结构及内容

分量表名称		测试能力	例子
言语理解(VCI)	类同	抽象语言推理	"苹果和梨有什么相似之处呢?"
	词汇	学习、理解和口头表达词汇的程度	"什么是吉他?"
	常识	从文化中获得的一般信息的程度	"谁是俄罗斯的总统?"
	理解①	处理抽象的社会习俗、规则和表达的能力	"一石二鸟的比喻意义是什么?"
知觉推理(PRI)	积木	空间感知、视觉抽象处理、问题解决	—
	矩阵推理	非语言抽象问题解决,归纳推理,空间推理	—
	拼图	非语言推理	—
	图片补充①	快速感知视觉细节的能力	—
	数字权重①	定量和类比推理	—
工作记忆(WMI)	背数	注意力,集中精神控制	倒序重复数字"1、2、3"
	算术	在处理心算问题时集中注意力	"1 美元能买多少张 45 美分的邮票?"
	字母 - 数字排序①	注意和工作记忆	重复"Q、1、B、3、J、2"序列,但先按数字顺序排列,再按字母顺序排列
加工速度(PSI)	符号检索	视觉感知、速度	—
	译码	视觉 - 运动协调,运动和心理速度	—
	取消①	视觉 - 感知速度	—

注:①为备用测验。

WAIS-Ⅳ于2008年在北美公开发行,国内由北京回龙观医院的邹义壮等主持修订,于2012年本土化修订完成。WAIS-Ⅳ中文版包括原版WAIS-Ⅳ中的10个主要分测验(词汇、相似性、常识、积木、矩阵推理、拼图、算术、背数、译码、符号检索)。WAIS-Ⅳ中文版还提供了4个过程分数(用于为评估被试者完成测验所需的认知能力提供更详细的信息),包括积木无加分、顺序背数、倒序背数和数字序列,以对测验结果进行更全面、详细的解释。

三十多年来,中国城乡格局发生巨变,人口流动频繁而数量巨大,通信及交通的迅猛发展,城乡二元式结构逐渐被打破,城乡隔绝的问题已渐渐远去,因此WAIS-Ⅳ中文版修订时不再区分出城市和农村两个版本。常模抽样总体为全国16岁以上人口,根据2005年北京大学人口研究所提供的1%抽样城镇人口统计学资料(不包括农村),并根据人口预测原理进行适当调整,以年龄、性别、教育程度3个主要变量和地区、职业、居住年限和户籍为次要变量进行分层抽样,共纳入1 757例被试者进行常模构建。

WAIS-Ⅳ中文版重测信度在分测验上为0.68~0.86,过程分数为0.61~0.72,合成分数上是0.78~0.91。内部相关性研究在言语理解各分测验间为0.65~0.71,知觉推理各分测验为0.49~0.57,工作记忆各分测验为0.61,加工速度各分测验为0.61。验证性因素分析表明量表的四因素结构拟合较好。

五、相关知识测试题

1. WAIS包含操作分量表和

　　A. 工作记忆分量表　　　　　　　B. 言语分量表

　　C. 言语理解分量表　　　　　　　D. 加工速度分量表

　　E. 知觉推理分量表

2. 以下测验中,属于WAIS备用测验的是

　　A. 物体拼凑测验　　　　　　　　B. 算术测验

　　C. 相似性测验　　　　　　　　　D. 图片排列测验

　　E. 领悟测验

3. WAIS-RC中,负荷注意/记忆因的测验是

　　A. 填图测验　　　　　　　　　　B. 木块图案测验

　　C. 物体拼凑测验　　　　　　　　D. 图片排列测验

　　E. 背数测验

4. 以下关于WAIS-Ⅳ的叙述中,**不正确**的是

　　A. 强调临床效用和生态效度,结合了当今智力理论、认知过程理论及神经心理学研究成果

　　B. 加大了操作测验中速度所占的比重,拓宽了分数区间(40~160分)

　　C. 拓宽了测试适用的年龄范围(16~90岁),为高、低能力端设计了许多新条目

　　D. 常模样本中加入精神发育迟滞、超常智力等特殊被试者,大大提高了常模样本的代表性

　　E. 这次修订改变了以往版本只有言语量表、操作量表和全量表的结构

5. 除了原版的10个主要分测验外,WAIS-Ⅳ中文版还包括哪4个过程分数

　　A. 矩阵推理、积木无加分、顺序背数、倒序背数

 B. 符号检索、倒序背数、数字序列、算术

 C. 积木无加分、顺序背数、倒序背数、数字序列

 D. 积木无加分、顺序背数、拼图、数字序列

 E. 矩阵推理、顺序背数、倒序背数、数字序列

答案：1. B 2. A 3. E 4. B 5. C

第二节　韦氏记忆量表

一、韦氏记忆量表的编制历史

韦氏记忆量表（Wechsler memory scale，WMS）是由美国心理学家大卫·韦克斯勒（David Wechsler）编制的成套记忆测验，旨在测量一个人的不同记忆功能。WMS 的第一版本出现于 1945 年（甲式）和 1946 年（乙式），于 1987 年、1997 年和 2009 年历经了多次修订，分别产生了韦氏记忆量表修订版（WMS-R）、韦氏记忆量表第 3 版（WMS-Ⅲ）和第 4 版（WMS-Ⅳ）。当前最新版本是 2009 年出版的第 4 版（WMS-Ⅳ），适用于年龄在 16~90 岁的被试者，与 WAIS-Ⅳ 一起使用。WMS 是一项对短期非文字记忆的敏感测试，可能有助于识别损伤的优势（左）颞叶和其内侧海马连接。

WMS 中文版修订工作于 1981 年由龚耀先教授主持展开，以 1945 年、1946 年和 1972 年的版本为蓝本进行修订改编，除了沿用原有的七个分测验外，还增加了 3 个分测验，对内容和计分方式都进行了一定的修改，将测验适用年龄从原版的 20 岁推前至 16 岁，且增加了 7~15 岁的常模，将 WMS 推广到儿童记忆能力测量中。由于我国加入了国际版权组织，在此阶段前后引进和修订国外的心理测验内容可能涉及知识产权方面的问题，因此最新版本韦氏记忆量表的继续引进和修订工作一直到 21 世纪初才得以继续。现已形成韦氏记忆量表第 4 版的中国版本，由北京回龙观医院邹义壮教授等人承担 WAIS-Ⅳ中文版的修订工作。

二、韦氏记忆量表的测验结构、内容

（一）韦氏记忆量表（WMS）

WMS 包括了七个分量表：个人和当前信息、定向、数据顺序关系、逻辑记忆或回忆、记忆广度、视觉再现、联想学习。WMS 包括两个版本（甲式和乙式），仅内容不同；前三个分测验用于筛选长期记忆缺陷、定向障碍、失语症和注意力问题，各项分测验的原始分数在考虑年龄校正因子后获得量表分，最后计算出记忆商（memory quotient，MQ）。

1. 个人当前信息和定向　这两部分的问题基本上决定了患者是否愿意交流，含有关于年龄、出生日期、现有政府官员、时间和地点的定位的问题，主要测试被试者当时的精神状态测试。

2. 心理控制测试（数据顺序测验）　包括要求患者在时间压力下倒数、背诵字母和数到 3，用于筛选一些器质性脑疾病造成的损害。

3. 逻辑记忆　让被试者复述刚刚听到的语段，评估其对口头呈现、具有逻辑性的段落的即时回忆。

4. 记忆广度　要求被试者按原顺序复述/倒着顺序复述听到的数字串,以评估被试者的即时回忆中的记忆容量。

5. 视觉再现　被试者仔细观察几个几何图形一段时间,再凭借记忆画出来,以评估被试者对视觉呈现刺激的即时回忆。

6. 联想学习　评估被试者对10个单词的即时回忆,这些单词会在3次试验中以随机顺序出现,单词包括6个容易回忆的项目和4个难以回忆的项目。

(二)韦氏记忆量表修订版(WMS-R)

WMS被指出过度注重即时语言记忆的测量,WMS-R的编制在结构上偏向于评估即时非语言或视觉记忆。WMS-R包括5个指标:言语记忆指数(verbal memory index)、视觉记忆指数(visual memory index)、注意力/集中指数(attention/concentration index)、延迟回忆指数(delayed recall index)和一般记忆指数(general memory index),共包含13个分量表。

1. 言语记忆指数　包括2个分测验:逻辑记忆Ⅰ和言语配对联想Ⅰ。

2. 视觉记忆指数　包括3个分测验:图形记忆、视觉配对联想Ⅰ、视觉再现Ⅰ。

3. 注意力/集中指数　包括3个分测验:心理控制、数字广度、视觉记忆广度。

4. 延迟回忆指数　包括4个分测验:逻辑记忆Ⅱ、视觉配对联想Ⅱ、言语配对联想Ⅱ、视觉再现Ⅱ。

5. 一般记忆指数　是基于逻辑记忆Ⅰ、言语配对联想Ⅰ、图形记忆、视觉配对联想Ⅰ、视觉再现Ⅰ的加权原始分数的总和。

个人当前信息定向用于筛查定向和感觉功能障碍,不纳入任何指数的计算中。

(三)韦氏记忆量表第3版(WMS-Ⅲ)

WMS-Ⅲ建立在其前身韦氏记忆量表(WMS)和韦氏记忆量表修订版(WMS-R)的成功基础上,被认为有相当大的改进。WMS-Ⅲ是与韦氏成人智力量表第3版(WAIS-Ⅲ)共同开发和授权的。

WMS-Ⅲ提出了11个分测验,计算了8个记忆指数:听觉即时指数(auditory immediate index)、视觉即时指数(visual immediate index)、即时记忆指数(immediate memory index)、听觉延迟指数(auditory delayed index)、视觉延迟指数(visual delayed index)、听觉识别延迟指数(auditory recognition delayed index)、一般记忆指数(general memory index)、工作记忆指数(working memory index)。记忆功能的各个组成部分都能够得到准确的量化。

(四)韦氏记忆量表第4版(WMS-Ⅳ)

韦氏记忆量表第4版(WMS-Ⅳ)在WMS-Ⅲ的基础上,对量表结构和内容进行了很大的调整和改进,适用年龄范围扩展至16~90岁,新增4个分量表(简明认知状况评估、图形再认、空间叠加、符号广度),涵盖听觉记忆、视觉记忆、视觉工作记忆、即时记忆和延迟记忆五项记忆指数,以及总记忆商来解释个体的记忆能力。WMS-Ⅳ还包括一项可选的认知测试(简明认知状况评估),有助于评估怀疑有记忆缺陷或被诊断为各种神经、精神和/或发育障碍的人的整体认知功能。各版本WMS分测验见表7-2-1。

表 7-2-1 各版本的韦氏记忆量表分测验一览

版本	分测验
WMS	个人当前信息 心理控制 逻辑记忆 视觉再现 联想学习 记忆广度
WMS-R	信息和定向 心理控制 逻辑记忆 I & II 视觉再现 I & II 言语配对联想 I & II 数字广度 视觉记忆广度 视觉配对联想 I & II 形象记忆
WMS-III	信息和定向[①] 心理控制[①] 逻辑记忆 I & II 视觉再现 I[①] & II[①] 言语配对联想 I & II 数字广度 视觉记忆广度 面孔 I & II 家庭照片 I & II 词汇表 I[①] & II[①] 字母 - 数字排序
WMS-IV(成人版和老年人版)	简明认知状况评估[①] 心理控制(包含于简明认知状况评估)[①] 逻辑记忆 I & II 视觉再现 I & II 言语配对联想 I & II 符号广度 空间叠加(老年人版本中无)

注:①为备用测验。WMS,韦氏记忆量表;WMS-R,韦氏记忆量表修订版;WMS-III,韦氏记忆量表第 3 版;WMS-IV,韦氏记忆量表第 4 版。

三、韦氏记忆量表的标准化

(一)韦氏记忆量表(WMS)中文修订版

WMS 中文修订版于 1981 年由龚耀先教授主持展开修订,以 WMS 和 WMS-R 为蓝本。原量表只适用于 20 岁以上的成人,中文修订版中增加了 7~15 岁的常模,形成了儿童版本;同时,将测验适用年龄推前至 16 岁,形成了成人版本,前后两者的内容和计分标准相同。该版制订了儿童和成人两套常模;成人样本来自长沙市、广州市、济南市和南充市,共 721 名;儿童样本几乎全部为在校学生,来自我国东北、华东、西南和中南地区,共计 1 326 例。

WMS 中文修订版的信度测验是采取重测法,成人版本的重测信度为 0.82,儿童版本的重测信度为 0.61,但第二次测验的平均成绩均高于第一次,这可能是因学习的迁移现象所致。至于 WMS 中文修订版的效标效度测验,因为当时国内缺乏适合的记忆量表,无法进行比较。从临床观察出发,该版本反映的记忆与年龄的关系符合实际情况,间接说明本量表有一定的有效性。

(二) 韦氏记忆量表第 4 版(WMS-Ⅳ)中文修订版

韦氏记忆量表第 4 版(WMS-Ⅳ)中文修订版的修订改编工作于 2015 年由北京回龙观医院邹义壮教授等人主持开展,包括成人版和老年版两套,其适用年龄分别为 16~69 岁及 65 岁以上。成人版选取 16~69 岁人口为取样总体,以年龄、性别、教育程度为主要变量,按比例分层取样,共得到有效样本 1 561 例。

WMS-Ⅳ中文修订版(成人版)各分量表与总记忆商的相关系数为 0.53~0.71,除少数分量表(图形重置Ⅰ与言语配对联想Ⅰ、图形重置Ⅱ与言语配对联想Ⅱ)外,均为中高度相关。效度研究表明,WMS-Ⅳ中文修订版(成人版)的各指数分与 WAIS-Ⅳ中文修订版的工作记忆指数的相关系数为 0.50~0.64,与总智商的相关系数为 0.61~0.70,总记忆商与总智商的相关系数为 0.73,还具有良好的结构效度($\chi^2/df = 14.77/4, RMSEA = 0.04, NFI = 0.99, NNFI = 0.99, RFI = 0.99, AGFI = 0.99, SRMR = 0.02$)。

WMS-Ⅳ中文修订版(成人版)在各分量表水平上,平均信度系数是 0.79~0.93,在过程分上平均信度系数为 0.67~0.86;指数分和总记忆商的平均信度系数是 0.93~0.97。各分量表的重测信度除视觉再现外均在 0.55 以上,各指数和总记忆商的重测信度系数为 0.68~0.78。WMS-Ⅳ中文修订版(成人版)各分量表的评分者间一致性信度在 0.97~0.99。

四、相关知识测试题

1. 若想筛选被试者可能存在的器质性脑疾病造成的损害,可参考 WMS 中哪个项目的测试结果

  A. 定向　　　　　　　　　　　B. 联想学习

  C. 记忆广度　　　　　　　　　D. 心理控制

  E. 视觉再现

2. WMS 被指出过度注重即时语言记忆的测量,WMS-R 的编制在结构上偏向于评估

  A. 延迟回忆　　　　　　　　　B. 即时非语言或视觉记忆

  C. 逻辑记忆　　　　　　　　　D. 图形记忆

  E. 一般记忆

3. 关于 WMS 中文修订版,以下说法中,**错误**的是

  A. 修订工作于 1981 年由湖南医科大学龚耀先教授主持展开

  B. 除了沿用原有的 7 个分测验外,还增加了 3 个分测验

C. 将测验适用年龄从原版的 20 岁推前至 16 岁,且增加了 5~15 岁的常模

D. 将 WMS 推广到儿童记忆能力测量中。

E. WMS 中文修订版制订了儿童和成人 2 套常模

4. WMS-Ⅳ的测试中,有助于评估怀疑有记忆缺陷或被诊断为各种神经、精神和 / 或发育障碍者的整体认知功能的是

A. 简明认知状况评估	B. 逻辑记忆
C. 视觉再现	D. 符号广度
E. 图形再认	

5. WAIS-Ⅳ中文修订版(成人版)的适用年龄范围是

A. 15~69 岁	B. 15~70 岁
C. 16~69 岁	D. 16~70 岁
E. 18~70 岁	

答案:1. D　2. B　3. C　4. A　5. C

第三节　明尼苏达多相人格问卷

一、概述

明尼苏达多相人格问卷(Minnesota multiphasic personality inventory,MMPI)是 1943 年由明尼苏达大学心理学家哈瑟韦(Hathaway)和精神病学家麦金利(Mckinley)编制。该量表作为人格量表发展史上的一个里程碑,已经被翻译成超过 100 个版本,在世界各地被广泛应用。它不仅应用于初步鉴别个体是否具有精神疾病或人格障碍,还被广泛应用于日常生活中的司法、职业发展、心理咨询等方面。

哈瑟韦和麦金利发现当时的人格量表只能测量很少的人格特征,希望能对人格进行更多种方面的评价,基于经验效标法开始编制 MMPI。这种方法与当时使用的其他测试发展策略的区别在于,它是一种非理论性的方法(不基于任何特定的理论),因此最初的测试结果与当时流行的心理动力学理论方法不一致。MMPI 发展的理论方法使该测试能够关注到更多人类精神病理中可识别和有意义的方面。

MMPI 包括 10 个临床量表和 4 个效度量表,共计 566 个条目(其中有 16 个条目重复,实际题量为 550),采用被试者自评的方式实施测验。MMPI 面世后,经过多次发展和修订,产生了不同版本,例如 1989 年出版的 MMPI-Ⅱ、1992 年适用于青少年的 MMPI-A、2003 年出版的 MMPI-ⅡRF 等。

MMPI-Ⅱ的中文版修订工作由中国科学院心理学研究所宋维真等人承担,包括对 MMPI-Ⅱ的引进和对中文版的修订及常模制订工作,并于 1992 年底基本完成了这一工作。MMPI-Ⅱ中文修订版以 MMPI 中文修订版为蓝本,保留了一些条目。MMPI-Ⅱ中文修订版的信效度较高,在中国香港施测得到了大于 0.8 的信度系数,在中国内地施测得到了 0.58~0.91 的信度系数。此外,MMPI-Ⅱ中文修订版与 MMPI-Ⅱ原版的相关性在临床量表和内容量表上的平均值分别为 0.64 和 0.68,说明 MMPI-Ⅱ中文修订版是一种有效的人格评估工具。此外,中国科学院心理学研究所宋维真等人根据我国临床和实际应用的需要,

编制修订了简短版的 MMPI,共计 168 个条目,包括 7 个临床分量表。为了避免与 MMPI 混淆,而将其称为心理健康测查表(psychological health inventory,PHI),具有较高的信度、效度。

MMPI-Ⅱ共包括 567 个条目,效度量表除了 Q、L、F、K 外,MMPI-Ⅱ又增加了 3 个效度量表。需要注意的是,MMPI-Ⅱ采用了 MMPI 所没有的一致性 T 分计算法。因为依照传统的线性 T 分计算法,同一 T 分(如 70 分)在不同的量表上代表不同的百分位数;而一致性 T 分分布在各量表间十分接近,T 分每增加一级,都包括差不多相同数量的原始分数在内。所以,在使用 MMPI-Ⅱ时,除临床量表 5 和 0 外(它们的 T 分仍采用线性 T 分),所有临床量表(加 K 或不加 K)以及新的内容量表 T 分皆为一致性 T 分。临床量表 0(Si)及量表 5(MF)是双向量表,其低分与高分都有解释意义,它们的标准 T 分是线性 T 分,而非一致性 T 分,能反映出这种双向性。

二、明尼苏达多相人格问卷的结构

MMPI-R 是 1966 年的修订版,也是目前国内的通用版本,相比于 MMPI,MMPI-R 在内容上并无改变,条目数仍为 566 个,仅重新调整了条目的顺序,把与临床有关的条目集中在前面,后面的条目主要用于研究工作。如果只是为了精神疾病的临床诊断,完成前 399 个条目即可。这里主要介绍 MMPI-R 的结构,包含 4 个效度量表和 10 个临床量表。具体构成如表 7-3-1。

表 7-3-1　明尼苏达多相人格问卷(MMPI-R)的测验结构

分类	量表
效度量表	疑问量表:Q(question) 掩饰量表:L(lie) 诈病量表:F(validity) 校正分量表:K(correction)
临床量表	疑病量表:Hs(hypochondriasis) 抑郁量表:D(depression) 癔症人格量表:Hy(hysteria) 病态人格量表:Pd(psychopathic deviate) 男子气 - 女子气量表:MF(masculinity-femininity) 偏执量表:Pa(paranoia) 精神衰弱量表:Pt(psychasthenia) 精神分裂症量表:Sc(schizophrenia) 轻躁狂量表:Ha(hypomania) 社会内向量表:Si(social introversion)

三、明尼苏达多相人格问卷的施测与计分

(一) 适用对象

MMPI 适用于年龄 16 岁以上、文化水平位于小学毕业及以上的个体,且其没有可能影

响测验结果的生理缺陷。一般完成的时间在 45 分钟左右，通常与个体的病情和受教育水平有关。如果被试者文化水平低或情绪不稳定、不配合，需要的时间会较长，可能会超过 2 小时，精神疾病患者所需时间则可能更长。

(二) 施测方法与计分

MMPI 施测形式主要有三种。①手册式：一般分为条目手册和答题纸，需要被试者根据条目手册内容，依据自己的实际情况在答题纸上作答，手册式可以个别施测，也可团体施测；②卡片式：将量表条目打印在卡片上，需要被试者依据自己的实际情况将每张卡片分别投入贴有"是""否"及"无法回答"的盒子内；③计算机施测：随着计算机的普及和某些情况下的需要，将 MMPI 编制成测试系统置入计算机也成了施测方式之一，被试者只需要面对计算机显示器，用鼠标 / 键盘选择"是""否"及"无法回答"即可。

如果是手工施测，计分方法有两种。①计算机计分：将被试者的答题纸（特制的）放入光电阅读器内，结果便可计算出来；或者是主试者将被试者的回答输入计算机，由计算机系统自动计算结果。②模板计分：需借助 14 张模板，模板上有一定数量的与计分键相应的记分圆洞，具体步骤如下。

1. 将答题纸上被试者对同一条目上划上两种答案的题号用颜色笔划去，与"无法回答"的题数相加，作为 Q 量表的原始分数。

2. 将每个分量表的模板依次覆盖在回答纸上，数好模板上有多少个圆洞里画上了记号，这个数目就是此量表的原始分数。

3. 在下列 5 个量表的原始分数上分别加上一定比例的 K 分：Hs+0.5K、Pd+0.4K、Pt+1.0K、Sc+1.0K、Ma+0.2K。

4. 由于每个分量表的条目数量不同，各分量表的原始分数无法比较，因此需要换算成 T 分。转换分数的方法采用如下公式：

$$T = 50 + \frac{10(X-\overline{X})}{s}$$

公式中 X 表示被试者在某一分量表上所得的原始分数，$\overline{X}$ 表示被试者所在样本组原始分数的平均数，s 表示该样本组原始分数的标准差。在测验说明书中附有换算表，可通过查表将原始分数直接换算成 T 分。根据公式计算结果，如果 T 分在 70 分以上（按美国常模），或 T 分在 60 分以上（中国常模），便视为可能有病理性异常表现或某种心理偏离现象。

5. 将各分量表 T 分（Hs、Pd、Pt、Sc、Ma 为加 K 后的 T 分）登记在剖析图（以下简称"剖图"）上，各点相连即成为该被试者人格特征的剖图（图 7-3-1）。

如果计算机施测，则计算机内置的施测系统则会自动计分并输出结果，生成该被试者人格特征的剖图。

填写此测验需要较长时间，被试者容易感到枯燥，如果被试者焦虑或情绪不稳定，表现出对完成这个测验不耐烦，可将测验分成几次完成。如果被试者比较慌乱，不能按指导语要求去做，可以由固定的一个人将条目读给被试者听，并由主试者记录反应，这样结果会更有效。随着计算机的普及，现在国内外已经普遍运用了人机对话的方法，将 MMPI 各条目、操作方法、计分程序及两点编码法的资料输入计算机，被试者面对计算机显示屏，使用鼠标 / 键盘进行"是"或"否"的回答。当整个测验进行完毕，打印机随即会将该次的测验结果全部打印出来，施测的工作效率也会大大提高。

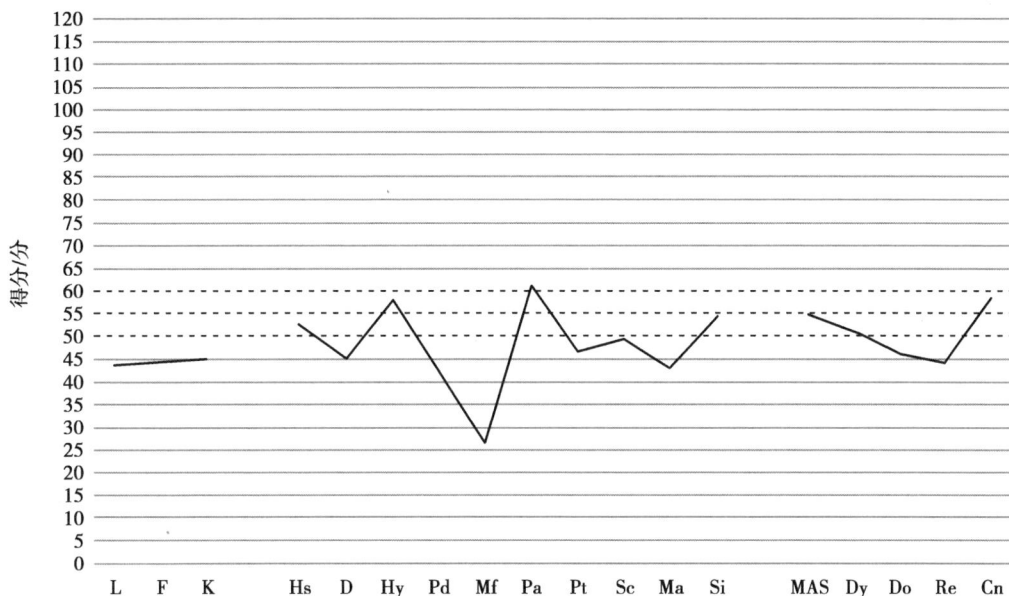

图 7-3-1　某被试者的 MMPI 得分剖图

四、明尼苏达多相人格问卷的结果解释

MMPI 的结果解释需要由经过专门训练和有一定经验的精神科医师或临床心理学家来进行,专业性较强。通常,分数越高,反映个体有异常的可能性越大。需要注意的是,正常人也可能在某个临床分量表上表现出高分,所以一定要了解每个分量表的内容和测试目的,结果解释要谨慎,不能仅从分量表的名称望文生义。

(一) 效度量表

医师期望被试者能在 MMPI 测验中的回答尽量真实、直接,以保证结果的可靠性。但是,现实生活中,可能由于种种原因,部分被试者的态度、回答会偏离测验的要求。为了鉴别被试者测验中态度的偏离程度,MMPI 中特定设置了 4 个效度量表,以期判断测验的可信度和有效性。

1. 疑问量表(Q): 对问题没有回答 / 反应及对 "是" 和 "否" 都进行反应(同时选择这两项)的项目总数,或称 "无回答" 的得分。高得分反映被试者逃避现实,若该项在 566 题中原始分超过 30 分,或在前 399 道题中原始分超过 22 分,则提示临床量表结果不可信。

2. 掩饰量表(L): 共 15 个条目,反映被试者过分追求回答尽善尽美的程度。高分者总想让结果看起来比实际情况更好,连每个人都具有的细小短处也不承认。若该项原始分超过 10 分,则提示 MMPI 结果不可信;若超过 6 分,最好避免选用其作为被试者。

3. 诈病量表(F): 共 64 个条目,多为一些比较古怪或荒唐的内容。分数高表示被试者参与时不认真 / 理解错误,表现出一组互相无关的症状,或在伪装疾病。但如果测验有效,该分量表是精神病程度的良好指标,其得分越高提示着精神病性程度越重。

4. 校正分量表(K): 共 30 个条目,是对被试者参与测验时态度的一种衡量,若得分高则反映个人的防御心理或对自己抱有不现实的看法。其目的有两个:①判别被试者接受测验的态度是不是隐瞒,或是戒备的;②根据这个量表修正临床量表的得分,即在几个临床量表上分别加上一定比例的 K 分。

F-K 指数:F 得分与 K 得分的关系是被试者防卫态度高低的指标。在 F-K 值为正,而且高于 11 分的情况下,反映被试者刻意表现坏、装差;在 F-K 值为负,而且低于 –12 分的情况下,则可能为被试者故意装好,希望要让别人把自己看得好些,并想隐瞒、否认情绪问题及各种症状。

(二) 临床量表

MMPI 包括 10 个临床量表(clinical scales),可反映被试者不同方面的临床表现。对于这部分分量表的 T 分高分的定义,不同的文献看法不同。有的研究者把 T 分超过 70 分作为高分,有的研究者认为百分位在高分端的 25% 是高得分,也有研究者使用其他一些划界分形式。

宋维真等认为以 T 分 60 分作为区分健康人与偏离者个性的标准较为恰当,即 T 分超过 60 分即属异常范围。当然,得分越高的被试者,后面所要叙述的个性特征可能越贴合其实际情况,在测验之外所能推测的症状和行为的特征也就越显著。但是,在解释临床量表的时候,也要注意结合被试者的整体情况来看,并不是某一量表达到了临界分以上,被试者就一定存在着这方面的异常。临床量表如下。

1. 疑病量表(Hs):共 33 个条目,其反映被试者对身体功能的过分关注。得分高者即使没有患躯体疾病,也总是觉得身体欠佳,表现疑病倾向。量表 Hs 得分高的被试者,往往有疑病症、神经衰弱、抑郁等临床诊断。

2. 抑郁量表(D):共 60 个条目,与忧郁、淡漠、悲观、思想与行动缓慢有关。得分过高者可能有自杀观念或行为,得分较高者常被诊断为抑郁性神经症或抑郁症。

3. 癔症人格量表(Hy):共 60 个条目,评估用转换反应来对待压力或解决矛盾的倾向。得分高者多表现为依赖、天真、外露、幼稚及自我陶醉,并缺乏自知力。

4. 病态人格量表(Pd):共 50 个条目,可反映被试者性格的偏离。得分高者为脱离一般的社会道德规范、蔑视社会习俗、常有复仇攻击观念,并且不能从惩罚中吸取教训。在精神科的患者中,多诊断为人格异常。

5. 男子气 - 女子气量表(MF):共 60 个条目,主要反映性别色彩。得分高的男人表现为敏感、爱美、被动、女性化,他们缺乏对异性的追求;得分高的女性被看作男性化、粗鲁、好攻击、自信、不敏感,在极端的高分情况下,则应考虑有同性恋倾向和同性恋行为。无论男女,如果分数过低,则提示该性别特征过于突出。

6. 偏执量表(Pa):共 40 个条目,得分高提示具有多疑、孤独、烦恼及过分敏感等性格特征。如 T 分超过 70 分,则可能存在偏执妄想,尤其是合并 F、Sc 量表分数升高者,极端的高分者极可能被诊断为精神分裂症偏执型或偏执性精神病。

7. 精神衰弱量表(Pt):共 48 个条目,得分高者表现为紧张、焦虑、反复思考、强迫思维、恐怖,以及内疚感,他们经常自责、自罪,感到不如人和不安。Pt 量表与 D 和 Hs 量表同时升高则可为一个神经症剖图。

8. 精神分裂症量表(Sc):共 78 个条目,得分高者常表现为异乎寻常或怪异的生活方式,如不恰当的情感反应、少语、特殊姿势、怪异行为、行为退缩与情感脆弱。极高得分(T 分 >80 分)者可表现为妄想、幻觉、人格解体等精神症状及行为异常。几乎所有的精神分裂症患者 T 分都在

80~90 分之间,如只有 Sc 量表高分,而无 F 量表 T 分升高,常提示为类分裂性人格。

9. 轻躁狂量表(Ma):共 46 个条目,高得分者常为联想过多过快、活动过多、观念飘忽、夸大而情绪高昂、情感多变;极高得分者,可能表现为情绪紊乱、反复无常、行为冲动,也可能有妄想;若量表 Ma 得分极高(T 分>90 分),可考虑为躁郁症的躁狂相。

10. 社会内向量表(Si):共 70 个条目,高分数者表现为内向、胆小、退缩、不善交际、屈服、过分自我控制、紧张、固执及自罪。低分数者表现外向、爱交际、富于表情、好攻击、健谈、冲动、不受拘束、任性、做作,在社会关系中不真诚。

(三) 两点编码

根据被试者的测试结果,能得到 MMPI 剖图,MMPI 剖图中往往出现两个或两个以上的高峰。依据临床实践及症状的内在联系,经过相关专家反复验证,进一步提出了两点编码(two point codes)的解释。所谓两点编码就是将出现高峰的两个量表的数字号码联合起来,其中分数较高的写在前面。例如:在量表 2(D)上得了第一个高分,在量表 3(Hs)上得了第二个高分,这张剖图的编码即为 "23" 或 "23/32"。如果各临床量表的高分点很多,则应逐个对应解释,尤其要对最高点特别重视。

下面就经常遇到的两点编码形式的意义进行介绍。

12/21:出现这种剖图的被试者常有躯体不适,并伴有抑郁情绪。这组高分者常常诊断为疑病症或抑郁性神经症。

13/31:这种组合的被试者,往往被诊断为疑病症或癔症,尤其是在量表 2 比量表 1 和 3 得分低许多的情况下,可作出典型转换性癔症的诊断。

18/81:这种组合的被试者,有时被诊断为焦虑性神经症和分裂样病态人格,但按严格的临床标准,如同时伴有 F 量表分数升高,提示为精神分裂症。

23/32:这种组合者通常诊断为抑郁性神经症,如有 F 量表高分或量表 8 高分,则可能为重性抑郁症。这类患者对心理治疗反应欠佳。

24/42:具有这种剖图的被试者常有人格方面的问题,有的可诊断为反社会人格。当合并量表 8 与量表 6 同时高分时,可判定此人具有严重的攻击性、破坏性或伤害他人的倾向。

26/62:此种剖图者常有偏执倾向,可能的诊断有抑郁性神经症、被动专横人格(其为 Pa、Pd、D 量表分明升高显著)、偏执状态或早期的偏执型精神分裂症,少数病例为更年期偏执。

28/82:此类剖图常见于精神病患者,如 F 量表 T 分高于 70 分,可诊断为重性抑郁症或分裂情感性精神病。如这种剖图者临床上不符合精神病的诊断标准,可诊断为分裂性人格伴抑郁或抑郁性神经症(287 剖图),对这种剖图的被试者要预防其自杀企图。

29/92:此类剖图者常见的诊断为双相情感障碍、躁郁性精神病与循环性人格。

34/43:具有这种剖图的人以长期严重的易怒情绪为特征,提示有癔症性人格、混合性人格障碍、被动专横人格和暴发性人格。

38/83:具有这种剖图的人有焦虑与抑郁感,有时表现出思维混乱。可能为精神分裂症或癔症(尤其在 F 量表、Sc 量表的 T 分都不超过 70 分时)。

46/64:这种组合的人表现为不成熟、自负和任性,对他人要求过多,并责怪他人对其提出的要求。量表 4 高于量表 6 可能诊断为人格问题,反之可能是偏执型精神分裂症和更年期偏执。

47/74:具有这种剖图的人对他人的需求不敏感,但很注意自己行为的后果,极易发生自怨、自责。可能诊断为焦虑性神经症或病态人格,心理治疗效果甚微。

48/84:具有这种剖图的人,行为怪异,很特殊,常有不寻常的宗教仪式动作,也可能做出一些反社会行为。一般诊断为精神分裂症(偏执型)、不合群人格、分裂样病态人格、偏执人格。

49/94:这种组合者最显著的特征是完全不考虑社会的规范和价值,常有违反社会伦理道德规范的行为。常见的诊断为反社会性人格。

68/86:具有这种剖图的人表现多疑,不信任,缺乏自信心与自我评价,他们对日常生活表现出退缩,且情感平淡、思想混乱,并有偏执妄想。如 Pa、Sc 量表 T 分均升高,且 F 量表 T 分超过 70 分,可以说是一个偏执型精神分裂症剖图;如 F 量表 T 分未升高,Pa、Sc 量表 T 分稍高,提示为偏执状态或分裂性人格。

69/96:具有这种剖图的人可表现极度焦虑、神经过敏,并有全身发抖等特征,当其受到威胁时,易退缩到幻想中去。典型的诊断是双相情感障碍,如 Pa、Ma 剖图伴 F 量表和 Sc 量表高分,则可能为偏执型精神分裂症或分裂情感性精神病。

78/87:具有这种剖图的人常有高度激动与烦躁不安等表现,缺乏抵抗环境压力的能力,并有防御系统衰弱表现。其诊断应结合临床,一般 Sc、Pt 量表 T 分高的剖图提示可能诊断为焦虑性神经症、强迫性神经症、抑郁性神经症,以及人格异常;如量表 Sc 的 T 分明显高于量表 Pt,则可能诊断为精神分裂症。

89/98:具有这种剖图的人倾向于活动过度、精力充沛、情感不稳,为不现实及夸大妄想者,具有精神分裂、躁郁症或分裂情感性精神病的可能。

以上两高点编码的分析来自国外资料,仅供我国使用者参考。另外,以 MF 为界限,若图形左低右高,提示精神病性的问题;若图形左高右低,提示非精神病性的问题;若左右都高,需要进行详细的精神科检查。

五、相关知识测试题

1. MMPI 条目数量众多,如果只是为了精神疾病的临床诊断,只需完成前多少个条目

A. 399　　　　　　　　　　　　　B. 299

C. 499　　　　　　　　　　　　　D. 199

E. 500

2. MMPI 的效度量表中,能反映被试者过分追求回答尽善尽美程度的量表是

A. Q　　　　　　　　　　　　　　B. K

C. F　　　　　　　　　　　　　　D. L

E. D

3. MMPI 条目数量众多,如果实际应用中出于种种原因导致被试者不愿配合完成所有条目,以下解决方式中,**不可取**的是

A. 可将测验分成几次完成,不用管每次测验之间的时间间隔

B. 可以由固定一个人将条目读给被试者听,并由主试者记录反应

C. 出于临床筛查目的,可只完成前 399 个条目

D. 若被试者完全不能接收长篇幅的 MMPI 测验,考虑采用其他条目较少的人格测验问卷测评

E. 为了提高统计分析效率、节约时间,可采用计算机评估

4. 关于 MMPI 的两点编码,下列选项中,**不正确**的是
   A. 根据被试者的测试结果,我们能得到 MMPI 剖图,MMPI 剖图中往往出现两个或两个以上的高峰
   B. 两点编码就是将出现高峰的两个量表的数字号码联合起来,其中分数较低的写在前面
   C. 两点编码就是将出现高峰的两个量表的数字号码联合起来,其中分数较高的写在前面
   D. 如果某被试者在量表 2(D)上得了第一个高分,在量表 3(Hs)上得了第二个高分,这张剖图的编码即为"23"或"23/32"
   E. 如果各临床量表的剖图中高分点很多,则应逐个对解释,尤其要对最高点特别重视

5. 关于 MMPI-Ⅱ 和 MMPI-Ⅱ 中文修订版,以下说法中,**错误**的是
   A. MMPI-Ⅱ 共包括 567 个条目,效度量表除了 Q、L、F、K,比起 MMPI、MMPI-Ⅱ 又增加了 3 个效度量表
   B. MMPI-Ⅱ 采用了一致性 T 分计算法
   C. MMPI-Ⅱ 中文修订版共计 168 个条目,包括 7 个临床分量表
   D. MMPI-Ⅱ 中文修订版的信效度较高,是一种有效的人格评估工具
   E. MMPI-Ⅱ 中文修订版以 MMPI 中文修订版为蓝本,保留了一些条目

答案:1. A　2. D　3. A　4. B　5. D

第四节　艾森克人格问卷

一、概述

艾森克人格问卷(Eysenck personality questionnaire,EPQ)是由英国伦敦大学心理系和精神病研究所艾森克教授及其夫人编制。艾森克教授提出了人格现代特质理论三因素模型,包括外倾性(extraversion)、神经质(neuroticism)和精神质(psychoticism),根据这一模型从 1952 年起编制人格量表,之后对量表进行了数次修订,于 1975 年正式形成包括神经质量表(neuroticism,N 量表)、内-外向量表(introversion-extroversion,E 量表)、精神质量表(psychoticism,P 量表)和效度量表(lie,L 量表)四个部分的版本。

EPQ 分为儿童版(7~15 岁)和成人版(16 岁以上)。英文原版的艾森克人格问卷儿童版共 97 个条目,成人版共 101 个条目。艾森克人格问卷中文修订版包括 1983 年陈仲庚教授等的北京市区域性成人常模和 1984 年龚耀先教授等的全国儿童和成人常模。陈仲庚教授主持修订的 EPQ 成人版共 85 个条目,龚耀先教授主持修订的 EPQ 成人版与儿童版均包含 88 个条目。EPQ 是目前医学、心理咨询、教育和司法等领域应用最为广泛的问卷之一。

二、艾森克人格问卷的结构

EPQ 包括 4 个分量表,代表 4 个维度。

1. 神经质量表(N 量表)　神经质又称情绪稳定性,与自主神经的不稳定性密切相关,得

分高的个体可能出现焦虑、担心,常常闷闷不乐、忧心忡忡,有强烈的情绪反应,以致出现不理智的行为。

2. 内 - 外向量表(E 量表) 与中枢神经系统的兴奋、抑制强度相关,得分高表示被试者外向,可能好交际、渴望刺激和冒险,易于冲动;得分低反映被试者内向,可能好静、多内省,情绪比较稳定。

3. 精神质量表(P 量表) 精神质又称倔强、讲求实际,在所有人身上都存在,只是程度不同。但如果某个被试者表现出极端的程度,则有发展成异常行为的倾向。

4. 效度量表(L 量表) 前 3 个量表代表人格结构的 3 种维度,彼此独立,而最后一个效度量表,主要测定被试者的掩饰、假托或自身隐蔽,或者测定其社会性朴实幼稚的水平。效度量表与其他量表的功能有联系,但其本身仅代表一种稳定的人格功能。

三、艾森克人格问卷的施测与计分

(一) 施测方式

EPQ 主要有两种施测形式。

1. 手工操作 给每个被试者发一张答卷纸,让其填上自己的姓名、性别、年龄、文化程度等,然后发给其问卷。每个项目都有"是"和"否"两个答案选项,被试者根据自己的情况进行选择,然后主试者按内 - 外向、神经质、精神质和效度(掩饰性)四个量表计分。

2. 计算机操作 被试者坐在计算机显示屏前,根据自己的实际情况用鼠标 / 键盘分别在每个题目中选择"是"或"否"的答案,完成了所有题目后,计算机可直接计算出各个维度的得分,画出剖图,并对其性格特点进行相应的分析。

(二) 计分方法

手工施测中,EPQ 计分键中的数字是条目号,具体如下。

1. 条目号中没有"-"号 若被试者选择"是",记 1 分;若被试者选择"否"或"不是",记 0 分。

2. 条目号中有"-"号 若被试者选择"是",记 0 分;选择"否"或"不是",记 1 分。

按 P、E、N、L 四个量表分别计分,然后算出各量表的总分(原始分)。EPQ 的常模采用 T 分。根据被试者的性别和年龄将被试者各量表的原始分对照常模分别转化成 T 分,然后在剖图上找到各维度的 T 分点,将各点相连,即成为一幅表示被试者人格特征的曲线图(图 7-4-1)。

四、艾森克人格问卷的结果解释

(一) 各分量表的解释

1. E 量表

(1)E 分特别高表示典型外向:喜爱社交、生活中多朋友、渴望兴奋、喜爱冒险、行动常受冲动影响、反应迅速、乐观、好谈笑、情绪倾向失控、做事欠踏实。

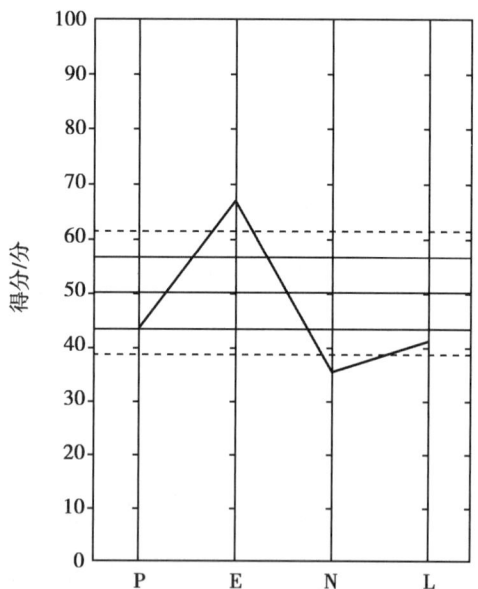

图 7-4-1 某被试者 EPQ 量表得分剖图

（2）E 分特别低表示典型内向：提示被试者个性较为安静、离群、保守、交游不广但有挚友、喜瞻前顾后、行为不易受冲动影响、不爱兴奋的事、做事有计划、生活有规律、做事严谨、倾向悲观、踏实可靠。

2. N 量表

（1）N 分特别高：表示典型情绪不稳：焦虑、紧张、易怒，往往又有抑郁、睡眠不好，易患心身障碍，对各种刺激的反应都过于强烈，情绪激发后很难平复下来，强烈的情绪反应影响其正常适应。

（2）N 分特别低表示情绪过于稳定：情绪反应缓慢、弱，容易平复，通常是平静的，很难生气，即使生气也是有节制的，且并不强烈。

3. P 量表

（1）成人 P 分高：表现为不关心人、独身、常有麻烦、在哪里都感不合适，可能残忍、不人道、缺乏同情心、感觉迟钝、常抱敌意、好进攻，喜欢一些古怪的、不寻常的事情。

（2）儿童 P 分高：表现为古怪、孤僻，常对人仇视、进攻，缺乏是非感、无社会化概念、好恶作剧，是一种很"麻烦"的儿童类型。

4. L 量表　虽然 L 量表是效度量表，但 L 分高不一定就是回答不真实，通过实践发现，其得分高低与年龄、性别等许多原因有关，比如中国常模中是年龄小的儿童、老年人和女性偏高。

（二）EPQ 剖图解释

根据 EPQ 剖图可直观地判断出被试者的内外向性、精神质，以及情绪稳定性，还能判断其气质类型。

剖图中两侧纵轴的 T 分在 38.5、43.3、50、56.7 和 61.5 的 5 个点上各有 1 条横线，居中的 1 条横线是各常模群体的 T 分均值线（T=50）。在 T 分均值线上下各 0.67 个标准差的范围内，即在 43.3 和 56.7 的 2 条线之间，约有相应常模群体 50% 的人数；在均值线上下各 1.15 个标准差的范围内，即 38.5 和 61.5 的 2 条线之间，约有相应常模群体 75% 的人数。

分析时，将 T 分落在 ±0.67 个标准差之内的点作中间型解释，将 T 分落在 ±0.67 个标准差之外、±1.15 个标准差之内的点作倾向型解释，将 T 分落在 ±1.15 个标准差之外的点作典型解释。

（三）E、N 关系图解释

用 E、N 这两个维度来描述人们的人格类型时，以 E 维度作为横轴，N 维度作为纵轴，便构成四个象限：外向 - 情绪不稳、外向 - 情绪稳定、内向 - 情绪稳定、内向 - 情绪不稳。

艾森克教授认为，由 E 维度和 N 维度构成的四个象限，分别相当于传统的四种气质中的胆汁质、多血质、黏液质和抑郁质。如果以 E 和 N 的交点为圆心做一个圆时，在圆周上便有从一个象限到另一个象限的各种移行状态，这样一来便可将人们划分成许多人格类型。在获得被试者的 E 分和 N 分后，在 E、N 二维关系图上找到 E 和 N 的交点，便可得知其典型的气质特点。图 7-4-2 中画出的中间、倾向和典型的划线，其含义与 EPQ 剖图中相同。

4 种典型气质的主要特征如下（图 7-4-3）。

1. 多血质倾向　又称外向稳定型，其特征是善领导、无忧虑、活泼、悠闲、易共鸣、健谈、开朗、善交际。

2. 胆汁质倾向　又称外向易变型，其特征是主动、乐观、冲动、易变、易激动、好斗、不安定、易怒。

3. 黏液质倾向　又称内向稳定型,其特征是好静、性格平和、可信赖、有节制、沉思、谨慎、被动。

4. 抑郁质倾向　又称内向易变型,其特征是文静、不善交际、缄默、悲观、严肃、刻板、焦虑、忧郁。

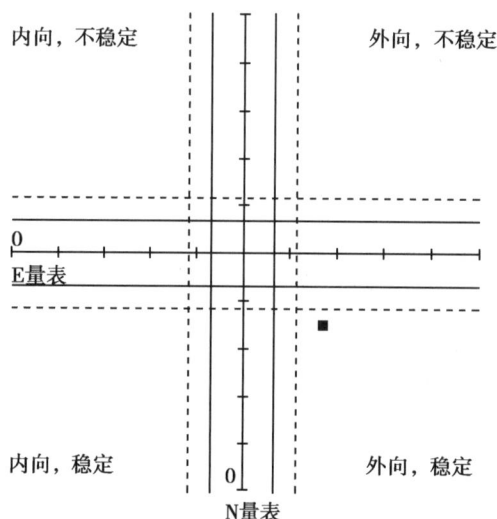

图 7-4-2　E 量表和 N 量表关系图

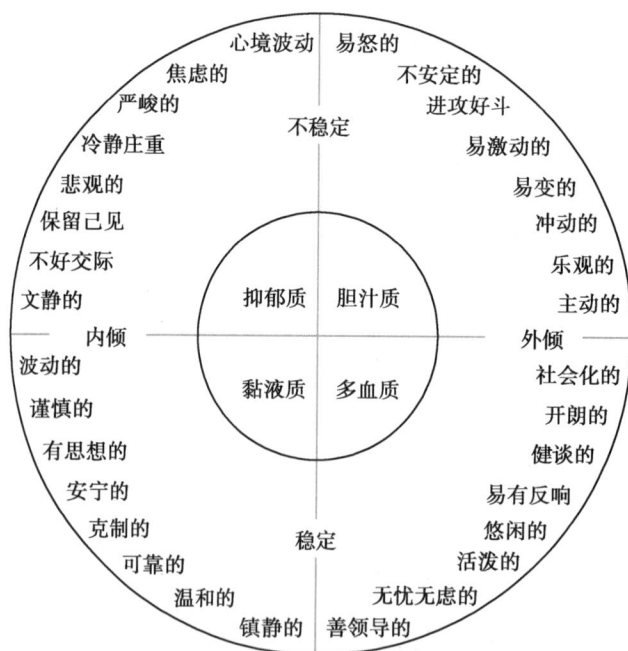

图 7-4-3　气质类型分类图

五、相关知识测试题

1. 艾森克在编制 EPQ 时的理论依据是
    A. 精神分析人格理论
    B. 人格大五理论
    C. 人格三因素模型
    D. 人格七因素模型
    E. 特质理论

2. EPQ 中,哪个量表得分较高时,反映被试者很可能在测验过程中没有诚实作答
    A. N 量表
    B. L 量表
    C. P 量表
    D. E 量表
    E. Q 量表

3. 以下 EPQ 计分的步骤中,**不正确**的是
    A. 按 P、E、N、L 四个量表分别计分,然后算出各量表的总分(原始分)
    B. 条目号中有"–"号的,若被试者选择"是",记 0 分;选择"否"或"不是",记 1 分
    C. EPQ 的常模采用原始分数
    D. 根据被试者的性别和年龄将被试者各量表的原始分对照常模表分别转化成 T 分,然后在剖图上找到各维度的 T 分点
    E. 将各点相连,即成为一幅表示被试者人格特征的曲线图

4. 以下选项中,**不能**根据 EPQ 剖图得到的被试者信息为
    A. 内外向性
    B. 精神质
    C. 兴趣爱好
    D. 情绪稳定性
    E. 气质特点

5. EPQ 得分的剖图中,有关实线和虚线的说法中,**错误**的是
    A. 剖图中两侧纵轴的 T 分在 38.5、43.3、50、56.7 和 61.5 的五个点上各有一条横线,居中的一条横线是各常模群体的 T 分均值线(50 分)
    B. 在 T 分均值线上下各 0.67 个标准差的范围内,即在 43.3 和 56.7 的 2 条线之间,约有相应常模群体 50% 的人数
    C. 在均值线上下各 1.15 个标准差的范围内,即在 38.5 和 61.5 的 2 条线之间,约有相应常模群体 90% 的人数
    D. 分析时,将 T 分落在 ±0.67 个标准差之内的点作中间型解释
    E. 分析时,将 T 分落在 ±0.67 个标准差之外、±1.15 个标准差之内的点作倾向型解释,将 T 分落在 ±1.15 个标准差之外的点作典型解释

答案:1. C 2. B 3. C 4. C 5. C

第八章

精神科常用检查技术

尽管目前精神疾病的诊断仍缺乏客观的检查手段,在临床工作中精神科医师仍需要借助一些特殊的检查技术来辅助诊断,比如磁共振成像(MRI)、计算机体层成像(CT)、脑电图检查、多导睡眠监测等。而在精神科独立开展的常用检查技术主要包括脑电图检查、多导睡眠监测。脑电图检查已在本书第一篇详细介绍,本章主要介绍多导睡眠监测技术。

一、概述

人的一生约有 1/3 的时间在睡眠中度过,睡眠因其独有的特点而总是引起人们无限的遐思。人们渴望良好的睡眠,但随着经济社会的发展,随之而来的不良生活方式以及老龄化时代的到来等诸多因素,加剧了社会层面睡眠障碍现象的发生。

睡眠障碍现象已经成为危害公共健康的重要问题,特别是近 30~40 年来,睡眠医学的长足发展进一步印证了这一认识。实际上,通过与众多临床学科有关的会诊联络精神医学的发展需求相联系,临床睡眠医学也不再仅仅限于早期神经、精神或心理障碍专业,而是已经扩展到呼吸科、心血管科、口腔科、儿科、行为医学科等专业。因此,如何描述和定义睡眠及其相关事件的性质,对于睡眠医学的基础和临床研究都具有十分重要的意义。

目前,睡眠障碍的临床评价主要基于现代多导睡眠诊断技术,包括整夜多导睡眠图(polysomnogram,PSG)、多次睡眠潜伏期试验(multiple sleep latency test,MSLT)和清醒维持试验(maintenance of wakefulness test,MWT)。整夜 PSG 用以评价受试者夜间睡眠中的呼吸紊乱及其性质、睡眠运动障碍、睡眠异态和睡眠中断等现象;MSLT 用于日间嗜睡的客观评价和确定可能提前出现的快速眼动睡眠(REM 睡眠);与 MSLT 检测入睡能力相反,MWT 检测的是受试者在一个特定时期内处于安静、无刺激的环境下保持清醒的能力。这三项试验技术是实验室评价睡眠及其问题的"金标准"。

二、操作规范流程

(一)适应证

1. 整夜 PSG 适应证　常规适应证为第 1~6 项,可能适应证为第 7~11 项;某些情况经由临床医师审慎评估后,也可视之为进行 PSG 检查的非常规指征(如对于失眠的诊断和管理)。

(1)睡眠相关呼吸障碍的诊断。

(2)持续气道正压通气(continuous positive airway pressure,CPAP)滴定。

(3)对相关治疗结果进行评估。

(4)对可疑的发作性睡病进行评估(如 MSLT)。

(5)暴力性的或者具有潜在伤害风险的睡眠行为。

(6)非典型或者少见的睡眠异态。

(7)具有睡眠相关症状的神经肌肉障碍的辅助诊断。

(8)阵发性觉醒的辅助诊断。

(9)可能与癫痫发作有关的睡眠紊乱的辅助诊断。

(10)嗜睡或者睡眠相关的癫痫障碍对常规治疗无效时。

(11)临床上高度怀疑周期性肢体运动障碍。

2. MSLT 适应证

(1)对个体白天的睡眠倾向进行评估。

(2)对可能存在发作性睡病或特发性嗜睡个体,以及出现不明原因嗜睡的个体进行评估。

(3)轻、中度睡眠呼吸暂停低通气综合征患者出现不能单纯以呼吸紊乱解释的中、重度嗜睡。

(4)出现中、重度白天嗜睡的失眠者(不能单纯以其失眠及与之相关的问题解释)。

(5)其他:如嗜睡者经治疗后疗效的判定、昼夜节律相关的睡眠紊乱评估。

3. MWT 适应证

(1)测量个体保持清醒的能力(MWT 是证实有效的用于反映个体清醒保持能力的客观指标)。

(2)结合临床病史,用于评估患者的清醒维持能力。

(二) 禁忌证

1. 绝对禁忌证 没有特异性的绝对禁忌证。

2. 相对禁忌证 对于无创正压通气滴定或治疗的患者,需要考虑以下相对禁忌证。

(1)胸部 X 线片或 CT 发现肺大疱。

(2)气胸或纵隔气肿、血压明显降低(<90/60mmHg)。

(3)急性心肌梗死患者、血流动力学不稳定者。

(4)脑脊液漏、颅脑外伤或颅内积气。

(5)急性中耳炎、鼻炎、鼻窦炎感染未控制者。

(6)青光眼等。

(三) 检查方法及注意事项

MSLT 和 MWT 均为基于 PSG 的应用,在总体上可参照 PSG 的检查方法和注意事项(所涉及的具体内容参见后续的"相关知识"部分)。

1. PSG 检查方法[(1)~(10)]和注意事项[(11)~(15)]

(1)咨询和预约登记:包括一般信息(姓名、性别、年龄、身高、体重、三围、联系方式等资料,以及注明注意事项及风险责任等);必要时填写问卷(如 Epworth 嗜睡量表等);了解主诉与病史(呼吸、心血管、内分泌、耳鼻喉等相关病史)。

(2)监测前宣教:包括让患者事先洗澡、洗头发(以保持电极连接良好),提前60~90分钟到达睡眠实验室,告知检查所需时间及相关的规章要求,并进行解释、指导等。

(3)准备并整理好监测所需物品:电极和传感器、医用纱布和酒精、磨砂膏和导电膏、油性蜡笔或无毒皮肤标记笔、发卡或夹子、3M无纺布胶带、网状头罩等。

(4)按规范要求安装电极和传感器:脑电、眼电、肌电、口鼻气流、血氧饱和度、鼾声、胸腹运动、腿动等。

(5)患者在卧床之前应排空大小便,晚上可在床旁放置一次性夜壶。

(6)打开软件调试监测设备,进行机械定标和生物定标后开始采集数据。

(7)早上监测结束时,关闭采集(可唤醒患者),并拆除电极和传感器。

(8)分析数据(如为电脑自动分析,则需要人工校正)并打印报告,然后关闭电脑和相关仪器电源。

(9)电极(沾有电极膏)用后应用清水浸泡,然后进行清洗,清洗后挂在电极架上晾干。

(10)更换床单、被罩、枕套等,清洁卫生,且每检查一位患者就应换一次。

(11)监测当天中午不要睡午觉(除非这已成为患者自己的习惯),请患者自带睡衣、睡裤(睡衣必须是可以前面解开的样式,以便于检查)和便盆或便壶。

(12)监测当天勿饮酒、茶、咖啡、可乐等。长期服药者是否停药需咨询相应的临床医师。如果检查前饮用了酒精饮料,应向技术员说明。

(13)年龄小于18岁或年龄大于65岁者,需有人陪护。

(14)监测前需沐浴,沐浴后勿使用美发、护肤用品。

(15)男性患者监测当天应剃须(有胸毛者,请一并清理干净);女性患者要求头发不过肩。

2. MSLT检查方法和注意事项(进一步说明)

(1)先进行一整夜的PSG监测,次日进行MSLT,共包括5次小睡试验(每次20分钟,间隔期2小时,第一次小睡试验要求在PSG监测后1.5~3.0小时开始),一般分别于09:30、11:30、13:30、15:30、17:30五个时间点开始,两次测试之间受试者应保持清醒。用于发作性睡病的诊断时,如果在4次小睡试验中有两次睡眠起始即表现为REM睡眠,则不进行第五次小睡试验也是可以接受的。

(2)MSLT检查的环境要安静、黑暗、温度适中,衣服要宽松,且先进行的一整夜PSG监测必须显示至少有6小时的睡眠时间(未经治疗的阻塞型睡眠呼吸暂停低通气综合征或其他干扰睡眠的因素,应在MSLT检查前进行治疗)。

(3)在MSLT之前的至少7天时间里,受试者应维持标准的睡眠-清醒周期(最好要求受试者记录睡眠日记,以详细了解MSLT检查前1~2周的睡眠情况)。

(4)MSLT前2周停用影响睡眠的药物,如镇静催眠药、抗组胺药物、兴奋剂、三环类抗抑郁药、单胺氧化酶抑制剂、苯丙胺等,以保证排除药物的干扰作用(有时可能需要进行药物筛查检测)。

(5)MSLT测试当日应避免饮酒和咖啡,避免强光;MSLT中每次小睡试验前30分钟内禁止抽烟和进行较强~强烈的体力活动,第一次小睡试验前至少1小时推荐进食清淡的早餐,第二次小睡试验之后推荐立即进食清淡的午餐。

(6)常规记录包括额区、中央区和枕区电极导联,左右侧眼肌电电极导联,颏/颏下肌电电极导联,以及心电图记录电极导联。

(7)每次静卧床上进行小睡试验前,先进行标准定标,然后告诉受试者以习惯的睡姿继续静卧床上并熄灯开始试验。在小睡试验的间歇期,受试者应离开床铺并被要求不要睡觉。

(8)睡眠起始由第一个具有>15秒累积睡眠的记录帧(30秒/记录帧)定义。如果没有睡眠发生,小睡试验在20分钟后结束,此时睡眠潜伏期计为20分钟,并纳入平均小睡潜伏期的计算。从第一个判读为睡眠的记录帧(在20分钟的小睡试验期限内发生)开始计时,15分钟后可考虑结束该次小睡试验;或者,如果睡眠起始后计时器时间在此20分钟的小睡试验期限结束时达不到15分钟,但此时受试者已经醒来,也可结束该次的小睡试验。

(9)REM睡眠潜伏期时长由第一个定义为睡眠期的记录帧到第一个定义为REM睡眠的记录帧(REM睡眠占据>15秒的记录帧)的开始来计算。

(10)每次小睡试验都应该记录其开始和结束时间、睡眠潜伏期(从关灯到第一个判读为任一睡眠分期记录帧之间的时间)和平均睡眠潜伏期,以及REM睡眠潜伏期和异常REM(睡眠起始发生的REM)的次数。

3. MWT检查方法和注意事项(进一步说明)

(1)MWT检查共包括4次试验(每次40分钟,间隔期2小时,要求在通常的起床时点后1.5~3.0小时进行第一次试验)。MWT检查前不要求整夜PSG监测,也不要求有睡眠日记(但个别的患者在特定的条件下可能会被要求这样做)。

(2)卧室应保持黑暗和舒适(环境安静、温度适宜);房间内应有一盏夜灯,安装位置位于受试者头部的后方并使之在其视野之外。应保证受试者舒适地坐在床上进行试验。

(3)应由睡眠医师提前决定是否使用兴奋性物质(如烟草、咖啡因)和其他药物,必要时可以进行药物筛查检测。建议第一次试验前至少1小时进食一些清淡的早餐,中午第二次试验后立即进食一些清淡的午餐。一般情况下,每次试验之前至少20分钟停止吸烟;试验当天避免摄入咖啡因和强光照射。

(4)常规记录导联包括额区、中央区和枕区脑电图电极导联,左右侧眼肌电电极导联,颏/颏下肌电电极导联,以及心电图记录电极导联。

(5)每次进行试验时,先进行标准定标,然后嘱受试者"请安静地坐着,同时尽可能保持清醒"。但不允许受试者使用其他特殊的方法,如拍脸、唱歌、直视灯光等保持清醒。

(6)睡眠起始由第一个具有>15秒累积睡眠的记录帧(30秒/记录帧)来定义。

(7)明确的睡眠定义为3个连续的判读为非快速眼动1期睡眠(S_1)的记录帧,或者定义为任何一个判读为非S_1的其他睡眠分期的记录帧。如果有明确的睡眠发生,则结束试验;如果没有睡眠发生,则在40分钟后结束试验。

(8)每次试验都应该记录其开始和结束时间、睡眠潜伏期(从关灯到第一个判读为任一睡眠分期记录帧之间的时间)和平均睡眠潜伏期,以及可见的睡眠阶段。

(四)相关知识

整夜睡眠监测应在特定的睡眠实验室内完成。睡眠实验室医师应结合检查目的及对患者具体病情的评估,安排医护人员进行整夜监护,特殊患者必要时需签署知情同意书并要求家属陪护。对于监测中可能出现的意外情况,应制订应急预案;对于睡眠医师和睡眠技师,应加强人员培训,使其具备独立处理突发事件的能力。睡眠实验室应为相对独立的空间,保证安静、遮光和舒适的睡眠环境,可调控室温,配备基本的抢救设备和防护装置。

受试者应在入睡前 60~90 分钟来到睡眠实验室安装电极,其间技术人员应对其进行相关的解释和指导,同时也要了解、掌握相关的重要信息(如既往史、医师或患者提供的医疗资料等)以作为监测的有意义参考。通常的监测时间为 6~8 小时,技术员次日可唤醒受试者并询问其夜间的睡眠整体情况及其与平常睡眠的差别,以利于结果的分析。睡眠监测资料常规是经技术员初步分析后再由睡眠技师查对,继而出具判读结果及其临床相关性报告。

1. 整夜 PSG 记录变量

(1)脑电图(EEG):全面的 PSG 记录系统应支持数字化 EEG 技术、生理信号通道扩展,以及同步化摄像记录功能等。EEG 电极(非极化银 - 氯化银杯状电极)的安装遵循国际 10-20 系统,用火棉胶充分黏附,推荐的导联及其备份导联见下表(表 8-0-1);EEG 的低频滤波(low-frequency filter,LFF)设置为 0.3Hz,高频滤波(high-frequency filter,HFF)设置为 70Hz,放大器敏感性设置通常为 5~10μV/mm(最为常用的是 7μV/mm)。

表 8-0-1　整夜 PSG 监测的 EEG 电极导联

导联	电极
推荐 EEG 导联	F4-M1、C4-M1、O2-M1
备份 EEG 导联	F3-M2、C3-M2、O1-M2(在某个电极故障时,相应对侧导联引出的信号仍可使用)

拓展及深化学习

1. 对少数可能存在夜间癫痫发作的患者,需要更多的 EEG 通道以进行适当评价,必要时应到专门的癫痫中心进行评价(可以应用更深入的 EEG 记录导联和视频分析)。

2. 对于睡眠异态(睡行症、夜惊症、梦魇、REM 行为异常、癫痫发作等),带有摄像记录功能的 PSG 监测常可明确诊断。

3. PSG 监测可接受的替代 EEG 导联为 FZ-MZ、CZ-OZ、C4-M1(其备份电极中,允许 FPZ 替代 FZ、C3 替代 CZ/4、O1 替代 OZ、M2 替代 M1)

(2)眼电图(electrooculogram,EOG):主要用来辨认眼动状态(如快速眼动暴发、缓慢眼动、阅读眼动等)。应用导电膏,以非极化银 - 氯化银 EEG 杯状电极记录眼电图(注意使用医用胶带而不是火棉胶固定,以避免损伤眼角膜)。推荐的眼电图导联和可接受的替代眼电图电极见下表(表 8-0-2);眼电图的 LFF 设置为 0.3Hz,HFF 设置为 35Hz,放大器敏感性设置为 7μV/mm。

表 8-0-2 整夜 PSG 监测推荐及替代的眼电图电极导联

电极	放置位置
E1-M2（推荐）	E1 电极放置在左眼外眦下 1cm 处
E2-M2（推荐）	E2 电极放置在右眼外眦上 1cm 处
E1-FPZ（替代）	E1 电极放置在左眼外眦向外向下各 1cm 处
E2-FPZ（替代）	E2 电极放置在右眼外眦向外向上各 1cm 处

┌─ **拓展深化学习** ─

1. 眼动朝向其记录电极时,该电极记录的眼动图为正相波形(表现为向下的波峰)。
2. 眼动背离其记录电极时,该电极记录的眼动图为负相波形(表现为向上的波峰)。
3. 推荐眼动导联记录眼动时,共轭眼动显示为反相偏转;替代导联记录眼动时,垂直眼动显示为同相偏转,水平眼动显示为反相偏转。

（3）颏肌电图:PSG 记录中颏肌电图通常用来作为识别 REM 睡眠和运动相关觉醒活动的标准。应用导电膏,以医用胶条固定的非极化银-氯化银 EEG 杯状电极记录颏肌电图(需要 3 个电极)。推荐的颏肌电图电极放置见下表(表 8-0-3);颏肌电图的 LFF 设置为 5Hz,HFF 设置为 70Hz,放大器敏感性设置为 2μV/cm。

表 8-0-3 整夜 PSG 监测推荐的颏肌电图电极

电极	放置位置
第一个电极	中线位置下颌骨下缘向上 1cm
第二个电极	下颌骨下缘向下 2cm、离中线向右旁开 2cm
第三个电极	下颌骨下缘向下 2cm、离中线向左旁开 2cm

┌─ **拓展深化学习** ─

从清醒期开始,经过 1 期睡眠到 3 期睡眠,颏肌活动逐渐减弱,到 REM 睡眠,颏肌活动几乎全部消失。

标准颏肌导联由一个下颌骨下电极(参考电极)和下颌骨上电极组成;另外一个下颌骨下电极作为备份电极,确保上述任一电极发生故障时能持续记录颏肌电活动。

（4）胫骨前肌肌电图:PSG 记录中颏胫骨前肌肌电图通常用来发现睡眠中的周期性腿动现象(periodic leg movement,PLM)。应用导电膏,以医用胶条固定的非极化银-氯化银 EEG 杯状电极记录胫骨前肌(每一个胫骨前肌上放置 2 个电极,常采用双极记录方式)。推荐的胫骨前肌肌电图电极放置见下表(表 8-0-4);颏肌电图的 LFF 设置为 5Hz,HFF 设置为 70Hz,放大器敏感性设置为 2μV/cm。

表 8-0-4 整夜 PSG 监测的推荐颏肌电图电极

电极	放置位置
左侧胫骨前肌电极(2 个)	在左侧胫骨前肌中段沿肌肉长轴间隔 2~3cm 放置
右侧胫骨前肌电极(2 个)	在右侧胫骨前肌中段沿肌肉长轴间隔 2~3cm 放置

注:双侧胫骨前肌上的电极呈对称放置。

拓展深化学习

1. 为了完全呈现腿部运动,应分置通道来分别记录双下肢胫骨前肌肌电图。
2. 嘱受试者背屈足,检查者同时给其施加一定的阻力,可以很容易地在小腿前下面识别出胫骨前肌。

(5)心电图:PSG 记录中,心电图可以发现与睡眠呼吸紊乱事件相关的心律失常等异常,通常采用两个胸前电极检查心电图,推荐采用心电图单一改良 Ⅱ 导联躯干描记。为减少干扰,使用标准心电图电极优于 EEG 电极。如临床需要,可在专业人员指导下另加导联。心电图的常规 LFF 为 1Hz,HFF 为 70Hz,放大器敏感性设置为 50μV/mm。

(6)呼吸参数:作为 PSG 关于呼吸的记录中最重要的技术指标,通气监测是评价睡眠期间呼吸功能所必不可少的。它通过同时记录气流和通气作用,来区分中枢性、混合性和阻塞性呼吸暂停事件,并用以判定有无低通气或呼吸过慢、过浅等。这方面的有关参数见下表(表 8-0-5)。关于气流和通气作用的测量,其 LFF 为 0.5Hz,HFF 为 15Hz。

表 8-0-5 整夜 PSG 监测的呼吸参数

仪器	监测、反映的项目
口鼻气流热敏电阻	用于检测呼吸暂停、监测气流缺失
鼻腔压力传感器	用于识别呼吸过慢过浅(低通气)、监测气流
电感体积描记仪	用于监测是否存在呼吸努力
手指脉搏氧饱和度监测仪	平均采样时间最长为 3 秒,用于监测动脉血氧饱和度
鼾声麦克风	反映鼻部、咽部存在病理 / 生理原因,存在先天性解剖畸形和 / 或存在气道功能性原因而影响气道通畅性

拓展深化学习

1. 热敏传感器的信号不可用时,可用鼻气流压力传感器替代。
2. 当鼻压力信号失灵时,用电感体积描记仪或口鼻热敏传感器替代。
3. 监测呼吸努力的替代传感器可使用膈肌或肋间肌肌电图。

(7)视频监测(video monitoring):视频多导睡眠图将传统的 PSG 与同步化的视频脑电记录融为一体,可用于评价睡眠相关的行为事件。

(8)可附加的监测:见表 8-0-6。

表 8-0-6　整夜 PSG 监测可附加的监测项目

仪器	监测项目
食管压力监测器	测量胸腔内压力的波动,为评估通气作用的最精确的装置(由于其侵入性放置的特点,许多患者不能耐受)
二氧化碳(CO_2)张力监测器	测定呼出气中的 CO_2 水平,可作为监测气流变化的一种方法。呼气末 CO_2 分压监测对于评价儿童睡眠呼吸紊乱有重要意义,由于持续性呼气末 CO_2 分压测定存在技术困难,经皮 CO_2 测定可作为其补充手段使用

2. 睡眠分期

(1)根据 EEG、EMG、EOG 来定义睡眠分期:正常状态下,从儿童期到老年期都有相应的、稳定的睡眠结构。人们正常的睡眠结构周期分两个时相,即非快速眼动睡眠(NREM 睡眠)和快速眼动睡眠(REM 睡眠);NREM 睡眠(分为 1~4 期)与 REM 睡眠交替出现,交替一次称为一个睡眠周期,两种时相循环往复,每夜通常有 4~5 个睡眠周期,每个周期 90~110 分钟,但从广义上讲,也包括清醒期和睡眠中觉醒(表 8-0-7)。人类不同年龄的睡眠时间是不同的,新生儿的睡眠时间为 16~18h/d(甚至更高),1 岁以内的婴儿需要 14~16h/d,1~3 岁的幼儿需要 12~13h/d,学龄前儿童需要 11~12h/d,学龄儿童需要 10~11h/d(青少年更少一点),成人需要 7~9h/d,老年人需要 6~8h/d,大于 80 岁的老年人需要 9~10h/d。

表 8-0-7　睡眠阶段及其特点

睡眠阶段	特点
清醒期(stage of wakefulness,SW)	EEG:以 α 节律(8~13Hz)为主 EOG:有快速眼球运动(或无)、眨眼、慢速眼球运动(轻睡时) EMG:张力性肌电波幅较高,可有肢体自主运动
NREM 睡眠 1 期(stage 1,S_1)	思睡期,占总睡眠时间 2%~5%。处于半睡半醒之间,眼球活动缓慢,肌肉活动放缓,易被唤醒 EEG:α 波减少到 50% 以下,θ 波(3~7Hz)增多,呈低电压混合频率,伴高幅尖波 EOG:慢速眼球运动 EMG:张力性肌电波幅降低
NREM 睡眠 2 期(stage 2,S_2)	浅睡期,占总睡眠时间 45%~50%。大脑活动缓慢,呼吸均匀,眼球活动停止 EEG:出现睡眠纺锤波(11~16Hz,>0.5 秒,通常中央区最显著)和 K- 复合波(一个明显的负向脑电波紧接着延续为一个明显正向脑电波,>0.5 秒),高幅慢波<20% EOG:偶尔出现慢速眼球运动 EMG:张力性肌电波幅较低

续表

睡眠阶段	特点
NREM 睡眠 3 期 （stage 3，S_3）	中～深睡期，占总睡眠时间约 25%。对恢复体力、心理功能起重要作用，肌肉活动消失，很难唤醒
NREM 睡眠 4 期 （stage 4，S_4）	EEG：20% ≤ δ 波（0.5~2.0Hz，>75μV）≤50%（S_3）；δ 波（0.5~2.0Hz，>75μV）>50%（S_4） EOG：眼球运动消失 EMG：张力性肌电波幅较低
快速眼动睡眠 （REM 睡眠）	占总睡眠时间 20%~25%。大脑对白天的经验进行整合，呼吸加快、变浅、不规则，眼球向各个方向快速运动，肢体肌肉暂时瘫痪 EEG：与 S_1 类似，低电压混合频率，可有锯齿波（序列陡峭波浪或三角状波形，类似锯齿状，2~6Hz，通常在颅中央区最明显） EOG：快速眼球运动（50~69 次 /min） EMG：张力性肌电波幅最低
睡眠中觉醒（arousal in sleep，SA）	具有瞬变特点（常被忽略），在 EEG 上通常表现为脑电波频率的突然变化（包括 α 波、θ 波和 / 或 16Hz 以上的脑电波，但不包括睡眠纺锤波），可以伴或不伴肌电图的短暂性增加。频繁的觉醒可致睡眠片段化而引起日间嗜睡

注：EEG，脑电图；EOG，眼电图；EMG，肌电图；NREM 睡眠，非快速眼动睡眠；REM 睡眠，快速眼动睡眠。

── 拓展深化学习 ──

1. 正常睡眠先进入 NREM 睡眠 1~4 期，然后回到 2 期，再进入 REM 睡眠，由此构成一个完整的睡眠周期（一般每个周期持续 90~110 分钟，每夜经历 4~6 个周期）。刚进入睡眠时，第一个周期的 REM 睡眠期较短，NREM 睡眠期较长；随着睡眠时间延长，REM 睡眠期逐渐延长，而 NREM 睡眠期则逐渐缩短。

2. 成年人 NREM 睡眠的 1~4 期在总睡眠时间中分别占 2%~5%、45%~50%、3%~8% 和 10%~15%；REM 睡眠在总睡眠时间中占 20%~25%。

3. REM 睡眠和 δ 波睡眠对于人们的睡眠质量十分重要，δ 波睡眠后会有睡过一会的感觉，而在 REM 睡眠后人才有真正睡过的感觉。

4. 大多数梦境发生在 REM 睡眠中；大多数夜惊、梦游与梦呓则发生在 δ 波睡眠中。

（2）不同睡眠分期的 PSG 判读特征：应用逐屏分期方法，走纸速度 10mm/s，每 30 秒为一屏，或称为一帧（epoch），具体睡眠分期定义及判读见表 8-0-8、表 8-0-9。

表 8-0-8　睡眠分期及其判读（成人）

睡眠分期	定义及判读
SW	α 节律：枕区最明显，闭目时增强而睁眼时减弱 眨眼（0.5~2.0Hz） 阅读眼动：当阅读时，共轭眼动表现为慢时相的眼球运动，继之以一个反方向的快时相眼球动 快速眼球运动 - 共轭、不规则、波峰陡峭的眼动波（扫视周围环境时） 记录帧判读为 SW 的任一条件：①枕区 α 节律占记录帧的 50% 以上；②缺乏 α 节律，但存在眨眼（0.5~2.0Hz），或阅读眼动，或伴有正常 - 增强额肌电的共轭快速眼动

续表

睡眠分期	定义及判读
S₁	缓慢眼动：共轭、相对规律的正弦波样眼动 低波幅混合频率脑电活动（主要为 4~7Hz 的 θ 波） 顶尖波（vertex sharp wave，V 波）：波形陡峭，持续时间<0.5 秒，中央区最明显 记录帧判读为 S₁（满足以下一个条件即可）：①α 节律抑制并代之以 θ 波，在记录帧的所占比例达到 50% 以上；②没有 α 节律产生的个体（10%）出现 θ 波、缓慢眼动或 V 波
S₂	K- 复合波（通常在额区最为明显） 睡眠纺锤波 记录帧判读为 S₂ 的条件：①当 K- 复合波与觉醒无关联和 / 或睡眠纺锤波出现在该记录帧前半部分，或者出现在其前面记录帧的后半部分时，之后的记录帧在遇到判读为 N₁、N₃ 或 REM 的记录帧之前一直判读为 S₂；②一次觉醒后的记录帧判读为 S₁，然后，在出现 K- 复合波或睡眠纺锤波时恢复判读为 S₂
S₃/₄	慢波活动：0.5~2.0Hz，峰 - 峰波幅＞75μV（额区） 记录帧判读为 S₃/₄ 的条件：慢波活动在记录帧中所占的比例在 20%~50%（S₃）/ 超过 50%（S₄）
REM 睡眠	快速眼动 低张力颏肌电（通常为整个记录期间的最低值） 锯齿波（通常出现在阵发快速眼动波之前） 短暂肌电活动（短促、不规则的肌电图暴发，叠加在低张力肌电图上面，通常与快速眼动相关联） 记录帧判读为 REM 需满足的条件：①低波幅混合频率 EEG；②低张力颏肌电；③快速眼动继明确的 REM 记录帧后，接续（无快速眼动）记录帧继续判读为 REM 的条件：①低波幅混合频率 EEG；②低张力颏肌电
SA	突然的 EEG 频率改变（表现为 α 波、θ 波和 / 或 16Hz 以上脑电波的改变，但不包括睡眠纺锤波），持续时间 ≥3 秒 在觉醒之前至少有连续 10 秒稳定的睡眠 EEG 在任何睡眠分期中都可能出现觉醒，其中 REM 期发生的觉醒必须有 ≥3 秒的颏下肌电活动的增加 熄灯 - 开灯期间某些判读为 SW 的记录帧中发生的觉醒，也应对之进行判读并纳入觉醒指数计算

注：SW，清醒期；S₁，NREM 睡眠 1 期；S₂，NREM 睡眠 2 期；S₃/₄，NREM 睡眠 3/4 期；REM 睡眠，快速眼动睡眠；SA，睡眠中觉醒；EEG，脑电图。

表 8-0-9　睡眠分期及其判读（儿童）

睡眠分期	定义及判读
SW	闭目、放松状态下，枕区记录到最明显的一连串 8~13Hz 正弦波（PDR，睁眼时减弱） PDR 波幅通常大于 50μV；频率为 3.5~4.5Hz（3~4 月龄）、5.0~6.0Hz（5~6 月龄）、7.5~9.5Hz（3 岁时） 成人和偏大年龄的儿童中，PDR 的频率更高（8.5~13.0Hz）而其幅度更低（<50μV） 记录帧判读为 SW（任一条件）：①在＞50% 的记录帧中，枕区表现为反应性 α 节律或与年龄相宜的 PDR；②眨眼；③阅读眼动；④不规则、共轭快速眼动，并伴有正常或高水平的下颌肌张力

睡眠分期	定义及判读
S₁	记录帧判读为 S₁(满足以下条件即可):>50% 的记录帧表现为 PDR 减弱或被低波幅混合频率脑电活动取代 无 PDR 产生时,记录帧判读为 S₁ 的任一条件:①表现为 4~7Hz 脑电活动,且其背景脑电活动的频率减慢 1~2Hz;②缓慢眼动;③顶尖波(通常在中央区最显著);④节律性前头部 5~7Hz 的 θ 活动(额或额中央区最明显);⑤睡前超同步化(阵发或分散连续出现的 75~350μV 高波幅,3.0~4.5Hz 脑电活动,额区或额中央区最明显);⑥弥散或枕部优势高波幅节律性 3~5Hz 活动
S₂	同成人
S₃/₄	同成人
REM	同成人

注:1. 本规则适用于 ≥2 月龄的儿童。

2. 通常在 5~6 月龄(偶尔在 4 月龄时)即可识别出 S₁、S₂ 和 S₃ 睡眠。

3. 通常在 4~6 周龄即可见到睡眠纺锤波,产后 2~3 月龄时所有正常的幼儿中都可见到睡眠纺锤波。

4. 复合波通常在产后 4~6 月龄时出现。

5. 慢波活动(≥75μV,0.5~2.0Hz)通常在 4~5 月龄时出现。

6. 在任何符合判断条件的情况下,可相应地判读为 S₁、S₂ 和 S₃ 睡眠;如果无法识别出睡眠纺锤波、K- 复合波或慢波睡眠,则将记录帧判读为 NREM 睡眠。

7. 在儿童中,用于判读 SW 和 S₁₋₃ 的 α 节律被后头部优势节律(posterior dominant rhythm,PDR)取代。

8. 睡眠起始,即第一个非 SW 的记录帧。

拓展深化学习

1. 睡眠纺锤波起源于丘脑的网状核。

2. 睡眠起始于第一个判读为非 SW(通常为 S₁)的记录帧。

3. S₃/₄ 中通常无眼动发生,睡眠纺锤波可持续性地进入此期。

4. 如果满足标准,S₃/₄ 中的 K- 复合波可判读为慢波活动。

5. REM 睡眠的其他特征,包括:①可分为无快速眼动的紧张性分期和共轭快速眼动的时相性分期;②膈肌、眼外肌和括约肌并不失去张力;③男性阴茎勃起,女性阴道血管充血和阴蒂勃起;④与 NREM 睡眠相比,REM 睡眠中更频繁地做梦且梦境更为复杂。

6. 同步化睡眠,不同脑区同时记录的 EEG 表现出相似的慢波。

7. 去同步化睡眠,同步化慢波睡眠中断,变为低波幅快活动 EEG。

8. REM 睡眠又称睡眠异态,表现为去同步化、低波幅、类似清醒期的 EEG,此时仍处于睡眠中,伴有肌张力低下及时相性快速眼动事件。

---

3. 睡眠相关事件

(1)呼吸事件判读规则:见表 8-0-10、表 8-0-11。

表 8-0-10　睡眠相关呼吸事件的判读规则（成人）

呼吸事件	判读规则
呼吸暂停	临床诊断或研究中推荐使用口鼻热敏电阻元件 若口鼻热敏电阻元件信号不稳定或发生故障,则推荐使用鼻腔压力传感器、电感体积描记仪;使用聚偏氟乙烯气流传感器也是可接受的 判读为呼吸暂停的条件:呼吸气流曲线峰值下降 ≥90% 基线值,且其持续时间 ≥10 秒(气道正压呼吸机滴定时的呼吸机气流信号也可用于呼吸暂停的识别) 呼吸暂停事件的测量:从第一个波幅明显下降的呼吸曲线的最低点至波幅接近基线水平的第一个呼吸曲线的起始点 呼吸暂停的识别并不需要一个血氧饱和度下降的最小值 判读为阻塞性呼吸暂停:整个呼吸气流缺失期间持续存在呼吸努力 判读为中枢性呼吸暂停:整个呼吸气流缺失期间没有呼吸努力 判读为混合性呼吸暂停:在整个呼吸气流缺失期间,开始一段时间里没有呼吸努力,但接下来的时间里继之以持续存在的呼吸努力 如果事件的一部分符合低通气而另一部分符合呼吸暂停,则整个事件判读为呼吸暂停
低通气	临床诊断或研究中推荐使用鼻腔压力传感器 其他可推荐使用口鼻热敏电阻元件、电感体积描记仪;使用聚偏氟乙烯气流传感器也是可接受的 判读为低通气的条件(满足下述第 1 条或第 2 条 + 第 3 条):①鼻压力信号(或其他气流传感器信号)下降 ≥30% 基线值,且其持续时间 ≥10 秒,同时血氧饱和度下降 ≥4%(较之于事件前的基线水平);②鼻压力信号(或其他气流传感器信号)下降 ≥50% 基线值,且其持续时间 ≥10 秒,同时血氧饱和度下降 ≥3%(较之于事件前的基线水平)或者与觉醒相关联;③整个事件的任一部分不符合呼吸暂停标准 低通气事件的测量:从第一个波幅明显下降的呼吸曲线的最低点至波幅接近基线水平的第一个呼吸曲线的起始点 判读为阻塞性低通气的条件:整个低通气事件期间存在鼾声,或者鼻压力传感器显示的呼吸气流信号扁平(与基线呼吸相比较),或者气道正压呼吸机气流信号低下(与基线呼吸相比较),或者存在事件相关的胸腹矛盾呼吸运动(事件前不存在) 判读为中枢性低通气的条件:符合低通气的标准,但不符合阻塞性低通气标准
呼吸努力相关觉醒（RERA）	判读为 RERA 的条件:系列呼吸并没有达到呼吸暂停或低通气标准,但具备呼吸努力或鼻压力波形扁平化的特征,且持续时间 ≥10 秒 食管内压力测定虽然是最理想的 RERA 评价方法,但由于其侵害性而在临床上很少使用
肺泡低通气	为选择性记录项目 判读为肺泡低通气的条件:① $PaCO_2$(或者替代指标,如 $PetCO_2$ 或经皮 PCO_2 监测结果)>55mmHg,且持续时间 ≥10 分钟;②与清醒卧位状态比较,睡眠期间 $PaCO_2$(或者替代指标,如 $PetCO_2$ 或经皮 PCO_2 监测结果)的增加量 ≥10mmHg(此时 $PaCO_2$ 超过 50mmHg),且持续时间 ≥10 分钟 血氧饱和度并不是诊断肺泡低通气的标准
陈 - 施呼吸	判读为陈 - 施呼吸的条件:①至少连续 3 个呼吸周期,呼吸幅度存在逐渐上升和逐渐下降的变化;②每小时睡眠中存在 ≥5 次中枢性呼吸暂停或低通气,或者周期性呼吸幅度逐渐上升和逐渐下降的变化连续出现至少 10 分钟 陈 - 施呼吸周期性变化长度最常见的为 60 秒以内(一般 ≥40 秒)

注:$PaCO_2$,动脉血二氧化碳分压;$PetCO_2$,呼气末二氧化碳分压;PCO_2,二氧化碳分压。

表 8-0-11 睡眠相关呼吸事件的判读规则(儿童)

呼吸事件	判读规则
呼吸暂停	临床诊断或研究中推荐使用口鼻热敏电阻元件 若热敏电阻元件信号不稳定或发生故障,则推荐使用鼻腔压力传感器、电感体积描记仪;呼气末二氧化碳分压(PCO_2)测定也是可接受的 判读为呼吸暂停:呼吸气流曲线峰值下降 ≥90% 基线值,且其持续时间 ≥2 次呼吸所需要的时长(根据事件前的基线呼吸模式来决定)(气道正压呼吸机滴定时的呼吸机气流信号也可用于呼吸暂停的识别) 呼吸暂停时间:从最后一次正常呼吸终点至呼吸幅度恢复到与事件前基线呼吸曲线相同的第一次呼吸的起点 判读为阻塞性呼吸暂停:整个呼吸气流缺失期间持续存在呼吸努力 判读为中枢性呼吸暂停:整个呼吸气流缺失期间没有呼吸努力;且同时满足以下条件之一:①事件持续 20 秒以上;②事件至少持续 2 次呼吸所需要的时长(根据事件前的基线呼吸模式来决定),并且伴有觉醒、清醒或血氧饱和度下降 ≥3%;③对于 1 岁以内的婴儿,事件伴有心率下降至 <60 次/min(持续 ≥15 秒)或下降至 <50 次/min(持续 ≥5 秒) 判读为混合性呼吸暂停:在事件的初始部分缺少吸气努力,在事件终止前吸气努力恢复
低通气	临床诊断或研究中推荐使用鼻腔压力传感器 其他可推荐使用口鼻热敏电阻元件、电感体积描记仪 气道正压呼吸机滴定时的呼吸机气流信号也可用于低通气的识别 判读为低通气(满足以下所有条件):①鼻压力或其他替代信号下降 ≥50%;②从最后一次正常呼吸终点开始,事件至少持续 2 次呼吸所需要的时间(根据事件前的基线呼吸模式来决定);③血氧饱和度下降 ≥3%(与事件前基线相比),或者事件与觉醒、清醒相关联。 判读为阻塞性低通气(满足以下条件之一):①低通气事件期间存在鼾声;②鼻压力传感器所示的呼吸气流信号扁平(与基线呼吸相比较),或者气道正压呼吸机气流信号低下(与基线呼吸相比较);③事件期间存在胸腹矛盾呼吸运动 判读为中枢性低通气:符合低通气的标准,但不符合阻塞性低通气标准
呼吸努力相关觉醒(RERA)	判读为 RERA 的 2 个条件(采用鼻压力传感器时):①持续至少 2 个呼吸周期(根据事件前的基线呼吸模式来决定)的鼻压力传感器信号明显下降,表现为扁平的波形(但与基线相比下降幅度不到 50%);②事件伴随鼾声、呼吸噪声,$PetCO_2$ 或经皮 PCO_2 升高,或者直接观察到呼吸努力增加的证据 判读为 RERA 的 2 个条件(采用食管压力传感器时):①持续至少 2 个呼吸周期(根据事件前的基线呼吸模式来决定)的吸气努力进行性增加;②事件伴随鼾声、呼吸噪声,$PetCO_2$ 或经皮 PCO_2 升高或者观察到呼吸努力增加的证据
肺泡低通气	采用经皮 PCO_2 和/或 $PetCO_2$ 压力传感器 整个睡眠期 25% 以上的时间中,$PCO_2 > 50mmHg$
周期性呼吸	有 3 次以上中枢性呼吸暂停事件(单次持续时间 >3 秒) 上述呼吸暂停事件之间的正常呼吸 <20 秒

(2)运动事件判读规则:见表 8-0-12。

表 8-0-12　睡眠相关运动事件判读规则

运动事件	判读规则
周期性肢体运动（PLMS）	1 次腿动的持续时间为 0.5~10.0 秒,其肌电图的幅度较静息时至少增加 8μV 连续 2 次腿动之间的间隔为 5~90 秒 2 个腿相继发生腿动,如果间隔<5 秒,则计为一次腿动事件 至少连续 4 次腿动才能定义为一个 PLMS 系列 在呼吸暂停、低通气或呼吸努力相关觉醒之前 / 后 0.5 秒内发生的腿动不属于判读之列 对于间隔期<0.5 秒(一个事件结束时至另一个事件开始时)毗邻的觉醒和腿动,不管哪个在前,均认为两者彼此相关 对于 2 次腿动,若在相互的 10 秒内发生且均与一个 3 秒的觉醒相关联,则对 2 次腿动均予以判读,但只对第一个觉醒进行判读
交替性腿部肌肉活动（ALMA）	对于 ALMA,当还没有报告其临床后果时,可能仅仅为某种良性运动现象,可以选择性地给予结果报告 ALMA 的判读:连续出现 ≥4 次无相关性、交替暴发的腿部肌肉活动(0.5~3.0Hz)
睡前足震颤（HFT）	对于 HFT,当还没有报告其临床后果时,可能仅仅为某种良性运动现象,可以选择性地给予结果报告 HFT 的判读:连续出现 ≥4 次暴发的 HFT(肌电图暴发,0.3~4.0Hz)
过多片段肌阵挛（EFM）	对于 EFM,当还没有报告其临床后果时,可能仅仅为某种良性运动现象,可以选择性地给予结果报告 EFM 的判读:必须记录到 ≥20 分钟,并伴有 EFM 的 NREM 睡眠,且应记录到片段肌阵挛肌电图电位 ≥5 次 /min
夜磨牙症	判读为夜磨牙症的条件:①表现为连续出现的短暂性(时相性)或持续性(紧张性)颏肌电图增加(其幅度至少为其之前背景的 2 倍),且其之前背景保持稳定至少 3 秒;②这种短暂性(时相性)或持续性(紧张性)增加的颏肌电图持续 2 秒以上,或者连续 ≥3 次出现且每次的持续时间达到 0.25~2.00 秒 采用音频装置与多导睡眠图结合,若整夜多导睡眠图监测记录到至少 2 次牙齿挫磨声,则可肯定地判断为夜磨牙症(除外癫痫)
REM 睡眠行为障碍（RBD）	判读为 RBD(满足以下任何条件):① REM 睡眠期存在持续性(紧张性)的颏肌电图活动(该颏肌电图在 ≥50% 记录帧中其幅值高于其所在 NREM 睡眠中的最小幅值);② REM 睡眠期存在多发短暂性(时相性)颏或肢体肌电图活动(该肌电图在记录帧中表现为 ≥5 次持续 0.5~5.0 秒的肌肉活动暴发,其幅值 ≥4 倍基础背景幅值)
节律性运动障碍（RMD）	RMD 的多导睡眠图特征:①节律性运动的频率范围在 0.5~2.0Hz 之间,其振幅 ≥2 倍背景肌电图振幅;②构成丛集性节律性运动为 ≥4 次独立的运动 确诊 RMD,还必须采用与 PSG 实时同步的视频记录
大体动（MBM）	MBM 会掩盖记录帧一半以上脑电图的运动 / 肌肉活动伪迹,以致无法根据脑电图来确定睡眠分期 记录帧的任何部分如果存在 α 节律,则判读为清醒期 若存在 MBM 的记录帧上没有明显的 α 节律,但其前 / 后紧临的记录帧被判读为清醒期,则该记录帧判读为清醒期 若记录帧不符合上述的标准而存在疑问时,则其睡眠分期等同于其后接续的记录帧的睡眠分期

4. 多导睡眠图记录前的机械和生物定标

(1) 机械定标：通常向放大器发送一个标准频率(5/10Hz)和标准波峰 - 波谷电压(100/500μV)的正弦信号，目的是观察记录波形在同步性、极性和振幅(灵敏度)(50μV/10mm或 75μV/10mm)上是否与该正弦信号相一致或相对应。

(2) 脑电生物定标：要求受检者平躺后放松，闭上眼睛保持 30 秒(定标指令)，其目的是观察脑电记录中是否出现 α 节律(定标目的)。然后要求其睁开眼睛注视天花板 30 秒，观察脑电记录中是否出现 α 节律减弱或消失。

(3) 眼动生物定标：定标指令包括"保持头部不动，眼睛依次向上看、向下看，连续 5次""保持头部不动，眼睛依次向左看、向右看，连续 5 次""连续眨眼 5 次"，定标目的是采集合适的眼动图和模拟眨眼的眼动图，观察眼动导联是否对称、信号采集是否完整 / 正常。

(4) 颏肌电生物定标：定标指令"磨牙 3 次"，定标目的为核实颏肌电导联的连接是否正常，模拟出磨牙的肌电 / 脑电图。

(5) 腿动生物定标：定标指令"左脚背屈 5 秒""右脚背屈 5 秒"，定标目的为检查腿动的导联信号是否良好，模拟腿部运动。

(6) 鼾声生物定标：定标指令"咳嗽 3 次"，定标目的为模拟鼾声，检测鼾声传感器是否正常。

(7) 呼吸生物定标：定标指令"正常吸气后憋气 10 秒""正常呼吸，吸气末时憋气 10 秒，期间同时做腹式呼吸"，定标目的分别为模拟中枢型呼吸暂停和模拟阻塞型呼吸暂停，并检查呼吸监测有关的传感器是否正常。

5. 基于 PSG 技术的 MSLT　作为定量评价嗜睡最准确的一种电生理方法，MSLT 即是通过对受试者白天进行一系列的小睡测验来客观判断其白天嗜睡程度的一种方法。

(1) MSLT 的解释：平均小睡潜伏期小于 5 分钟提示有病理性嗜睡；5~10 分钟之间称为"灰色带"(既包括一些正常人，也包括一些嗜睡的患者)；大于 10 分钟者为正常。一般来说，平均睡眠潜伏期小于 8 分钟可作为白天过度嗜睡的证据。在排除了睡眠剥夺、倒班障碍或阻塞型睡眠呼吸暂停等原因所致的情况后，如果有 ≥ 2 次的睡眠起始期出现 REM，则强烈提示患者可能患有发作性睡病。

(2) MSLT 的局限：①在 8 岁以下的儿童中缺乏有效性确认；②在通常测验时间(08 :00-18 :00)以外的测验中缺乏有效性确认；③平均小睡潜伏期小于 8 分钟并不是诊断某种睡眠疾病所必需的条件，也可见于 30% 的正常个体。

6. 基于 PSG 技术的 MWT　MWT 与 MSLT 的主要区别在于其要求受试者在每次测试中均保持清醒。保证 MWT 有效性的重要前提条件是确保个体保持清醒的意志强度和能力；该方法可用于评价个体对于改善其清醒状态措施的反应，也有助于证明某些人是否具有保持清醒的能力(安全和 / 或职业的需要)。

(1) MWT 的解释：受试者具有保持清醒能力的最强烈证据是在所有试验中都能保持清醒。平均睡眠潜伏期大于 10 分钟者为正常；平均睡眠潜伏期小于 8 分钟可作为受试者存在白天过度嗜睡的指标，但 8~40 分钟的睡眠潜伏期对于受试者的清醒保持能力并不具有确定性的判定意义。MWT 常用于某些个体的评估，其工作要求受试者要具有高水平的警觉性(尤其涉及公共安全时)。

(2) MWT 的局限：MWT 的结果并不一定对应于实际工作中保持清醒的能力，因为其测试情境与实际的工作情境是完全不同的。

三、报告书写的内容和格式

基于《中国成人多导睡眠监测技术操作规范及临床应用专家共识》，多导睡眠图监测报告的内容和格式如下所示。

1. 患者的一般信息　包括姓名、性别、联系方式，身高、体重、血压、体重指数（BMI）、颈围、腰围等。

2. 检查的一般信息　包括检查日期、检查目的、电极放置方法、记录参数、睡眠分期及相关事件的判读依据、多导睡眠监测分析技师和医师签名等。

3. 睡眠结构参数

（1）关灯时间（light out time）（时间格式为"××∶××"）：睡眠监测的起始时间。关闭灯光，嘱患者开始睡眠的时间，通常应与患者惯常的入睡时间一致。

（2）开灯时间（light on time）（时间格式为"××∶××"）：睡眠监测的终止时间。患者已经清醒，表示不再入睡的时间。

（3）总记录时间（total run time，TRT）（分钟）：从关灯到开灯的时间，是睡眠记录的全部时长。

（4）睡眠潜伏期（sleep latency，SL）（分钟）：从关灯到出现第一帧睡眠期的时间。

（5）总睡眠时间（total sleep time，TST）（分钟）：关灯至开灯时间内实际睡眠时间总和，即各睡眠期（NREM 睡眠 1 期、NREM 睡眠 2 期、NREM 睡眠 3 期、NREM 睡眠 4 期、REM 睡眠期）时间的总和。

（6）入睡后清醒时间（wake after sleep onset，WASO）（分钟）：第一帧睡眠期到记录结束之间所有清醒时间的总和。

（7）R 期潜伏期（分钟）：从第一帧睡眠期到出现第一帧 R 期的时间。

（8）睡眠效率（sleep efficiency，SE）（%）：总睡眠时间 / 总记录时间 ×100%。

（9）清醒期时间（wakefulness，W）（分钟）：记录中全部清醒期时间，包括入睡潜伏期及入睡后清醒时间。

（10）各睡眠期时间（分钟）：各睡眠期（NREM 睡眠 1 期、NREM 睡眠 2 期、NREM 睡眠 3 期、NREM 睡眠 4 期、REM 睡眠期）分别累计的时间。

（11）各睡眠期比例（%）：各睡眠期（NREM 睡眠 1 期、NREM 睡眠 2 期、NREM 睡眠 3 期、NREM 睡眠 4 期、REM 睡眠期）分别累计的时间占总睡眠时间的百分比。

（12）觉醒次数（次）：睡眠中出现的觉醒总次数。

（13）觉醒指数（arousal index，ArI）（次 /h）：单位睡眠时间中的觉醒次数，即觉醒次数 / 总睡眠时间。

4. 脑电图记录　描述基础脑电波，是否存在异常脑电活动等。若监测中发现异常脑电活动，应描述所在睡眠期、是否观察到异常发作症状、持续时间，以及是否伴有心律、呼吸等自主神经功能变化等。

5. 呼吸相关事件参数

（1）睡眠呼吸事件次数（次）：睡眠中呼吸暂停、低通气及 RERA 次数的总和。

（2）睡眠呼吸暂停低通气次数（次）：睡眠中呼吸暂停次数及低通气次数的总和。

（3）睡眠呼吸暂停次数（次）：睡眠中呼吸暂停次数的总和。需要进一步分为阻塞型、中枢型和混合型呼吸暂停。

(4)低通气次数(次)：睡眠中低通气的总次数。

(5)睡眠呼吸事件指数(次/h)：单位睡眠时间中发生呼吸事件的次数，即呼吸暂停、低通气、RERA次数/总睡眠时间。

(6)最长呼吸暂停持续时间及最长低通气持续时间。

(7)氧饱和度下降指数(oxygen desaturation index，ODI)(次/h)：单位睡眠时间中氧饱和度下降的次数，即氧饱和度下降次数/总睡眠时间。

(8)平均氧饱和度和最低氧饱和度。

(9)氧饱和度低于88%的累计时间或氧饱和度低于90%的累计时间。

6. 心脏相关事件参数 清醒期、睡眠期心率变化情况(最快心率、最慢心率、平均心率)，是否存在心律失常事件等。如果存在心动过速，应描述事件中最快心率；若存在心动过缓，应描述事件中最慢心率；若存在心脏停搏，应描述最长停搏时间；若存在心房颤动，应描述平均心率。

7. 肢体运动异常事件 ①睡眠中周期性肢体运动的次数和指数；②唤醒相关的周期性肢体运动次数和指数。

8. 趋势图 采用结构图形式显示监测的不同时段的睡眠分期、唤醒、呼吸事件、脉搏氧饱和度及肢体运动事件等。

9. 值班技师和分析技师对检查过程的描述 包括检查过程中患者的配合情况、夜间观察到患者的异常活动和相关干预、检查环境和检查设备状况的变化、多导睡眠图质量、一些特殊多导睡眠图表现等。

10. 诊断小结 描述总体睡眠情况(睡眠时间、睡眠结构)、睡眠呼吸事件和严重程度，以及睡眠期存在的异常行为、肢体运动事件等。

四、相关知识测试题

1. 多导睡眠监测仪主要通过以下哪个导联判断睡眠分期

    A. 脑电图、眼动图、下颌肌电图

    B. 口鼻气流、眼动图、下颌肌电图

    C. 心电图、口鼻气流、眼动图

    D. 血氧饱和度、心电图、口鼻气流

    E. 鼾声图、心电图、脑电图

2. 对于以下脑电图中用于睡眠分期的不同频段脑电波，**错误**的是

    A. α波(8~13Hz)

    B. β波(≥13Hz)

    C. θ波(4~7Hz)

    D. δ波(2~4Hz)

    E. 睡眠纺锤波(12~14Hz)

3. 在判读周期性肢体运动中，以下选项正确的是

    A. 腿动的持续时间≥10秒

    B. 腿动之间的间隔时间在5~90秒之间

    C. 一个腿动系列至少需要连续3次的腿动

    D. 间隔5~10秒的双侧腿动判为一次腿动

    E. 一次呼吸暂停之前/后5秒内发生的腿动不计入腿动的判读之列

4. 应用多导睡眠图(PSG)进行睡眠监测时，睡眠潜伏期是指

    A. 从PSG记录开始至α节律解体开始的时间

B. 从 PSG 记录开始至睡眠纺锤波出现的时间

C. 从 PSG 记录开始至 REM 睡眠开始的时间

D. 从 PSG 记录开始至 NREM 睡眠 1 期开始的时间

E. 从 PSG 记录开始至 NREM 睡眠 2 期开始的时间

5. 睡眠障碍的客观检查为

A. 匹兹堡睡眠质量指数　　　　　　B. Epworth 嗜睡量表

C. 多导睡眠脑电图监测　　　　　　D. 夜间视频脑电图监测

E. 睡眠质量的视觉模拟评分

答案: 1. A　2. D　3. B　4. D　5. C

第九章

精神科常用心理治疗技术

第一节　支持性心理治疗

一、概述

(一) 概念

支持性心理治疗(supportive psychotherapy)是基于诊断性评估的一种治疗方法,治疗师有目的地采用一些特定的行为方式来达到一定治疗目标。支持性心理治疗的概念源于20世纪初,早期狭义的支持性心理治疗是指利用建议、劝告、鼓励等方式对心理严重受损的患者进行治疗,是一种相对精神分析来说治疗目标更为局限的治疗方法,其目标不是改变咨询者的人格,而是帮助咨询者学会应对症状发作,以防止更为严重的精神疾病出现。对于相对健康的人来说,支持性心理治疗可帮助其处理一些暂时的困难。

广义的支持性心理治疗是常用的个体心理治疗方法之一,其能够直接改善症状,同时维持、重建或提高患者自信、自我功能和适应技能,是一种具有广泛适用性的治疗方法。

(二) 理论基础

个体心理治疗是一个从支持性心理治疗到精神分析的谱系,谱系始于支持性心理治疗,经过支持 - 表达性心理治疗、表达 - 支持性心理治疗,最后为精神分析性治疗。多数患者的心理治疗同时整合了支持性与表达性心理治疗的成分。

对于社会功能严重受损,如患有精神疾病、广泛性发育障碍、严重边缘性人格障碍、智能低下,以及教育或社会化程度不足等的患者,他们的自我功能,如认知能力、现实检验能力、思维过程、组织行为能力、情感调节以及与他人保持交往关系的能力已经有了明显损害,治疗师则应当采取支持性心理治疗;而位于谱系另一端的来访者则是一些正常人,他们常由于自我破坏性人际关系方式,或者无法达到个人或职业预期目标而来寻求治疗,宜采取以表达性为主的心理治疗。

二、操作步骤

(一) 治疗的开始阶段

通过互动性的对话式会谈,对患者进行病情评估、案例解析、目标设置、介绍治疗的规则和形式、商讨治疗费用。在治疗开始阶段,治疗师应特别关注治疗联盟的形成,治疗联盟是治疗中的重要因素,保持最佳的治疗联盟不仅可促进患者继续接受治疗,而且有利于正性的治疗结局。在初次访谈中,应向患者明确说明支持性心理治疗的基本规则:在访谈中不允许有任何人身攻击和言语谩骂;患者不允许在醉酒状态下参加治疗。

1. 病情评估　初次访谈时,治疗师应该尝试理解患者来访的原因,对患者进行完整评估,包括当前问题和既往史。

(1)当前问题:包括症状(精神病理严重程度)、人际关系和自我功能、工作或学习、身体疾病,以及物质滥用问题。

(2)既往史:包括患者与父母的关系、与其他重要者的人际关系等。另外,需要询问患者的创伤、分离和丧失、既往躯体疾病,以及患者和一级亲属的精神疾病史、搬迁、家庭信仰、学校情况、性发育和体验、认同问题和经济状况等;对于既往有精神疾病的患者,还要了解既往精神科的药物治疗和心理治疗情况。

在最初几次访谈中,治疗师应聚焦于理解患者的不适主诉和目前的症状,对患者自我功能的总体水平、客体关系及其适应能力和缺陷要有一定的认识。如果经评估认定患者有明显精神病理症状,治疗师则应当采取支持性心理治疗。

2. 案例解析　是对患者的症状和心理社会功能的解释。精神障碍诊断与统计手册(DSM)诊断是案例解析的要素之一,但仅仅依靠DSM诊断不能解释患者的全部状况,可通过结构性方法、起源性方法、动力学方法以及认知行为学方法对案例进行解析。

(1)结构性案例解析:可了解患者是否存在结构性的缺损,如现实检验能力受损、客体关系受损、思维障碍、冲动控制不良等。

(2)起源性案例解析:通过对有关疾病或问题起源涉及对患者早年发展和生活事件的探索,用于解释患者目前的状况。

(3)动力学案例解析:关注个体冲突的意义和内容。

(4)认知行为学案例解析:着重于处理个体潜在的心理结构和思维内容。

3. 制订治疗目标　一般而言,治疗目标应是患者的目标。支持性心理治疗的目标通常是缓解症状、维持康复进程,以及改善并增强患者的适应性、自尊和心理功能。当治疗师与患者在治疗目标上有分歧时,治疗师应进一步对患者的问题进行探索。最初几次会谈所确定的目标通常是初步、可以改变并切实可行的目标。治疗目标的制订应考虑一次治疗要达到的目标,以及整个治疗的最终目标,并注意一次治疗目标的轻重缓急和时机问题。明确的目标有助于激励患者、促进治疗联盟,使得患者和治疗师朝着共同的方向前进。

（二）治疗的中间阶段

在治疗过程中,治疗师应不断监测与患者的治疗联盟,良好的治疗关系使得患者体验到被治疗师理解和支持,有利于改变患者以往的情绪体验。治疗师通过自身的态度向患者传递接受、尊重及关注,并向患者示范合理及良好的行为和思维方式。随着患者有新的生活事件发生或适应功能改善,治疗师应重新审视当前的治疗目标,根据需要对治疗目标进行动态调整。如果患者达到了当前阶段的治疗目标,应对患者进行表扬和肯定;若未达到治疗目标,应给予支持与保证。在治疗的过程中,治疗师可通过教育干预来向患者传授有关疾病的专业知识,使患者了解该疾病及其对自身功能的影响,增加患者对自身疾病的认识。支持性心理治疗可允许患者发展和积累对治疗师的积极移情,而治疗师不必对此进行解释,除非这种移情是病理性的。

支持性心理治疗常用的干预技术如下：

1. 表扬、保证和鼓励　诚恳的表扬、保证和鼓励可以强化患者的适应性行为,使患者感到治疗师能够理解其特定的处境,给予患者支持和希望,有利于改善患者的情绪,增强支持性心理治疗的效果。

2. 合理化和重构　通过合理化和重构为患者提供一种可接受的新视角去看待事物。

3. 选择重要话题　会谈常常从患者想谈的话题开始,但之后治疗师需要根据病情评估的结果,选择有利于达到治疗目标的更为重要的话题。例如,对于新入院的患者,与患者讨论药物以及所服药物的不良反应可能是一个重要的话题;对于社会功能受损严重的患者,治疗师应该与其讨论日常生活细节并适时进行社会功能康复训练。

4. 建议和教育　建议和教育在支持性心理治疗中是非常重要的策略,基于治疗师的专业知识,通过建议和教育帮助患者改善自我功能和提高适应能力。

5. 预期性指导　可通过预先演练或者预期性指导技术,来让患者事先考虑将来可能会遇到的问题,并寻找合理的应对策略。预期性指导技术对慢性精神分裂症患者尤为重要。

6. 减轻和预防焦虑　对于可能会引发患者焦虑的话题,治疗师可以提前告诉患者有关询问或检查的目的,以最大限度地减轻患者的焦虑。治疗师可以事先征求患者的同意,如"你觉得你还可以继续讨论这个话题吗?",以避免加重患者的焦虑。

7. 对问题进行命名　通过对患者的症状或问题从医学的角度进行命名,能够增强其控制感,有利于最大程度地减轻焦虑。

8. 扩展患者的意识　治疗师可通过澄清、面质以及解释技术来帮助患者意识到自身未察觉到的想法与情感。

(三) 治疗的最后阶段

当达到治疗目标或患者选择不再继续治疗时,治疗就结束了。若是由于患者的社会功能受损严重,如自我功能紊乱、适应技能缺陷等而导致治疗中断,治疗师可尝试对中断治疗这一问题进行探讨,但不与患者发生争论;当患者希望停止治疗时,可随时停止治疗。正式治疗结束时,治疗师应对治疗进行总结,并为患者制订以后的治疗计划,使患者在治疗结束后继续成长,以及在必要时继续接受治疗。对于患者而言,反思和庆祝其已经取得的进步亦是非常重要的。

三、适应证和禁忌证

1. 适应证　支持性心理治疗适用于以下诊断或情景:急性危机、适应障碍、躯体疾病、物质滥用障碍、突然丧亲、述情障碍、慢性疾病。

2. 禁忌证　支持性心理治疗对谵妄状态、其他器质性精神障碍、药物中毒以及痴呆晚期均无效。针对这些疾病,其他形式的心理治疗亦无效。

四、培训要点及注意事项

(一) 支持性心理治疗的对话式会谈

支持性心理治疗的对话式会谈是互动性的,但是并不意味着来访者一旦停止讲话治疗师就介入话题,治疗师仍需通过倾听和等待观察来访者接下来要说什么。然而面对来访者长时间的沉默,因为治疗的立场是支持性的,支持性心理治疗师通常不会等待太久。当来访者以退缩或不互动的方式表现阻抗时,面对其沉默,治疗师不必进行被动等待,这样可能会增加来访者的阻抗和焦虑,治疗师可以主动选择一个讨论的话题以减轻阻抗、加强治疗联盟。

(二) 治疗关系

支持性心理治疗中,患者与治疗师的关系的基本原则如下。

1. 为了维持治疗联盟,在支持性心理治疗中一般不对朝向治疗师的正性情感和正性移情进行重点讨论。

2. 为了能够预估并避免治疗的破坏,治疗师须对疏远及负性反应保持警惕。

3. 当通过临床讨论仍无法解决患者 - 治疗师之间的问题时,治疗师应将讨论主题转向治疗关系。

4. 治疗师可通过澄清和面质,而非解释的方法,来修正患者歪曲的想法和观念。

5. 如果用间接方法仍无法解决负性移情或治疗僵局时,治疗师应该采用更为直接、明确的方法对治疗关系进行讨论。

6. 只有在处理负性移情时,治疗师才有必要使用适当的表达性技术。

7. 良好的治疗联盟能让患者愿意倾听治疗师所说的话,而一旦换成其他人说这些话,患者可能是不会接受的。

8. 治疗师在表达意见时,须用愉快或支持性的方式表达,或者预先给予指导,避免令患者感到被批评。

(三) 短程与长期治疗

1. 对于慢性精神障碍患者,支持性心理治疗的作用主要是维持其适应能力与自我功能,因而治疗可能是一种长期持续的过程,没有时间限制,除非受制于外部因素,如患者的经济能力、保险或精神科门诊继续治疗的标准。如果达到治疗目标,治疗就不必再无限期地进行下去。

2. 如果患者的精神症状是有时间限制的,如适应性障碍、晚期疾病、一种急性丧失或者当某一危机使患者原先的防御崩溃而导致其出现症状时,则适合短程治疗。由于治疗目标并非着眼于通过情感内省而获得持久的性格改变,治疗也不是要等到核心冲突解决时才算完成,因此只要患者的症状减轻到可接受的水平或者患者已发展出更具适应性的应对策略时,治疗就可以结束了。当患者处于危机或者出现支持治疗失败的防御行为,或者是要处理一些新的问题时,可再次接受治疗。

五、相关知识测试题

1. 对于支持性心理治疗,下列描述中,**不正确**的是
   A. 能直接改善症状
   B. 维持、重建或提高自信、自我功能和适应技能
   C. 是基于诊断性评估的一种治疗方法
   D. 通常会涉及潜意识冲突和人格歪曲
   E. 接受心理治疗的来访者不是靠内省获得改善

2. 对于慢性精神障碍患者的支持性心理治疗,下列描述中,**不合适**的是
   A. 通过治疗获得持久的人格改变
   B. 可能是一种长期持续的过程
   C. 主要是维持其适应能力和自我功能

D. 根据病情评估的结果选择有利于达到治疗目标的重要话题

E. 当患者希望停止治疗时,可随时能停止治疗

3. 关于支持性心理治疗的治疗目标,下列描述中,**不合适**的是

A. 治疗目标应是患者的目标

B. 明确的目标有助于激励患者、促进治疗联盟

C. 最初会谈所确定的目标通常是初步、切实可行的目标

D. 治疗目标的制订应注意一次治疗目标的轻重急缓和时机问题

E. 当治疗师与患者在治疗目标上有分歧时,患者应当听从治疗师的建议

4. 下列选项中,**不属于**支持性心理治疗常用干预技术的是

A. 聚焦移情

B. 建议和教育

C. 预期性指导

D. 合理化和重构

E. 表扬、保证和鼓励

5. 在支持性心理治疗中,关于患者 - 治疗师关系的基本原则,下列描述中,不合适的是

A. 为避免治疗关系的破坏,治疗师须对负性反应保持警惕

B. 治疗师可通过解释的方法来修正患者歪曲的想法和观念

C. 一般不对朝向治疗师的正性情感和正性移情进行重点讨论

D. 有时候治疗师在表达意见时,须用愉快或支持性的方式表达

E. 只有在处理负性移情时治疗师才有必要使用适当的表达性技术

答案:1. D　2. A　3. E　4. A　5. B

第二节　行 为 治 疗

一、概述

行为治疗(behavior therapy)是基于实验心理学的研究成果,帮助患者消除或建立某些行为,从而达到治疗目的的一门医学技术。行为治疗总的原理认为,所有的行为都遵循学习的规律,变态行为也属于习得性行为,可以习得,也就可以弃掉。行为治疗强调以行为为中心,不考虑人格、自我、动机等内在、不能直接观察的变量,以能够用某种方式进行观察、测量的行为为中心,直接治疗患者的症状、适应不良行为,而不是企图找出引起症状的原因;该方法强调环境因素等外在变量的作用;强调对方法、疗效进行明确、定量的描述。以基础心理学的实验研究为根据,更强调实验技术。

行为治疗常用的操作方法有系统脱敏疗法、冲击疗法、厌恶疗法、正性强化法、生物反馈法等。

二、操作步骤

(一)系统脱敏疗法

1. 治疗原理　系统脱敏疗法(systematic desensitization)是让一个原本可引起微弱焦虑

的刺激,在患者面前重复暴露,同时给予患者放松训练,以全身放松来对抗焦虑,从而使这一刺激逐渐失去引起焦虑的作用。

2. 治疗程序

(1)评定主观不适单位:主观不适单位通常以五分制、十分制或百分制为度量单位。以五分制为例,0 分是心情完全平静,5 分则是极度不适。让患者用此标准衡量其在各种情景中的主观感觉,并向医师示意或报告。

(2)放松训练:一般要经过 6~8 次训练才能完成,每次 20~30 分钟,让患者坐靠在沙发或藤椅上,双臂放于扶手,呈随意、舒适的姿势。室内环境优雅、光线柔和。首先让患者体会紧张和松弛的区别。例如握紧拳头,然后松开;咬紧牙关,然后松开。领会紧张与松弛的主观差别之后,开始练习放松前臂(前臂放松最容易掌握,故安排最先练习),然后依次放松头面部、颈、肩、背、胸、腹及下肢。如能借助于肌电反馈仪,则训练进展更快。

(3)设计不适层次表:搜集曾经引起患者主观不适的各种刺激因素并记录下来,让患者根据自己的主观体验评定每一种刺激的严重程度。然后依次排列成表。该层次表可以由同一刺激因素的不同程度构成,如考试恐惧者的不适层次表设计如下(表 9-2-1)。

表 9-2-1　考试恐惧者的不适层次表

刺激(想象)	不适层次
考试前两周	1
考试前一周	2
考试前三天	3
考试前一天	4
进入考场	5

不适层次表也可以将多种不同的刺激源,按其引起的不适程度依递增次序排列。如社交恐惧症患者的不适层次表设计如下(表 9-2-2)。

表 9-2-2　社交恐惧症患者的不适层次表

刺激(想象)	不适层次
母亲	0
父亲	1
同事	2
上司	3
男朋友	4
男朋友父母	5

不适层次表的资料来源于病史、问卷检查结果及与患者的交谈。一般只列出患者认为最重要、最常见的精神刺激。排次应由患者完成或得到患者认可。不适层次表的制订关系着治疗的成败。

(4) 系统脱敏：仍以社交恐惧症为例。由最低层次开始脱敏。

治疗师指令："请闭眼想象你正面对着你父亲。"

(患者闭目想象，当想象中的表象逐渐清晰并如身临其境后，以手势向治疗师示意已进入角色。)

治疗师询问："请告诉我你感受如何？"

(患者以一个手指示意不适程度为1，表示有些紧张。)

治疗师指令："抹掉头脑中的想象，放松全身肌肉。"

(患者停止想象，放慢呼吸依次放松全身肌肉。几分钟后患者示意不适程度为0，表示心情恢复平静。)

治疗师指令："再次想象你正面对着你的父亲。"

(患者闭目想象……)

经过想象、放松、再想象、再放松……，如此重复多次以后，患者在想象中面对父亲的紧张感觉逐渐减轻。直到患者示意在想象中面对父亲已不再紧张时，方算作一级脱敏。然后想象与同事会面、与上司会面等，逐步升级，如法炮制。最后，在置身于与男/女朋友父母相处的想象中仍无紧张的感觉时，即算脱敏完毕。在脱敏期间或脱敏之后，还需将新建立的反应迁移到现实生活中，不断练习，巩固疗效。

3. 培训要点　在设计不适层次表时，最低层次的精神刺激所引起的不适，应小到足以能被全身松弛所抑制的程度。同时，各层次之间的级差要均匀适当。级差过小会拖长疗程、事倍功半；级差过大，会欲速则不达，导致治疗失败。

4. 疗程及适应证　系统脱敏治疗一般需8~10次，每天一次或隔天一次，每次30~40分钟。主要用于治疗恐惧症，亦可用于转换障碍。

(二) 冲击疗法

1. 治疗原理　冲击疗法(flooding therapy/implosive therapy)通过尽可能迅速地引起患者极其强烈的焦虑或恐惧反应，并对这种强烈而痛苦的情绪不予以任何强化(如同情的目光等)，任其自然，最后迫使导致强烈情绪反应的内部动因逐渐减弱以致消失，情绪反应也自行减轻乃至消除，即所谓消退性抑制。冲击疗法是将能引起最强情绪反应的刺激放在第一位，而系统脱敏疗法是首先呈现"危险"最小的刺激物。

2. 治疗程序

(1) 体格检查及辅助检查：须进行详细的体格检查及必要的实验室检查，如心电图、脑电图等，以排除严重心血管、神经系统、呼吸系统、内分泌疾病。老人、儿童、孕妇、身体虚弱者，以及各种精神病性障碍患者均不宜使用冲击疗法。

(2) 协议书：患者和家属同意后在治疗协议上签字。冲击疗法是一种较为剧烈的治疗方法。治疗前要向患者认真地介绍冲击疗法的原理和过程，如实地告诉患者在治疗中必须付出的痛苦代价。

(3) 治疗场地及其他条件的准备。

(4) 实施冲击

1) 治疗前正常饮食、排空大小便；穿戴宜简单、宽松。

2) 迅速向来访者呈现刺激物，持续呈现。

3) 回避时予以劝说、制止。

4）严密观察躯体变化情况。

5）应激反应高峰期之后，应坚持完成治疗。

3. 培训要点

（1）治疗中患者的情绪反应要求超过以往任何一次焦虑紧张的程度，力求达到极限。

（2）治疗中患者的生理反应要求出现明显的自主神经功能变化。

（3）治疗时限以患者的情绪逆转为标志，直至对刺激物视而不见、听而不闻。

4. 疗程及适应证　冲击疗法一般需治疗 2~4 次，每天或隔天一次，每次 30~60 分钟。冲击疗法主要用于恐惧症。优点是方法简单、疗程短、收效快；缺点是其无视患者的心理承受能力，患者承受的痛苦大，实施也较难。与系统脱敏疗法的比较研究表明，此法不宜滥用和作为首选。

（三）厌恶疗法

1. 治疗原理　厌恶疗法（aversion therapy）是当某种不适行为即将出现或正在出现时，当即给予一定的痛苦刺激。如给予轻微电击、针刺或催吐剂，使其产生厌恶的主观体验。经过反复实施，不适行为和厌恶体验就建立了条件联系。以后当患者欲实施这一行为时，便立刻会产生厌恶体验。为了避免这种厌恶体验，患者只有中止或放弃原有的不适行为。

2. 治疗程序

（1）确认靶症状：选择最主要的，或最迫切要求弃除的不良行为（单一具体的动作）；治疗时需剔除非靶症状行为。

（2）选择厌恶刺激：厌恶刺激产生的不快应远大于原有的种种快感，如电刺激、药物刺激、想象刺激（内隐致敏法），以及其他任何能带来不快情绪的刺激，如憋气、羞辱、橡皮弹、针刺等。

（3）把握施加厌恶刺激的时机：厌恶体验与不良行为应同步，且要在不良行为产生快感之前给予厌恶刺激；了解药性，药物高峰期与不适行为应紧密相连。

例如：对酒瘾的治疗可使用阿扑吗啡。阿扑吗啡是一种有催吐作用的药物，通常在注射后几分钟便能引起强烈的恶心、呕吐体验。治疗时先注射阿扑吗啡，几分钟后让患者饮酒，几乎在饮酒的同时患者就会恶心呕吐。反复几次之后，患者的饮酒行为与恶心呕吐形成了条件反射，于是，只要饮酒便会恶心呕吐，为了避免恶心难受，只好弃而不饮。

厌恶疗法应该在严格控制下使用，因为目前尚有两个争议的问题：一是技术问题，二是伦理学问题。

3. 培训要点　厌恶疗法极具针对性，单一具体的行为便于条件反射的培养与建立；附加刺激是令人不愉快的，如引起疼痛、恶心、呕吐；附加刺激要足够强烈，才能抑制原有的动力定型和习惯行为；附加刺激是无害的。

4. 适应证　厌恶疗法主要适用于露阴癖、恋物癖，对戒烟戒酒、强迫症有一定的效果。

（四）正性强化法

1. 治疗原理　行为治疗的基本理论就是认为行为是通过学习获得的，要让一个学到的行为得以持续，则该行为需要被其结果所强化。基于此，如果想建立或保持某种行为，就需要给予该行为正性强化，即正性强化法（positive reinforcement procedure）。

2. 治疗程序

（1）确定改变的是什么行为，并由专人（治疗师或经过训练的护士、家属）随时记录。例如,记录一位精神分裂症患者污言秽语的次数。

(2)确定这一行为的直接后果是什么。例如,这位患者污言秽语时是不是有病友围观他,是不是有医护人员关注他,而在安静时却无人注意他。如果是,那么可能正是关注这一结果强化了患者的行为。

(3)设计一个新的结果取代原来的结果。例如,当患者污言秽语时,旁人不予理睬、给予忽视,而在其安静时给予关心,以对安静这一行为给予强化。

(4)强化实施:治疗执行者应如实记录患者的不适行为和正常行为,并在其出现正常行为时立即给予强化物,而在其他时间不给。强化物可以是患者喜爱的某种活动、某种享受、抑或仅仅是赞许的目光。

精神病房中常使用的正性强化法是代币法或奖券法。当患者出现良性行为时,奖以代币券或奖券,代币券可以兑换成患者喜爱的东西,如食品糖果、电影票等。

3. 培训要点

(1)确定希望改变的是什么行为,即治疗目标,应选择单一、具体的某个行为。

(2)确定这一不良行为的直接后果是什么,需经多次观察才能得到正确答案。

(3)设计一个新的结果取代原来的结果,即对不良行为并无强化作用的新结果。

(4)在实施强化过程中,应准确记录行为表现,一旦出现所期盼的行为,立即予以强化,即给予奖励。

4. 适应证 正性强化法主要用于慢性精神分裂症、儿童孤独症、癔症及神经性厌食症、贪食症,以及儿童青少年的适应不良行为。

(五)生物反馈疗法

1. 治疗原理 生物反馈疗法(biofeedback therapy)是利用现代电子仪器,将人体内部的某些生理功能记录下来,并放大,转换成声、光或数字信号,经显示系统反馈给个体,使个体根据反馈信号学习调节控制自己的这些生理功能,达到预防疾病的目的。

传统的观念认为骨骼肌能够随意控制,而内脏活动则是不能随意控制的,因而支配后者的神经系统被称为自主神经系统。现代研究发现,所谓随意和不随意之间并无截然划分。1967年,Mille 使用箭毒剂抑制小鼠随意肌的活动,然后以刺激鼠脑的"快乐中枢"作为奖励,强化小鼠的心跳加快或心跳减慢。结果显示,在没有随意肌参与的情况下,心跳这种内脏活动也能够通过操作性条件反射的训练得以随意控制。

2. 治疗程序

(1)肌电反馈:在皮肤表面可测量到肌肉收缩的电位,从松弛到紧张状态在 $2\sim20\mu V$ 之间。大多数情况下,肌肉紧张程度与情绪焦虑程度呈正相关,额部肌电尤有代表性。额部肌电电极的标准安放位置在双侧眉弓上 2.5cm 处。也可根据治疗需要,将电极安放于其他部位。一般把肌电转换为声音信号,这样便于患者在闭目状态下仍可获得反馈信息。每次训练之前要制订一个具体指标,并以此指标为阈值,达到阈值,反馈出轻松的音乐作为奖励信号,未到阈值则否。指标制订应适当,最好定在奖励与否各占一半的水平。指标太低,轻而易举就可获得奖励,进步太慢;指标过高,患者很少得到强化信号,便容易失去信心。应根据患者的学习成绩随时调整指标。

大多数患者经过 6~8 次训练便可学会控制额肌的紧张水平。关键是脱离反馈仪后要保持成绩、反复操作,直到运用自如。临床实践表明,肌电反馈对焦虑症状、失眠及紧张性头痛有肯定效果。

(2)皮电反馈:皮电指两点皮肤之间的导电性。电极的标准位置于示指和无名指掌面的末端。皮电受汗腺的影响,汗腺受控于自主神经。在紧张、焦虑、恐惧状态下,皮电总是呈增高趋势。因此,皮电被认为是反映情绪变化的较为稳定可靠的生理指标。皮电反馈疗法多用于各种神经症性障碍。

(3)皮温反馈:皮肤温度受局部皮肤血管舒张、收缩功能及汗腺的影响,可在一定程度上反映自主神经功能的变化。皮温电极通常安放于手指掌面。正常手指皮温为33℃左右。训练手指皮温升高可治疗血管性偏头痛、雷诺病及某些自主神经功能障碍。

(4)脑电反馈:一般采用额极双导联,经过长期训练可改变脑电的频率和波幅。国外多用于癫痫的治疗。精神科可用于焦虑症、抑郁症及失眠的治疗。

(5)心率、血压及其他内脏功能反馈:通过相应的仪器可反馈心脏、气管及胃肠运动等各种内脏功能,训练提高患者对这些器官的控制能力,治疗相应的心身疾病。

3. 培训要点

(1)生物反馈常常需要与放松训练相结合。

(2)由于生物反馈是一个需要患者主动参与的过程,并非每一位接受生物反馈治疗的患者都能从中得到根本的帮助。因此,治疗师在治疗之前,需要让患者理解信息的意义,并按计划改变这些反馈信息,让患者从治疗中最大获益。

三、适应证和禁忌证

广义地说,行为治疗的原理已应用于处理广泛的人类行为问题。不论正常人还是患者,均可从中受益。狭义上仅从医学观点而言,行为治疗主要适用于以下病症:

1. 焦虑障碍、强迫症、抑郁障碍、分离障碍等。
2. 不良习惯　口吃、抽动症、遗尿、咬指甲等。
3. 性功能障碍　勃起功能障碍、早泄、阴道痉挛和性乐缺乏等。
4. 性心理障碍　窥阴癖、露阴癖、恋物癖等。
5. 自控不良行为　贪食、厌食、酒瘾、病理性赌博等。
6. 其他　慢性精神分裂症、精神发育迟滞等。

四、相关知识

行为治疗的理论从一开始就呈现百花齐放的景象。许多著名的学者依据各自的研究和观察,提出了各自的学说。这些学说共同组成了行为治疗的理论基础。以下列举几种主要学说。

1. 经典条件反射(classical conditioning)　俄国的谢切诺夫(1829—1905)是第一位在行为研究中以严谨的实验来取代哲学臆想和偶然观察的学者。他提出"所有动物和人类的行为实质上都是反射的"。

巴甫洛夫(1849—1936)在此基础上进行了更深入的研究。他发现,铃声这个无关刺激可以由于食物的强化作用而逐渐成为食物的信号,继而单独的铃声也能引起唾液的分泌。从一个无关刺激转变为具有某种信号属性的过程,就是条件反射形成的过程;条件反射一旦被习得之后,又能作为"无条件反射"引起第二级条件反射。例如,当狗已经形成了听到铃声便分泌唾液的条件反射之后,在响铃的同时又给它看一个彩色三角尺,它又可以习得只见彩色三角尺也分泌唾液的第二级条件反射。巴甫洛夫还研究了条件反射的泛化、辨别和消退作用。他用上述实验结果，来解释行为的建立、改变和消退。

2. 学习理论（learning theory）　代表人物为华生（1878—1958），从老鼠跑迷津的实验中观察到学习的作用，他认为不论如何复杂的人类行为都是学习的结果。复杂的学习行为遵循以下两条规律：

（1）频因律：某一行为反应对某一刺激发生的次数越多，那么这一行为反应就越有可能固定保留下来，并在以后遇到相同刺激时发生。

（2）近因律：某一行为反应对某一刺激发生在时间上越接近，那么这一行为反应就越有可能固定保留下来，并在以后遇到相同刺激时发生。学习理论强调学习的作用，认为无论任何行为都可以习得，也可以弃掉。

3. 操作性条件反射（operant conditioning）　斯金纳（1904—1990）进行了著名的操作性条件反射实验。在一个后人以他的姓名命名的斯金纳箱中，安放有一根杠杆装置和一个食物盘，如果按压杠杆，就会有食物落入盘中；把一只饥饿的小白鼠放入箱中，它在寻求食物时可能偶然碰压了杠杆而获得了食物，如果这种偶然重复几次，小白鼠便会主动去按压杠杆；也就是说，这只小白鼠学会了按压杠杆来获取食物的行为。食物是对按压行为的奖励，因此这种学习又称为"奖励性学习"；根据同一原理，斯金纳还设计了"惩罚性学习"的实验。

操作性条件反射的实验有力地说明了行为的后果直接影响该行为的增多或减少。若后果是奖励性的，则该行为发生频度增加，称正性强化；若后果是惩罚性的，则该行为发生频度减少，称为负性强化。根据这一原理，可使行为朝预期的方向改变，逐渐建立原来没有的行为模式，称为行为塑造（behavior shaping）。

虽然上述各种理论不尽相同，但这些学者都以"刺激 - 反应"的学习过程作为行为的主要解释。因此，行为疗法总的原理是，所有的行为都遵循学习的规律，变态行为也属于习得性行为，可以习得，也就可以弃掉。

五、相关知识测试题

1. 系统脱敏疗法的基本步骤**不包括**

　　A. 构建焦虑等级　　　　　　　　　B. 学会放松技术

　　C. 学习冥想技术　　　　　　　　　D. 评定主观不适单位

　　E. 从低焦虑至高焦虑脱敏

2. 冲击疗法的准备工作**不包括**

　　A. 选择强烈的刺激物

　　B. 使来访者处于放松状态

　　C. 使来访者随时随地感到强烈刺激物的存在

　　D. 准备应急药物

　　E. 做好知情同意

3. 行为治疗的原理**不包括**

　　A. 行为是习得的　　　　　　　　　B. 行为是可以建立的

　　C. 行为是可以消退的　　　　　　　D. 行为是不可改变的

E. 行为是可以被强化的

4. 学习理论的提出者是

　　A. 华生　　　　　　　　　　　　　B. 巴甫洛夫

　　C. 斯金纳　　　　　　　　　　　　D. 贝克

　　E. 班杜拉

5. 正性强化法的提出是基于

　　A. 经典条件反射　　　　　　　　　B. 学习理论

　　C. 认知理论　　　　　　　　　　　D. 操作性条件反射

　　E. 社会认知理论

答案:1. C　2. B　3. D　4. A　5. D

第三节　认知行为治疗

一、概述

(一) 概念

了解认知行为治疗(cognitive behavior therapy,CBT),首先要了解与其有关的基本概念。

1. 行为治疗(behavioral therapy,BT)　强调人的行为习惯,即人在某种特定的条件下经常出现的行为反应。这些行为习惯(简称"行为")是通过不断学习形成的。个体的行为习惯有些是适应性的,也有些是非适应性的。那些通过学习获得的非适应性的行为习惯,如逃避和他人的正常接触、一接触到所谓"脏东西"就反复不停地洗手一小时等,是导致个体出现心理问题及障碍的原因。BT 理论认为:适应性行为与非适应性行为都是通过学习获得的,通过再学习可以学习到新的行为,也可以消除非适应性行为,并进一步获得所缺少的适应性行为。因此,BT 被定义为一种以学习理论和实验证据确立的有关原则和方法为基础,改变非适应性行为的心理疗法。

2. 认知治疗(cognitive therapy,CT)　与行为治疗不同的是,CT 强调认知的作用,认知的概念与人的大脑信息加工过程相关。认知治疗中所涉及的认知偏重于人在信息加工过程中的想法、信念、态度、思维方式及认知评价。不同的 CT 采用不同术语来描述人的认知,例如,贝克提出的自动式思维、功能失调性假设(中间信念)及图式(核心信念)理论,艾利斯提出的非理性信念。不同的术语在本质上是相通的,即歪曲的认知是各种心理问题及情绪困扰的主要原因。哲学家爱比克泰德指出:人们并非为事物本身烦恼,而是为他们自己对事物所持的想法而烦恼。CT 理论对人们情绪困扰的看法正是如此,认为个体对某个事件的认知决定了其行为、情绪及生理反应。因此,CT 被定义为一种根据认知过程影响情感和行为的理论假设,改变个体歪曲认知的心理疗法。

在相关研究的发展中,BT 和 CT 两者在理论,特别是技术方法方面相互结合,促成了 CBT 的确立。CBT 即以学习理论、认知理论为基础,在实证研究证据支持下,通过认知和行为理论及技术方法来改变个体歪曲认知和非适应性行为的一类心理疗法的总称。它是以目前问题为取向的、短程的、结构式的治疗方法。CBT 既不是纯粹意义的 BT,也不是纯粹意义的 CT,而是在整合的认知行为理论指导下的心理治疗。

(二)理论要点

20 世纪 60 年代发展起来的行为治疗(behavioral therapy)以条件反射学说(theories of conditioning)为理论基础,主要包括巴甫洛夫的经典条件反射学说、斯金纳的操作性条件作用学说,以及班杜拉的社会学习学说。该流派认为焦虑、恐惧、抑郁等病态并非潜意识冲突的结果,而是一系列习得的错误行为方式、环境中反复出现的刺激,包括人自己的行为所造成的结果;其通过奖赏或惩罚的体验,分别"强化"或"弱化"某一种行为,其中包括可能使人不能适应环境的行为。因此,治疗的任务是用"养成性技术"设计新的学习情景,使合意的行为得到强化、塑形;用"消除性技术"使不合意的行为得到弱化、消退。

早期的行为主义理论观点主要来自对实验动物的观察,所以只强调外界刺激(stimulus)与可观察、可测量的外显行为反应(response)之间的关系,简化为"刺激 - 反应"模式。20 世纪 70 年代后期,人们注意到,内在心理过程,如认知(cognition)评价在由外来刺激引起行为反应的过程中起到重要中介作用,简化为"刺激 - 认知 - 反应"模式。适应不良或者病态的行为之所以形成并维持下来,与一些非理性观念或推理方式有关,如非此即彼、以偏概全、情绪化、灾难思维、人格牵连等思维歪曲。因此,目前的行为治疗已不再是机械、非人性化的操作,不仅仅对外显行为感兴趣,而且注意认知因素与行为之间的互动关系,增加了对内在心理过程的干预,故称认知行为治疗(CBT)。迄今为止,CBT 是在科学文献中有最多循证依据的心理治疗技术。

二、操作步骤

(一)行为治疗的操作方法和程序

常用技术(部分行为治疗技术见本章第二节)如下:

(1)行为的观测与记录:定义目标行为准确辨认并客观和明确地描述构成行为过度或行为不足的具体内容。

(2)行为功能分析:对来自环境和行为者本身的、影响或控制问题行为的因素进行系统分析;并以分析为基础,确定靶行为。

(3)放松训练

1)渐进性放松训练(progressive relaxation training):采取舒适体位,循序渐进,从头到脚逐一对各部位的肌肉进行收缩和放松的交替训练,同时深吸气和深呼气,体验紧张与放松的感觉,如此反复进行多次。练习时间从几分钟到 30 分钟。

2)自主训练:有 6 种标准程式,即沉重感、温暖感、缓慢呼吸、心脏慢而有规律地跳动、腹部温暖感、额部清凉舒适感。

(4)自信训练:运用人际关系的情景,帮助患者正确、适当地与他人交往,提高自信,敢于表达自己的情感和需要。

(5)矛盾意向法:让患者故意从事他们感到害怕的行为,达到使害怕反应不发生的目的,与冲击疗法相似。类似的"以毒攻毒"做法也被家庭治疗采用,称为悖论干预(paradoxical intervention)。

(6)模仿与角色扮演(role play):包括榜样示范与模仿练习。帮助患者确定和分析所需的正确反应,提供榜样行为并随时给予指导、反馈强化。

(7)塑造(modeling):用于培养患者目前尚未作出的目标行为。

（8）自我管理：患者在行为改变的各个环节扮演积极、主动的角色，自己对改变负责任。

（9）行为技能训练：结合使用示范、指导、演习和反馈，帮助个体熟悉有用的行为技能。

（二）认知治疗的操作方法和程序

1. 常用技术　认知治疗是促进认知重建（cognitive restructuring）的技术，源自埃利斯（Ellis）的理性-情绪治疗（rational emotive therapy）和贝克（Beck）的认知治疗（cognitive therapy），焦点是发现和解决清醒意识状态下所存在的现实问题，发展有适应性的思维，引导产生建设性的行为变化，同时针对问题进行定量操作、制订治疗目标、检验假设、学习解决问题的技术，以及布置家庭作业练习。

（1）识别与临床问题相关的认知歪曲：识别各种心理障碍具有特征性的认知偏见或模式。

埃利斯认为，理性信念主要包含偏好和愿望。在受到阻碍时，人们会产生悲哀和挫折感。但很多患者在此之外还有一些非理性的信念，使患者产生不良的情感和行为。例如，他们喜欢用命令式的情态动词，如"应该""必须"之类，使自己勉为其难地追求达不到的目标，不能容忍某些不幸情况的存在。

贝克在总结患者的思维歪曲时，更多的是从形式方面提出认知治疗的以下几个靶子，即自动思维（automatic thought）：①"全或无"思维，对人对事的评价只用非黑即白、非此即彼两个范畴；②以偏概全、过度泛化、跳跃性地下结论，将孤立事件的意义作过分扩展，将以特殊事物为基础而产生的信念用于不同的情境；③对积极事物视而不见；④对事物作灾难性推想，或者相反，过度缩小化；⑤人格牵连，指问题发生后，即使没有牵扯，也将事件往人（包括自己）的主观原因上联系，自寻烦恼；⑥情绪化推理，以为自己的消极情绪肯定就是对真实事物的反映，宁可相信直觉，不愿接受事实。

（2）建立求助动机，计划治疗步骤。

（3）指导患者应用新的认知和行为，发展新的认知和行为来代替适应不良性认知行为。

（4）改变有关自我的认知：作为新认知和训练的结果，患者重新评价自我效能。

（5）常用基本技术：①识别自动性思维；②识别认知性错误；③真实性检验（或现实性检验）；④去注意；⑤监测苦恼或焦虑水平；⑥认知自控法。

2. 注意事项　有明显自杀倾向、自杀企图和严重思维障碍、妄想障碍、严重人格障碍的患者，应在药物治疗为主的基础上开展认知治疗。认知和行为达到统一最为关键。应避免说教或态度冷淡。在真实性检验的实施阶段，患者易出现畏难情绪和阻抗，因此要注意在治疗初期建立良好的治疗关系。

三、适应证和禁忌证

1. 适应证　CBT 的适用范围十分广泛，既可应用于家庭中对子女行为习惯培养、婚恋问题和学校教育等的干预，也可以应用于对各类精神障碍的治疗。按照贝克的观点，认知治疗的基本方法几乎适用于所有的精神障碍，应用最多的是抑郁和焦虑障碍，其他如疼痛、睡眠障碍、进食障碍、性功能障碍、人格障碍等的治疗也均有研究表明其良好的疗效；目前在精神分裂症的辅助治疗中也获得了积极的成果。

2. 禁忌证　CBT 的禁忌证主要指不能与患者建立治疗关系的情况：①精神病性障

碍急性期伴有严重的兴奋、冲动及思维紊乱等；②严重的意识障碍、认知损害和情绪紊乱等症状，不能配合心理治疗的情况；③伴有严重躯体疾病的患者，无法配合心理治疗的情况。

同时，也涉及与 CBT 不匹配的问题，如不愿意接受 CBT 或难以理解 CBT 基本概念和方法的患者。

四、培训要点及注意事项

1. 从条件化作用的角度对精神病理现象进行过分简单化的理解和处理，可能导致存在复杂内心冲突的来访者产生"症状替代"的效应，即在消除某些症状的同时出现新的症状。

2. 部分来访者不能耐受某些疗法引起的强烈心理不适，尤其对于有心血管疾病的患者和心理适应能力脆弱者，要避免使用。厌恶疗法的负性痛苦刺激可能有严重副作用，应慎用，且必须征得患者及其家属的知情同意。

五、相关知识测试题

1. 下列**不属于**认知行为治疗概念的是
   A. 自动化思维
   B. 自由联想
   C. 核心信念
   D. 非理性信念
   E. 中间信念

2. 下列**不属于**行为治疗主要特点的是
   A. 以行为原则为理论
   B. 基础治疗的目的是改变人的行为
   C. 揭示个体的思想矛盾
   D. 不过分追究过去的经验
   E. 使用一系列的行为矫正程序

3. "我是无用的，因为我去买东西的时候商店都关门了"反映的是认知歪曲中的
   A. 过度引申
   B. 任意推断
   C. 夸大
   D. 选择性概括
   E. 灾难化认知

4. "除非我是第一名，否则我就是一个没用的学生"反映的是认知歪曲中的
   A. 任意推断
   B. 选择性概括
   C. 夸大
   D. 过度引申
   E. 全或无的思维

5. 患者，男，30岁，因"抑郁症"前来寻求治疗。治疗师告诉他用胜利的和赞扬的精神意象代替每一个自我贬低的想法。经过接下来几个月的治疗后，该患者的抑郁症状逐渐缓解。该案例中治疗师所使用的治疗技术是
   A. 生物反馈疗法
   B. 厌恶疗法
   C. 代币疗法
   D. 冲击疗法
   E. 认知行为治疗

答案：1. B　2. C　3. B　4. E　5. E

第四节　接纳与承诺疗法

一、概述

接纳与承诺疗法称为心理治疗的"第三浪潮",是教授如何应对心理冲突、拥抱生活的一种全新的、被科学实证的现代的心理治疗方法。美国著名的心理学家海斯(Hayes)于二十世纪九十年代创立了接纳与承诺疗法(acceptance and commitment therapy,ACT)。目标是提高个体心理的承受能力,通过正念、接纳、对自我的积极理解和认识来达到治疗目的,能帮助个体将精力放在有意义的事情上,用适应性的行为来应对各种生活事件。

ACT 的理论基础:通常情况下,试图消除痛苦不是好办法,只会让人更痛苦,因为生活被置之不顾,社会功能受到影响,形成恶性循环,使自己深陷心理的痛苦当中而不能自拔。最后可能发展成为创伤性经历,演变成为各种精神障碍。与之相反,只有接受痛苦,正确地应对痛苦,才有精力去过有价值的人生。接受痛苦的意思并不是让个体保持原样、变得痛苦,也不是要个体忍受自己的痛苦。因为从自然规律和社会规律上来说,个体会遇到让人愉快的生活事件,也必定会遇到使人痛苦的生活事件,因此痛苦是必然的。心理上的痛苦是一种个人经历的历史,是一定会有的,是无法抹去的一种现象。个体都是要在接受这样的痛苦中前行,才能过好每一天。认识到痛苦的必然性,采用接纳的态度对待负性情绪是 ACT 的重要元素。

虽然常说"你走出来就好了",但是具体如何从自己的思想困惑中走出来依然是现实中的难题,需要一种实用的、能让自己放松心情、从痛苦的泥沼中走出来的方法。

二、操作步骤

(一) 认真倾听

采取开放、尊重、共情的态度,认真倾听来访者的倾诉。治疗者的表情、态度都是心理治疗的重要部分。每一位来访者的情况各有不同,治疗者应高度重视,并保持对生命敬畏的同情心。对于滔滔不绝的自我表现者,要耐心倾听;对于沉默少语者,要善于引导,取得来访者的信任。

共情是心理治疗中的重要技术,对于来访者的负性情绪要共情,但是不能只是被动地受到来访者负面情绪的影响,而要用正性情绪主动共情来访者,也就是让来访者感受到如何恰当地应对负面情绪。治疗者的表情和肢体语言也要根据不同对象而有改变,关键就是要取得来访者的信任,为发现来访者的关键的问题、帮助来访者接纳并承受自己的心理冲突奠定良好的基础。

(二) 沟通技术

治疗者要用自己的"正常"来影响来访者的"不正常"。治疗者仅自己知道如何正确地应对是不够的,还要让来访者也知道如何正确地应对。其间要引导来访者说出治疗者想要说出的话,因此沟通技术非常重要。此外,肢体语言的恰当运用不仅能增加相互之间的信任,也是帮助治疗对象领悟的关键要素。

苏格拉底式对话是心理治疗中常用的一种沟通方法,可在心理治疗过程运用。其核心就是通过对话让来访者领悟到应该如何应对,如何从心理冲突的陷阱中解脱出来。举例如下。

> 问:"你还好吗?"
>
> 答:"我非常担心新型冠状病毒肺炎疫情的情况,害怕自己也会被感染。"
>
> 问:"你对这种担心是怎么想的呢?"
>
> 答:"我想控制自己不要往坏处想,结果我就越往坏处想。"
>
> 问:"你一定要这样想吗?"
>
> 答:"不一定。"
>
> 问:"如果不一定要这样想,你还可以怎么想呢?"
>
> 答:"灾害面前,往坏处想也是必然,是可以想的。"
>
> 问:"这样想你会舒服一点吗?"
>
> 答:"会的,感觉承受了、面对了,就不会总是想不好的事情。"
>
> 问:"你说得太好了,你会发现控制会让我们情绪更差,而承受会让我们更沉着冷静。如果这样想会舒服一点,你为什么不这样想呢?"
>
> 答:"谢谢!你让我明白了什么是接纳与承受,学会了心里要容得了事、容得了人。将精力放在正当的事情上面,我们就能够应对各种灾害了。"

在与来访者的沟通当中,还要注意适当地运用文字,或是根据来访者的兴趣与特长进行交流。可以用文字的方式分析来访者的问题是如何发生,以及如何应对的,具体的范式如图9-4-1。

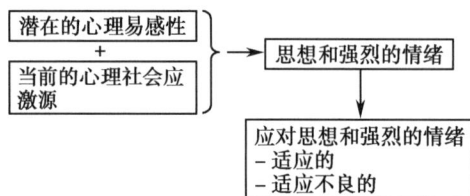

图 9-4-1　心理因素作用的基本过程

交流的过程中,将图9-4-1画给来访者看,可以加强治疗师与来访者之间的沟通,帮助来访者更好地领悟到自己关键的认知错误是什么,精神障碍发生的心理机制是什么,以及什么是恰当的应对。如图9-4-1所示:个体可能存在某些人格特征方面易感性,当遇到生活事件时,就会产生某些消极想法和负性情绪。根据个体对消极的思维和负性情绪应对方式的不同,产生的结局也会有不同。如采取适应性的对应方式来应对,个体就不会出现精神障碍,人格的发展也得到完善。反之,采用不恰当的应对方式来应对心理危机,个体可能就会深陷痛苦当中,甚至有可能导致精神障碍的发生。

例如,失恋的人可能会认为这一辈子都不会幸福了,而采取自杀、自伤的行为来应对;但是有人则认为失恋并不完全是坏事,是让其知道了这种性格特征的人不适合自己,以后应该找什么样性格的人为婚恋对象,这就是积极的接纳和承诺的应对方式。失恋是一种生活事件,加上个体的敏感个性等易感因素,可能会产生"一辈子都不会幸福"的灾难化思想,如何应对这种想法及负性情绪很重要。不能接受失恋造成的痛苦,采用伤害自己的方式来应对,这种不恰当的应对方式又会变成一个新的不良生活事件,使个体陷入痛苦的恶性循环,甚至可能导致精神障碍的发生。因此,用图解的方式来剖析心理加工的过程,是治疗过程中的一种重要策略。

(三)练习接纳痛苦

ACT 理论认为人经常可能会陷入生活的沼泽而痛苦,痛苦是必然的,甚至是长期存在的,因而学会如何应对痛苦非常重要,正确理解痛苦的含义也非常重要。痛苦是一种"警醒"的信号,有积极的含义,但是人通常都只是看到了它的负面影响。痛苦是提醒人要更全身心地投入到有价值的生活当中,而不是消极地面对生活。

1. 积极地面对压力　最常见的例子:医务人员常说"行医如履薄冰,如临深渊"。这句话的含义是要医务人员时刻警惕,要用高度的责任感认真对待各项医疗工作,才能做一位优秀的医务工作者。这种紧张感并不是要医务人员把精力放在紧张的感觉上,而没有精力很好地完成工作。

2. 学会屏蔽或与痛苦共存　可以用一些办法让来访者认识到自己的痛苦是什么,并理解该如何应对这些痛苦。例如,请来访者写下痛苦的问题的清单:"我经历过的痛苦和困难的事情是什么?""这件事情影响我有多久了?"根据这些事情对生活的影响程度对清单内容进行排序,还可以用箭头来表示不同事情之间的联系。

为了探索心理上的痛苦如何影响来访者的目标和希望,可以请来访者想象一下痛苦已经消失,接下来会发生什么:"如果这种事情对我而言不再成为问题,我就会……""如果我没有这种事情了,我就会……"重点是要让来访者从更广阔的角度思考问题。举例如下:

> 问:"你经历过的痛苦和困难的事情是什么?"
> 答:"我总是认为自己不如别人。"
> 问:"这件事情有多久了?"
> 答:"10 年了。"
> 问:"如果持续困扰你情绪的这种痛苦不再成为你的问题,你会怎么办呢?"
> 答:"如果我没有这种总是不如别人的感觉,我就会把精力放在正当的事业上,就会努力寻找自己一直梦想的工作。"

在对上述几个问题的回答中,已为来访者播种下了另外一种生活方式的种子:在这样的生活中,所做的一切与痛苦是有关系的,不是为了避免痛苦,痛苦有正性和负性的含义,要发挥痛苦积极的一面,因为痛苦的本意是要个体认真对待生活,过上有价值的生活。

3. 理解痛苦的必然性　所有的问题都会带来痛苦,如果能够承受痛苦,个体会担当起生活中的适合角色,过上有价值的生活。人不仅要处理眼下由思想、感觉和疾病所带来的痛苦,还要面对以下痛苦,即由于痛苦而不能过上自己想要的生活所造成的痛苦。通常情况下,在生活中越是想要消除当前的痛苦,就会感受到更多的痛苦。执着于自己的痛苦,对生活的判断取决于自己感受到什么,而不是做了什么,就这样"作茧自缚"。

4. 理解痛苦的性质,学会接纳　ACT 发现当遇到问题时,人们一般的倾向是想要找到解决的办法,就像试图要摆脱沼泽一样。在外部世界里,这种办法多数情况有用,因为其能够让自己摆脱不利的境地,如追捕、寒冷、瘟疫或洪水,使人们最终生存下来。

但是这样遇到问题后试图解决问题的思维模式,在特殊情况下也会给人们造成不幸的后果,因为这种思维定式会让其在遇到内心痛苦时,也总是抱着同样的"解决和消除痛苦"的心理。在人们内心备受折磨而深感痛苦时,也总是想采取一直以来的惯用方法(发现问题、然后解决或者消灭痛苦)。可事情的真实状况是,用这种办法去解决内心世界的问题时,完全无用,甚至想要解决或者消灭痛苦本身就是问题。应学会"对痛苦不痛苦",接纳与承受痛苦,才能够继续前行。正是经历过这些痛苦,才能够走向成功。

下面举例说明如何运用"接纳与承诺"来应对担心、恐慌、痛苦等强烈的应激反应。

> 学生问:"我有时考得好,有时考得不好,我担心高考是考得最不好的一次。"
> 医师问:"你什么时候考得好?"
> 学生答:"我感冒了考得最好。"
> 医师问:"为什么呢?"
> 学生答:"因为感冒了,考不好是可以接受的"。

从以上例子可以看出,若能够接受"考不好"的结果,就不会把精力过多地放在担心考不好这个问题上,而可以把精力都放在学习上。这就说明接受了,精力才能放在正确的地方。如果把精力放在"担心"这种痛苦上,将导致更严重的恐慌。强烈的应激反应其实是一个信号,是提醒人们做好自己,去解决问题。如果将精力放在做好自己的学习和生活上,就会在严峻的环境下保持健康的心理。"正气存内,邪不可干",ACT 的心理治疗也是这个道理。

5. 专注有价值的生活 要让来访者自己认识、领悟到"你现在过的生活正是你想要过的生活吗""你生活的重心是否放在对你最有意义的事情上""你生活的方式是充满活力,还是不堪其忧"这些问题的答案。当陷入心理问题时,通常生活都会中断,觉得自己在真正开始重新生活之前,需要减轻自己的痛楚。例如,有焦虑、抑郁障碍的学生,虽然知道自己的主要任务是学习,但是不能将主要精力放在学习上,而将主要精力放在痛苦的情绪上。让这类学生领悟到以上内容,是治疗的关键。

(四) 冥想练习,直面痛苦

冥想是 ACT 训练的方式之一,通过长期的冥想训练,学会如何直面痛苦,从痛苦中悟到自己的"真谛",而不是从痛苦的角度来看这个世界。当我们这样做时,会发现除了可以将自己的心理调整到满意的状态之外,还有许多其他的好处。长时间的静坐冥想,只是观察自己的思想和身体出现的感受。冥想的过程可能会充满了痛苦的情感、思绪和身体的感觉,也可能会有其他的感觉,并不是什么也不想、什么也不感觉。冥想的过程中安静地保持一个姿势,不要有太多的晃动,同时以接受的、当下的和去除融合的方式来观察自己出现了什么感受。冥想的目的是能接触到观察的自我,只需要观察将要感受到的一切就好了。

传统观念上选择莲花坐姿,冥想训练并非一定要用这个坐姿,但在练习冥想时保持某一种姿势非常重要。莲花坐姿指的是要双腿盘起来,脊柱挺直,下颌略微向下,同时头顶朝向天花板。双臂向外放松,双手微握,一只手放在另一只手上,拇指轻轻地碰触在一起。不要试着一开始就一次持续 1 小时,可从 15 分钟开始,慢慢增加时长。一定要注意保持静止,不要在训练时动来动去。

冥想时没有必要关注具体的想法,也不用试着这么做,思维产生什么念头都可以,只需观察思维在时间中的变化即可,让这些想法出现又消失。只需要关注发生了什么,要尽量把自己带回到当下,做观察的自我。注意到自己产生了某个念头,然后回到眼前来。还可以用到去除融合的技巧,就是给自己的想法贴上标签,如"我现在正感觉到自己很忧伤"。

冥想练习还可加入"关注自己的呼吸"。自然而然地,只是观察自己吸入或呼出气息的状况,感受到吸气或呼气的感觉。冥想的时候可能会出现各种愤怒、沮丧、焦虑、自卑,只需要看着它们出现和消失,温和地对待它们。

三、适应证与禁忌证

(一) 适应证

ACT 适应于对各类精神障碍的治疗,如抑郁和焦虑障碍、睡眠障碍、进食障碍、人格障碍等;对精神分裂症某些症状的治疗也有积极的效果。

(二) 禁忌证

ACT 的禁忌证主要指不能与患者建立治疗关系的情况,如精神病性障碍急性期伴有严重的兴奋、冲动及思维紊乱等;另外,还有严重的神经认知障碍患者、伴有严重的躯体疾病患者、不愿意接受 ACT 或难以理解 ACT 基本概念和方法的患者。

四、培训要点与相关知识

(一) 在临床实践中运用接纳与承诺疗法

在培训时,治疗师要明白 ACT 治疗过程中个体化治疗的重要性。许多的心理治疗的技巧需要有机结合起来,可以通过在实践中的具体实施,检验对个体有效的技巧。

冥想练习会帮助患者增加心理上的灵活性,这对于承受悲伤、焦虑等负性情绪非常有益。另外,仅知道冥想怎么做是不够的,需要治疗师在实践中运用。只有反复理论到实践,再理论再实践,心理治疗技术才能真正发挥作用。

要让来访者领悟到自己人生最大的痛苦并非焦虑、抑郁、冲动、记忆、创伤、愤怒、悲伤等,而是自己没有彻底地、全身心地投入生活。生命中的活力和投入并不需要先将痛苦消除,而是需要确认怎么样的生活才是真的想要的生活。

(二) 积极地对待生活事件

30%~40% 的人每年至少会经历一次重大的创伤性生活事件,恐惧、焦虑、抑郁等负面情绪在人群中的发生是高概率事件,如何从心理创伤中走出来在现代社会中显得特别重要。需要对"焦虑、抑郁情绪进行恰当的评价",进行积极地正面评价,这是提高心理健康、防治焦虑抑郁障碍及其他精神障碍非常重要的策略。

治疗的目标不是消除焦虑,而是积极地接纳。"接受心态"或是"积极心态"是指要学会发现痛苦积极的一面。积极的心态不是渴求,而应是包容、放下,用积极的心态对待自己不喜欢的事或人。学会以接受自己,从自己的思想中走出来,过有价值的生活。

(三) 全面的评估

疗效的评估包括全面的精神状况检查、评估来访者的安全性(如自杀风险)、评估来访者的功能损害和生活质量、监控来访者的精神状态,要将评估和心理治疗相结合。

精神障碍的诊断没有"金标准",强调按医学的法则全面评估治疗的效果。评估内容包括:①目前的症状;②体格检查;③精神状况检查。在治疗工作中应认真观察、反复推敲、全面检查和分析,才能做好疗效评估并制订下一步的治疗计划。要重视精神病学与生理学、内科学、神经病学等其他学科之间的密切联系,充分认识到体格检查的重要性。在心理治疗过程中,致病因素、治疗和预后均与生物、心理、社会因素密切相关,在评估疗效时不能忽视这些因素。

除了应仔细监控来访者对治疗的反应、不间断地监控其精神和/或躯体疾病的情况之外,制订和改进个体化的心理治疗方案也非常必要。在修改治疗方案以满足来访者的需要时,要对其心理问题类型、频率和严重程度仔细、系统地评估,也应对治疗获益及不良反应的应对决策进行评估。同时结合医师评定量表和/或患者自评量表的连续测评,进行分析总结并根据情况适时调整心理治疗方案,更好地满足来访者的需要,改善预后。

五、相关知识测试题

1. 关于接纳与承诺疗法,**不正确**的是
   A. 接受的意思就是让我们把精力放在担心和恐慌上
   B. 如果我们把精力放在过多的担心上,我们将更加恐慌
   C. 强烈的应激反应其实是一个信号,是提醒我们做好自己,去解决问题
   D. 如果我们将精力放在做好自己上,就会在严峻的疫情下保持健康的心理
   E. 做好自己的"正",就不会被"邪"侵犯。心理治疗也是这个道理

2. 关于心理治疗技术的叙述,**不正确**的是
   A. 采取适应性的应付方式,是决定心理健康的关键
   B. 个体在疫情等重大灾害面前,会产生各种思维和强烈的情绪
   C. 适应性的应对方式会使心理变得更加强大和成熟
   D. 把这些必然的躯体反应当成是病理的表现,不会加重创伤造成的心理负担
   E. 强烈的应激反应其实是一个信号,是提醒人们做好自己,去解决问题

3. 关于心理治疗过程的叙述,正确的是
   A. 认真地倾听
   B. 采取开放的、尊重的、共情的心理认真倾听来访问者的倾诉
   C. 医务人员的表情、姿态都是心理治疗一部分
   D. 通过苏格拉底式对话,让来访者领悟如何从心理冲突的陷阱中解脱出来
   E. 以上都是

4. 下列有关应激反应的描述中,正确的是
   A. 每个人的心理易感性都不一样
   B. 焦虑有利于人们掌控困难的局面,使人们成长
   C. 个体在疫情等重大灾害面前,会产生各种思维和强烈的情绪
   D. 人体的每项生理功能都是受条件反射影响的
   E. 正常人的条件反射是不会受到破坏的

5. 遇到创伤时,**不恰当**的应对方式包括
   A. 消极地逃避　　　　　　　　　　　B. 积极地逃避

C. 自杀   D. 自伤

E. 理性对待

答案: 1. A 2. D 3. E 4. ABCD 5. ACD

第五节 人际关系心理治疗

一、概述

(一) 概念

人际关系心理治疗(interpersonal psychotherapy,IPT)是一种短程、聚焦的心理治疗。IPT 理论认为精神障碍是在人际关系背景中出现的,该理论源于心理学和精神病学人际关系流派中的一些学者。如梅耶(Meyer)等的研究,认为来访者具有社会性,会受到人际关系经验的影响,因而来访者所处的社会环境会对其心理状态产生不可忽视的影响。IPT 的治疗目标在于聚焦于个体的人际关系、社会角色(尤其是其中的困境)和抑郁症的发展与维持,理解人际关系的困境与抑郁症之间的关系,通过心理教育让来访者了解自己当前的经历,帮助来访者理解自己处理人际关系冲突的方式,改善来访者的人际功能,解决人际冲突,提供更具适应性的社会经验,以达到减轻抑郁症状和预防复发的目的。

(二) 相关理论

1. IPT 的理论背景 精神病学人际关系流派的梅耶认为,个体的精神症状是该个体尝试应对心理社会环境的结果,这为强调人际关系在个体的病理性行为的重要性奠定了理论基础。精神病学人际关系流派的另一位贡献者沙利文(Sullivan)认为,精神病学应将关注的焦点集中于研究人,以及人与人之间的互动。精神病学人际关系流派认为,精神症状可能是人际功能障碍的结果,反之亦然。IPT 理论认为改善来访者当前的人际关系情况可改变其精神病理学体验。同样,当精神症状得到缓解,人际关系亦可能因此而得到改善。

2. 社会支持与生活事件 已有研究发现应激性生活事件与缺乏社会支持在抑郁症状的发展中发挥了一定的作用,有功能障碍的社会关系、生活事件与抑郁症状的出现和发展有关,社会支持的缺乏可能会导致抑郁症。上述研究发现为 IPT 的发展奠定了坚实的基础。社会支持的缺乏意味着重要关系的缺乏或者个体对现存关系的不满;另外,社会支持的存在可能对心理健康产生积极的影响,可能有助于抑郁症状的缓解。

二、操作步骤

(一) 治疗的开始阶段

该阶段通常为第 1~3 次面谈。治疗师和来访者通常每周见一次面,每次面谈时间为45~60 分钟。若 IPT 与药物联合治疗,还须检查来访者的症状以及可能的药物不良反应。

1. 检查来访者的症状 在治疗的开始阶段,治疗师通过面谈全面检查来访者的症状,鉴别来访者的精神症状。

2. 对症状进行概念化 一些来访者可能并不知道自己所拥有的症状叫什么名字,亦对所患疾病不了解;治疗师应对来访者的症状进行命名并将这些症状确定为抑郁症的一部分,或将其归为抑郁症的影响所致,而不是来访者的懒散和失败的表现,并指出通过来访者的努力以及治疗师的帮助,抑郁症是可以治疗的,且可能会获得康复。该过程亦包含了对来访者的心理教育和患者角色的介绍,患者角色可以使来访者免除一些社会义务和责任,来访者会将自己认同为一个正处于不合适情绪状态且需要帮助的人,并进而同意为了获得康复而与治疗师合作。鉴于 IPT 治疗的短期性质,这一点非常重要。

3. 确定人际关系清单 人际关系清单是在 IPT 治疗开始时进行的一种评估,治疗师和来访者一起确定来访者过去和现在生活中最为重要的个体,并描述他们之间的关系,治疗师会询问和探索这种关系的本质、当前的关系状况、关系是否已终止,以及是如何终止的,这种关系的确定和描述称之为人际关系清单。人际关系清单便于治疗师和来访者一起设计出合理的应对策略,以设法改善来访者当前的人际关系。

治疗师将来访者的抑郁和其人际情境联系到一起,治疗师和来访者可能会发现一个对来访者有不良影响的社会应激源。虽然 IPT 的目的并非确定来访者抑郁发作的原因,但来访者通常需要理解并接受他们所体验到的抑郁在某种程度上是与某个社会应激源或人际障碍联系在一起的。例如,在治疗师的指导下,一位来访者终于了解到某些具有挑战性的社会变化(如他的妻子职位升迁、应酬增加,妻子比以前晚归,与妻子的争执)对他的心境有直接的影响。

4. 选择治疗问题领域焦点 治疗师通常会将来访者的人际困境归类在四个问题领域中的一个,进而把来访者的抑郁与人际关系障碍联系到一起。这四个问题领域是悲伤、角色演变、角色冲突和人际缺陷,这四个问题领域是 IPT 较为独特的概念。

因为 IPT 具有短时、聚焦的本质,治疗工作有可能会将关注的焦点集中于一个或两个与来访者当前的关注点最为相关的问题领域,这样有利于让这些问题在治疗面谈中得到充分发展;否则,可能导致不能充分加工任何问题,而只是在帮助来访者"扑火"。在整个治疗的过程中,坚持将关注点集中于这些问题领域中的一个或最多两个,并且要避免来访者与治疗师这个组合的注意力发生转移,这在短期心理干预中是非常重要的。

(二) 治疗的中间阶段

一旦确定了一个主要问题领域,来访者和治疗师应一起合作,努力地改善来访者当前的人际关系。在治疗的中间阶段,来访者和治疗师会更深入地探索来访者所遇到的挑战,并使用 IPT 技术以揭示并改善来访者的人际关系所致的功能障碍的本质。治疗的中间阶段通常包括 10~14 次面谈。

1. 问题领域

(1)问题领域之一:悲伤。

在该问题领域中所使用的治疗策略为对爱与至爱的逝去有关的感受加以探究。在治疗过程中,治疗师必须积极地鼓励来访者承认并表达出这些感受,这对来访者很可能是一个宣泄的过程。对于关系的见解越中肯,对于过去及当前的关系对来访者生活影响的认识就越全面。对这些想法和感受进行加工,促进来访者将关注的焦点集中于改善现存的关系和发展出新的关系上,并愿意为此而努力。

(2)问题领域之二:角色冲突。

角色冲突可能会使个体产生失控感和挫折感,甚至绝望感及低自尊,上述因素可能会导致抑郁症的出现。角色冲突的特征在于适应不良的沟通方式和挫折感。一旦确定角色冲突是需要特别关注的问题领域,来访者和治疗师便须确定冲突的相应阶段,如重新商议、僵持或瓦解。在角色冲突问题领域中,冲突的另一方和来访者、治疗师一起进行一次或多次的面谈是很常见的;这些面谈的目的在于,让这个重要他人能够更多地理解来访者所面临的挑战,提高双方对彼此在这种关系中的感受,重新评估对关系的期望,并改进两者之间的沟通,帮助来访者修正原本适应不良的沟通模式。如果冲突已经到了瓦解阶段,治疗师应帮助来访者结束那段关系。

(3)问题领域之三:角色演变。

角色演变类别很多,常见的有如结婚、生子、职位变迁等,个体可能会难以接受或适应这种挑战,治疗师要使来访者的体验正常化,并给予其足够的时间为过去角色的丧失而悲伤。在该问题领域,治疗师的主要目标是帮助来访者为原有角色的丧失而悲伤,现实地评估这种角色在过去的重要性,并体验与这种放弃相关的情绪。治疗师会要求来访者描述一下在新角色中其乐意接受的方面和不满意的方面,促使来访者对于与自己有关的角色演变的感受产生一种较为现实的观点。治疗师可通过帮助来访者通过获得新的社会接触或学习新的技能,增强对新角色的自信感。

(4)问题领域之四:人格缺陷。

该问题领域所关注的焦点是来访者有限和/或不适当的社会接触、孤立感以及可能的慢性抑郁症的症状表现。治疗师可以了解来访者的人际关系历史,寻找治疗关系中所出现的人际关系问题模式,获取有关来访者如何与他人互动的直接信息。治疗师还要帮助来访者确定其关系中的积极方面,以加强其将来的社交活动,帮助来访者建立新的社会联系并使其学会如何有效地维持这些联系。

2. 常用的 IPT 技术　在治疗过程中常用的 IPT 技术包括引出细节、鼓励情感表达、沟通分析、利用治疗关系、心理教育、行为激活、决策分析以及角色扮演等。

(1)引出细节:是 IPT 治疗师经常采用的一种策略。在来访者描述其人际关系经验时,治疗师要求来访者详细阐述人际关系经验的具体细节,以在明确具体细节的水平上解读来访者对社交活动的反应,这可以帮助治疗师评估来访者的沟通模式,理解冲突是如何发生的,并确定这些互动以何种方式影响了来访者的心境。

治疗师通常会问来访者"与这件事情有关的感受是什么样的?"或"在发生这件事情时,你的感受如何?"来访者对细节的详细描述有助于治疗师确定来访者的人际关系偏差,以便治疗师给来访者示范如何建立更为健康的人际关系;另外,要让来访者在细节水平上回顾其人际关系经验,以及与此相关的感受,这对来访者来说亦可能是一个很重要的治疗过程,对人际交往细节的探究可使得来访者以不同的视角再次审视人际关系经验,同时也使得治疗师可再次将人际关系事件与来访者的心境联系到一起。

(2)鼓励情感表达:这是治疗过程的核心成分,鼓励情感表达会促进来访者接受不可改变的痛苦情绪,让来访者了解如何才有可能改变人际关系情境,并使来访者有机会识别并承认先前未知的感受并对这些感受进行加工,进而对自己的感受获得更深刻的理解。鼓励情感表达是 IPT 治疗师使用最为广泛的长期策略之一。

(3)沟通分析:不良的沟通方式往往会导致来访者陷入关系困境。沟通分析是一种短期的 IPT 策略,用来帮助来访者确定其人际沟通在哪个地方出了问题,以帮助改善将来的沟通。在沟通分析中,治疗师通常会要求来访者精确地叙述其与另一个人之间的对话,获得沟通细节,以确定来访者不适宜的沟通模式(如模棱两可的言语沟通或非言语沟通、错误的假设或不适当的沉默等)并寻找能更为有效地表达来访者思想感情的方法。

(4)利用治疗关系:探究治疗关系可以让治疗师获悉来访者与他人互动的典型模式。治疗师承认并探究自己在与来访者互动的过程中所产生的与来访者相关的感受,也可以将其用作一种途径来确定和理解来访者生活中的其他人也可能会产生的类似感受。治疗师可以利用治疗关系,给来访者示范更为健康的人际关系是怎样的。

(5)心理教育:治疗师对来访者的症状进行命名并提醒来访者,表明其当前所面临的挑战是疾病的影响所导致的,这并不是来访者的错或者是慵懒、失败的表现,通过来访者的努力以及治疗师的帮助,来访者可能会获得康复。治疗师还可以通过心理教育来指导来访者如何与他人进行更多的积极互动。

(6)行为激活:治疗师可通过鼓励来访者参与一些任务和活动,如与朋友散步、参加集体舞蹈等,使其重新开始与他人联系或建立新的联系关系。

(7)决策分析:治疗师通过决策分析,或被称为“探究选项”的方法,可以帮助处于某个特定困境的来访者确定并权衡可供选择的办法,以作出合理的决定。在此过程中,治疗师并不会指导来访者作出某个决策,但会推进决策的过程,使来访者通过这个过程就可以权衡每一个选择项的可能后果,并选择一个有利于改善来访者处境的合理选项。

(8)角色扮演:角色扮演可以使来访者在一个安全、受控的环境中尝试新的方法或练习与他人沟通。该方法可帮助来访者理解在某一情境中的感受、增强自信心,也便于治疗师评估来访者沟通的有效性。

3. 对症状的动态监测　治疗师应每周对来访者的症状进行监测,追踪来访者的心境,加强其心境与来访者社会处境之间的联系。在这个阶段,已确定的问题领域是治疗的焦点,不过由于每周都会出现新的人际关系问题,治疗师和来访者可以就问题领域进行讨论。如果来访者一开始回避治疗师所建议的问题领域焦点,在治疗开始时可以让来访者选择问题领域焦点。在经过几周的治疗并形成良好的治疗联盟之后,来访者则可能会将关注的焦点集中于治疗师所建议的问题领域。

(三)治疗的最后阶段

通过治疗,来访者的症状逐渐缓解。在治疗的最后阶段,治疗师应再一次检查来访者的症状,尤其是其过去曾体验过的那些症状,以使来访者对于治疗结束以后有可能复发的情况有所准备。尽管有可能复发,但来访者在治疗中已经取得了很大的改善,且已经学会大量的方法来应对疾病;且治疗师和来访者还会进一步制订治疗后应对策略,并评估是否有必要继续接受维持性 IPT 治疗。

在治疗的最后阶段,鼓励来访者表达其对于结束治疗、离开治疗师的感受,这一点也很重要。此外,治疗师还需要对来访者继续接受药物治疗的必要性进行评估。治疗的最后阶段通常包括最后的 1~3 次面谈。

三、适应证和禁忌证

(一)适应证

1. 处于抑郁症急性期的中年人、产后女性、青少年、老年人;复发抑郁症的维持治疗。

2. 其他精神心理障碍,如进食障碍患者、HIV 血清反应阳性且共病抑郁症的来访者、患有慢性疾病且共病抑郁症的来访者等。

（二）禁忌证

受精神症状影响而无法配合治疗的来访者。

四、培训要点及注意事项

（一）治疗师与来访者的关系

在 IPT 中，治疗师与来访者是一种结构化的角色关系，具有包容性、灵活、合作的特点。治疗师与来访者的关系应是双方都真诚地对对方感兴趣，并关心对方，双方根据来访者的特点和需求一起合作，选择问题领域焦点，甚至有时候来访者也可以优先选择治疗的问题领域，在治疗契约的框架内达到治疗目标。

基于 IPT 短程、聚焦治疗的本质和准则，在 IPT 中通常不处理移情，但是探究来访者对治疗师的反应可以让治疗师了解来访者与他人互动的人际关系风格，治疗师可以利用治疗关系向来访者示范如何与其生活中的重要的人进行互动。

（二）治疗师的角色

由于 IPT 属于短程治疗，通常情况下，在时间上不允许对来访者的潜在冲突进行探索，治疗师的姿态通常是支持的、积极主动的、富有同情心的，治疗师有时候可以"啦啦队长"的角色支持来访者。

如果来访者对面谈之外的人际关系"试验"失败，治疗师通常会把错误归咎为抑郁症，而不是归咎于来访者，治疗师要帮助来访者设定一个更容易达到的目标，以增强来访者的信心。

（三）来访者的角色

在 IPT 中，对来访者的角色期待是其能够给治疗师提供诚实、详尽的有关自己症状的信息、对治疗的期望，以及其他构成人际关系清单的信息；与治疗师一起合作，就治疗频率、面谈持续时间、问题领域焦点、保密事宜等达成一致的意见；并为达到契约中所设定的目标而努力。

另外，还期望来访者能暂时性地接受患者角色并与治疗师合作，将关注的焦点集中于与当前抑郁发作关系最为密切的人际关系问题上，以尽快、成功地缓解抑郁症状。

（四）短程与长期的策略

共情和开放方式问题是在治疗的整个过程中常用的策略。治疗师的共情有利于建立牢固的治疗联盟，开放式问题的使用则便于治疗师从来访者处收集更为真实且全面的信息。

（五）面谈基调的设定

利用每一次的开场问题为面谈设定基调。面谈开始时，治疗师通常会问来访者"从我们上次见面之后，你过得怎么样？"或"你上周过得怎么样？"如此开场的目的是提醒来访者将治疗聚焦于当前的问题而非遥远的过去，以便于治疗师了解有关来访者过去一周的信息。来访者通常会报告其当前的症状或者最近一周所发生的人际关系事件。治疗师会强调来访者的抑郁症状与人际关系事件的联系，让来访者理解并学会独立建立两者之间的联系。

（六）相关知识

IPT 可以有效治疗抑郁症（不管是在急性期还是维持期），也可以有效地治疗不同年龄的来访者。此外,IPT 或各种修正版本的 IPT 都已经被证明可以有效地治疗产后抑郁症、双相障碍,用 IPT 治疗有躯体疾病(如共病 HIV 及冠心病等慢性疾病)的来访者,也可以有效地用于团体环境。

　　研究发现 IPT 对患有焦虑障碍或焦虑抑郁症障碍共病的来访者的治疗效果不一,这很可能是由于该类来访者所报告的躯体症状妨碍了他们将关注的焦点集中于人际关系策略和主题之上。另外,研究发现 IPT 对物质滥用的来访者的治疗可能相对比较困难,而对进食障碍者的疗效可能与认知行为治疗相当。目前已有研究采用修正的 IPT 治疗其他障碍,如以家庭为基础的 IPT、用 IPT 来防止体重的过分增加、用 IPT 治疗体象障碍等。IPT 经过几十年的成长与发展,在抑郁症以及一些其他障碍的治疗中起着重要作用,已经成为被广为接受的心理治疗方法之一。

五、相关知识测试题

1. IPT 的问题领域通常**不包括**

　　A. 悲伤　　　　　　　　　　　　B. 角色演变

　　C. 角色冲突　　　　　　　　　　D. 人际缺陷

　　E. 患者角色

2. 有关 IPT 的描述,**不合适**的是

　　A. 是一种的短程、聚焦的心理治疗

　　B. 在 IPT 中通常会处理移情

　　C. 治疗师的姿态通常是支持、积极主动、富有同情心的

　　D. IPT 的理论基础是精神障碍是在人际关系背景中出现的

　　E. IPT 的治疗目标是改善来访者的人际功能,解决人际冲突,提供更具适应性的社会经验

3. IPT 最常被用于治疗的是

　　A. 抑郁症　　　　　　　　　　　　B. 焦虑障碍

　　C. 进食障碍　　　　　　　　　　　D. 物质滥用

　　E. 共病抑郁症的 HIV 血清反应阳性的来访者

4. 在 IPT 中,治疗师通过一项常用的技术可以帮助处于某个特定困境的来访者确定并权衡可供选择的办法,以使其作出合理的决定,该技术通常是指

　　A. 引出细节　　　　　　　　　　　B. 沟通分析

　　C. 决策分析　　　　　　　　　　　D. 行为激活

　　E. 角色扮演

5. 在 IPT 中关于治疗师与来访者的关系,下列描述中**不合适**的是

　　A. 具有结构化的特点

　　B. 具有包容性、灵活的特点

　　C. 双方根据来访者的特点和需求一起合作,为达到契约中所设定的目标而努力

　　D. 选择问题领域焦点时,来访者不可以优先选择治疗的问题领域

　　E. 治疗师可以利用治疗关系向来访者示范如何与其生活中的人进行互动

　　答案:1. E　2. B　3. A　4. C　5. D

第六节　团体心理治疗

一、概述

(一) 概念

团体心理治疗(group psychotherapy)又称小组心理治疗,是指运用集体心理动力学理论,把具有类似性质,共同心理问题的来访者结合在一起,以集体的方式有组织、有计划地进行治疗的方法,目的是协助个人学习新的态度和行为方式,以发展良好的生活适应的过程。

团体心理治疗一般是由 1~2 名治疗师主持,治疗对象可由 6~10 名具有相同或不同问题的成员组成。治疗以聚会的方式进行,每周 1~2 次,每次时间 1.5~2.0 小时,治疗次数可根据患者的具体问题和具体情况而定。在治疗期间,团体成员就大家所共同关心的问题进行讨论,观察和分析有关自己和他人的心理与行为反应、情感体验和人际关系,从而使自己的行为得以改善。在帮助那些有类似心理困扰和心理疾病的人时,团体心理治疗是一种经济而有效的方法,这已经成为临床心理工作者的共识。

与团体心理治疗关联紧密的概念有团体心理辅导、团体心理咨询。团体心理辅导与咨询起源于学校,团体心理治疗起源于医院。三者的工作原理、使用的技术和方法很相似,都认为人类在心理层面遇到的所有困惑与障碍均为人与外部环境的关系出了问题,既然是关系的问题,就可以通过团体中的人际互动来解决。这三者之间的区别如下:

1. 团体心理辅导　针对的目标是正常人,人数可为 25~45 人,通常有主题,重在信息和知识的传递,更多的是认知层面的学习,不太重视团体动力。

2. 团体心理咨询　针对的目标是遇到困惑或遭遇发展阶段压力的正常人,人数可为 8~15 人,虽然也可以有主题,但更关注成员彼此之间的互动,重点在参加的成员;内容包括认知、情绪、态度、价值与行为等的学习,重点在于行为的改变、问题的解决,很重视团体动力。

3. 团体心理治疗　针对的目标是达到诊断标准的患者,一般更针对那些需要人格改变的临床服务对象,如具有明显情绪问题或长期心理困扰的人。重点处理成员深层次的问题,常常是潜意识的动机部分,更多的是人格层面的学习,以助于人格重构;比较重视团体动力,以医疗机构提供服务为主。

由此可见,团体心理辅导更关注知识的传递,团体心理咨询更关注团体成员的互动和问题解决,团体心理治疗更关注潜意识的动机及人格的改变。

(二) 理论要点

团体心理治疗有不同分类标准和视角。按照团体心理治疗的目标分类,可以分为改善抑郁状态的团体、癌症患者重建生命意义的团体、愤怒情绪控制的团体等;按照团体成员的特征分类,可以分为女性团体、青少年团体、老年人团体等;按照团体心理治疗的形式分类,可以分为心理剧治疗团体、表达性艺术治疗团体等;按照团体心理治疗的工作领域分类,可以分为医院团体心理治疗、学校团体心理治疗等;根据团体心理治疗依据的理论,可划分为精神分析取向、行为治疗取向、认知行为治疗取向。此外还有很多取向的团体心理治疗,如人本治疗、存在治疗、现实治疗、沟通分析治疗、完形团体心理治疗、叙事团体心理治疗、短程焦点团体心理治疗等。

1. 精神分析团体心理治疗　精神分析团体心理治疗是将精神分析的理论、原则和方法应用于团体成员的一种形式。其目的在于揭示团体中每个成员的核心冲突,使之上升到意识层面,以此促进成员的自我了解,认识并领悟自己被压抑了的种种冲动和愿望,最终消除症状,能够较好地适应和处理各种生活情境与挑战。

有效而又及时地解除团体成员对自由沟通与交流的抗拒和防御心理是团体领导者最关键的技能。因为团体心理治疗是引导成员尽可能坦率和不加防御地同其他成员或领导者交流在成员们的相互沟通或交往中观察到移情和反移情、投射作用,动员成员理解行为、处理个人和团体的阻抗作用。

在精神分析团体心理治疗中采用的主要技术包括:启发并鼓励成员作自由联想、对成员的梦与幻想进行解析、分析阻抗、揭示移情与反移情等。精神分析团体心理治疗通常由 6~8 人组成,每周 1 次,每次 1.5~2.0 小时,成员围坐在一起谈自己的问题、感受、联想、愿望。领导者在恰当的时候进行分析和解释。精神分析团体心理治疗的适应证主要是神经症和人格障碍。

2. 行为团体心理治疗　行为团体心理治疗是指把行为治疗的理论和技术应用到团体心理治疗中,它具有四个特征:①用具体的行为主义的术语来阐述问题,并确定治疗目标;②所有的方法与技术都是针对成员的外部行为或症状本身;③对适应不良行为和新行为进行客观的测量与评定;④采用学习原则促进团体成员的行为变化。

按照行为主义的观点,个体的不适应行为或各种神经症都是个体在其生活环境中学习到的错误行为,可以通过重新学习而被改变或使之消退。在团体行为治疗中,团体是训练和学习的场所。团体为成员提供更多的机会以提示和激励成员改变不适应行为,学习新行为。团体成员实施新行为而得到的强化不仅来自领导者,也来自成员之间相互作用,这种社会环境的强化作用比个别行为治疗更有效。行为主义的团体心理治疗常用技术与方法包括集体系统脱敏、集体放松训练、示范疗法、角色扮演、社交技能训练等。

3. 认知行为团体心理治疗　认知行为团体心理治疗是指在团体情境下将认知疗法与行为疗法相结合,帮助团体成员在认知、情感、态度、行为方面作出改变。

在认知行为团体心理治疗中,以美国临床心理学家埃利斯(Ellis)于 20 世纪 50 年代创立的理性情绪疗法(简称 RET 法)应用最为广泛。其要点是帮助团体成员去除其功能失调的信念,如对问题的不现实、不客观、不合理推断、归因和解释等,而代之以合理、恰当、现实的信念。埃利斯认为,使人们产生心理障碍这一结果的并不是某个诱发性事件本身,而是人们对事件的不合理、不恰当的解释和评价。当人用这种信念解释自己遇到的事件,就会不快、痛苦、愤怒,对自己不满,还会迁怒于环境。要改变不适应的行为,首先要改变不合理的信念,通过与不合理的信念辩论等技术,改善心理适应。埃利斯发现这种疗法不仅适用于个别治疗,也适用于团体心理治疗,他与自己的同事们曾在世界范围内推广 RET 团体心理治疗。20 世纪 80 年代,埃利斯将这种方法与技术概括为三部分:RET 认知团体心理治疗技术、RET 情感团体心理治疗技术、RET 行为团体心理治疗技术。

二、操作步骤

(一) 团体心理治疗的基本设置

1. 团体心理治疗的目标　团体的目标是团体准备阶段最重要,也是最需要澄清的重点,只有能清楚地界定团体的目标,而且这个目标是可以达到、可度量和可检验的,才能制订一个好的团体计划并推动未来团体的进行。举例来说,对于参加愤怒管理团体的成员,一个合适的目标可以是安全地、合适地以及负责地控制自己的愤怒感受;安全、合适、负责可以分解成期望的行为,比如"我的目标是在愤怒时不伤害任何人或东西""我需要暂停休息一下""我愤怒时不会伤害自己、他人或东西"。

2. 确定团体的规模 团体规模指团体的参加人数,若人数太少,团体的丰富性及成员交互作用的范围欠缺,成员会感到不满足、有压力,容易出现紧张、乏味、不舒畅的感觉。若人数太多,心理治疗师难以关注到每一个成员,成员之间沟通不易,参与和交往的机会受到限制,团体凝聚力难以建立,并且会妨碍成员分享、交流时间,致使在探讨原因、处理问题、学习技能时流于草率、片面、表面,最终影响治疗的效果。如果是封闭式的团体心理治疗,人数不宜过多,一般 6~10 人为宜。

3. 团体心理治疗的时间和次数 考虑到对象和团体目标,一般 8~20 次为宜。活动间隔为每周 1~2 次,每次时间 1~2 小时;具体的每次时间长短需要根据成员的特点、身体状况而定,如注意力不容易集中的成员,活动时间可以短一些。针对心理障碍者的团体心理治疗可能会持续半年至一年,甚至更长的时间。在精神卫生服务中,短程团体在 8~25 次治疗之内,超过 26 次会面的团体被称之为长程团体。短程团体越来越被重视是因为短程团体的经济性,来访者可以快速地进出团体、团体成员相互学习也较为方便,拥有相似目标的成员也可以帮助着相互成长和改变。例如,青少年抑郁团体通常持续 12 周,每周会面 1 小时,男孩女孩参与同一个团体,团体的目的是帮助成员提高应对技巧、减少孤独感、学会和使用解决问题的技巧、建立同伴和社交技巧,以及讨论他们的状况、感受和生活。这些团体能够提供强大的支持。

4. 团体心理治疗的场所 团体心理治疗的场所基本要求是尽量避免成员分心,也就是要使团体成员在没有干扰的条件下集中精神投入团体。因此场地需要:①能够保护成员的隐私,不会有被别人窥视的感觉;②有足够的活动空间,可以随意在其中走动、活动身体、围圈而坐,可面对面交流;③环境舒适、温馨,使人情绪稳定、放松;④交通便利、位置适宜,方便成员顺利到来。

(二)团体心理治疗的实施

1. 确定带领团体的治疗师 团体心理治疗是否有效,最关键的因素在于有专业训练的治疗师,一般称之为团体领导者(group leader)。团体领导者除了必须掌握团体心理治疗的理论、知识、方法、技术之外,还必须明了自己在团体中的职责:①鼓励和调动团体成员参与的积极性和兴趣;②适度参与并引导成员,并要为成员示范;③提供恰当的解释;④创造融洽、温暖理解、安全的团体气氛,使团体成员坦率地开放自己,并互相尊重、彼此支持。为此,团体领导者必须具备:①良好的人格特质;②对团体心理治疗理论有充分的理解;③具备建立良好人际关系的能力;④掌握基本的团体带领专业技巧;⑤具有丰富的心理治疗经验;⑥严格遵守职业道德和伦理规范。如果条件允许,最好有协同治疗师,可以扩大对带领团体的觉察和感知,互相补充。

2. 确定团体的性质 治疗师需要考虑将要带领的团体性质是结构式还是非结构式、是开放式还是封闭式、是同质还是异质。

(1)结构式团体是指事先有充分的计划和设计,以明确的主题和练习来带领团体;而非结构式团体是指团体心理治疗过程灵活性、弹性大,讨论的主题是随团体进程而自然引发的,该方式一般适合年龄较长、心智成熟、表达和反思能力较强的人。

（2）开放式团体是指成员不固定、不断更换、新成员可以随时加入的模式;封闭式团体是指一个团体的成员从开始到结束保持不变,这种团体的成员安全感和认同感更高。

（2）同质团体指团体成员本身的条件或问题具有相似性,如大学生团体;异质团体指团体成员自身的条件或问题差异大、情况比较复杂,如年龄、经验、地位极不相同的人,差异越大,复杂程度越高,对团体领导者越有挑战,来访者也有更充分的机会去学习和改变自己。

3. 招募团体心理治疗的成员　通过张贴广告和海报,发放宣传单、小册子,或通过报刊、广播、网络等媒体,可以招募团体成员。广告和海报的措辞要谨慎,有吸引力和感召力,应尽量选用一些正面、积极的词语,以满足各类不同需要者。也可以通过个别治疗,发现来访者在发展课题或心理问题方面与团体的目标和主旨较为接近,经向其介绍团体目标并征得同意后,加入团体。也有经由其他渠道,如学校老师、其他科室医师或其他治疗师转介而来。

4. 甄选参加团体心理治疗的成员　参加团体的成员应具备的条件:①自愿参加,并怀有改变自我和发展自我的强烈愿望;②愿意与他人交流,并具有与他人交流的能力;③能坚持参加团体活动全过程,并愿意遵守团体的各项规则。但自愿参加团体心理治疗的申请者并不一定都适合成为团体成员。因此,团体心理治疗师还要对申请者进行筛选,以便排除那些无法在团体中得益,而只可能阻碍和破坏团体进程的人。最常用的甄选方法有直接面谈,心理测验和书面报告。面谈一般15~25分钟,提出的问题主要有:"你为什么想要参加这个团体?""你对团体的期望是什么?""你以前参加过团体吗?""你需要解决的是什么问题?""你能做到全程参加并保守秘密吗?"

三、适应证和禁忌证

1. 适应证　团体心理治疗对于人际关系适应不佳的人有独特用途。现代团体心理治疗主要有三种:心理治疗、人际关系训练、成长小组。社交行为障碍明显者,以及治疗师担心个别治疗会加剧患者依恋的情况者,比较适合团体心理治疗。后两种团体的参加者可以是患者或普通人,参与目的是改善关系、发挥潜能、自我实现。

2. 禁忌证　有攻击行为;社交退缩但本人缺乏改善动机;自我中心倾向过分明显、操纵欲强烈。如果无法提前挑选,则应在治疗中加以注意、矫正。

四、培训要点及注意事项

疗效评估主要是指通过不同的方法,搜集探讨有关团体目标达成的程度、团体成员在团体内的表现、团体特征、团体成员对团体活动的满意程度等资料,帮助治疗师及团体成员了解团体心理治疗的成效。以下介绍几种常用的治疗效果评估方法。

1. 行为计量法　要求团体成员自己观察某些行为出现的次数并记录,或者请团体成员之间或与团体成员有关的人(家长、老师、朋友等)观察及记录成员的行为,以评估成员的行为是否有所改善。行为计量法除了可以用来记录外显行为外,也可以记录团体成员的情绪和思维。记录形式可以是表格或图示,也可以用录音和录像呈现。

2. 标准化的心理测验 心理测验是一种对人的心理和行为进行标准化测定的技术。在团体心理治疗评估中,运用信度和效度较高的心理测试量表,比较团体成员参加治疗前后相关指标的变化,可以反映出其行为、情绪的变化,以评估团体心理治疗的效果。但测验种类的选择必须符合团体的目标。例如,抑郁症治疗团体可以选用贝克抑郁量表作为团体成员抑郁水平的前测和后测工具,通过前后比较,反映成员的变化和团体的疗效。

3. 调查问卷或主观报告 调查问卷是指治疗师设计一系列有针对性的问题,让团体成员填写,以搜集团体成员对团体心理治疗过程、内容、团体成员关系,以及团体气氛、团体目标的达成、治疗师的态度及工作方式等方面的意见。问卷内的问题可以是开放式的,也可以是封闭式的。自行设计的问卷虽然不一定严谨,但好处在于能让团体成员自由发表其想法和感受,因此能搜集到一些其他方法难以获得的宝贵的第一手资料。

除了上述三种主要方法外,还可以通过团体成员日记、自我报告、治疗师工作日志、观察记录等方法来评估团体的发展和治疗的效果。

五、相关知识测试题

1. 固定一个集体,从第一次聚会到最后一次聚会,组成成员保持不变,一起进入集体一起结束活动。这样进行的心理治疗称为

    A. 结构式心理治疗　　　　　　　　B. 非结构式心理治疗

    C. 封闭式心理治疗　　　　　　　　D. 开放式心理治疗

    E. 异质性治疗

2. 团体心理治疗的特点除影响广泛、效率高之外,还有

    A. 效果易巩固　　　　　　　　　　B. 效果不宜巩固

    C. 组长要求不高　　　　　　　　　D. 组员不会受伤

    E. 解决个体心理问题

3. 没有安排固定活动,治疗也不是按照固定程序进行的团体心理治疗称为

    A. 结构式心理治疗　　　　　　　　B. 开放式心理治疗

    C. 封闭式心理治疗　　　　　　　　D. 非结构心理治疗

    E. 不规范的心理治疗

4. 心理剧技术属于

    A. 催眠治疗　　　　　　　　　　　B. 森田疗法

    C. 危机干预　　　　　　　　　　　D. 暗示治疗

    E. 团体心理治疗

5. 一位 28 岁的女性加入其他 10 位同样受丈夫暴力虐待的团体中,她们每周会面一次,由经过家庭暴力问题训练的心理治疗师组织领导,这种类型的治疗方式为

    A. 团体心理治疗　　　　　　　　　B. 无领导的团体心理治疗

    C. 简明动力心理治疗　　　　　　　D. 家庭治疗

    E. 支持性治疗

    答案:1. C　2. A　3. D　4. E　5. A

第七节　家　庭　治　疗

一、概述

家庭治疗是基于系统思想,以家庭为干预单位,聚焦家庭成员的互动模式,通过会谈、行为作业及其他非言语技术处理和消除患者的心理病理现象,改善家庭系统功能的一种心理治疗方法。家庭治疗有多种流派,如策略家庭治疗、结构家庭治疗、心理动力家庭治疗、系统家庭治疗等。各流派共同的理论观点如下:

1. 家庭是由互相关联的个体和子系统,以复杂方式自我组织起来的开放系统和因果网络。

2. 个体的异常心理及行为与生理功能、人际系统处于循环因果关系之中。它们不仅作为后果发生于个体内部的过程,还受到人际系统内互动模式的影响,而且其本身也是对于系统过程的反应或干预调节。因此,家庭治疗属于广义集体心理治疗。

二、操作步骤

(一)初期——开始阶段

1. 澄清诊治背景,收集家庭资料

(1)重点评估

1)家庭动力学特征:包括系统逻辑、成员的个性化、家庭气氛、疾病观念等四个维度。关注子女与父母之间互动的特征。

2)家庭的社会文化背景:包括家庭所在的民族背景、家庭使用语言、家长教育程度、家庭结构与规模、家庭人文结构和教育资源等。

3)家庭在其生活周期中的位置:了解当下的家庭处于生活周期的哪一个阶段、相对应的情感发展关键过程,以及相应的家庭发展任务等。生活周期包括六个阶段,依次是独立的青年人、组成新家庭(年轻夫妇)、养育幼年子女的家庭、养育青少年子女的家庭、子女解离 - 求偶 - 结婚、晚年的家庭。

4)家庭的代际结构:是指家庭中的两代人、三代人或多代人之间的组成和相互关系。

5)家庭对"问题"起到的作用:了解失衡的家庭功能和家庭结构是否使得某一个"问题"始终存在,并阻碍家庭的良性发展。

6)家庭解决当前问题的方法和技术:评估当家庭陷入困境时,家庭功能的弹性是否能有效保持,以及家庭解决困境的能力和方式等。

(2)规划治疗目标与任务。澄清家庭对治疗的期望、治疗的形式、治疗的持续时间等,与家庭商定具体的治疗目标(旨在引起家庭系统的变化,创造新的交互作用方式,促进个人与家庭的成长)。

2. 建立治疗关系,介绍治疗设置

(1)治疗师和治疗环境介绍:治疗师与每一位家庭成员见面,鼓励他们参与谈话,帮助家庭熟悉治疗环境,消除家庭对治疗的神秘感,为治疗会谈营造安全、温暖和支持性的环境。

(2)介绍治疗设置：包括治疗时间、次数、治疗间隔、治疗会谈的大致形式、保密原则、录像录音设备的设置与知情同意等。家庭治疗的一次面谈时长为1.0~1.5小时。两次面谈间隔的时间开始一般1~2周，以后可逐步延长至1个月或数月面谈一次。总面谈次数一般在6~12次。

（二）中期——干预阶段

此阶段由数次治疗性会谈组成，是治疗的重心。分两个部分：一是探讨和改变维持问题的家庭互动模式，二是促使家庭（不良的互动模式）发生改变。具体的干预技术如下。

1. 探索家庭互动模式

(1)营造融洽的会谈气氛：治疗师与家庭成员一起会谈。会谈时，要努力营造一种融洽的对话气氛，让所有家庭成员都感到受尊重，从而能积极、自然地表达自己的态度与感受。

(2)探索"问题"维持及其功能：治疗师要针对在诊断性评价时，对家庭得出的一般印象和主要存在的问题，采取相应的干预措施，特别要注意"问题"在保持家庭平衡上具有不可忽视的作用。

(3)结构化地集中探索过去：对家庭中的重要成年成员的过去进行简短、但重点的探索，目的在于帮助他们理解现在看待自己和他人的狭隘观点是如何形成的，以及这些观点对其他家庭成员的影响。

2. 促使家庭发生改变

(1)把握方向、聚焦"当下"：治疗性会谈时，运用一些技巧，如把握谈话的方向，不纠缠于个人症状或缺陷，要着眼于现在与未来，着眼于解决当前的问题。

(2)重新定义"问题"、探索新的改变：重新定义"问题"并找寻新的方法。家庭成员和治疗师讨论谁需要改变、改变什么，以及谁愿意改变或者谁不愿意改变。这是治疗师与家庭一起工作的关键过程，需要数个治疗回合的探索。

（三）结束——评估、反馈和总结阶段

治疗结束时，治疗师与家庭一起总结和回顾：家庭在本次治疗或整个治疗过程中所取得的进步和发生的变化。强化家庭成员对所取得的进步的深刻印象，使得改变在治疗结束后得以维持。

当家庭已经建立起合适的结构，成员间的交流已趋于明晰而直接，发展出了新的、有效解决问题的技术，代际间的等级结构、家庭内的凝聚力、成员中独立自主的能力得到了完善和发展，原来维持症状的平衡已被打破，并且建立了新的平衡，就可以考虑结束家庭治疗。

三、适应证和禁忌证

（一）适应证

家庭治疗的适用范围非常广泛，以下的情况均适合采用家庭治疗进行干预。如有明确诊断的精神心理疾病、双相障碍、精神分裂症，家庭治疗可作为辅助治疗手段。

1. 家庭成员有冲突，经过其他治疗无效。

2. "症状"在某人身上，但是反映的却是家庭系统有问题。

3. 在个别治疗中不能处理的个人冲突。

4. 家庭对于患病成员的忽视,或过分焦虑于治疗。

5. 家庭对个体治疗起到了阻碍作用。

6. 家庭成员必须参与某个患者的治疗。

7. 个别心理治疗没有达到预期在家庭中应有的效果。

8. 家庭中某人与他人的交往有问题。

9. 家庭中有一个反复发作、慢性化的精神疾病患者。

10. 家庭中有处于青少年期的成员。

11. 患者症状主要表现为情绪 - 行为问题(抑郁、焦虑等)、进食障碍、学习问题、依恋问题等。

(二) 禁忌证

家庭治疗的禁忌证是相对的。在以下疾病患者中,不考虑首选家庭治疗。

1. 重性精神病发作期。

2. 偏执型人格障碍。

3. 性虐待。

4. 家庭主要成员(如父母)不愿意参与家庭治疗时。

四、培训要点及注意事项

(一) 言语性干预技术

1. 提问技术　包括循环提问、差异提问、假设提问、例外提问、前瞻性提问等。

(1)循环提问:轮流、反复地向每一位家庭成员询问对其他家庭成员行为及相互关系的看法。这种提问能有效避免阻抗,从而更好地掌握家庭关系的信息。

(2)差异提问:针对同一件事(或同一个行为、同一个问题等)直接向每一位家庭成员进行询问,探寻其差异性,目的是了解家庭成员的现状及其相互关系。

(3)假设提问:以“如果……”“你就会……”的提问方式展开,需建立在详细了解家庭信息的基础上进行。这种提问不仅有助于来访者拓宽思路,也为其父母或其他主要养育者的改变提供可行的措施与标准。

(4)例外提问:一种直接指向与家庭的一贯叙述、行为习惯或观点完全不相符的例外情况的提问技术。目的是让家庭成员站在全新的(或曾被忽视的)角度重新审视家庭关系、成员个性特征等。

(5)前瞻性提问:提问所指向的内容是与家庭有关的未来的人、事、行为或生活情境。这种提问一方面可评估家庭的观点,另一方面可通过让家庭设想未来的美好情境而诱导这些设想变成现实。

2. 隐喻　治疗师用暗示性的比较和类推,将原先用于指代某一事物或含义的语句、故事或概念转移到另一事物上,以此将治疗师想要传达的观念和意思以及家庭的互动模式和人际关系形象地呈现给家庭。使用的隐喻分为:故事、实物比喻、年龄隐喻、中外俗语、成语、谚语、歇后语,以及空间或姿势隐喻。

3. 积极赋义或改释　是一种重要的重新定义技术,治疗师对家庭成员当前的症状、家庭系统状况从积极的方面重新进行描述,放弃挑剔、指责态度而代之以一种新的观点。

(二) 非言语性干预技术

1. 家庭作业　为来访的家庭布置治疗性家庭作业,目的是将治疗干预的效应延续到访谈结束后,并帮助家庭自发地寻找可行的应对方式,促使家庭改变。常用的有:悖论干预(症状处方),单、双日作业,记秘密红账,角色互换练习,厌恶刺激等。作业内容常显得出其不意、有悖常理、愉快幽默却意味深长。

(1)悖论干预(症状处方):治疗师故意要求家庭保持或"加重"其症状行为或当下的互动模式,以期达到一种家庭自身都认为很荒谬的地步,促使家庭自发地对症状行为产生抵触和厌恶情绪,进而作出改变,迅速控制适应不良行为。

(2)单、双日作业:是一种行为作业,家庭中的某一位成员(一般是被家庭认定的患者)被要求回到家后交替性地按照两种截然相反的方式生活,其中一种生活方式被认为是"不正常"或"不好的",另一种则被认为是合适的和正常的。与此同时,治疗师要求其他家庭成员注意观察和记录上述两种生活方式的"好处"。通过完成这项作业,促使家庭体会和比较两种截然不同的生活方式,不断获得领悟,抛弃那些怪异的、不合理的行为,自行选择进步的方向。

(3)记秘密红账:治疗师叮嘱参与治疗的家庭成员回家后各自准备一个小笔记本,偷偷记录其他成员取得的进步。在下一次面谈时向所有成员公开记录结果。这一行为技术可促进家庭成员注意力重新分配,并诱导患者作出合理的行为。

(4)角色互换练习:治疗师制订互换规则,安排家庭成员互相调换角色,让其感同身受其他角色的情感和体验,促进成员之间的沟通、增强理解。

(5)厌恶刺激:当某位成员再次出现不合理的行为时,其他成员可以用橡皮筋"弹射"(或用玩具充气锤"轻敲")"犯规"的成员,以示惩戒。这项作业的意义不在于家庭成员实际上做不做,更多的是在观念层面上给予家庭冲击。

2. 家庭塑像、家庭"星座",以及其他表达性艺术治疗技术,如绘画治疗、戏剧治疗、音乐治疗、舞蹈治疗、沙盘治疗、诗歌治疗等。

(三) 注意事项

与个别治疗相比,家庭治疗在实施时,需要重视以下问题:

1. 治疗师须同时处理多重的人际关系。保持中立位置或多边结盟很重要。

2. 干预对象和靶问题不一定是被认定为患者的家庭成员及其症状。此点可能产生阻抗。要在澄清来诊背景的基础上,合理使用关系技术中的"结构"和"引导"。

3. 部分干预技术有强大的扰动作用,应在治疗关系良好的基础上使用,否则容易激起阻抗,甚至导致治疗关系中断。

五、相关知识测试题

1. 家庭治疗是
   A. 一般的谈话治疗
   B. 以家庭为干预单位的一种广义集体心理治疗方法
   C. 聚焦并挖掘家庭的过去的一种心理治疗
   D. 流派单一、以系统论为主要指导思想的心理治疗方法
   E. 必须要求家庭中每一位成员都参加的治疗方法

2. 家庭治疗的适应证**不包括**
   A. 在个别治疗中不能处理的个人的冲突

B. "症状"在某人身上,但是反映的却是家庭系统有问题

C. 重性精神病急性发作期

D. 家庭中有处于青少年期的成员

E. 家庭对个体治疗起到了阻碍作用

3. 家庭治疗适用于

A. 情绪 - 行为问题(抑郁、焦虑等)　　　B. 进食障碍

C. 学习问题　　　　　　　　　　　　　D. 依恋问题

E. 人际交往问题

4. 在治疗的初期,要重点评估

A. 家庭动力学特征　　　　　　　　　　B. 家庭的社会文化背景

C. 家庭在其生活周期中的位置　　　　　D. 家庭的代际结构

E. 家庭的经济现状

5. 家庭治疗的治疗设置**不包括**

A. 一次面谈历时 1.0~1.5 小时

B. 两次面谈间隔的时间开始一般 1~2 周,以后可逐步延长至 1 个月或数月面谈一次

C. 无固定时限,可以随时延迟每次面谈时间

D. 总面谈次数一般在 6~12 次

E. 保密原则、录像录音设备的设置与知情同意

答案:1. B　2. C　3. ABCDE　4. ABCD　5. C

第八节　心理危机干预

一、概述

危机有两种含义:一是指突发事件,包括突如其来的天灾和人祸,如空难、水灾、地震、重大公共卫生事件(如新型冠状病毒肺炎等传染性疾病)、恐怖袭击、战争、无法预测的意外事件、死亡等;二是指当人处在紧急状态时原有的心理平衡状态被打破,正常的生活受到干扰,内心的紧张不断积蓄,继而无所适从,导致情感、认知、行为功能的失调而进入一种心理失衡状态,又称心理危机。确定危机需要符合以下三项标准:①个体遭遇具有重大心理影响的事件;②事件引起个体急性情绪扰乱或认知、躯体和行为等方面的改变,但又不符合任何精神疾病的诊断;③个体使用日常解决问题的策略时,暂时无法应付或应付无效。

心理危机不是一种疾病,而是一种情感危机的反应。根据 James 和 Gilliland 对危机的分类,可以将危机分为发展性危机、境遇性危机、存在性危机和环境性危机等四类。一般而言,心理危机的发展包括四期,即冲击期、防御期、解决期和成长期,各期有其特点。心理危机干预工作者应熟练掌握上述理论知识。

心理危机干预是在短程心理治疗基础上发展起来的治疗方法,主要以解决问题为目的,强调时间的紧迫性和效果,不涉及对当事人的人格矫正。心理危机干预常通过提供及

时而短期的支持和关怀,使干预对象在短时间内恢复失衡的心理状态,重新适应生活。多用于个人和群体性灾难的受害者、重大事件目击者、有伤害自身和他人企图等人群的心理干预。

心理危机干预工作不同于心理咨询与心理治疗等专业工作,有以下特点:①受训人员不仅仅是精神科医师、心理治疗师、心理咨询师、社工,还可以是医师、护工、志愿者、家属等人员;②设置灵活,不需要固定的时间、固定的地点、固定的收费等设置;③干预形式多样,针对不同个体和人群,在给予适当的环境与基本生活物资的保证下,可给予不同形式的干预,如在线培训、现场团体辅导、个体辅导等。

二、操作步骤

(一) 操作方法

1. 明确危机问题　是危机干预的第一步。应从当事人的角度理解和明确所面临的危机是什么,并运用有效的提问技术和积极的倾听技术,设身处地地理解是什么样的事件使当事人处于危机之中。在关注言语信息的同时,也需非常注意当事人的非言语信息。

2. 确保当事人的安全　是指尽可能将当事人在身体或心理上对自己或他人造成危险的可能性降到最低,是进行危机干预最重要的内容。从当事人人身安全及心理安全的角度,对当事人的自杀或他杀的可能性、危机事件的严重性和紧迫性、当事人面对危机的调节能力及危险性等方面进行评估,必要时告诉当事人会有更好的方案来替代目前表现出的冲动性和自我毁灭行为,并采取适当的措施确保安全,例如:将将有自杀倾向的患者收入院;将遭遇家庭性创伤或暴力的当事人转移到安全场所;让受灾人群迅速且尽可能多地撤离灾难现场,避免暴露于与创伤有关的情境;避免孩子与主要照顾者之间不必要的分离等。

3. 提供支持　支持意味着危机干预人员应更多像母亲一样,给予患者理解和陪伴;支持也意味着在必要的时候,要帮助其寻求法律等援助;支持还意味着要帮助患者寻找其生活中的积极资源。危机干预者以一种无条件、积极关注的态度,通过言语和非言语的行为,让当事人感到危机干预工作者是真正关心他、在乎他的人,使当事人相信他的事情就是危机干预者的事情。此外,支持还意味着要关注到当事人的家庭成员、朋友和其他重要的人,在需要的时候给予他们一些必要的帮助和相关的健康教育。

4. 寻找可供选择的方案　帮助当事人寻找目前可供利用的各种方案,寻求有效的环境支持、应对机制和积极的思维方式。如对于无家可归的当事人,可建议联系其亲友,或向政府有关部门寻求帮助,以找到临时的居住场所。

5. 制订计划　和当事人商量及讨论,帮助当事人制订出一个切实可行的应急方案,以促使当事人尽快恢复心理的平衡,顺利度过危机状态。

6. 获取承诺　促使当事人对自己作出承诺,保证以实际行动实施所制订的具体方案并积极行动,从而度过危机时刻,重新恢复正常。

(二) 操作流程

1. 个体心理危机干预流程(以心理热线或线上咨询为例)

(1) 自我介绍:介绍干预人员的姓名、专业资质等信息。

(2) 获知求助者人口学资料：姓名、年龄、职业、所在省市区域等，如有需要可请求助者留下联系方式。

(3) 了解求助者的类型：如当事人、当事人家属、公共卫生事件救援医护人员、基层人员、普通群众等不同人群。

(4) 明确求助的问题和诉求。

(5) 评估：可借助简单易操作的专业心理量表对求助者的身心状况进行评估。

(6) 建立联系，稳定情绪：通过倾听、共情、正常化等技术建立联系，根据实际需求提供可靠的知识及相关信息，可通过稳定化技术、放松训练等技巧来缓解求助者的紧张焦虑情绪和心理压力。

(7) 及时记录，并将当天心理干预情况汇总、上报：记录材料要尽可能详细、清晰，为后续工作提供基础。

(8) 必要时做好转介工作。

2. 团体心理危机干预/辅导流程（以线上视频等干预方式为例）

(1) 控制并确定人数，一般 8~12 人。

(2) 组长（带领团队的心理治疗师/心理咨询师）进行自我介绍，并向所有组员介绍活动流程、意义和目标。

(3) 由一位组员提出问题（即本人在救援工作过程中遇到的困惑、冲突或者挫折，以及困扰自己的事件）。

(4) 由其他组员针对案例进行提问和澄清，提出问题者进行一一解答。

(5) 其他组员开始讨论，提出问题者只听不说。

(6) 组长请其他每位组员针对问题进行发言，内容围绕对问题的感受、看法或观点（全程持不批评、不指责的态度）。

(7) 提出问题者对其他组员的讨论进行反馈，表达感受、感想或启发。

(8) 组长进行总结发言，并作好相关记录。

(9) 如个别组员有特殊情况和实际需求，可另外安排时间提供个体心理评估、心理咨询等服务。

(三) 危机干预常用技术

主要包括支持性技术和问题解决技术。支持性技术包括建立相互信任、沟通良好的治疗关系，应用倾听、共情、关注、接纳、鼓励、解释、保证等干预技术，使当事人感到被理解、关怀和温暖，减少绝望感，缓解当事人的情绪危机，帮助当事人理性面对危机事件。问题解决技术是指根据当事人的需要及可利用的资源，采用非指导性的、合作性，或者指导性的方式，让当事人找到应对危机和挫折的方法，帮助其渡过危机，增强其适应力。包括腹式呼吸技术、催眠治疗技术、自我安抚技术(蝴蝶拍)、稳定着陆技术、保险箱技术、内在安全岛技术、正念技术等。

1. 腹式呼吸放松技术 在当事人感到非常紧张和焦虑，伴心悸、胸闷，呼吸急促（主要是胸式呼吸）时，可以引导当事人练习腹式呼吸，以便快速实现放松。治疗师需要使用适当的指导语指导当事人执行这一技术。

2. 催眠治疗技术 主要用于深度放松，唤醒当事人深层的生命力量，整合其内在积极心理资源，增强适应力。

3. 自我安抚技术（蝴蝶拍）　蝴蝶拍是一种寻求和促进心理稳定化的技术，可帮助当事人提升安全感和积极的感受。

4. 稳定着陆技术　着陆技术广泛应用于心理危机干预和创伤治疗中，可以帮助我们把注意力从内在的想法转回到现实世界，从应激事件（如新型冠状病毒肺炎疫情）上暂时离开。着陆技术犹如一把锚，可将当事人"锚定"在现实世界。

5. 保险箱技术　是一种负性情绪处理技术，依靠想象力来完成。治疗师引导当事人有意识地对心理创伤进行调节，从而使其在比较短的时间内，从压抑中走出来。通过引导当事人对心理创伤性材料"打包封存"，来实现其正常心理功能的恢复。

6. 内在安全岛技术　是一种用想象法调节自己情绪的技术。治疗师引导当事人在出现自己不愿面对的负性情绪时，在想象层面找到一个仿佛是"世外桃源"的地方，暂时避开外界干扰。

7. 正念技术　是指通过不加批判地、坦然接纳地、全身心地自我觉察，让当事人慢慢放下焦虑、紧张和不安等情绪。

三、适应证

在同一应激事件中需要心理危机干预的对象在严重性和紧急性方面有很大差异，心理危机干预应当根据危机类型和人员受害级别多层次、有序进行。以下目标人群均适合采用心理危机干预策略。

1. 亲身遭遇重大突发事件的当事人（幸存者）。
2. 身患重大传染性疾病的住院患者（如新型冠状病毒肺炎重症及以上患者）。
3. 亲临救援一线的各层次人员：如实施救援的救火队员、疫情防控一线医护人员、疾控人员和管理人员等。
4. 严重自伤或自杀行为者、威胁他人生命安全者。
5. 与前述人群有关的人，如家属、同事、朋友；参加灾难救援应对的后方救援者，如现场指挥、组织管理人员、志愿者等。
6. 目击或受重大事件影响的当地相关人群、易感人群、普通公众。

四、培训要点及注意事项

危机干预工作者在实施心理危机干预时，需要重视以下问题：

（一）伦理学原则

当事人的资料保密是危机干预伦理上的要求。但当个体处于危机的应激状态时，危机干预的首要原则是生命安全第一，更多地会涉及保密的解除。

在危机干预中，当发现当事人有伤害自己或他人意图时，危机干预者有责任或义务采取相应的措施以避免悲剧事件的发生。由于处于危机中的个体反应可能是很混乱的，最初不太可能和当事人本人签署知情同意书，危机干预者有时甚至会直接代替当事人作出决定。在这种情况下，可以直接和其监护人签订知情同意书，在情况适宜的时候，再和当事人补签。除此之外，工作人员应阻止媒体的不恰当采访，以保护当事人的利益。

（二）危机干预人员的职业耗竭问题

职业耗竭问题不仅需要危机干预者本人的关注，还需要专业组织和机构的重视。因为这不仅仅是对治疗师本人的尊重,也是对当事人利益的尊重,同时也是心理治疗事业得以发展的必要条件。

1. 职业耗竭的原因　危机干预需要高强度的体力劳动、严密的智力活动,也需要很多的情感投入。同时危机干预工作者也是创伤的感受者和接受者,因此,危机干预者常面临职业倦怠或耗竭。

2. 职业耗竭的信号　危机干预者职业耗竭的信号可表现在情绪、行为、躯体和人际关系等不同方面。例如:情感上出现冷漠、厌倦、内疚、压抑、对同事吹毛求疵、玩世不恭等;在行为上表现出工作质量或效率低下、害怕工作、拖延、不愿回电话,以及在休闲时间明显地喜欢消极娱乐,完全排斥主动的社交生活,甚至出现自杀或攻击人的倾向;在人际关系方面出现避免亲密关系现象、转向封闭和否定等。在躯体层面表现出失眠、需要服用药物、疲惫不堪、多种的躯体不适等。

3. 应对策略　危机干预者要学会识别职业耗竭的症状和征象,对个人问题和内心冲突保持警觉,了解自己的压力状况,关注危机干预工作给自己带来的各种影响,善于发掘积极资源,并寻求各方面的支持,避免承担过多的责任和压力等。及时地调整和干预可以帮助危机干预者从职业倦怠中重新调整过来。

五、相关知识测试题

1. 以下描述**错误**的是
    A. 心理危机是一种疾病
    B. 危机分为发展性危机、境遇性危机、存在性危机和环境性危机等四类
    C. 心理危机的发展包括四期,即冲击期、防御期、解决期和成长期
    D. 心理危机是一种情感危机的反应
    E. 是情感、认知、行为功能的失调状态

2. 以下描述**错误**的是
    A. 心理危机干预是主要以解决问题为目的的治疗方法
    B. 心理危机干预强调时间紧迫性和效果
    C. 心理危机干预涉及对当事人的人格矫正
    D. 心理危机干预使干预对象在短时间内恢复失衡的心理状态
    E. 心理危机干预多用于个人和群体性灾难的受害者等人群

3. 心理危机干预适用于
    A. 亲身遭遇重大突发事件的当事人幸存者
    B. 亲临救援一线的各层次人员
    C. 严重自伤或自杀行为者、威胁他人生命安全者
    D. 目击或受重大事件影响的当地相关人群、易感人群、普通公众
    E. 个人和群体性灾难的受害者

4. 危机干预常用技术包括
    A. 支持性技术　　　　　　　　B. 问题解决技术
    C. 精神分析技术　　　　　　　D. 认知矫正技术
    E. 内在安全岛技术

5. 危机干预人员避免职业耗竭的方式包括
   A. 对个人问题和内心冲突保持警觉
   B. 了解自己的压力状况,关注危机干预工作给自己带来的各种影响
   C. 善于发掘积极资源,并寻求各方面的支持
   D. 避免承担过多的责任和压力
   E. 对压力采取顺其自然的态度,不必积极调整

答案: 1. A　2. C　3. ABCDE　4. ABE　5. ABCD

第十章

精神科常用物理治疗技术

第一节　重复经颅磁刺激治疗

一、概述

经颅磁刺激（transcranial magnetic stimulation，TMS）是由 Barker 在 1985 年提出的一种基于电磁感应和电磁转换原理而发展出的无创性磁刺激技术。头颅外线圈通电后产生感应磁场透过颅骨作用于大脑皮质，使之产生感应电流，从而影响神经细胞的代谢和神经电活动。

重复经颅磁刺激（repetitive transcranial magnetic stimulation，rTMS）是经颅磁刺激的一种常见刺激模式，是在某一特定部位给予重复刺激的过程。rTMS 分为高频和低频两种，其治疗作用主要是通过改变它的刺激频率而分别达到兴奋或抑制局部大脑皮质功能的目的。高频刺激（>1Hz）可易化局部神经元活动，提高大脑皮质的可兴奋性；低频刺激（≤1Hz）可抑制局部神经元活动，降低大脑皮质的可兴奋性。

可根据治疗的疾病种类及患者的个体差异性等因素组合成多种不同的刺激模式，目前该技术已被广泛应用于神经、精神疾病的临床和科研领域。

二、操作规范流程

（一）适应证

目前美国食品药品监督管理局（FDA）以及加拿大、新西兰等国家相关机构已经批准 rTMS 用于治疗抑郁症，可单独使用或联用药物，但病情严重或伴自杀观念者不建议单独使用。近年来也有越来越多的研究证据显示 rTMS 对于以下疾病有一定疗效：双相情感障碍、精神分裂症、焦虑障碍、睡眠障碍、物质依赖、强迫症、慢性疼痛、癫痫、运动障碍（如帕金森病、抽动症）等。

（二）禁忌证

1. 绝对禁忌证

（1）颅内压明显增高，严重颅脑外伤伤口未愈合，或颅脑手术史后留有颅骨缺损者。

（2）头颅内或头皮上有金属物品或装置，植入电子耳蜗。

（3）安装心脏起搏器，心脏内有金属支架或导线，或体内有中心静脉导管者。

2. 相对禁忌证　以下情况需全面考虑患者的情况,在有很大潜在获益和必要的临床治疗理由,且符合 rTMS 安全标准的前提条件下,可谨慎使用。

(1)皮质卒中病史,或其他形式的脑损伤,如颅内肿瘤。

(2)既往有癫痫发作史,或有过抽搐者。

(3)身体带有任何带电、机械或带有磁性的植入物。

(4)已经怀孕或可能怀孕者。

(5)严重躯体疾病或不适尚未痊愈者。

(6)使用三环类抗抑郁药物、神经阻滞剂,以及其他降低癫痫发作阈值的药物。

(7)近期(1 个月之内)做过电休克治疗者。

(三) 操作前准备

1. 患者的准备

(1)签署重复经颅磁刺激治疗知情同意书。

(2)完善脑电图检查。

(3)携带病历本、脑电图检查结果、医师处方或治疗申请单,自知力不全的患者需家属陪同。

(4)患者着宽松舒适的衣服,取仰卧位躺于治疗床上,身体放松。

2. 环境和仪器的准备

(1)治疗室内保持安静,温度适宜,避免嘈杂和人员走动造成干扰。

(2)从医疗设备安全的角度出发,应使用 3 相电源(含地线),有条件的话使用专用地线。经颅磁刺激设备周围 2m 范围内,不建议放置其他医疗电子设备。

(3)保持治疗床干净整洁,尽量避免使用含金属部件的床,或至少保证与患者接触的部分是非金属材质。

(4)治疗室备抢救车一辆(含常用抢救器材和药品),注意备用抗癫痫药(地西泮)及注射针筒。

3. 操作者的准备

(1)核对患者信息,包括姓名、性别、年龄(住院患者包括床位、住院号等)。

(2)确认适应证和禁忌证。

(3)询问有无癫痫发作史及家族史,查看患者近期脑电图结果。

(4)询问患者近期治疗情况,包括抗精神病药物、抗癫痫药物、镇静催眠药物、改良电休克治疗(modified electro-convulsive therapy,MECT)等。

(5)确认患者已签署重复经颅磁刺激治疗知情同意书。

(6)检查危险物品,确认患者未携带听力辅助装置、手表、手机、计算器、银行卡、磁带及其他金属物品等可能影响磁场或受磁场影响的物品。

(7)评估患者当前的精神状态,确保能配合完成治疗。

(8)向患者详细地进行解释、说明,告知治疗的无创性,以及治疗过程中可能出现的不适,消除患者的紧张、恐惧心理。

(四) 操作步骤

1. 设置治疗参数

(1)确定运动阈值:首次进行 rTMS 治疗的患者需要先测定运动阈值(motor threshold,

MT)。患者取坐位或仰卧位,使用单脉冲模式刺激利手侧拇指运动区大脑皮层(M1区),调整刺激强度,至刺激10次中至少有5次能够诱发出肉眼可见的拇指外展肌运动或电生理仪器上显示波幅大于50μV的运动诱发电位,则该刺激强度能量为MT。

(2)确定刺激强度:刺激强度的设置遵循个体化原则,以患者同侧的MT为基数,刺激强度一般为80%~120% MT,首日刺激强度不超过100% MT。连续进行超过2周以上的治疗时,应重新确定患者的MT及刺激强度。

(3)确定刺激部位并定位:rTMS治疗时刺激部位的选择需要考虑治疗的目标症状群,而不仅仅是疾病病种,如抑郁症状群、阴性症状群以及幻听症状群。目前应用较多的是高频刺激左侧背外侧前额叶皮层(DLPFC)改善抑郁症快感缺失、兴趣减退等症状,低频刺激右侧DLPFC抑郁症患者悲观、绝望及负性思维等症状群。此外,治疗精神分裂症的阴性症状、强迫症时,通常也选择左侧DLPFC,治疗幻听时,多选择左侧初级听觉皮质区或者左侧额顶区。常用的刺激部位定位方法有3种:①测定M1区后以M1区为参照点,沿头皮各个方向进行定位;②参照国际10-20系统定位;③借助脑影像导航技术定位,该方法因操作相对复杂,常用于科研或特殊患者的治疗定位。

(4)刺激频率:根据治疗目的选择刺激频率,高频最常用5~10Hz,表现为皮质兴奋作用,低频一般用1Hz或更低,表现为皮质抑制作用。注意治疗用的刺激频率不应超过30Hz,即使是高频,通常也是在25Hz以下。

(5)每天刺激的脉冲数:每天给出的rTMS脉冲数不应小于1 000次;使用低频时,每天应保证1 200次以上的脉冲数;对于抑郁症患者的治疗,每天需要2 000次以上。

(6)持续时间与间隔时间:设置治疗参数的时候要注意持续时间和刺激串之间的间隔时间,建议每次治疗维持在30分钟以上。治疗持续时间可根据每串刺激频率、每个刺激串的间隔时间和每天的总脉冲数进行计算。治疗时间较短和较长的间歇时间可降低癫痫发作诱发风险,但治疗时间太短,患者可能认为他没有得到应有的重视,目前亦无证据支持治疗时间长(间隔时间设置较长)能增强效果。

2. 开始治疗 确认治疗参数,线圈定位在刺激位置后开始治疗,治疗时患者取卧位或坐位。治疗过程中工作人员需注意观察患者的面部表情反应及是否出现其他不适,刺激强度偏大时,患者嘴角会出现抽动。

3. 结束治疗 当天治疗结束后,患者取坐位,询问患者有何感觉或不适。老年患者在治疗室休息片刻再离开,离开前跟患者确认下一次治疗时间。急性期建议每天进行1次rTMS治疗,巩固期每周2~3次,持续3个月以上。一个疗程的治疗次数一般为10次,整个治疗疗程结束时,应评估治疗效果和治疗过程中的不良反应,以及是否需要继续巩固治疗。

(五) 不良反应及处理

1. 听觉影响 使用重复经颅磁刺激时会产生振动和声响,虽目前大部分的报道显示经颅磁刺激对听觉无显著影响,但输出频率较高时,产生的声压可能超过防止听觉损伤的安全范围,导致患者出现感觉听阈暂时性增加。建议在使用前详细询问病史,植入电子耳蜗的患者不建议进行重复经颅磁刺激治疗。治疗时佩戴耳塞,使用过程中患者出现耳痛等不适时,应停止使用。

2. 头痛 头痛是重复经颅磁刺激治疗中一种较常见的不良反应,与刺激频率、刺激强度、刺激部位、线圈类型,以及个人的耐受性等因素有关。多数是轻微、能耐受的,对身体无明显不良影响,如患者报告有严重的头痛,难以忍受,则应停止治疗,必要时服用镇痛药物。

3. 刺激部位疼痛/不适　治疗前告知患者重复经颅磁刺激可能会引起一些不适,如刺激部位疼痛或灼热感,随治疗时间延长不适感可消失,从而减轻患者的焦虑紧张感。如出现不适,可微调 rTMS 治疗系统作用位置或调整磁场强度来缓解,严重者可使用镇痛药物。

4. 癫痫发作　又称抽搐、惊厥,是 rTMS 高频刺激诱发最严重的急性不良反应,目前报道较少,低频刺激可以治疗癫痫。rTMS 引起的癫痫通常是短暂的,且没有严重的身体后遗症。建议开始 rTMS 前详细询问有无癫痫病史,完善脑电图检查。治疗室应制订切实可行的癫痫发作处理流程。

5. 其他不良反应　重复经颅磁刺激可能会引起一些其他罕见的不良反应,对内分泌、心血管、免疫及神经系统产生影响,如短暂的躁狂,激素、乳酸变化,血管迷走神经性晕厥等,出现后根据严重程度酌情处理。

治疗期间患者出现任何不良反应,均应详细记录不良反应的类型、严重程度和持续时间,并积极处理,向患者详细地进行解释和说明,减少患者的焦虑情绪,提高治疗信心和依从性。

(六) 操作注意事项

1. 在学习重复经颅磁刺激操作前,需学习经颅磁刺激技术的相关理论,包括经颅磁刺激的原理、适应证、禁忌证等;掌握在抑郁症等常见精神疾病中的治疗参数设置。

2. 治疗过程中工作人员不能离开,需注意观察患者的面部表情反应,刺激强度偏大时,患者嘴角会出现抽动。更要注意刺激线圈位置偏移,甚至滑脱等问题,以避免意外发生。出现意外事件时,应立即终止 rTMS 治疗,进行现场应对处理,必要时联系相关人员支援。

3. 治疗期间关注患者对治疗的预期。针对缺乏信心和积极预期的患者,要给予足够的保证和鼓励;针对焦虑情绪明显,对疗效期望非常高的患者,在给予心理支持的前提下要进行疾病知识教育,强调疾病缓解需要的过程。总的原则是:保护和培养患者对治疗的信心,避免对疗效作出过高的许诺。

(七) 相关知识

1. rTMS 治疗线圈的选择和使用　通常精神科治疗选择蝶形(或 "8" 字形)线圈,因其有较强的聚焦能力和穿透性。大部分线圈在连续刺激中会有过热问题,通常当线圈温度超过 40℃时就会自动停止工作,在降到合适温度前不再输出任何刺激。用于临床治疗目的时,应注意选择有较好自冷却技术的线圈,确保在患者的治疗过程中不需要中途停顿。

2. 治疗方式的互相作用　临床上,患者通常会同时接受多种方式的治疗,如重复经颅磁刺激合并药物治疗、心理治疗等。三环类抗抑郁药、抗精神病药可能增加癫痫发作的风险,抗惊厥药则会降低癫痫发作的风险。长期饮酒精或使用苯二氮䓬类药物的患者突然停饮/用可能降低癫痫发作的阈值。故在使用 rTMS 治疗前,需要认真考虑这些治疗之间的相互作用。

三、治疗规范操作表

重复经颅磁刺激治疗规范操作核查见表 10-1-1。

表 10-1-1　重复经颅磁刺激治疗规范核查表

项目	内容	是	部分	否
操作前准备	核对患者信息,包括姓名、性别、年龄(住院患者包括床位、住院号等)			
	确认适应证和禁忌证			
	询问有无癫痫发作史及其家族史,查看患者近期脑电图检查结果			
	询问患者近期治疗情况,包括抗精神病药物、抗癫痫药物、镇静催眠药物、改良电休克治疗等			
	确认患者已签署重复经颅磁刺激治疗知情同意书			
	检查危险物品,确认患者未携带听力辅助装置、手表、手机、计算器、银行卡、磁带及其他金属物品等可能影响磁场或受磁场影响的物品			
	评估患者当前的精神状态,确保能配合完成治疗			
	向患者详细地进行解释和说明,告知治疗的无创性,以及治疗过程中可能出现的不适,消除患者的紧张、恐惧心理			
	环境和检查仪器的准备:治疗室内保持安静,温度适宜,避免嘈杂和人员走动造成干扰;确认检查仪器设备正常、治疗床干净整洁、急救物品准备妥当			
操作过程	首次治疗的患者测定运动阈值			
	治疗参数设置			
	刺激强度			
	刺激部位			
	刺激频率			
	脉冲数			
	持续时间与间隔时间			
	治疗过程			
	全程陪同			
	观察患者面部表情等反应			
	出现不良事件能及时处理			
操作后处置	询问患者的感受,记录不良反应的名称、严重程度、持续时间及处理方式			
	跟患者和 / 或家属确认下一次治疗时间			
	治疗疗程结束后,评估疗效			

四、常见操作错误及分析

1. 操作者开始治疗前未进行危险物品检查,导致金属植入物(如电子耳蜗、心脏起搏器等)故障,甚至出现严重不良后果。

2. 患者较多时同一台机器连续使用,首次治疗患者未测定 MT 而沿用了上一位患者的

MT,导致刺激强度过高或过低,引发患者不适感或影响疗效。

3. 治疗过程中操作者离开治疗室,未密切观察患者是否出现不适或意外事件发生时处理不及时。

五、常用训练方法简介

1. 理论学习　在学习 rTMS 操作前,首先需系统学习经颅磁刺激技术的相关理论,理解经颅磁刺激的原理,熟练掌握适应证、禁忌证、治疗参数的意义和设置方法、操作注意事项、医患谈话技巧等。

2. 操作实践　在熟练掌握理论知识的前提下,由有丰富经验的 rTMS 治疗师指导进行操作实践。可使用人体头部模型来学习定位,在 rTMS 机器上学习参数设置,熟悉流程后,在带教老师的床旁督导下,为临床患者进行 rTMS 治疗的全程操作,包括治疗前准备、向患者和家属交代注意事项、参数设置、治疗期间的监测以及治疗后的医患沟通等。

六、相关知识测试题

1. 患者,女,35 岁,因“睡眠差、情绪低落 8 个月”就诊。目前无自伤、自杀观念,既往无特殊病史,门诊诊断轻度抑郁症,患者担心不良反应,不愿意服药治疗。下列物理治疗中,最合适的是

    A. 电休克治疗　　　　　　　　B. 生物反馈

    C. 重复经颅磁刺激　　　　　　D. 针灸治疗

    E. 深部脑刺激

2. 患者,女,21 岁,既往体健,目前因抑郁症需要行重复经颅磁刺激治疗。治疗前最需完善的检查是

    A. 心电图　　　　　　　　　　B. 脑电图

    C. 肌电图　　　　　　　　　　D. 头部 MRI

    E. 头部 CT

3. 患者,男,51 岁,诊断为“抑郁症伴焦虑”。既往有冠心病、高脂血症,5 年前行冠脉造影植入 2 个金属支架,近几年病情稳定,规律服用降脂药物。下列治疗中**不可使用**的是

    A. 心理治疗　　　　　　　　　B. SSRI 类抗抑郁药

    C. 苯二氮䓬类药物　　　　　　D. 丁螺环酮

    E. 重复经颅磁刺激

4. 下列情况中,**不属于**重复经颅磁刺激禁忌证的是

    A. 糖尿病　　　　　　　　　　B. 装有心脏起搏器

    C. 植入电子耳蜗　　　　　　　D. 装有心脏支架

    E. 颅脑外伤致颅骨缺损

5. 重复经颅磁刺激可能出现的不良反应**不包括**

    A. 听力损伤　　　　　　　　　B. 头痛

    C. 癫痫发作　　　　　　　　　D. 骨折

    E. 头皮刺痛

答案:1. C　2. B　3. E　4. A　5. D

第二节 改良电休克治疗

一、概述

电休克治疗（electroconvulsive therapy，ECT）又称电痉挛治疗或者电抽搐治疗，是用一定量的电流通过大脑，诱发意识丧失和全面性惊厥发作，从而达到治疗目的的一种治疗方法。由于传统电休克治疗有可能发生骨折或者关节脱位等并发症，目前有条件的医疗机构都已推广采用改良电休克治疗（modified electroconvulsive therapy，MECT），又称无抽搐电休克治疗，主要是在通电前予以全身麻醉和肌肉松弛，避免通电后发生肌肉强直、抽搐，减轻了患者的预期焦虑，也更易被患者和家属接受。

二、操作规范流程

（一）适应证

1. 严重抑郁，明显自责自罪、强烈自伤、自杀企图及行为者。

2. 极度兴奋、躁动、冲动伤人者。

3. 拒食、违拗和紧张性木僵者。

4. 对药物治疗无效的难治性病例或对药物治疗不能耐受者。

5. 治疗过程中精神疾病恶化，需要治疗快速起效者。

（二）禁忌证

MECT 没有绝对的禁忌证，相对禁忌证如下。

1. 脑器质性疾病，如颅内占位性病变、脑血管疾病、中枢神经系统炎症和外伤。其中脑肿瘤或脑动脉瘤尤其应引起注意，因为抽搐发作会使得颅内压突然增加，进而容易引起脑出血、脑组织损伤或脑疝。

2. 心血管疾病，如冠心病、心肌梗死、高血压、心律失常、主动脉瘤及心功能不全。

3. 骨关节疾病，尤其是新近发生的。

4. 出血或不稳定的动脉瘤畸形。

5. 有视网膜脱落潜在危险的疾病，如青光眼。

6. 急性的全身感染、发热。

7. 严重的呼吸系统疾病，严重的肝、肾疾病。

8. 利血平治疗者。

9. 老年人、儿童及孕妇，但是相对传统 ECT 而言，MECT 禁忌证较少，老年或孕妇患者也可酌情应用。

（三）治疗前评估

MECT 治疗团队最少应有 3 人组成，分别是治疗师、麻醉师和护师。在 MECT 前，治疗师和麻醉师均应对患者进行评估，以确定是否存在适应证，并进行知情同意。

MECT 治疗师应进行全面的病史采集和体格检查，包括精神病史、毒物接触史和药物史（包括过量服药）、MECT 治疗史，以明确 MECT 的适应证和治疗时机。对于以往使用过MECT 的患者，需要详细复习之前的治疗情况，选择合适的参数以达到此次治疗的目标效果。此外,治疗师还需在每次治疗前对患者的精神状态和认知状态进行评估,作为判断临床疗效和认知变化的参考。

麻醉师需关注患者的神经系统、心血管、呼吸系统疾病史,既往麻醉史,以及对患者进行口腔和义齿的检查。

另外,治疗团队还需与患者的主治医师共同发现并治疗任何可能增加 MECT 不良反应的躯体问题,回顾患者目前的用药情况,协商并共同决定目前的药物治疗有哪些需要变更。一般情况下,治疗躯体疾病的药物通常应继续使用,而影响 MECT 疗效、加重其不良反应的药物则需调整。例如:在 MECT 治疗期间,多数抗抑郁药、抗精神病药甚至锂盐都可以继续使用,因为这些药物对精神症状的治疗具有协同效应且不影响 MECT 的安全性,不过原计划在 MECT 当日早晨服用的药物应推迟到患者从一次 MECT 中恢复后再服用。但是抗癫痫药和苯二氮䓬类药物往往会干扰 MECT,多需要减量甚至停药。而对于在治疗前必须口服的治疗躯体疾病的药物,可以在 MECT 前约 2 小时用一小口水送服,比如患者常规服用的抗高血压药(不包括利尿剂)和抗心绞痛药物;胃食管反流患者需要预防反流和误吸的组胺 H_2 受体拮抗剂、质子泵抑制剂或甲氧氯普胺;哮喘患者需要预防支气管痉挛的糖皮质激素和 β 受体激动剂;另外,由于 MECT 需要禁食、禁饮,糖尿病的患者需要将餐前使用的降糖药停用一次,若是使用的长效胰岛素,则可以酌情降低剂量。

(四) 治疗前准备

1. 物品准备　主要包括电休克治疗仪、导电胶、全身麻醉呼吸支持设备、加压给氧装置、心电监护仪、脑电记录仪、急救药品及急救设备等。

2. 患者准备

(1) 在第一次 MECT 前,应对患者进行详细评估,进行告知并签署知情同意书,决定是收住院治疗还是门诊治疗。

(2) 在每一次 MECT 前,护理团队需要确保患者在治疗前禁食、禁饮 8 小时以上,在治疗当天着宽松衣物、不使用发胶、不涂指甲油,摘除活动性义齿、口腔器械、助听器、眼镜、首饰等物品,在患者到达 MECT 治疗区域后需排空大小便,记录患者生命体征(包括体温、脉搏、血压、呼吸和血氧饱和度),如体温在 37.5℃ 以上、脉搏高于 120 次 /min 或低于 50 次 /min、血压高于 150/100mmHg 或低于 90/50mmHg,则禁行本次 MECT;开放静脉通道,直至患者意识清醒、生命体征平稳。

(3) 在每一次 MECT 前,治疗团队需要对患者进行详细的体格检查,包括神经系统检查,必要时还应进行实验室检查和辅助检查,然后应检查患者是否存在精神状态、临床症状的明显变化,以确定治疗参数,治疗师和麻醉师需要共同回顾上一次治疗以来躯体状况的变化,治疗团队还应探查患者的不良反应,探明是否存在特殊的、可能影响 MECT 疗效和不良反应的事件。

3. 气道管理　麻醉师负责 MECT 过程中的气道管理,在患者接受肌肉松弛药注射前,用面罩以 5L/min 的流量加压给以 100% 纯氧,将患者呼吸频率控制在 15~20 次 /min,一直持续到患者恢复自主呼吸(麻醉前给氧数分钟,有助于缓解心肌缺血、提高血氧饱和度)。为了保护患者的牙齿和口腔结构,电刺激之前应给予牙垫,以防剧烈的咬肌收缩咬破口唇。

4. 术前用药

(1)抗胆碱能药物：由于 MECT 过程中会导致迷走神经出现 2 次兴奋，第 1 次是在电刺激后即刻出现的，此时患者可能出现短暂的心动过缓、心脏停搏，一般持续 5~7 秒，第 2 次是在惊厥发作末期，也会出现短暂的心动过缓，伴有房性或室性逸搏。而在 MECT 术前给予抗胆碱能药物可以缓解这一效应，同时还可以减少呼吸道分泌物。常用的方案是在患者进行 MECT 前 15~30 分钟予以皮下注射阿托品 0.5~1.0mg。

(2)麻醉剂：为了达到 MECT 中肌肉松弛的效果，需要诱导一个短暂而轻度的麻醉状态（麻醉程度不能太深，以免抑制了惊厥活性）。常用的方案是一次性静脉注射 0.5~1.0mg/kg 美索比妥，或者 1.0~2.0mg/kg 丙泊酚，或者 1% 硫喷妥钠 1.0~2.5mg/kg。

(3)肌肉松弛药：不仅可以改善 MECT 过程中的气道状况，还能降低运动发作的强度，从而避免治疗过程中的肌肉、骨骼损伤。常用的方案是静脉注射去极化肌肉松弛药(2% 琥珀酰胆碱 0.5~1.5mg/kg)，观察患者肌肉松弛程度，当腱反射消失或减弱，面部、全身出现肌纤维震颤，呼吸变浅，全身肌肉放松（一般为给药后 2 分钟）时，即达到肌肉松弛效果，可以开始通电治疗。

(4)保护心功能的药物：MECT 治疗师和麻醉师应非常熟悉 MECT 期间可能出现的血压过低、血压急剧升高，以及各种心律失常的快速处理方法。预防性使用短效 β 受体阻滞剂（如静脉注射拉贝洛尔）可以降低心血管事件的风险。

(5)呼吸兴奋剂：如第一次治疗后呼吸恢复不好，可以在之后每次治疗前 15~30 分钟皮下注射洛贝林 3~6mg。

(五) 治疗过程

1. 操作步骤

(1)保护性措施：患者仰卧于治疗台上，四肢保持自然伸直姿势，在两肩胛间相当于胸椎中段处垫一沙枕，使脊柱前凸。为防止咬伤，应用缠有纱布的压舌板分别放置在患者一侧上下臼齿间或用专用牙垫放置两侧上下臼齿间。用手紧托下颌，防止下颌脱位。另由助手保护患者的肩肘、髋膝关节及四肢。

(2)电极的安置：MECT 治疗仪输出的电流是通过 2 个电极传导到头颅的，常用的电极安置方法包括双侧电极安置和单侧电极安置。双侧电极安置是将涂有导电胶或生理盐水的电极紧密置于患者头的顶部和非优势侧颞部或双侧颞部；单侧电极安置也称"d'Elia 安置"，是将涂有导电胶或生理盐水的电极置于患者非优势侧颞部，如右利手患者的语言中枢位于左侧半球，则采用右侧颞部单侧电极放置可以减少认知损害。总的来说，非优势侧单侧电极安置法不良反应小，双侧电极安置法发作效果好。

(3)电量调节：原则上，刺激电量应以能引起痉挛发作的最小电量为准，一般采用 80~120mA 的电流，通电时间 2~3 秒。如未出现痉挛发作或者发作不完全，多为电极接触不好或通电时间不够，应尽快在正确操作下重复治疗一次，否则，应在增加电量 10mA 或酌情增加通电时间的情况下进行治疗。至于具体的参数则要根据 MECT 治疗仪的类型来选择，国内目前主流的 MECT 治疗仪分为额定能量输出电刺激的"稳能输出"模式和额定电流输出电刺激的"稳流输出"模式。其中稳能输出的 MECT 治疗仪采用固定电量设置，即对所有患者都使用同一个电量，多为仪器能够输出电量的 50%~100%；但是相对于惊厥阈值而言，这一电量已然过高，虽可以确保惊厥完全发作，但同时也造成了更明显的认知损害，因此随后改良的电量预设法通过将年龄的一半作为起始输出能量值,而之后的治疗电量则可以根据患者前一次惊厥发作完全与否来进行调整。

(4)痉挛发作:MECT 的痉挛发作一般表现为口角、眼周、手指、足趾的轻微抽动,持续30~40 秒。痉挛发作与否和患者年龄、性别、是否服药,以及既往是否接受过 MECT 有关。一般而言,年轻男性、未服用镇静催眠药物和抗癫痫药物者较易发作。痉挛发作类似癫痫大发作,可分为四期,包括潜伏期、强直期、痉挛期和恢复期。

2. 生理监测　MECT 期间需要监测生命体征(包括体温、脉搏、血压、呼吸和血氧饱和度)、心电图以及脑电图。其中脑电图的监测非常关键,因为 MECT 术中麻醉剂和肌肉松弛药的使用,使得治疗师很难通过观察患者的肢体运动来判断是否发作完全,所以脑电图是治疗师判断大脑惊厥发作起始和终止的主要依据。脑电图惊厥活动的时间一般比运动发作长10~20 秒,因而可以显示出是否出现了惊厥发作延迟。MECT 过程中记录到的脑电图可分为基线段和电刺激段。其中基线段的脑电图,由于麻醉剂的作用,患者在 MECT 过程中的脑电图基线与清醒时的脑电图也是不同的,MECT 过程中是一种快波和慢波的混合,波幅高于清醒时脑电图,具体根据患者麻醉深度的不同而异。

典型的电刺激段的惊厥发作脑电图可分为以下 5 期。

(1)惊厥唤起节律:电刺激结束后是短暂的在 α 波和 β 波范围内的低 - 中幅脑电活动,这反映了惊厥在脑内扩散早期丘脑皮质投射的同步化效应。

(2)多棘波活动:通常记录到的惊厥活动最早期特征是高频多棘波,这一时期与运动发作中的强直期和阵挛早期相对应,通常持续 10~15 秒。

(3)多棘波和慢波复合波:运动发作的阵挛期在脑电图上对应为多棘波和慢波的复合波,且与阵挛频率同步。

(4)终止期:多棘波和慢波的幅度、规律性逐渐消失或突然终止。

(5)发作后期:此期的脑电图显示非常平直,一般发作几分钟后,脑电图的幅度和频率逐渐增加,成为麻醉后的脑电图表现。

3. 治疗后恢复　在患者发作停止后,继续加压给氧、保持呼吸道通畅,如果呼吸恢复不好,应及时行人工呼吸。待患者自主呼吸恢复、生命体征平稳后,将患者从治疗区转入安静的观察区,最好维持一个侧卧的体位至少休息 30 分钟,其间专人护理,治疗团队也需要观察患者生命体征及意识恢复情况(可通过警觉性、定向力来判断),如患者躁动则需要防止跌伤,同时仍需要保持静脉通道,以便在出现躯体或精神异常状态时静脉给药。待患者意识清醒后,方可酌情起床活动,MECT 后 2 小时内不宜进食、进水,治疗后的第一餐也不宜进食固体食物。

三、不良反应及处理

相关研究证实 MECT 本身不会造成结构性的大脑损伤,MECT 相关的死亡极为罕见,且多与潜在的躯体疾病或心血管事件有关。以下是几种常见的不良反应及处理建议:

1. 心血管系统并发症　在给予短暂的电刺激后,首先进入强直发作阶段,此时会出现15~20 秒的副交感神经兴奋,这一效应可导致心律失常(包括心动过缓、房性心律失常、房性期前收缩、室性期前收缩、房室传导阻滞和心搏停止)。而且整个惊厥发作过程均会增加心脏负荷和耗氧量，冠心病患者可能因此发生心脏缺血事件。因此建议对所有患者在操作过程中监测心电图和生命体征。

2. **呼吸系统并发症** 延迟性呼吸暂停是一种 MECT 后相对罕见的并发症，可见于对肌肉松弛药（如琥珀酰胆碱）呈慢代谢的患者，此时保持足够的给氧非常重要，患者一般会在 30~60 分钟内自行缓解。此外，未空腹的患者出现吸入性肺炎的风险也会增加。

3. **惊厥延迟** 惊厥延迟（惊厥发作长达 3 分钟）或癫痫持续状态（惊厥发作长达 30 分钟以上，或多次出现惊厥发作，发作期间意识丧失）是 MECT 导致死亡的原因之一。如果在 3~5 分钟之内不能终止惊厥发作，则发作后意识丧失、遗忘的可能性大大增加。一旦出现惊厥延迟须立即终止治疗，常用方案为静脉注射具有抗惊厥作用的麻醉剂或苯二氮䓬类药物。

4. **头痛、肌痛、恶心**

（1）头痛是 MECT 最常见的不良反应，发生率为 45%。多数患者的头痛轻微，但如果患者头痛严重，可以给予对症处理，如口服阿司匹林、对乙酰氨基酚或布洛芬。

（2）有些患者在 MECT 后会主诉全身肌痛，若肌痛是由于去极化肌肉松弛药的作用导致，则下次治疗时应换用其他类型的肌肉松弛药；若肌痛是由于惊厥发作过程中的肌肉强烈收缩所致，则下次治疗时需要增加肌肉松弛药的剂量。

（3）治疗后一过性的恶心也较为常见，可能是由于麻醉（麻醉剂）、气道操作，以及精神活性药物减量所致。对于 MECT 后有明显恶心、呕吐的患者，可以预防性使用昂丹司琼（4mg，静脉注射）。

5. **诱发躁狂** 和抗抑郁药类似，MECT 也会使抑郁发作或混合发作的患者表现为躁狂或轻躁狂。但是迄今还没有针对"MECT 诱发躁狂"的处理指南，所以可供选择的方案主要有：停止 MECT 疗程，观察患者的病程发展；继续 MECT 疗程，或换为单侧电极安置法，以缓解躁狂和残留的抑郁症状；继续 MECT 疗程的同时使用锂盐预防进一步的躁狂发作。但最终采取哪种方案，需要治疗小组、患者家属以及患者本人进行共同决策。

6. **意识障碍和认知损害** 多数患者在 MECT 疗程中会出现轻重不等的意识障碍和认知损害（主要表现为急性精神错乱，即发作后谵妄、顺行性遗忘，以及逆行性遗忘这 3 种类型）。认知损害的严重程度取决于电极的放置（单侧<双侧）、刺激类型（方波<正弦波、直流电<交流电）和剂量（低电刺激量<高电刺激量）、治疗频率（一周 2 次 MECT<一周 3 次 MECT）、麻醉（不同诱导麻醉剂），以及患者治疗前的认知状态。而意识障碍则较易出现于年龄大、治疗期间使用了具有抗胆碱能作用药物的患者。如果出现了严重的意识障碍和认知损害，应停用 MECT。

7. **其他** 传统 MECT 由于肌肉的突然剧烈收缩，骨折和关节脱位是较为常见的并发症。其中骨折以第 4~8 胸椎压缩性骨折多见，一旦出现应立即处理；尽管 MECT 导致骨折的概率已大大降低，但重度骨质疏松的患者依然有骨折的风险，这类患者进行 MECT 时，需要调整肌肉松弛药的剂量、加强护理，以确保良好的肌肉松弛；而关节脱位以下颌关节脱位为多，发生后应立即复位。另外，保护性牙垫使用不当、未能恰当防护时，也可能会出现口腔内损伤。

四、治疗决策

1. 治疗次数　MECT,尤其是急性 MECT 并没有固定的治疗次数,而且也无法预知某个患者在多少次治疗后获益最大。多数患者经过 6~12 次治疗会缓解(一般躁狂状态 6 次左右即可,幻觉妄想状态多需要 8~12 次,抑郁状态则介于两者之间),但有些患者仅需 3 次 MECT,而有些人则需要 20 次以上。故应定期对应用 MECT 的患者进行评估,对于 MECT 无效或者 6 次治疗后疗效甚微的患者,应该考虑改变 MECT 治疗手段,如果再进行 3~4 次 MECT 后仍然无效,则应该结束 MECT 疗程。

2. 治疗频率　治疗频率因医院的设置、临床紧迫性不同而各异。全球多数国家的标准是每周给予 2~3 次 MECT。需要紧急起效的患者可每天给予双侧 MECT 直到病情改善。增加 MECT 频率可以快速起效,但是可能增加认知不良反应。

3. 巩固和维持　心境障碍和精神病性障碍是长期慢性的复发性疾病,临床实践和治疗指南都推荐在急性期之后,进行巩固治疗和维持治疗,目的在于预防精神症状的复燃和复发、改善社会功能。MECT 作为有效的物理治疗手段,也可以作为巩固治疗和维持治疗,尤其是对于那些药物维持疗效不好或难以耐受药物治疗的患者。巩固期和维持期的治疗应根据患者的病情及治疗史,单独或联合应用 MECT、药物治疗、心理治疗来提高疗效。

五、相关知识测试题

1. 关于 MECT 的描述,**错误**的是
    A. 患者及监护人需要签署知情同意书
    B. 治疗期间禁用抗癫痫药和镇静催眠药
    C. 治疗前 8 小时禁食、禁水
    D. 治疗前排空大小便,摘除隐形眼镜、义齿、助听器及其他装饰物
    E. 治疗后半小时内不宜进食

2. 关于 MECT 的最佳适应证,下列说法**不正确**的是
    A. 严重抑郁,有强烈自伤、自杀企图及行为和明显自责自罪者
    B. 极度兴奋、躁动及冲动伤人者
    C. 精神药物治疗无效或对药物治疗不能耐受者
    D. 拒食、违拗和紧张木僵者
    E. 慢性衰退期精神分裂症患者

3. MECT 的禁忌证**不包括**
    A. 急性全身感染、发热　　　　　　　B. 昏迷
    C. 严重心、肝、肾及呼吸系统疾病　　D. 木僵
    E. 骨关节病、青光眼、视网膜脱离

4. 有关 MECT 常见不良反应的描述,**不正确**的是
    A. 头痛、恶心、呕吐　　　　　　　　B. 谵妄
    C. 记忆减退　　　　　　　　　　　　D. 骨折、脱臼
    E. 全身肌肉酸痛

5. 关于 MECT，下列选项中正确的是
   A. 双侧 MECT 比单侧不良反应小
   B. 双侧 MECT 比单侧有效
   C. MECT 只适用于难治性抑郁症
   D. 最常见的不良反应是癫痫发作
   E. 重性精神病患者禁用 MECT

答案:1. E   2. E   3. D   4. D   5. B

第十一章

精神科常用康复技术

第一节　社交技能训练

一、概述

康复是指综合协调地应用各种措施,以最大限度恢复和发挥病、伤残者身体、心理、职业、娱乐、教育和周围环境相适应方面的潜能。精神康复是康复医学在精神卫生领域的实践,与躯体疾病康复相一致,精神康复应该综合地、协调地应用医学、社会、教育、职业和其他方面的措施,对精神障碍患者进行训练和再训练,以减轻疾病因素所造成的不良后果,尽量改善其社会功能,使精神障碍患者的能力得到提高,恢复或最大限度地发挥其功能水平,进而获得平等参加社会生活的能力,充分扮演与其年龄、性别、社会和文化因素相适应的正常角色,履行应尽的社会职责。

严重精神疾病患者,特别是精神分裂症患者普遍存在社交技能缺陷,这种缺陷严重影响患者回归社会,降低了精神疾病患者的社会功能。因此,社交技能训练是精神康复的重要组成部分,本小节就该技术进行介绍。

二、操作规范流程

(一) 适应证

1. 各种精神疾病患者,包括精神分裂症、双相障碍、精神发育迟滞、老年精神障碍患者等。

2. 重点目标人群是长期患病,存在明显功能缺陷的慢性精神疾病患者。

(二) 禁忌证

没有绝对禁忌证,即使急性期阳性症状严重的患者也可以通过社交技能训练获益。但当患者药物副作用严重、注意力难以集中或躯体疾病严重时,暂时不建议参加。

(三) 理论基础

1. 社交技能　社交技能是指符合社会规范,得到社会认可的人际行为能力,包括衣着得体、谈吐得当、合理地表达感受、保持恰当的人际交往距离等内容,如在不同场合能选择相应的恰当行为。社交技能的缺陷会使得精神疾病患者难以建立和维持社会关系、难以成功地扮演其应该扮演的社会角色、难以满足自身各种需要。

2. 社交学习理论 社交技能训练以操作条件反射为理论原理。通过提高社交技能,能使精神疾病患者学习如何与他人进行社交,从而得到更多的婚姻、友谊、工作等社会支持资源,减少挫折感,降低复发风险。

(四) 操作步骤

1. 明确为什么要进行社交技能训练 向患者提问,一起讨论社交技能的重要性,引导患者发现为什么要进行社交技能训练,鼓励患者用自己的语言来总结进行社交技能训练的原因和重要性,强化患者正确的理解,对患者错误的理解及时予以纠正。

2. 社交技能训练的形式 社交技能训练可以采用个别治疗、夫妻治疗、家庭治疗,以及小组治疗的形式,目前小组治疗的形式较为常见。

3. 讨论社交技能训练步骤 社交技能训练的步骤需要写下来并张贴在房间里固定的位置,让所有参与的人都能够看到。小组应配备两名工作人员,一人演示技能,另一人作为搭档。在开始角色扮演之前,工作人员先要告诉患者将要演示什么技能,让患者观察工作人员演示的具体步骤。

4. 进行角色扮演 工作人员的角色扮演结束后,立即和患者们回顾该技能的每一个步骤,要求患者们从总体上评价工作人员进行的交流是否有效。接下来就由一位患者和一位工作人员进行角色扮演。角色扮演开始和结束要有明显的标志。要有专门进行角色扮演的位置,一般是患者围坐一圈,中心是表演区,开始角色扮演时,表演者进入表演区,工作人员说"现在开始角色扮演"。结束的时候,工作人员说"停"。要从那些合作的并且技能水平比较高的人开始进行角色扮演。基本技能的角色扮演,要持续 15~45 秒,其他更复杂的技能需要的时间则更长。

5. 给予肯定的反馈 在患者们进行角色扮演后,要马上告诉他们在刚才扮演中的优点。由工作人员及时给予肯定的反馈,也可以引导其他患者给予及时肯定的反馈,注意要保证这一阶段所有的反馈都是积极和肯定的,给予肯定反馈的时间是 0.5~2.0 分钟。

6. 给予纠正的反馈 当发现患者的不足时,由工作人员单独给予纠正反馈,纠正反馈应该是简短的、非批评性的、中肯的,不需要详细罗列患者的所有问题,而应该集中到技能的一两个最关键点上,越是针对具体行为越好。可以这样说"你扮演得很好,不过要是……就会更好"。

7. 安排同一个患者用同样的场景再进行一次角色扮演 工作人员根据患者的表现给予其指导,这种指导要具体,要限定在 1~2 处最显著,而且患者最有可能改进的方面。然后要求患者再次用同一场景进行角色扮演。

8. 给出进一步反馈 工作人员对患者的第二次角色扮演也要给出肯定和纠正的反馈,即使患者没表现出工作人员所希望的进步,也要对别的表现得好的方面给出肯定的反馈。纠正反馈还是限制在一两个方面,过多的纠正可能会使患者丧失信心。

9. 安排其他患者进行角色扮演并给出反馈 尽量安排患者都进行角色扮演,对所有的患者都采用前面提到的同样的方式进行反馈。安排其他患者进行角色扮演不要有固定的顺序。

10. 布置课下作业并在下一次训练的开始进行复习 社交技能训练的关键是要让患者在现实环境中使用学习到的技能,所以课下作业是非常重要的。课下要求患者们在其日常生活中尝试运用学习到的社交技能,要求他们在下次上课时首先要告诉工作人员其成功地运用了哪些技能,还有哪些问题和困难。注意课后作业一定要布置得具体而清楚,要求患者用做作业纸来记录作业完成情况,下次课开始时收回。

11. 分享作业 每次训练开始的时候要先分享上次的作业。让患者说出其在什么场合使用了什么技能,或者说说自己觉得当时本可以使用什么技能但没有用。如果患者通过使用技能达到了目的,要及时给予正性反馈,让患者感受到使用技能的努力得到了认可。如果没有取得成功,工作人员可以简短地讨论一下可不可以用其他的方式来达到目的。

(五) 操作注意事项

示范和强化是社交技能训练最常用的技术,精神疾病患者很难通过他人的言语反馈来改变自己的行为,但可以在观察小组工作人员的技能示范后改变自己的行为,这就是示范。在社交技能训练中,工作人员还会经常采用强化的手段来进行训练,特别是正性强化,及时对患者好的方面进行鼓励,避免批评,使患者愿意参加社交技能训练。

在社交技能训练中,要强调反复学习,不仅在训练中用角色扮演的形式反复练习社交技能,训练结束后,还要以家庭作业的形式反复练习。同时要鼓励患者把学会的社交技能及时应用于他们的生活中,实际应用是社交技能训练的最终检验标准。

(六) 目的和效用

1. 改善社交技能及社会功能。

2. 改善精神症状。

3. 预防精神疾病的复发。

(七) 相关知识

社交训练课程主要是训练患者的四项基本社交技能和六方面常用技能。工作人员首先需要熟悉理论基础,然后把这些理论应用于此部分的授课过程中。课程的具体持续时间可以根据实际情况而定。

1. 四项基本社交技能 是有效人际交往的基石。

(1)倾听,同时还要让对方知道你在倾听。

(2)以明确而有策略的方式向他人提出要求。

(3)向他人表达自己正性的感受。

(4)向他人表达自己负性的感受。

2. 六方面常用技能

(1)会谈技能:以友好的、令人满意的、符合社交习惯的方式发起并维持和结束同他人的会谈。会谈技能的训练目的既要增加人际交往的频率,也要改善人际交往的质量。

(2)有主见的技能:能坦率地说出自己的要求、表达自己的感受(尤其是负性感受)、拒绝做自己不愿意做的事。因此,有主见的技能训练包括帮患者认识在特定的社交场合,自己在做什么、不希望做什么。

(3)处理矛盾的技能:解决同他人矛盾的技能复杂而重要,生活中有很多方面都要用到这项技能。教授处理矛盾的技能,很重要的一部分是教患者如何理解他人的观点,以及如何回应他人的观点,同时也要教他们如何表达自己的观点。

(4)交友约会技能:精神疾病患者经常会在与别人建立和维持亲密关系的时候遇到明显的困难。交友约会技能要求至少有基本的会谈技能。同时要注意,有主见的技能和处理矛盾的技能,对于提高亲密关系的质量、长时间维持亲密关系也非常关键。

（5）职业技能：包括找到工作、保持工作和处理在工作中出现的问题。拥有这些技能有助于适应工作环境。

（6）维护健康的技能：处理与健康有关问题的技能，包括了解自己的疾病和所服药物、到医疗机构求治的能力。

3. 目前常用训练方法　到目前为止，已经有两种较为成熟的社交技能训练程式。

（1）Liberman 的独立生活技能训练：该训练包括基本交谈技巧、娱乐休闲、药物自我管理、症状自我管理四个模块。每一个模块都设计了一本训练者手册、一本患者练习簿和一盘示范录像带，专门教授一种技能。在每个模块中通过人际交往的演练促进社交技能的提高。

（2）Bellack 的社交技能训练：Bellack 等在其社交技能训练教程中，将复杂的社交技能分解成一个个单元，分别进行训练。这些单元包括四种基本社交技能（发起谈话、维持谈话、表达积极感受、表达消极感受）、会谈技能、决断的技能、处理冲突的技能、集体生活技能、交友约会的技能、维护健康的技能、职业／工作的技能和应对酒药使用的技能。患者掌握每一个单独的单元之后，再练习将他们进行整合，流畅自然地使用。也可以针对其中每一个单元进行训练。每次训练过程中，首先由治疗师讲解并演示一项社交技能，然后患者以角色扮演的方式练习，练习过程中治疗师不断给予反馈、建议和正性强化，练习结束后要完成一定的课后作业。

三、相关知识测试题

1. 社交缺陷表现及危害**不包括**

    A. 难以建立和维持社会关系

    B. 难以成功地扮演社会角色

    C. 能够体会别人的感受，但不能表达自己的感受

    D. 表现出自闭、自我专注

    E. 难以融入社会

2. 四项基本社交技能是有效人际交往的基石，**不包括**

    A. 倾听（还要让对方知道你在倾听）

    B. 以明确而有策略的方式向别人提出要求

    C. 向他人表达自己正性的感受

    D. 向他人表达自己负性的感受

    E. 有主见的技能

3. 进行社交技能训练时，**不正确**的是

    A. 治疗师讲解本次要学习的社交技能注意事项，然后进行示范

    B. 以角色扮演的形式进行模仿

    C. 训练结束前治疗师还要留下课后作业

    D. 点评以鼓励为主，也会及时纠正问题

    E. 任何人都可以参加

4. 社交技能训练中，对于给予患者的反馈，**不正确**的是

    A. 要马上告诉他们什么地方做得好

  B. 由工作人员给予肯定的反馈,也可以是工作人员引导其他患者给予

  C. 纠正反馈应该是简短的、非批评性的、中肯的

  D. 纠正反馈需要详细罗列患者的所有问题

  E. 由工作人员单独给予纠正反馈更为合适

5. 关于角色扮演,以下**错误**的是

  A. 角色扮演开始和结束要有明显的标志

  B. 要有专门进行角色扮演的位置

  C. 开始角色扮演之前,工作人员先要告诉患者,他将要演示哪项技能

  D. 工作人员的角色扮演结束后,工作人员立即和患者们回顾该技能的每一个步骤

  E. 要从那些合作的并且技能水平比较差的人开始进行角色扮演

  答案:1. C　2. E　3. E　4. D　5. E

第二节　服药技能训练

一、概述

  不少精神疾病患者对自己的精神疾病缺乏了解,对精神疾病的治疗也没有正确的认识。部分患者会抗拒长期服药;部分患者对服药和复诊的细节认识不足,不能做到按时、按量服用药物;部分患者对服药和复诊的事漠不关心,完全依赖家人。

  坚持按时、按量地服药是精神疾病患者能够重返社会,在社会上过正常生活的前提和基础,因此需要提升他们对疾病的认识和自主性,协助他们培养良好的服药习惯。服药技能训练是为了帮助精神疾病患者逐渐能够独立地使用相关药物来治疗自己的疾病。

二、操作规范流程

(一) 适应证

  1. 各种精神疾病患者,包括精神分裂症患者、心境障碍患者、精神发育迟滞者、老年精神障碍患者等。

  2. 重点目标人群是需要长期服药的精神疾病患者。

(二) 禁忌证

  该训练没有绝对禁忌证,但当患者因精神症状严重、药物副作用严重、躯体疾病严重导致注意力难以集中或无法遵守训练纪律时,暂时不建议参加。

(三) 理论基础

  服药技能训练是为了帮助精神疾病患者逐渐能够独立地使用相关药物来治疗自己的疾病。训练前需要评估患者对服药的认识,要评估患者的病情,决定患者是否适合参加服药技能训练。向患者介绍服药技能训练的内容、计划,以及分级要求,告诉患者如何进行升降级。

  主要有两种训练形式:①小组训练的方式,辅以个别辅导;②通过行为训练,让患者学习正确的自我药物管理技能。

(四) 操作步骤

  1. 建立服药依从性小组　由工作人员对患者进行评估后,组成训练小组,首先重点讨

论以下内容：①了解精神病药物；②了解精神疾病全病程治疗的理念；③学习主要的药物不良反应及应对方法；④学习预防复发的技巧；⑤介绍服药技能训练的目的，以及分级训练的标准。

建议小组每周进行 2 次训练，1 次理论学习，1 次角色扮演。

2. 行为训练

（1）分级方法：按照患者自主服药的情况，将服药技能训练分为五级。

第一级：药物由工作人员管理，工作人员摆好药物后让患者服药，在每次服药时，工作人员告诉患者药物的剂量、外形等特点。训练 2 周，使患者认识药物的性状、剂量。

第二级：药物由工作人员管理，工作人员摆好药物后让患者在指定的时间服药，训练 2 周，使患者养成按时服药的好习惯。

第三级：药物由工作人员管理，患者在工作人员的帮助下摆药，并按照指定的时间在工作人员面前服用药物，训练 4 周，让患者学会药物的自我管理。

第四级：药物存放在患者的个人药柜里面，患者定时自行取药和服药，无须在工作人员面前服药，让患者学会自我管理药物。

第五级：药物由患者自行保管，自行按时取药和服药，无须工作人员督促，让患者学会药物的自我管理。

（2）升降级：原则上达到某一级的通过标准后就可以往上升一级，通过标准如下。

第一级：第一级训练过程中，患者能够连续一周准确地认出每次服用药物的名称、性状、剂量，没有拒绝服药的行为，且病情稳定。

第二级：第二级训练过程中，1 个月内没有出现 3 次及以上无原因不按时服药的情况，并且没有拒绝服药的行为，病情稳定。

第三级：第三级训练过程中，没有出现 3 次及以上无原因不按时服药或取错药物的情况，并且没有拒绝服药的行为，病情稳定。

第四级：持续 3 次的药物清点中（每周 1 次），药量的差距在正负 2 日药量以内，并且没有拒绝服药的行为，病情稳定。

如果第四、第五级患者服药过程中出现问题，或者精神状态出现异常，降到第三级。

（3）具体操作

1）第一课（试用于第一级患者）

具体操作：药物存放在工作人员的办公室药柜里面，工作人员为患者准备好所服用的药物，并通知患者前来服药，每次患者服药时向其介绍所服用药物的名称、性状、剂量。

通过第一级训练要求的患者可以升到第二级，通过的标准是患者能够连续一周准确地认出每次服用药物的名称、性状、剂量，没有拒绝服药的行为，且病情稳定。

2）第二课（试用于第二级患者）

具体操作：药物存放在工作人员的办公室药柜里面，工作人员为患者准备好所服用的药物，工作人员规定好患者前来服药的时间（注意与其他患者集体服药时间区别开来），患者按照规定的时间准时前来服药，工作人员根据患者服药的情况填写服药技能记录卡。

3）第三课（试用于第三级患者）

具体操作：药物存放在工作人员的办公室药柜里面，患者自行准备每天三餐所服用的药物，工作人员规定好患者服药的时间（注意与其他患者集体服药时间区别开来），患者按照规定的时间准时前来服药,工作人员根据患者服药的情况填写服药技能记录卡。

4) 第四课(试用于第四级患者)

具体操作:进入该级训练的患者需要学习自行保管药物,药物存放在公共区域的药柜内,每个患者拥有独立一格并带锁,柜门外贴上"完成服药颜色卡",患者按照规定时间自行取药、服药,服药后将药杯放入原柜中,上锁,并把"完成服药颜色卡"翻转,以示已经完成自行服药。

5) 第五课(试用于第五级患者)

具体操作:进入该级训练的患者可自行在自己的个人储物柜中保管药物,并自行保管储物柜的钥匙,患者自行设定服药时间,并在这个时间前后 15 分钟内服药,如果需要重新设定服药时间,需要提前和工作人员商量。患者需要牢记把药物放在储物柜里并及时上锁,如果发现有患者将药物随处摆放、丢弃药物等,则将该患者降为第三级。

(五) 操作注意事项

1. 早期介入 强调早期的介入,在患者开始接受治疗时便应参与此计划进行训练。

2. 淡化监管,鼓励自主 推行的过程中应尽量朝向家居化及正常化的方向发展,监管模式应予以淡化。训练过程中需要强调医务人员为主导的做法,但主导的意思是积极引导患者迈向自主、自助的发展历程。

3. 循序渐进 精神科药物始终是受管制的、具有危险性的药物,所以在推行服药自我管理时必须要按部就班、循序渐进,切勿操之过急。同时监管的工作也不可完全排除。

4. 执行统一 强调在服药训练执行上的一致性,减少不同医务人员以不同治疗观念及不同处理做法去执行服药训练,以避免令患者感到无所适从。

5. 相信患者 强调每个患者都具有一定潜能作出自我改变及自我提升,因此必须要对患者抱有信心,切勿低估患者的自我管理能力并作出不必要的干预。

(六) 目的和效用

1. 提高患者的自我药物管理能力。

2. 改善精神症状,预防精神疾病的复发。

3. 提高患者的生活质量。

(七) 相关知识

患者服药依从性是判断治疗效果的一个重要指标,良好的服药依从性能够提高疗效,降低疾病复发的风险。研究结果表明药物管理训练对提高患者药物治疗依从性、降低再住院率及缩短住院时间有着重要影响。研究结果还证实,经过药物管理训练后,训练组患者治疗依从性有明显增加。而且在服药技能训练中,患者不仅了解到药物治疗的相关知识,同时训练要求患者完成角色演练、互相问答等内容,这也显著提高了患者的人际交往能力。

目前我国大部分药物技能训练主要采用 Liberman 教授所编写的药物自我处置技能训练模式,另一部分主要依据香港精神科服药管理训练模式。

三、相关知识测试题

1. 关于服药技能训练,下列说法**不正确**的是

A. 适合各种精神疾病患者

B. 重点目标人群是需要长期服药的精神疾病患者

C. 当患者药物副作用严重、注意力难以集中或躯体疾病严重时,暂时不建议参加

D. 服药技能训练是为了帮助精神疾病患者逐渐能够独立地使用相关药物来治疗自己的疾病

E. 可以有效提高患者的人际交往能力

2. 关于第一级服药技能训练的患者,下列说法**不正确**的是

A. 药物由工作人员管理

B. 工作人员摆好药物后让患者服药

C. 使得患者知道按时服药的重要性

D. 工作人员告诉患者药物的剂量

E. 使得患者认识药物的剂量、性状

3. 关于第三级服药技能训练的通过标准,下列说法**不正确**的是

A. 没有出现 3 次及以上不按时服药

B. 没有拒绝服药的行为

C. 病情稳定

D. 患者能够连续一周准确地认出每次服用药物的名称、性状、剂量

E. 没有出现 3 次及以上取错药物的情况

4. 关于第五级服药技能训练的患者,下列说法正确的是

A. 药物存放在患者的个人储物柜里

B. 药物存放在公共区域的药柜内

C. 工作人员规定好患者前来服药的时间

D. 工作人员为患者准备好所服用的药物,并通知患者前来服药

E. 药物存放在工作人员的办公室药柜里面

5. 关于服药技能训练的注意事项,下列说法**不正确**的是

A. 淡化监管,鼓励自主

B. 患者病情稳定后就可以开始进行训练

C. 训练需要按部就班、循序渐进

D. 强调在服药训练执行上的一致性

E. 相信每个患者都具有一定潜能作出自我改变及自我提升

答案:1. E　2. C　3. D　4. A　5. B

第三节　心理健康教育

一、概述

心理健康教育是现代治疗指南中推荐的非常重要的非药物治疗康复手段,也是精神科康复工作的重要内容之一,有效的健康教育有助于让患者及其主要照料者正确认识疾病、掌握科学的疾病防治方法、促进疾病的康复,还有利于帮助建立和谐的医患关系。研究显示,针对患者及其家属展开心理健康教育能够减少精神疾病患者的复发率、减轻家庭照料的负担、提高患者的生活质量。

二、操作规范流程

(一) 适应证

1. 各种精神疾病患者,包括焦虑障碍、精神分裂症患者、心境障碍患者、精神发育迟滞者、老年精神障碍患者等。

2. 各种精神疾病患者的家属及其主要照料者。

(二) 禁忌证

该教育没有绝对禁忌证,但当患者精神症状明显、药物副作用严重或躯体疾病严重而导致患者注意力难以集中或无法按要求接受教育时,暂时不建议参加。

(三) 理论基础

心理健康教育的理论基础是健康相关行为改变的理论模式,即知信行模式。行为理论认为,知识与行为之间有着重要的联系,但不完全是因果关系。一个人的行为与知识有关,也与其价值观和信念有关,更与长期的生活环境有关。故知信行理论认为:"信息→知→信→行→增进健康",是一套行之有效的教育方式。

知:意思是知识和学习,是基础;信:指的是信念和态度,是动力;行:指的是产生促进健康行为、消除危害健康行为等的行为改变的过程,是目标。知识是基础,但知识转变成行为尚需要外界条件,而健康教育就是这种促进知识转变成行为的重要外界条件。

以戒烟为例,对吸烟者而言,吸烟行为是社会行为,是通过学习得来的,要改变它、否定它,也得学习教育者或社会给予的知识。健康教育者必须通过多种方法将烟草有害性、有害成分、戒烟的益处,以及如何戒烟的知识传授给吸烟者。具备了知识,还要求吸烟者具备积极的态度,对知识进行分析和独立思考,以逐步形成信念,知识上升为信念,就可以支配人的行动。当吸烟者采取积极的戒烟态度,相信吸烟有害健康,并相信自己有能力戒烟时,戒烟就可成功。

但是,从接受知识到行为改变是一个非常困难的过程。其中关键的两个步骤:信念的确立和态度的改变。在信念确立以后,如果没有坚决转变态度的前提,实现行为转变的目标最终照样会失败。

(四) 操作步骤

依据家属的要求和精神疾病患者的实际需要,明确患者和家属最需要得到的教育内容是关于精神疾病知识还是患者在康复中常常遇到的具体问题,临床工作者需要掌握正确的处理方法。一般情况下,将健康教育课程设置8方面内容(8次讲课)。

1. 精神健康与精神疾病　这一讲重点介绍精神健康的相关知识,让患者知道什么是精神健康,从而树立正确的健康观。让患者了解精神疾病大致的分类,了解精神疾病的常见影响因素。

2. 精神疾病的常见症状　这一讲重点介绍精神疾病的症状表现,通过健康教育,首先让患者知道正常的精神活动包括哪些方面,再向患者介绍常见的精神症状的表现,介绍这些症状常见于哪些精神疾病,介绍精神症状的危害以及给患者带来的不良影响。

3. 精神科常用药物　这一讲重点介绍精神科常用的药物,让患者了解精神科常用药物的种类、主要特点和作用,从而知道药物治疗的目的和意义,同时还要介绍在服药过程中的注意事项,以更加有利于保证药物治疗发挥最大效应。

4. 常见药物的不良反应和处理　这一讲重点介绍药物的常见不良反应和处理,重点介绍抗精神病药物的常见不良反应,如锥体外系副作用的表现和处理、代谢相关的不良反应和处理等。重点介绍抗抑郁药物的不良反应和处理,如抗抑郁药物早期会出现焦虑等不适。

5. 康复治疗的意义　这一讲重点介绍康复医学的概念、发展历史,介绍目前经常使用的康复治疗活动及其目的、意义。

6. 如何进行家庭康复　这一讲重点介绍家庭康复的概念、目的和意义,介绍如何开展家庭康复治疗。

7. 精神疾病复发的先兆　这一讲首先介绍精神疾病痊愈和复发的概念,再介绍精神疾病复发的先兆、影响因素,让患者了解和掌握精神疾病复发的预防和应对方法。

8. 心理治疗相关知识　这一讲介绍心理治疗的概念和作用、当前心理治疗的几大流派,以及心理治疗和药物治疗的关系。

（五）操作注意事项

健康教育本身就是一种有目的的沟通,通过沟通,专业人员把精神疾病和心理健康相关知识传递给患者及其照料者。因此有效的沟通是心理健康教育的前提和基础。教育者应熟练掌握沟通技巧、注意沟通方式、与合作者建立良好的关系,要提前了解患者及其照料者的需求,力求有的放矢,把最需要的知识准确地传递给患者及其照料者。

心理健康教育实施过程中,要强调个体的特异性,教育的内容和方式要根据每次参加心理健康教育的对象特点(如年龄、教育程度、疾病类型、关注的重点等)适时进行调整。

（六）目的和效用

1. 提高对心理健康、精神疾病相关知识的认识水平。

2. 提高治疗依从性,预防精神疾病的复发。

3. 改善医患关系。

（七）相关知识

健康教育指的是通过有计划、有组织、有系统的社会教育活动,使人们自觉地采纳有益于健康的行为和生活方式,消除或减轻影响健康的危险因素,预防疾病、促进健康、提高生活质量。健康教育的核心是教育人们树立健康意识、促使人们改变不健康的行为生活方式,并养成良好的行为生活习惯,以减少或消除影响健康的危险因素,并能自觉地选择有益于健康的行为生活方式。

心理健康教育是指教育者运用心理科学的方法,对教育对象心理的各层面施加积极的影响,以促进其心理发展与适应、维护其心理健康的教育实践活动。心理健康教育的对象包括所有的人。精神疾病康复技术中所说的心理健康教育指的是有专业人员组织进行的、针对精神疾病患者及其照料者进行的教育,目的是促进精神疾病康复。

三、相关知识测试题

1. 以下不属于心理健康教育意义的是

A. 提高对心理健康的认识

B. 提高对精神疾病相关知识的认识水平

C. 提高治疗依从性

D. 提高患者和家属自我选择治疗方法的能力

E. 预防精神疾病的复发

2. 关于精神健康和精神疾病的心理健康教育中,**不包括**
   A. 了解什么是精神健康
   B. 让患者学会自我诊断
   C. 树立正确的健康观
   D. 了解精神疾病的大致分类
   E. 了解精神疾病的常见影响因素

3. 进行精神药物的心理健康教育时,**不正确**的是
   A. 了解精神科常用药物的种类
   B. 常用药物的主要特点和作用
   C. 服药过程中的注意事项
   D. 服药的目的和意义
   E. 帮助患者自我选择药物

4. 心理健康教育的对象**不包括**
   A. 严重精神疾病患者
   B. 较轻的精神疾病患者
   C. 康复期精神分裂症患者
   D. 临床痊愈的抑郁症患者
   E. 中重度的精神发育迟滞患者

5. 关于精神疾病复发的心理健康教育,以下**不正确**的是
   A. 多数精神疾病痊愈后不需要考虑复发
   B. 介绍精神疾病痊愈和复发的概念
   C. 介绍精神疾病复发的预防和应对方法
   D. 介绍精神疾病复发的先兆
   E. 介绍精神疾病复发的影响因素

答案:1. D 2. B 3. E 4. E 5. A